全国高等医药院校精品教材

医学免疫与病原生物双语教程

主　　编　董忠生　高江原

英文主编　杨少龙　代　玲

副 主 编　黄贺梅　陈少华　田新利　李国利

编　　者　（以姓氏笔画为序）

代　玲　邢台医学高等专科学校
田新利　邢台医学高等专科学校
石　斌　郑州铁路职业技术学院
旷兴林　重庆医药高等专科学校
李国利　重庆三峡医药高等专科学校
杨少龙　郑州铁路职业技术学院
陈少华　广州医科大学卫生职业技术学院
金湘东　郑州铁路职业技术学院
高江原　重庆医药高等专科学校
梁　文　重庆医药高等专科学校
黄贺梅　郑州铁路职业技术学院
董忠生　郑州铁路职业技术学院
鲁晓娟　郑州铁路职业技术学院

华中科技大学出版社
http://www.hustp.com
中国·武汉

内 容 简 介

本书主要介绍护理专业相关的医学免疫学基础知识、病原生物学(含医学微生物学和医学寄生虫学)基础知识。采用普通内容以汉语为主,重点内容和学习指南、关键词、章末小结等内容以英文编写的形式编排。

本书编写的目的是让学生更快、更好地理解和掌握医学免疫与病原生物这门课程,以满足他们继续学习(出国深造)或在国外医院和国内涉外医院从事护理工作的实际需要。

图书在版编目(CIP)数据

医学免疫与病原生物双语教程/董忠生,高江原主编. —武汉:华中科技大学出版社,2014.7(2025.2重印)
ISBN 978-7-5680-0281-3

Ⅰ.①医… Ⅱ.①董… ②高… Ⅲ.①医学-免疫学-双语教学-高等学校-教材 ②病原微生物-双语教学-高等学校-教材 Ⅳ.①R392 ②R37

中国版本图书馆 CIP 数据核字(2014)第 170918 号

医学免疫与病原生物双语教程 董忠生 高江原 主编

策划编辑:居　颖
责任编辑:熊　彦　程　芳
封面设计:范翠璇
责任校对:邹　东
责任监印:周治超
出版发行:华中科技大学出版社(中国·武汉)　电话:(027)81321913
　　　　　武汉市东湖新技术开发区华工科技园　邮编:430223
录　　排:华中科技大学惠友文印中心
印　　刷:广东虎彩云印刷有限公司
开　　本:880mm×1230mm　1/16
印　　张:15.25
字　　数:501 千字
版　　次:2025 年 2 月第 1 版第 9 次印刷
定　　价:49.80 元

前 言

Preface

高职高专护理及涉外护理专业的培养目标是培养能在国内外从事涉外护理工作(以英语作为工作语言)的护士,而并非专业从事医学免疫与病原生物的科技人员。饱含着所有编写人员智慧和心血的《医学免疫与病原生物双语教程》就要付梓印刷了,华中科技大学出版社的策划编辑、医学博士居颖女士嘱我写段话,我不揣浅陋,写下如下片语,即为前言吧。

Higher vocational and internationally-oriented nursing aims to train nurses who can perform (with English as the working language) nursing work within and outside the country, rather than scientific/technological personnel in immunology working directly with pathogens. *Immunology and Pathogens: A Textbook in Both Chinese and English* is to come out, shining with the wisdom and efforts of all compilers and authors. At the kind request of Ms. Ju Ying, MD, a planning editor of Huazhong University of Science and Technology Press, I write this preface with much excitement.

鲁迅先生曾说过:"其实地上本没有路,走的人多了,也便成了路。"本教程的编写思路与模式是同样的道理,为不断进行双语教学的创新性思考和探索,弥补国内缺乏高职高专层次的培训教程的缺憾,便有了这本教程。

Mr. Lu Xun once said: "There were no paths on the earth to begin with; people created them in walking." Behind the compilation of this textbook is just this idea to create a path. In tune with the ongoing innovation in bilingual teaching in the nursing field, it hopes to make up for the lack of high quality vocational training materials in the country.

我国著名教育家、中国教育学会名誉会长顾明远先生曰:"学生使用的教科书过深过难,教师教不了,学生学不好,反而不利于质量的提高。"

他还说:"没有爱就没有教育(no love, no education),没有兴趣就没有学习(no interest, no learning)。"

鉴于市场上业已出版的本课程双语教程大都存在枯燥无味,味同嚼蜡,晦涩难懂,望而生畏,呆板平直,缺乏生气的叙述方式等问题,无法适合高职高专师生这一读者群,英语水准不高的学生更是不敢问津。

缺乏适合的双语教程实际上已经成为双语教和学的一道壁障。

As put by Mr. Gu Mingyuan, China's famous educator and President of the Chinese Society of Education: "If textbooks are too deep and too hard, teachers may not teach well and students may not learn well, which is not conducive to quality improvement."

Mr. Gu also said: "Without love there would be no education (no love, no education); without interest there would be no learning (no interest, no learning)."

As far as I know, there are not yet any good bilingual textbooks for higher vocational and internationally-oriented nurse training.

Most of the published materials in this area are boring, insipid, and dauntingly obscure, their flat and lifeless narrative is hardly suitable for vocational teachers and readers, let alone students with poor English.

Lack of suitable bilingual textbooks has become a barrier to bilingual teaching and learning in the field.

随着我国高职高专涉外护理(含高级护理及普通护理)专业教育教学的快速改革发展及对外交流的日趋频繁,可以说涉外护理培训工作方兴未艾。

As international exchange frequents and as pedagogical reform in higher vocational and internationally-oriented nurse training (including senior care and general nursing) deepens in China, internationally-oriented nurse training will become more and more important.

高职高专学生的英语学习能力普遍提升,特别是涉外护理及护理专业的学生大都具有一定的英语水准;在专业课及专业基础课中渗透外语(英语)教学已经成为从事该层次教育的教师的共识。

Since students come to vocational schools with better and better English, more and more teachers have felt the necessity to teach the major courses at least partly in English.

本教程是国内护理教育领域经验的总结与传承,试图在双语教学的具体环境下提供解决特定现实问题的整套解决方案。

模式的概念来自于建筑领域,模式之父 Christopher Alexander 博士将模式定义为"在具体环境中解决问题的方法",它可以用于人类所从事的各个领域,这其中当然也包括双语教学等领域。

Crystallizing the heritage of Chinese nursing education, this textbook aims to provide strategic modes to tackle specific issues frequently encountered in bilingual teaching.

The concept of the mode is borrowed from the construction sector, from Dr. Christopher Alexander, who defines it as "a method to solve problems in a specific environment". As such, it can be used in all areas of human activities including of course bilingual teaching.

本双语教程包含医学免疫和病原生物(含医学微生物和医学寄生虫)的"三基"内容(基本理论、基本知识、基本技能)。

每一章的英文部分用 Learning guide、Key terms 和 Summary 等三个编写框架来完成编纂工作,在具体操作过程中参照了欧美国家通用的 CGFNS(Commission on Graduates of Foreign Nursing Schools)的有关词汇标准。

This bilingual textbook covers "three basics" in medical immunology and pathogenic organisms (including medical microbiology and medical parasitology): basic theory, basic knowledge and basic skills.

The English section of each chapter includes Learning guide, Key terms and Summary compiled in tune with the generic European and American rubric set by CGFNS (Commission on Graduates of Foreign Nursing Schools).

本双语教程的原始教学讲义诞生于 2003 年,经过郑州铁路职业技术学院免疫和病原生物教研室的多位专家教授在本校涉外护理及护理专业教学中广泛使用,积累了较为丰富的教学经验。

在此基础上,华中科技大学出版社推荐了国内从事涉外护理专业的资深教学专家共同完成本教程的初稿撰写工作。

面对国内同类高校和培训机构的迫切需求,这本凝聚了所有编纂者实战经验的教材即将问世。

Much of this textbook, originating from the teaching materials used by professors and specialists in the Department of Immune and Pathogenic Organisms at Zhengzhou Railway Vocational and Technical College as early as 2003, has weathered wide pedagogical test in the bilingual teaching of the school's internationally-oriented nursing courses and thus enriched by the experience of all the people involved.

However, without the efforts from the well-experienced professors and specialists in internationally-oriented nursing recommended by Huazhong University of Science and Technology Press, the first draft of the book could never have been completed.

Filled with the experience of all the editors and compilers, this textbook is now ready to come out, addressing the urgent needs of vocational nursing schools and training institutions for such a textbook.

"医学免疫与病原生物"是这些护理专业核心课程的重要组成部分之一。

本教程的目的在于让广大学生和学员更快、更好地理解和掌握这一门课程,以适应他们继续学习(出国深造)或国外英美国家工作及国内涉外医院从事护理工作的实际需要。

Immunology and Pathogens has always been an important part of the core curriculum in nursing.

An important purpose of the textbook is to enable students and trainees to master this course faster and better so that they can be well prepared to study further or even work in English-speaking countries or in internationally-oriented hospitals in China.

本教程在整理编纂时还参考了目前市面上已有的有关书籍,集各家所长,并在此基础上进行扩展与整理,适用于高校和培训教学,将一些原本深奥并难以理解的双语教材内容通过简单的语言格式进行解析,让读者能够轻松掌握面向未来的教学设计的精髓。

Referring to and improving on related textbooks on the market, ours has made special efforts to make difficult things easier via future-oriented pedagogical designs, for which this textbook can also be a good fit for other higher-learning institutions than vocational schools.

本教程一共有 16 章,可分为七个部分:

第一部分包含第 1 章,为课程绪言,包括免疫和病原生物的简介、面向读者的学习指导等,作为后续课程学习的必备基础。

第二部分包含第 2 章,为微生物概论,介绍细菌、病毒和真菌的基本知识。

第三部分包含第 3～7 章,为免疫有关基础知识。

第四部分包含第 8～10 章,为医学微生物各论内容。

第五部分包含第 11～15 章,为医学寄生虫内容。

第六部分包含第 16 章,为本课程最新进展的简介。

第七部分为附录,为本教程中英文词汇对照表。

This textbook, consisting of sixteen chapters, can be divided into seven parts:

Part Ⅰ—Chapter 1, Introduction to Immunization and Pathogens—provides an overview of the field and a study guide for the reader.

Part Ⅱ—Chapter 2—an overview of microorganisms, introducing the basic knowledge in bacteria, viruses and fungi.

Part Ⅲ—Chapters 3 to 7—illustrates basics in immunology.

Part Ⅳ—Chapters 8 to 10—details medical microbiology.

Part Ⅴ—Chapters 11 to 15—focuses on medical parasitology.

Part Ⅵ—Chapter 16—introduces the latest advances.

Part Ⅶ—Appendix—provides an index to key terms in Chinese and English.

本教程配套的教学 PPT 也在制作过程中,不久之后将正式发行,作为本书的辅助资料,为教学和学习提供便利。

Relevant PPTs are being made and will come out soon as supplementary materials to the book to facilitate teaching and learning.

本教程的显著特点是具有通俗性和趣味性,既可作为高职高专层次护理及涉外护理专业的培训教程,也可以作为护理人员考试培训和广大护理工作者及相关技术人员的自学和参考用书。

Accessible and interest-stimulating, this textbook can be used, not only as training materials by higher vocational and internationally-oriented nursing programs, but also as a self-study and reference book by all interested nursing professionals and related technical personnel for the sake of tests and examinations.

本教程由郑州铁路职业技术学院董忠生和重庆医药高等专科学校高江原两位教授担任主编,由郑州铁路职业技术学院杨少龙和邢台医学高等专科学校代玲两位医学硕士担任英文主编,董忠生和杨少龙两位老师负责本书的审校工作,杨少龙、石斌两位老师参与教程的全部勘误及编著秘书工作。

金湘东和杨少龙两位老师负责附录中英文词汇表的收集整理和编纂工作。

在此向所有帮助和支持过我们的朋友表示感谢。在编写过程中参考和引用了国内外很多书籍和网站的相关内容,部分图片的素材和个别实例的初始原型也来源于网络,由于涉及的网站和网页太多,没有一一列举,在此一并予以感谢。

最后特别感谢华中科技大学出版社为本教程出版所作出的努力。

Chief editors for the book are Professor Dong Zhongsheng from Zhengzhou Railway Vocational and Technical College and Professor Gao Jiangyuan from Chongqing Pharmaceutical College. Editors of English are Yang Shaolong, Master in Medicine, from Zhengzhou Railway Vocational and Technical College, and Dai Ling, Master in Medicine, from Xingtai Medical College. Mr. Dong Zhongsheng and Yang Shaolong have also been in charge of the review and revision of the book while Mr. Yang Shaolong and Shi Bin have contributed much to the copy-editing and secretarial work.

Jin Xiangdong and Yang Shaolong have collected and compiled the English vocabulary in the appendix.

A heart-felt thank-you to all who have supported the project, to those whose books and websites we have referred to, and especially to the authors of some online visual materials and personal examples that have found their way to the book— the websites and pages thus involved are simply too many to be listed here.

Finally, a special thank-you to Huazhong University of Science and Technology Press for all its efforts to bring out the book.

教科书是无数人经验的积累,希望通过这本书的学习,读者能够从实际使用中领悟这些教学感悟的精髓,并能够在合适的场景下使用它们。

有了这本教程,我们的课程双语教学将变得更像一个艺术品,而不是一堆难以维护和重用的语言符号。

由于时间仓促、学识有限,书中不足和疏漏之处难免,恳请广大读者将意见和建议通过出版社(也可以通过 dongzhongsheng@163.com 或 282302194@qq.com)反馈给我们,以便在后续版本中不断改进,使之臻于完美。

Like all textbooks, this one synthesizes the experiences of countless people whose teaching and learning insights, I hope, will become a good resource for readers who can use them properly.

I also hope that this textbook will enrich bilingual teaching in the nursing field, rendering it more like a form of art rather than a heavy accumulation of technical jargon.

Although we have done our best, time and knowledge constraints may have inevitably left some errors and mistakes in the book. We earnestly urge readers to send their feedback via the publisher or directly to us(via dongzhongsheng@163.com or 282302194@qq.com) so that we can improve for subsequent versions.

董忠生　2014 年 7 月于郑州幸福校园
Dong Zhongsheng
Happy Campus, Zhengzhou
July, 2014

目 录

第一章　绪　言

Introduction

Learning guide

After studying this chapter the student should be able to answer the following questions：

1. Explain the concept of immunity.

2. What are the functions of immunity?

3. What type are microorganisms divided into?

4. Describe the type and conception of microorganisms.

Key terms

immunity；immunologic defence；immunologic homeostasis；immunologic surveillance；microorganism；neither prokaryotes nor eukaryotes；prokaryotes；eukaryotes；prion；pathogenic biology

一、免疫与人类(immunity and human being)

免疫(immunity)一词来源于拉丁文"immunis"，其原意是免除赋税或差役，在医学上引申为免除瘟疫，即抗御传染病的能力。传统免疫起源于人类与传染性疾病的斗争，"免疫"也一直被视为机体抵御病原微生物侵袭的能力，免疫应答对机体发挥有利的保护作用。随着生物学和医学的发展，现代免疫学在发展成为一门独立学科的同时，其研究早已超越了抗感染免疫的范畴，并认为"免疫"是机体识别和排除免疫原性异物，维护自身生理平衡与稳定的功能；在正常情况下，对机体是有利的，但在某些情况下，过强或过弱的免疫应答会导致过敏性疾病、严重的感染及自身免疫病等。人类对免疫现象的观察由来已久，并发现患过某些传染病的人，以后一般不再患同样的病。我国古代因此萌发了"以毒攻毒"的朴素观念并付诸实践，如远在宋真宗时代，中国医学家已采用吸入天花脓疱结痂的方法来预防天花，此举可视为人类认识机体免疫力的开端。其后，这种人痘接种术被传至国外，在18世纪末，英国乡村医生琴纳用比人痘安全、可靠的牛痘苗预防天花，提供了宝贵经验，从而开创了经验免疫学的新纪元。

19世纪后期，微生物学在巴斯德和科赫等人的推动下，得以迅猛发展。各种病原菌在人体外分离培养的成功，为利用理化及生物因素制备疫苗创造了条件。伴随着巴斯德的炭疽、狂犬病等疫苗的成功开发，实验免疫学的大幕已徐徐拉开。

19世纪末，贝林等人制备的含有白喉抗毒素的动物免疫血清在动物实验基础上，被大胆用于白喉患者体内并挽救了其生命，从而为传染病的免疫治疗开创了先河，同时也为抗原、抗体等概念的最终确立埋下伏笔。此后，诸如沉淀反应、凝集反应等血清学技术的建立，使人们能够利用免疫学知识有效地进行传染病的诊断。与此同时，俄国学者梅契尼可夫发现了白细胞吞噬现象并提出细胞免疫学说，而德国学者艾利希则提出了与其相左的以抗体为主的体液免疫学说。这种积极的学术争鸣，不久便在英国学者关于体液因素参与下吞噬功能大为加强的研究成果中得以初步统一。这一时期，由于免疫学是伴随着防治传染病的研究而发生发展起来的，于是人们普遍认为免疫仅仅是一种机体抗感染的防御功能，而且其结果对机体皆有利。

进入20世纪，因使用动物免疫血清引发了人体血清病，以及输血时由于血型不符而频发输血反应等，表明非病原生物因素也能启动机体的免疫应答，并且免疫应答的结果最终可能对机体有害。这种对免疫病理反应的观察和思考，动摇了传统免疫观的根基。揭示免疫现象本质的现代免疫概念，此时已初露端倪。但学科间的相互促进与彼此制约,使得免疫学研究不可能超越相关学科的发展水平而一枝独秀,所以20世纪上半叶,除了在免疫化学、红细胞抗原系统、免疫耐受现象等少数研究领域取得过瞩目成就外,其发展进入一个较为缓慢的阶段。

从20世纪中期至今,得益于遗传学、细胞学,特别是分子生物学等生命科学的蓬勃发展,免疫学迎来了飞速发展的新时期。如揭示了机体完整的免疫系统及淋巴细胞在免疫应答中的主导作用;发现了MHC及其编码产物,并进一步研究了MHC分子在诱导免疫细胞分化、抗原提呈、调节免疫、器官移植中的作用;阐明了Ig的基因结构及抗体多样性的遗传学基础;此外,标记技术、细胞融合技术(单克隆抗体的制备)、分子生物学技术(PCR等)的建立和发展,以及基因工程成果(疫苗、抗体、细胞因子)的不断诞生,免疫学的应用领域得到前所未有的拓展。

现代医学免疫的功能主要表现在以下三个方面。

1. 免疫防御(immunologic defence) 免疫系统通过正常免疫应答,阻止和清除入侵病原体及其毒素的功能,即抗感染免疫作用。

如果免疫应答表现过于强烈,则在清除抗原的同时,也会造成组织损伤,即发生超敏反应(变态反应)。如免疫应答过低或缺如,则可发生免疫缺陷病。

2. 免疫自稳(immunologic homeostasis) 机体免疫系统及时清除体内衰老、损伤或变形的细胞,而对自身成分处于耐受状态,以维护内环境相对稳定的一种生理功能。若功能失调,有可能对"自己"或"非己"抗原的应答过强或过弱,从而导致自身免疫病的发生。

3. 免疫监视(immunologic surveillance) 机体免疫系统及时识别、清除体内的突变细胞和病毒感染细胞的一种生理性保护作用。若免疫监视功能失调,可引发肿瘤或病毒持续性感染。

二、病原生物与人类(pathogen and human being)

病原生物即指病原体。病原体(pathogen)是能引起疾病的微生物和寄生虫的统称。

1. 微生物(microorganism) 占绝大多数,包括以病毒为代表的非细胞型微生物,以细菌为代表的原核细胞型微生物和以真菌为代表的真核细胞型微生物。其中,能感染人的微生物超过400种,它们广泛存在于人的口、鼻、咽、消化道、泌尿生殖道以及皮肤中。每个人一生中可能受到150种以上的病原体感染,在人体免疫功能正常的条件下并不引起疾病,有些甚至对人体有益,如肠道菌群(大肠杆菌等)可以合成多种维生素。这些菌群的存在还可抑制某些致病性较强的细菌的繁殖,因而这些微生物被称为正常微生物群(正常菌群)。但当机体免疫力降低,人与微生物之间的平衡关系被破坏时,正常菌群也可引起疾病,故又称它们为条件致病微生物(条件致病病原体)。机体遭病原体侵袭后是否发病,一方面固然与其自身免疫力有关,另一方面也取决于病原体致病性的强弱和侵入数量的多寡。一般地,数量愈大,发病的可能性愈大。尤其是致病性较弱的病原体,需较大的数量才有可能致病。少数微生物致病性相当强,轻量感染即可致病,如鼠疫、天花、狂犬病等。

形体微小、结构简单、分布广泛、增殖迅速、种类繁多,肉眼不能直接观察到,必须借助显微镜放大数百倍乃至数万倍才能看到的微小生物。按其结构与组成等可分为以下四类。

(1)非细胞型微生物(neither prokaryotes nor eukaryotes):体积微小、能通过滤菌器,无细胞结构,没有产生能量的酶系统,只能在宿主活细胞内生长繁殖。病毒属此类。

(2)原核细胞型微生物(prokaryotes):细胞内仅有原始核质,无核膜与核仁,缺乏完善的细胞器。包括细菌、放线菌、支原体、衣原体、立克次体和螺旋体。

(3)真核细胞型微生物(eukaryotes):细胞核的分化程度较高,有核膜、核仁和染色体,胞质内细胞器完整。真菌属此类。

(4)朊粒(prion):它只含蛋白质而不含核酸。能侵入宿主细胞并在细胞中繁殖,引起宿主中枢神经系统病变而死亡。不具复制和转录功能,与一般生物存在极为显著的差别;但朊病毒有信号分子的作用,能使宿主细胞制造出新的朊粒,因而具有作为生物应有的繁殖能力。

病毒是病原生物家族中较难捉摸的成员。1892年,俄国学者伊凡诺夫斯基,在研究烟草花叶病的致病因子时,已感觉到这种比细菌更小的微生物的存在,但因受制于当时盛行的巴斯德的病菌学说,把烟草花叶病毒这一病毒史上的重大发现,拱手让给后继研究者贝杰克林。其后德国的莱夫勒发现了牛口蹄疫病毒,美国的里德则于 1901 年,首先分离出第一种人类病毒——黄热病病毒。随着电子显微镜的问世,病毒世界的神秘面纱逐渐被揭开。而就在人们普遍认为病毒是个体最小、结构最简单的微生物时,继 1971 年发现无蛋白衣壳的环状 RNA 分子即类病毒后,1982 年人类又惊奇地发现了导致疯牛病、库鲁病等多种人与动物传染病的病原体,一种感染性蛋白——朊粒。这一切足以提醒我们,对病原生物世界的探索永无止境。

2. 寄生虫(parasite)　主要由蠕虫、原虫和节肢动物组成。寄生虫所寄生的自然宿主为动植物和人。随着漫长的生物演化进程,生物间形成了各种错综复杂的关系。凡是两种生物在一起生活,其中一方受益,另一方受害,后者给前者提供营养物质和居住场所,这种生活关系称为寄生。通常受益的一方称为寄生物,受害的一方称为宿主。那些长期或暂时地寄生于另一种生物体内或体表,获得营养并给对方造成损害的多细胞无脊椎动物和单细胞原生生物则称为寄生虫。

三、医学免疫学(medical immunology)

免疫学起始于微生物学,以研究抗感染免疫为主,现已广泛渗透医学科学的各个领域,发展成为一门具有多个分支和与其他多个学科交叉融合的生物科学。免疫学是生命科学的一个重要组成部分,是研究免疫系统的组织结构和生理功能的一门学科。医学免疫学(medical immunology)是研究人体免疫系统的组成和功能、免疫应答的规律和效应、免疫功能异常所致疾病及其发生机制,以及免疫学诊断与防治的一门基础生物科学。医学免疫学在发展为一门独立学科的同时,不断向基础与临床各学科渗透,并逐渐形成诸如肿瘤免疫学、移植免疫学、分子免疫学、免疫遗传学等众多分支学科,这表明免疫学是一门具有广泛实践基础和理论基础的科学。诺贝尔生理学或医学奖颁奖史上,共计 75 个奖项中就有 16 项是属于免疫学领域的,足见免疫学的发展在医学乃至生命科学中的地位。在可以预见的未来,分子免疫学仍是免疫学发展的助推器,将会有更多的免疫分子,如细胞因子、细胞表面抗原及受体等被发现;在免疫应答与细胞凋亡过程中的信号转导机制、MHC 等位基因多态性及其与疾病的关系等方面也将会有更多深刻的揭示和阐明。而随着生物工程技术的不断进步,免疫学在防治传染病、肿瘤、移植排斥反应、免疫性疾病等方面的应用方兴未艾。

四、病原生物学(pathogenic biology)

病原生物学(pathogenic biology)是研究与医学有关的微生物和寄生虫与人体相互作用规律的科学,其主要任务是研究人类病原体的生物学特性、致病机制、感染与免疫的机制、特异性诊断、流行与分布规律,为有效防治提供方法,并为制定防治策略提供依据,以控制和消灭感染性疾病和与之有关的免疫性疾病,达到保护人类健康和提高人类健康水平的目的。病原生物学由医学微生物学(medical microbiology)和人体寄生虫学(human parasitology)两大学科组成。

1. 医学微生物学(medical microbiology)　人类自诞生之日起,就踏上了降服疾病的征程。各种疾病中,给人类带来巨大苦难与恐慌的传染病,其真相在相当长的历史阶段,由于受科学发展水平的限制,被湮没在各种奇谈怪论的迷雾之中。除了神罚报应之类宿命论调外,比较积极的观点认为,传染病(时称"瘟疫")是由污浊的水潭或腐败的尸体所散发出来的"瘴气"所致。

14 世纪横扫欧洲的"黑死病",在使约 2500 万人罹难的同时,也让人类逐渐认识到,瘟疫与其他疾病不同,它能在人群中彼此传播,并由于人的活动而向其他地域蔓延。于是人们除了采用隔离、焚烧等方法抗拒外,也意识到若要找到制服病魔的法宝,必须先揪出那只隐匿于它背后的黑手。16 世纪中叶,被后人誉为"传染病之父"的意大利医学家弗拉卡斯托罗,凭借他丰富的经验、天才般的想象力和巧妙的逻辑推理,把传染病的病因,归之于一种肉眼所不能察觉的"病芽",并通过他所创建的"病芽"学说,系统地分析了传染病的病原、传播方式及防治措施。

然而真正与瘟疫的元凶失之交臂的是荷兰人列文虎克。17 世纪 70 年代,这位小店员出身的光学仪器痴迷者,用自制的放大 266 倍的原始显微镜,通过对污水、牙垢、粪便等的观察,把人类引入一个别有洞天的微生物世界,从而揭开了微生物研究的序幕。他的这一在微生物学史上具有划时代意义的成就,在当时并没有成为人类揭示传染病本质的契机。此后的近200年中，人们除了饶有兴致地描述微生物在镜下的形态、运动方式外，始终没有把它们与肆虐已久的瘟疫联系起来，隐约浮现的真相，依然被人类认识的盲区所搁置。

19世纪50年代，法国化学家巴斯德在探索酒类变质问题时，敏锐地发现发酵、腐败和传染病之间，有着极为相似的共同点，于是他开始将自己的研究领域向医学拓展。他锐意创新的微生物学实验技术及方法，引领长期沉湎于形态学观察描述的微生物学进入崭新的生理学时代。他所采用的中温处理亦即沿用至今的巴氏消毒法，在解决酿酒过程中杂菌污染问题的同时，也为现代无菌技术的创立和发展奠定了理论和实践基础。而从桑叶上擒获"蚕病"病原的历程，给了他把微生物与人类传染病联系起来的勇气和信心，并通过以后的反复实践，提出了疾病的"病菌学说"。如果说巴斯德是病原微生物学的开拓者，那么同期的德国医生科赫则是病原微生物理论及实验技术的奠基人。他用固体培养基从环境和患者排泄物中分离出各种细菌纯种，并建立动物感染模型，而后重新进行细菌的分离纯培养，从中寻找和确证传染病的病原菌。为了让原本无色透明的细菌在显微镜下原形毕露，他采用苯胺染料让其穿上鲜艳的外衣，从而开创了细菌染色技术。上述突破性的成就，帮助他成功地揪出了炭疽、结核、霍乱等传染病的元凶。他提出的"科赫法则"，即判断某种微生物是否为一种传染病病原体的原则，成为现代病原生物学研究的基础，并直接导致了19世纪末20世纪初那场寻找各种传染病病原菌的"淘金热"的暴发，使得多数病原菌在短期内相继露出庐山真面目。随着青霉素、链霉素等抗生素的陆续发现，曾经不可一世的细菌性传染病，终于收敛起嚣张的气焰。

相对而言，那些个体庞大的人体寄生虫（某些蠕虫和昆虫），自然更早地被纳入人类视线。早在2000多年前我国《史记》中已有蛲虫的记载，约公元610年的《诸病源候论》中对绦虫（寸白虫）的记载则更为详尽。至于单细胞的原虫，自然也是随着显微镜的问世才逐渐被人类关注。在寄生虫和疾病的关系未被揭示前，这些招摇于人类视野中的低等生物，只是作为生物学或动物学的一个组成部分，并未引起医学家足够的重视。直到19世纪末，法国军医拉韦朗发现了疟疾的病原体疟原虫后，才让人类认识到，传染病的病原体并非只有细菌。这对以后病毒等微生物的发现和研究，都具有非同寻常的启示性。显然，人体寄生虫学作为一门独立的学科，其历史应晚于病原微生物学，鉴于人体寄生虫与病原微生物皆为人类传染病的病原体，从宏观上我们不妨把这两门彼此独立而又联系紧密的学科合称为病原生物学。

回眸历史，我们不得不承认，病原生物学是人类在与传染性疾病殊死战斗历程中发展起来的科学。21世纪的今天，尽管天花的阴霾早已离我们远去，脊髓灰质炎、麻疹等也将逐渐淡出传染病的历史舞台，但艾滋病、库鲁病、埃博拉出血热、禽流感等纷至沓来的幽灵，以及死灰复燃的结核病、血吸虫病和纠缠不休的病毒性肝炎等，都预示着人类仍将不断面临各种新旧传染病的挑战。病原生物学必须与遗传学、分子生物学、免疫学等基础学科同步发展，在寻找新病原、阐明病原体致病机制、提高病原体检测手段以及开发防治制品等方面，仍应有自己的贡献。

2. 人体寄生虫学（human parasitology） 人体寄生虫学是研究感染人的寄生虫和寄生虫病的科学（Human parasitology is the science to study the parasites that infect humans and the parasitic diseases）。它是主要研究与医学有关的寄生虫形态结构、生活史、致病或传病机制、实验诊断、流行规律与防治措施的科学。

五、课程学习指南（guide of study course）

学习《医学免疫与病原生物》之前，应对正常人体进行全面的了解，进而可以将外来的病原体与正常机体的感染途径相对应，建议从以下几个方面进行学习，以期通过学习为后续课程和今后从事的医学及相关医学事业奠定必不可少的、坚实的医学基础。

（1）学会思考，辩证思维方法学习之。

总结思考才可以解决自己的难题。理解必须来自于你自己的思考。"为学之道，必本于思"，让我们都学会在学习中思考，在思考中学习。学会思考，辩证地认识医学免疫和病原生物的问题，学会辩证客观思维的方法一定能全面、系统地理解本课程有关的各种问题，通过全面、系统、条理化的理解、记忆、应用及应对考试都能成为顺理成章的事情。

（2）学会观察，科学思考方法学习之。

学习过程的思维都是在观察的基础上产生的。一个人如果对周围的事物不能进行系统周密的观察，他的思维就缺乏深厚的基础，知识也是表面的、肤浅的。通过科学观察，会让学生的观察力提升，进而使科学思考成为有据之论。通过实验教学和组织学生有机地思考医学免疫和病原生物的问题，学会专业科学思考的方法，进而掌握本课程相关知识和技能以及相关应用，使融会贯通、理解和记忆专业知识成为可能，避免死记硬背、囫囵吞枣的学习方式。

（3）学会类比，抽象比较方法学习之。

类比是根据两种或多种物质在某一方面具有的相似性，把一种物质的某些特征推广到另一物质的逻辑推理方法。巧妙地运用类比思维，能使本课程问题变得熟悉，复杂问题变得简单，从而达到触类旁通、以点带面、事半功倍的学习效果。在学习中，要善于从未知或者已知中，寻找与创造对象相类似的东西，加以模拟，分析推理出新的东西来。大学生在学习中，要培养自己动脑动手的能力，从类比模拟中求创造。类比的方法很多，常用的有拟人类比法、直接类比法、因果类比法、对称类比法、综合类比法等。任何发明创造都是动脑动手的结果，培养这两种能力是必需的。要学会总结，善于总结，点面结合举一反三学习之。

（4）学会提问题，在问题中学习之。

在学习方法上要求注意运用总论的指导作用，使纷繁的个论内容有机联系在一起，提高学习效果，做到真正融会贯通，提高运用知识、解决问题的能力。同时要加强对专业外语的学习，并要求学生积极发挥主观学习的积极性，培养良好的自学能力。并且，尽可能进行一些以问题为中心的讨论式教学，以激发学生的学习动力，以求提高学生自学能力、发现和解决问题能力和创新能力。

学习有法，但无定法。任何一种学习方法都有它的局限性，万应法是没有的。上面谈的只是对学习本课程思路的部分提示，并不是学习本课程方法的模式，真正有效的创造性学习方式是每位同学在自己的学习中创造出来的。

Summary

1. Medical immunology and pathogeny biology is an important basic medical courses. Medical immunology is a basic biological science, mainly to research the composition of the body's immune system and function, the law of the immune response and effect, immune dysfunction caused by diseases and its mechanism, as well as the immunological diagnosis and prevention. Pathogeny biology is to study microbes and parasites with the human body and the laws related to medical science.

2. Modern immunology think, immune defenses, immune homeostasis and immune surveillance are their functions.

3. Microorganisms includes prokaryotes cell type, eukaryotes cell type, neither prokaryotes nor eukaryotes, and prion.

4. There is a method of learning this course, but no fixed way. Under the guidance of teachers, students will find a good way to learn.

（董忠生）

第二章　微生物概论
Microbiology Conspectus

Learning guide

After studying this chapter the student should be able to answer the following questions:

1. Explain the concept of pyrogen, colony, virus, interference, normal flora of bacteria, hospital infection, disinfection, sterilization, antisepsis, toxemia, bacteremia, septicemia and pyemia.

2. What are the major differences between Gram-positive and Gram-negative bacteria in the cell wall?

3. Describe the conditions in which bacteria grows and reproduces.

4. Draw a typical bacteria grow curve and explain each phase.

5. What are the factors related to the pathogenicity of bacteria?

6. What are the major differences between exotoxin and endotoxin?

Key terms

peptidoglycan; teichoic acid; L-form bacteria; plasmid; metachromatic granules; capsule; flagellum; pilus; spore; growth factors; the growth curve; pyrogen; medium; colony; bacteriophage; temperate phage; lysogenic bacterium; drug-resistance variation; transformation; transduction; conjugation; lysogenic conversion; protoplast fusion; virus; nucleocapsid; interference; fungus; hypha; conidium; sporangiospore; Sabouraud's agar; normal flora of bacteria; dysbacteriosis; hospital infection; disinfection; sterilization; antisepsis; pasteurization; autoclaving; virulence; invasiveness; invasive enzymes; toxin; exotoxin; endotoxin; toxoid; toxemia; bacteremia; septicemia; pyemia; endotoxemia; carrier state; inclusion body; horizontal transmission; vertical transmission

第一节　微生物的生物学性状
Biological Properties of Microbiology

一、细菌(bacteria)

细菌是一类具有细胞壁和核质的单细胞(unicellular)原核细胞型微生物。了解细菌的形态与结构特征,不仅是鉴定细菌的一项依据,而且与其生理功能、致病性及免疫学都密切相关。

(一)大小与形态(size and shape)

1. 细菌的大小(size of bacteria)　细菌体积微小,需在光学显微镜下才能看到。一般以微米(μm)作为测量单位。不同种类的细菌大小不一,多数球菌直径约 1 μm,中等大小的杆菌长 2~3 μm、宽 0.3~0.5 μm。

2. 细菌的形态(shape of bacteria)　细菌的基本形态有三种:球形、杆形和螺旋形,分别称为球菌、杆菌和螺形菌(图 2-1)。

(1)球菌(coccus):外形呈球形或近似球形(如肾形、豆形、矛头形等)。根据细菌分裂的平面和菌体之

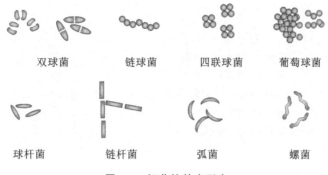

图 2-1　细菌的基本形态

间排列方式不同可将其分为双球菌（diplococcus）、链球菌（streptococcus）、四联球菌（tetrads）、八叠球菌（sarcina）和葡萄球菌（staphylococcus）。

（2）杆菌（bacillus）：外形呈杆状。不同杆菌的大小、长短、粗细很不一致。大杆菌如炭疽杆菌长 3～10 μm，中等杆菌如大肠埃希菌长 2～3 μm，小杆菌如布鲁菌长 0.6～1.5 μm。多数杆菌为直杆状，也有的菌体微弯，多数呈分散排列，也有的呈链状排列；菌体两端大多呈钝圆形，少数两端平齐；有的杆菌末端膨大呈棒状，称为棒状杆菌（corynebacterium）；有的呈分支状，称为分枝杆菌（mycobacterium）。

（3）螺形菌（spiral bacterium）：外形呈弧形或螺形。菌体只有一个弯曲称为弧菌（vibrio），如霍乱弧菌；菌体有数个弯曲称为螺菌（spirillum），如鼠咬热螺菌。

细菌的形态可受各种理化因素的影响，只有在生长条件适宜时其形态才较为典型。

（二）细菌的结构（structure of bacteria）

细菌的结构包括基本结构和特殊结构，其中基本结构是各种细菌都具有的结构，包括细胞壁（cell wall）、细胞膜（cell membrane）、细胞质（cytoplasm）及核质（nucleoplasm）。部分细菌还有一些其他结构，如荚膜（capsule）、鞭毛（flagellum）、菌毛（pilus）、芽胞（spore）等，称为细菌的特殊结构（图 2-2）。

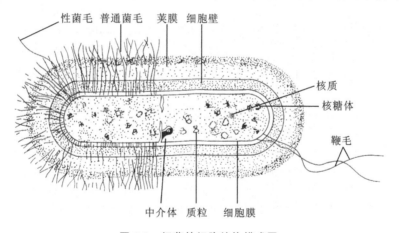

图 2-2　细菌的细胞结构模式图

1. 基本结构（basic structures）

1）细胞壁（cell wall）　细胞壁是位于细菌细胞膜外的一层坚韧而有弹性的膜状结构。厚度随菌种而异，平均为 12～30 nm，占菌体干重的 10%～25%。其主要功能有：①维持细菌固有的外形；②保护细菌抗低渗环境；③参与细胞内外的物质交换；④决定了细菌的抗原性；⑤与细菌的致病性有关。细菌经革兰染色分为革兰阳性菌（G^+ 菌）和革兰阴性菌（G^- 菌）。两类细菌细胞壁的化学组成有明显差异，革兰阳性菌细胞壁由肽聚糖和磷壁酸组成；革兰阴性菌细胞壁由肽聚糖和外膜组成。

（1）肽聚糖（peptidoglycan）：又称黏肽（mucopeptide），是细菌细胞壁的主要化学成分，为原核生物细胞所特有的物质。革兰阳性菌的肽聚糖由聚糖骨架（polysaccharide backbone）、四肽侧链（tetrapeptide side chain）和五肽交联桥（pentapeptide cross-bridges）三部分组成，革兰阴性菌肽聚糖仅有聚糖骨架和四肽侧链两部分组成（图 2-3）。

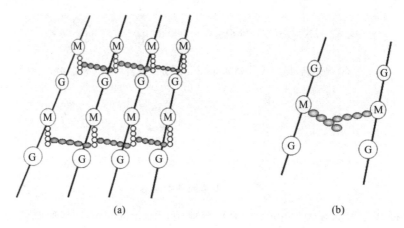

图 2-3　金黄色葡萄球菌(左)与大肠埃希菌(右)肽聚糖结构模式图

聚糖骨架由 N-乙酰葡萄糖胺(N-acetylglucosamine)和 N-乙酰胞壁酸(N-acetylmuramic acid)两种氨基糖经 β-1,4-糖苷键交替间隔排列形成；四肽侧链连接在 N-乙酰胞壁酸上,是由四种氨基酸组成的短肽；革兰阳性菌的四肽侧链再由五肽交联桥相连,组成三维立体网状结构。各种细菌细胞壁的肽聚糖骨架均相同,但四肽侧链和五肽交联桥的组成和连接方式随菌种而异。革兰阴性菌的四肽侧链与相邻四肽侧链直接连接,没有五肽交联桥,因而形成较疏松的二维平面结构。

凡能破坏肽聚糖结构或抑制其合成的物质,都能损伤细胞壁而使细菌变形或杀伤细菌,例如溶菌酶(lysozyme)能切断肽聚糖中 N-乙酰葡萄糖胺和 N-乙酰胞壁酸之间的 β-1,4-糖苷键的联结,从而破坏肽聚糖支架,引起细菌裂解。青霉素(penicillin)和头孢菌素(cephalosporin)能与细菌竞争合成胞壁过程所需的转肽酶,抑制四肽侧链上 D-丙氨酸与五肽交联桥之间的联结,使细菌不能合成完整的细胞壁,可导致细菌死亡。人和动物细胞无细胞壁结构,亦无肽聚糖,故溶菌酶和青霉素对人体细胞均无毒性作用。

(2)革兰阳性菌细胞壁的特殊组分(special components of cell wall of gram-positive bacteria):细胞壁较厚,除含有 15～50 层肽聚糖(占细胞壁干重的 50%～80%)结构外,还含有大量磷壁酸(teichoic acid)(图 2-4)。磷壁酸分为壁磷壁酸(wall teichoic acid)和膜磷壁酸(membrane teichoic acid)两种,前者一端与肽聚糖的 N-乙酰胞壁酸连接,后者一端与细胞膜连接,它们的另一端均游离于细胞壁外。磷壁酸免疫原性很强,是革兰阳性菌的重要表面抗原,某些细菌的磷壁酸对人类细胞具有黏附作用,与致病性有关。

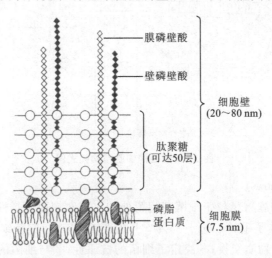

图 2-4　革兰阳性菌细胞壁结构模式图

(3)革兰阴性菌细胞壁的特殊组分(special components of cell wall of gram-negative bacteria):细胞壁较薄,但结构比较复杂。除含有 1～2 层肽聚糖(占细胞壁干重的 5%～20%)外,尚有特殊组分外膜(约占细胞壁干重的 80%)。外膜位于细胞壁肽聚糖层的外侧,由脂蛋白(lipoprotein)、脂质双层(lipid bilayer)、脂多糖(lipopolysaccharide)三部分组成(图 2-5)。脂多糖是革兰阴性菌的内毒素,与致病性有关。由于革兰阴性菌细胞壁含肽聚糖少,且受外膜层的保护,因此,对青霉素和溶菌酶不敏感。

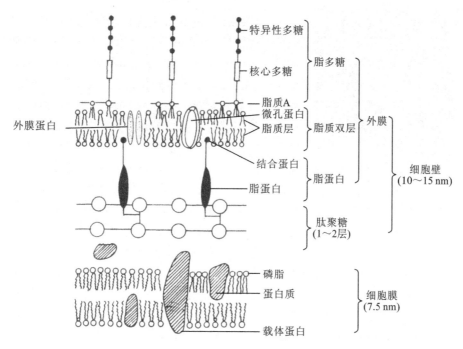

图 2-5 革兰阴性菌细胞壁结构模式图

(4)细菌 L 型(L-form bacteria):在某些情况下(如受溶菌酶或青霉素作用)细菌失去细胞壁而在高渗环境下仍能存活的细菌。细菌 L 型的形态因细胞壁缺失而呈高度多形性,有球状、杆状和丝状,大小不一,且着色不均,大多数被染成革兰阴性。某些细菌 L 型仍有一定的致病力,通常引起慢性感染,如尿路感染、骨髓炎、心内膜炎等,并常在作用于细胞壁的抗菌药物(β-内酰胺类抗生素等)治疗过程中发生。临床上遇有症状明显而标本常规细菌培养阴性者,应考虑细菌 L 型感染的可能性。

2)细胞膜(cell membrane) 又称胞质膜,位于细胞壁内侧,紧密包绕在细胞质外面的具有弹性的半渗透性脂质双层生物膜。由磷脂(phospholipids)和多种蛋白质构成。细胞膜有选择性通透作用,与细胞壁共同完成菌体内外的物质交换。膜上有多种呼吸酶,参与细胞的呼吸过程。膜上还有多种合成酶,参与生物合成过程。细菌细胞膜可以形成特有的结构,如中介体(mesosome)等。中介体位于细胞膜内侧,是细胞膜向胞质凹陷折叠形成的囊状物,多见于革兰阳性菌,其与细胞的分裂、呼吸、胞壁合成和芽胞形成有关。中介体扩大了细胞膜的表面积,相应地增加呼吸酶的含量,可为细菌提供大量能量,有拟线粒体之称。

3)细胞质(cytoplasm) 又称细胞浆,简称胞质,为细胞膜内侧的胶状物质,基本成分是水、蛋白质、脂类、核酸、少量糖和无机盐等。细胞质内含有很多酶系,是细菌新陈代谢的重要场所。此外,在细胞质里还有以下结构。

(1)核糖体(ribosome):游离于细胞质中,每个细菌体内可达数万个。核糖体的沉降系数为 70S,由 50S 和 30S 两个亚基组成。化学组成 70% 是 RNA,30% 为蛋白质。核糖体是细菌合成蛋白质的场所。链霉素能与细菌核糖体的 30S 亚基结合,红霉素、林可霉素能与 50S 亚基结合,从而干扰细菌蛋白质的合成而导致细菌的死亡。

(2)质粒(plasmid):染色体外的遗传物质,为闭合环状的双链 DNA,可携带细菌的某些遗传信息。质粒具有既能自我复制、传给子代,又可以通过接合或转导等方式传递给另一细菌的特点。医学上重要的质粒有决定细菌性菌毛的 F 质粒、决定耐药性的 R 质粒以及决定细菌毒力的 Vi 质粒等。

(3)胞质颗粒:细胞质中常含有多种颗粒,大多数为营养储藏物,常见的有异染颗粒(metachromatic granules)(如白喉棒状杆菌),其富含高能磷酸盐,嗜碱性较强,用特殊染色法清晰可见。根据异染颗粒的形态及位置,有助于鉴别细菌。

4)核质(nucleoplasm) 由闭合环状双链 DNA 反复卷曲盘绕成的松散网状结构,没有核膜、核仁和有丝分裂器,是细菌的遗传物质,决定细菌的遗传特征,与细菌的生长、繁殖、遗传和变异密切相关。

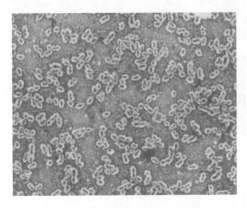

图 2-6　肺炎链球菌的荚膜

2. 特殊结构（special structures）

（1）荚膜（capsule）：某些细菌在其细胞壁外包绕的一层较厚的黏液性物质（图 2-6）。荚膜的厚度约 200 nm，如肺炎链球菌的荚膜。厚度＜200 nm 者称为微荚膜（microcapsule），如溶血性链球菌的 M 蛋白、伤寒沙门菌的 Vi 抗原及大肠埃希菌的 K 抗原等。荚膜对一般碱性染色剂亲和力低，不易着色，普通染色只能看到菌体周围有未着色的透明圈。特殊染色法可将荚膜染成与菌体不同的颜色。荚膜的形成受遗传控制及周围环境影响，一般在机体或营养丰富的培养基中易形成荚膜。其化学组成随菌种而异，大多数细菌的荚膜是由多糖（polysaccharides）组成，少数细菌为多肽（polypeptides）。荚膜的功能：①抗吞噬作用，荚膜在体内能抵抗宿主吞噬细胞的吞噬和消化作用，因而是细菌的重要毒力因子。例如肺炎链球菌，数个有荚膜菌株就可使实验小鼠致死，无荚膜菌株则高达上亿个细菌才能使小鼠死亡。②黏附作用，荚膜多糖可使细菌彼此之间粘连，也可黏附于组织细胞或无生命物体表面，是引起感染的重要因素。如变异链球菌依靠荚膜将其固定在牙齿表面，利用口腔中的蔗糖产生大量的乳酸，积聚在附着部位，导致牙齿珐琅质（又称牙釉质）的破坏，形成龋齿。荚膜菌株在住院患者的各种导管内黏附定居，是医院内感染发生的重要因素。③抵抗体液中杀菌物质，保护菌体避免和减少受溶菌酶、补体、抗菌抗体、抗菌药物等物质的损伤作用。④具有免疫原性，可以帮助鉴别细菌和进行细菌的分型。

（2）鞭毛（flagella）：在许多细菌的菌体上附有的细长呈波状弯曲的丝状物。鞭毛长 5～20 μm，直径 12～30 nm，需用电子显微镜观察，或经特殊染色法使鞭毛增粗后才能在普通光学显微镜下看到。根据鞭毛的数量和部位，可将鞭毛菌分成 4 类，即单毛菌（monotrichate）、双毛菌（amphitrichate）、丛毛菌（lophotrichate）、周毛菌（peritrichate）。鞭毛的功能：①细菌的运动器官，具有鞭毛的细菌在液体环境中能自由游动，运动迅速。细菌的运动有化学趋向性，常向营养物质处前进，并避开有害物质。②具有免疫原性，鞭毛的化学成分为蛋白质，免疫原性强，可用于细菌的鉴定、分型。③与致病性有关，例如霍乱弧菌、空肠弯曲菌等通过活泼的鞭毛运动穿透小肠黏膜表面覆盖的黏液层，使菌体黏附于肠黏膜上皮细胞，产生毒性物质而导致病变的发生。

（3）菌毛（pilus）：许多革兰阴性菌和少数革兰阳性菌菌体表面存在的比鞭毛细短而直硬的丝状物。菌毛在普通光学显微镜下看不到，必须用电子显微镜观察。菌毛的化学成分为蛋白质。菌毛按功能不同可分为普通菌毛（common pilus）和性菌毛（sex pilus）。普通菌毛遍布细胞表面，每菌可达数百根。其具有黏附易感细胞的能力，细菌借此黏附在多种黏膜上皮细胞表面，以利于细菌在局部定居而造成感染，所以普通菌毛与细菌的致病性有关。性菌毛仅见于少数革兰阴性菌，数量少，一个细菌只有 1～4 根，但比普通菌毛长而粗，中空呈管状。带有性菌毛的细菌称为 F⁺ 菌或雄性菌，无性菌毛的细菌称为 F⁻ 菌或雌性菌。性菌毛能在细菌之间传递遗传物质（genetic material）（如 R 质粒），细菌的毒性及耐药性即可通过这种方式传递。

（4）芽胞（spore）：某些细菌在一定环境条件下，胞质脱水浓缩，在菌体内形成一个圆形或卵圆形的小体。产生芽胞的细菌都是革兰阳性菌。芽胞的折光性很强，不易着色。经特殊染色后，在光学显微镜下才能观察到。

细菌形成芽胞的能力是由菌体内的芽胞基因决定的。一般只在动物体外才能形成，其形成条件因菌种而异。如炭疽芽胞杆菌在有氧条件下形成，而破伤风梭菌则相反。营养缺乏，尤其是 C、N、P 元素缺乏时，易形成芽胞。成熟的芽胞具有多层厚而致密的膜结构。由内向外依次为核心、内膜、芽胞壁（exosporium）、皮质、外膜、芽胞壳和芽胞外衣（图 2-7）。芽胞形成后，菌体逐渐崩解消失，芽胞从菌体脱落游离出来，细菌即失去繁殖的能力。一般认为芽胞是细菌的休眠状态（dormant state）。芽胞带有完整的核质、酶系统和合成菌体组分的结构，能保存细菌全部的生命活

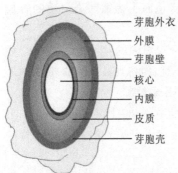

芽胞外衣
外膜
芽胞壁
核心
内膜
皮质
芽胞壳

图 2-7　芽胞结构模式图

动物质,不直接引起疾病。当环境适宜时,芽胞又能发育成细菌的繁殖体。一个细菌只能形成一个芽胞,一个芽胞发芽(germination)也只能形成一个菌体,因而芽胞不是细菌的繁殖方式。与芽胞相比,未形成芽胞而具有繁殖能力的菌体称为繁殖体。

芽胞对热、干燥、辐射及消毒剂有很强的抵抗力,在自然界能存活几年甚至几十年。其原因是由于芽胞含水量少,蛋白质受热后不易变性;有多层致密的厚膜,理化因素不易透入;含有大量吡啶二羧酸(DPA),DPA可提高芽胞酶类的热稳定性。所以被芽胞污染的用具、敷料、手术器械等,用一般的方法不易将其杀死,杀灭芽胞最可靠的方法是高压蒸汽灭菌。进行灭菌时,应以芽胞是否被杀死作为判断灭菌效果的指标。

芽胞大小、形状、位置随菌种而异,有重要的鉴别价值。例如,炭疽芽胞杆菌(Bacillus anthracis)的芽胞为卵圆形、比菌体小,位于菌体中央;破伤风梭菌(Clostridium tetani)芽胞呈圆形、比菌体大,位于顶端,呈鼓槌状;肉毒梭菌(Clostridium botulinum)芽胞亦比菌体大,位于次极端。

(三)细菌的生长繁殖与变异(growth and variation of bacteria)

1. 细菌的生长繁殖(growth of bacteria)

1)生长繁殖的条件(growth conditions of bacteria) 细菌生长繁殖的必要条件是营养物质、能量和适宜的环境。

(1)充足的营养物质:细菌生长繁殖需要的营养物质如下。①水分(water),水是细菌的重要成分之一。细菌所需的营养物质溶于水中才能被吸收;细菌新陈代谢过程中各种生化反应有水才能进行。此外,细菌的渗透、分泌和排泄都要以水为媒介。②碳源(carbon source),细菌主要从含碳化合物(如糖类)中获得碳源,以合成菌体的糖类、脂类、蛋白质、核酸等成分,同时为细菌提供能量。③氮源(nitrogen source),从分子态氮到复杂的含氮化合物都可被不同的细菌利用。但多数病原菌是利用有机氮化物(如氨基酸、蛋白胨)作为氮源。主要用于合成菌体的蛋白质、酶、核酸等。④无机盐(inorganic salt),细菌需要钾、钠、钙、镁、硫、磷、铁、锰、锌、钴、铜、钼等,其作用是构成菌体成分,调节菌体内外渗透压和酸碱平衡,以及维持酶的活性等。⑤生长因子(growth factors),为某些细菌生长所必需而又不能自身合成的有机化合物。主要是B族维生素,某些氨基酸、脂类、嘌呤、嘧啶等。有些细菌还需特殊的生长因子,如X因子(高铁血红素)和V因子(辅酶Ⅰ或辅酶Ⅱ)等,这些因子均存在于血液中。

(2)合适的酸碱度:大多数病原菌最适pH值为7.2～7.6,个别细菌如霍乱弧菌在pH值为8.4～9.2时生长最好,结核分枝杆菌生长的最适pH值为6.5～6.8。

(3)适宜的温度:细菌生长的最适宜温度随细菌的种类而不同。大多数病原菌生长的最适宜温度为37 ℃。故实验室一般采用37 ℃培养细菌。

(4)一定的气体环境:与细菌生长有关的气体有O_2和CO_2。大部分细菌需要O_2来氧化营养物质,产生能量,供生长繁殖之用。细菌根据其对O_2的需求不同可分成四类:①专性需氧菌(obligate aerobes),必须在有氧环境下才能生长的细菌,如结核分枝杆菌等;②微需氧菌(microaerophiles),在低氧压环境下(5%～6%)生长最好,氧浓度＞10%对其有抑制作用。如空肠弯曲菌、幽门螺杆菌;③兼性厌氧菌(facultative anaerobes),在有氧或无氧环境下都能生长的细菌,大多数病原菌属于此类;④专性厌氧菌(obligate anaerobes),必须在无氧环境下才能生长的细菌,如破伤风梭菌、脆弱类杆菌。

2)细菌生长繁殖的规律(growth laws of bacteria)

(1)细菌个体的生长繁殖:细菌以简单的二分裂法繁殖。细菌在营养物质充足、其他生长繁殖条件适宜的情况下,其繁殖速度是相当快的。大多数细菌分裂一次仅为20～30 min。个别细菌较慢,如结核分枝杆菌18～20 h分裂一次。

(2)细菌群体的生长繁殖:细菌繁殖速度较快,一个细菌若按20 min分裂一次的速度计算,10 h后细菌数可超过10亿。但实际上,由于营养物质的逐渐耗竭,有害代谢产物的逐渐积累,细菌不可能始终保持高速度的无限繁殖,经过一段时间后,细菌繁殖速度渐减,死亡菌数渐增,活菌增长率随之下降并趋于停滞。将一定量的细菌接种于合适的培养基中,在适宜的温度培养时,细菌的生长过程具有规律性。以细菌数的对数为纵坐标,生长时间为横坐标,可绘出一条细菌的生长曲线(the growth curve)(图2-8)。根据生长曲线,细菌的群体生长繁殖可分为4期:①迟缓期(lag phase),是细菌被接种于培养基后最初的一段时间,一般为 1~4 h。该期细菌体积增大,代谢活跃,但分裂迟缓,繁殖极少,是细菌适应新环境的阶段。②对数期(exponential phase),是细菌分裂繁殖最快的时期,活菌数以稳定的几何级数增长,生长曲线图上细菌数的对数呈直线上升。该期的细菌形态、染色性及生理活动都较典型。研究细菌的性状时应选用该期的细菌。③稳定期(stable phase),由于培养基中营养物质消耗、有害代谢产物积聚,该期细菌繁殖速度减慢,死亡菌数上升,细菌增殖数与死亡数渐趋平衡。在这个时期中,细菌的形态和生理活动可出现种种变异。④衰退期(decline phase),死菌数超过活菌数。该期细菌形态显著改变,菌体变长、肿胀或扭曲;有的菌体可自溶。因此,陈旧培养的细菌难以鉴定。

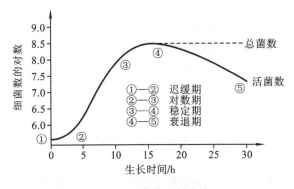

图 2-8　细菌的生长曲线

这种生长曲线只有在体外人工培养的条件下才能观察到。细菌在自然界或人类、动物体内生长繁殖时,受多种环境因素和机体免疫因素的影响和制约,情况复杂,不可能出现在培养基中的那种典型的生长曲线。但细菌的生长规律却是普遍存在的。掌握细菌的生长规律,可以有目的地研究病原菌的生长,发现和培养对人类有益的细菌。

2. 细菌的代谢产物(metabolites of bacteria)　细菌在生长繁殖过程中,除合成菌体自身各成分和酶类外,还能产生一些特殊产物。在医学上具有重要意义的产物如下。

1)与细菌致病性有关的代谢产物

(1)热原质(pyrogen):或称致热原,是细菌合成的一种注入人体或动物体内能引起发热反应的物质。产生热原质的细菌大多是革兰阴性菌,热原质为其细胞壁中的脂多糖。热原质耐高温,高压蒸气灭菌(121 ℃,20 min)不被破坏,一般用吸附剂吸附或 250 ℃干烤才能去除或破坏热原质。因此,在生产生物制品或注射用制剂时应严格遵守无菌操作,防止细菌污染。

(2)毒素(toxins):病原菌在代谢过程中合成的对机体有毒害作用的物质,包括内毒素(endotoxin)和外毒素(exotoxin)。内毒素只有在菌体死亡或裂解后才被释放出来,它是革兰阴性菌细胞壁的脂多糖。外毒素是由革兰阳性菌及少数革兰阴性菌在生长代谢过程中释放至菌体外的蛋白质。

(3)侵袭性酶(invasive enzyme):某些细菌合成的可破坏机体组织,有利于细菌侵袭和扩散的胞外酶。它是细菌重要的致病物质,如链球菌的透明质酸酶,产气荚膜梭菌的卵磷脂酶等。

2)与治疗有关的代谢产物

(1)抗生素(antibiotics):由某些微生物在代谢过程中产生的一类能抑制或杀死某些微生物或肿瘤细胞的物质。抗生素大多由放线菌和真菌产生,细菌产生得少,只有多黏菌素、杆菌肽等。抗生素已广泛用于细菌感染性疾病的治疗。

(2)维生素(vitamins):细菌能合成某些维生素,除供自身需要外,还能分泌至周围环境中。例如人体肠道内的大肠埃希菌,能合成 B 族维生素和维生素 K,可被人体吸收利用。

3)与鉴别细菌有关的代谢产物

(1)色素(pigments):某些细菌在营养丰富、氧气充足、温度适宜时,能产生不同颜色的色素。细菌的色素有两类:①水溶性色素,能弥散至培养基周围的环境中,如铜绿假单胞菌产生的色素使培养基或感染的脓汁呈绿色。②脂溶性色素,不溶于水,只存在于菌体,使菌落显色而培养基颜色不变,如金黄色葡萄球菌产生的金黄色色素。因此,辨认色素有助于鉴别细菌。

(2)细菌素(bacteriocin):某些菌株产生的一类具有抗菌作用的蛋白质,只对有近缘关系的细菌有杀伤作用。其种类很多,常以产生的菌种命名,如大肠埃希菌产生的细菌素称为大肠菌素。由于细菌素有种和型的特异性,可用于某些细菌分型和流行病学调查。

(3)糖的分解产物(metabolic products of sugars):不同的细菌具有不同酶类,因此其分解糖类的能力及产生的代谢产物也不同,借此可鉴别细菌。如大肠埃希菌具有乳糖分解酶,分解乳糖产酸产气,而伤寒沙门菌不分解乳糖,分解葡萄糖产酸不产气。

(4)蛋白质的分解产物(metabolic products of protein):细菌分泌蛋白水解酶将大分子蛋白质分解为二肽或氨基酸后,才能被细菌吸收进入胞内,再进行氨基酸的分解代谢。不同细菌分解蛋白质和氨基酸的能力不同。如大肠埃希菌(*Escherichia coli*)含有色氨酸酶,能分解色氨酸(tryptophan)产生靛基质(indole),加入对二甲基氨基苯甲醛试剂后形成玫瑰红色(为靛基质试验阳性);而产气杆菌(*Aerobacter aerogenes*)无色氨酸酶为靛基质试验阴性。变形杆菌(*Proteus*)能分解培养基中的含硫氨基酸产生硫化氢,硫化氢与培养基中的醋酸铅作用形成黑色的硫化铅(为硫化氢试验阳性);痢疾志贺菌不能分解含硫氨基酸(硫化氢试验则为阴性)。

3. 细菌的人工培养(artificial cultivation of bacteria) 根据细菌生长繁殖的条件与规律,可在体外进行人工培养,以研究各种细菌的生物学性状、制备生物制品及协助诊断和治疗感染性疾病。

1)培养基(culture medium) 用人工方法制备的符合细菌生长繁殖条件的营养物质。

培养基按物理性状不同,可分为液体培养基(liquid medium)、固体培养基(solid medium)和半固体培养基(semisolid medium)三大类。在液体培养基中加入1.5%的琼脂粉,即凝固成固体培养基;含量在0.3%～0.5%时,则为半固体培养基。琼脂(agar):在培养基中起赋形剂作用,不具有营养意义。液体培养基可用于大量繁殖细菌,但必须接种纯种细菌;固体培养基常用于细菌的分离和纯化;半固体培养基则用于观察细菌的动力和短期保存细菌。

培养基按用途不同分为五类:①基础培养基(basic medium),含有细菌生长繁殖所需的基本营养成分,大部分细菌可在其中生长,如营养肉汤(nutrient broth)、营养琼脂(nutrient agar medium)、蛋白胨水等;②营养培养基(nutrient medium),在基础培养基中加入血液、血清等,可供营养要求高的细菌生长,如血液琼脂培养基(blood agar medium)、血清肉汤等;③选择培养基(selective medium),在培养基中加入一定的化学物质,使特定的细菌在其中生长繁殖,而其他的细菌则受到抑制,从而可将目的菌从混合菌中分离出来,如培养肠道致病菌的SS琼脂;④鉴别培养基(differential medium),利用各种细菌分解糖类和蛋白质的能力及其代谢产物不同,在培养基中加入特定的作用底物和指示剂,一般不加抑菌剂,观察细菌在其中生长后对底物的作用,从而鉴别细菌,如糖发酵管、三糖铁培养基、伊红-美蓝琼脂等;⑤厌氧培养基(anaerobic medium),供厌氧菌的分离、培养和鉴别用的培养基,如疱肉培养基(cooked meat medium)。

2)细菌在培养基中的生长现象(growth phenomena of bacteria in medium) 将细菌接种在培养基中,经37℃培养箱中培养18～24 h后,即可看到各种生长现象。

(1)在液体培养基中的生长现象:细菌在液体培养基中生长繁殖后,由于细菌种类不同,可出现三种现象:①均匀混浊(uniformly turbid)生长,大多数细菌生长后呈均匀混浊状态,如葡萄球菌;②沉淀生长(sediment in bottom),少数呈链状生长的细菌在液体培养基底部形成沉淀,培养液较清,如链球菌;③菌膜生长(surface growth pellicle),枯草芽胞杆菌(*Bacillus subtilis*)、结核分枝杆菌(*Mycobacterium tuberculosis*)等专性需氧菌呈表面生长,常形成菌膜。

(2)在固体培养基中的生长现象:将标本或培养物画线接种在固体培养基的表面,因画线的分散作用,使许多原来混杂的细菌在固体培养基上面散开,称为分离培养。一般经过18～24 h培养后,单个细菌分裂繁殖成一堆肉眼可见的细菌集团,称为菌落(colony)。各种细菌在固体培养基上形成的菌落,在大小、形状、颜色、气味、透明度、表面光滑或粗糙、湿润或干燥、边缘整齐与否,以及在血琼脂平板上的溶血情况等均有不同表现,这些有助于识别和鉴定细菌。有时由于细菌的数量较多,所形成的菌落互相融合、密集如苔,称为细菌菌苔(lawn)。

(3)在半固体培养基中的生长现象:将细菌穿刺接种于半固体培养基中,无鞭毛的细菌沿穿刺线生长,有鞭毛的细菌沿穿刺线向周围扩散生长(呈羽毛状或云雾状),借此可鉴别细菌有无动力。

3)人工培养细菌的实际应用(practical application of bacterial artificial cultivation) 细菌培养在医

学中的应用具体如下。

（1）感染性疾病的病原学诊断：从患者的病灶中分离培养病原体不仅是诊断感染性疾病最可靠的依据，而且通过药敏试验又为疾病的治疗提供了可参考的方案。

（2）细菌学研究：有关细菌生理、遗传变异、致病性和耐药性等研究都离不开细菌的培养和菌种的保存等。

（3）生物制品的制备：供防治用的疫苗、类毒素、抗毒素、免疫血清及供诊断用的菌液、抗血清等均来自培养的细菌或其代谢产物。

（4）在基因工程中的应用：由于细菌繁殖快，容易培养，故常用细菌作为基因受体细胞。如将人或动物细胞中编码胰岛素的基因重组到质粒上，再导入大肠埃希菌，就能从大肠埃希菌的培养液中获得大量的基因工程胰岛素。基因工程制造干扰素、乙型肝炎疫苗等都已成功。

4. 细菌的变异（variation of bacteria） 细菌和其他生物一样，具有遗传性和变异性。细菌的子代与亲代生物学性状表现相同称为遗传；而子代和亲代之间以及子代间生物学性状表现的差异称为变异。遗传使细菌的种属性状保持稳定；而变异可使细菌产生变种和新种，促进了细菌的进化。细菌的变异分为遗传型变异和非遗传型变异。前者是细菌遗传物质结构发生改变引起的变异，新获得的性状可稳定地传给后代，又称为基因型变异（genotypic variation）。后者是由于外界环境条件作用引起的变异，遗传物质的结构未改变，又称为表型变异（phenotypic variation）。表型变异不能遗传。研究细菌的遗传和变异，对于临床疾病的诊断和防治以及理解基因工程基本原理有重要意义。

1）细菌遗传变异的物质基础 细菌的遗传物质是基因的载体，携带各种遗传信息。与细菌遗传相关的物质包括染色体和染色体外的其他遗传物质（质粒、噬菌体、转位因子）。

（1）细菌染色体（chromosome）：一条环状双螺旋 DNA 长链，按一定构型反复回旋而成的松散网状结构，附着在横隔中介体或细胞膜上。绝大部分遗传信息由细菌染色体携带，决定细菌的基因型。大肠埃希菌染色体的 DNA 长 $1000\sim1300$ μm，约含有 5000 个基因，编码 2000 多种酶和其他结构蛋白。

（2）质粒（plasmid）：细菌染色体外的遗传物质，为闭合环状的双链 DNA。质粒不是细菌生命活动所必需的物质，可自行丢失或经人工方法（如高温、紫外线等）处理后消除。质粒携带的遗传信息能赋予细菌某些生物学性状（如耐药性），有利于细菌在特定的环境条件下生存。医学上比较重要者有决定性菌毛的 F 因子、决定耐药性的 R 因子以及决定产大肠菌素的 Col 因子等。

（3）转位因子（transposons）：一类在细菌的染色体、质粒或噬菌体之间自行移动的遗传成分，是基因组中一段特异的具有转位特性的独立 DNA 序列。伴随着转位因子移动的过程，会出现插入突变、基因重排或插入位点附近基因表达的改变。因此，转位因子在赋予细菌生物学性状改变和促进细菌进化过程中的作用不可忽视。

（4）噬菌体（bacteriophage）：感染细菌、真菌等微生物的病毒。因能裂解细菌故称为噬菌体。噬菌体有严格的寄生性，需在活的易感细胞内增殖。

噬菌体在电子显微镜下有三种形态，即蝌蚪型、微球型和细杆型。大多数噬菌体呈蝌蚪型，该类型噬菌体由头部（head）和尾部（tail）两部分组成（图 2-9）。头部呈规则六边形，立体对称，内含核酸，核酸多为双股 DNA，外包被一层蛋白质外壳。尾部由蛋白质组成，呈管状，包括中空的尾髓和外包的尾鞘。尾部末端有尾板、尾刺（tail pins）和尾丝（tail fibers），与吸附宿主有关。在头尾连接处有尾领结构。

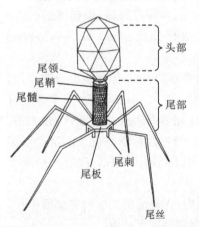

噬菌体感染细菌有两种结果。一是噬菌体增殖，细菌被裂解，这类噬菌体称为毒性噬菌体（virulent phage）。毒性噬菌体的 DNA 进入细菌细胞后，细菌不再复制自身 DNA，而以噬菌体的 DNA 为模板进行复制，同时不断合成噬菌体的外壳蛋白。然后噬菌体 DNA 与外壳蛋白在菌体细胞质中装配成完整的噬菌体。最后导致细菌细胞破裂，释放出大量子代噬菌体。被释放的子代噬菌体可再感染其他易感细菌。二是噬菌体核酸与细菌染色体整合，细菌处于溶原状态，这类噬菌体称为温和

图 2-9 噬菌体结构模式图

头部
尾领
尾鞘
尾髓
尾部
尾刺
尾板
尾丝

噬菌体(temperate phage)。温和噬菌体的 DNA 进入细菌细胞后,并不增殖,而将其基因组整合于细菌的 DNA 上,这种状态称为溶原状态。整合在细菌 DNA 上的噬菌体基因称为前噬菌体(prophage)。带有前噬菌体的细菌称为溶原性细菌(lysogenic bacterium)。当溶原性细菌分裂时,噬菌体基因随同分裂分布至两个子代细胞中。溶原状态偶尔可自发地或受某些因素诱导而被打破,使宿主菌裂解。

2)细菌的变异现象(phenomenon of bacterial variation)

(1)形态结构变异:细菌的形态、大小及结构受外界环境条件的影响可发生变异。如许多细菌在青霉素、免疫血清、补体和溶菌酶等因素作用下,细胞壁合成受阻出现细胞壁缺陷变成 L 型细菌。而鼠疫耶尔森菌(Yersinia pestis)的典型形态为两端钝圆、两极浓染的椭圆形小杆菌,但在含有 3%～6%NaCl 琼脂培养基上生长,可以出现球形、杆状、丝状、哑铃状等多种形态并存的多形性改变。细菌的荚膜、芽胞、鞭毛等特殊结构也可发生变异,有鞭毛的伤寒沙门菌(Salmonella typhi)变异后可失去鞭毛,称为 H—O 变异。炭疽芽胞杆菌在 42 ℃培养 10～20 d 后,失去形成芽胞的能力,毒力也相应减弱。有荚膜的肺炎链球菌在普通培养基上培养或传代后,荚膜逐渐消失,毒力也减弱。

(2)菌落变异(colony variation):细菌的菌落有光滑型(S 型)和粗糙型(R 型)两种。一般而言,光滑型菌的致病性强,从标本中分离致病菌时,应挑选 S 型菌进行纯培养。菌落从 S 型变为 R 型,称 S—R 变异。这种变异是由于失去了 LPS 的特异性寡糖重复单位引起的,往往伴有其他性状的改变,如毒力、抗原性和生化反应等。

(3)毒力变异(virulence variation):细菌的毒力变异可表现为毒力增强和减弱。如将荚膜消失毒力丧失的肺炎链球菌接种到小鼠腹腔传代,可使荚膜恢复,毒力也随之增强。卡-介二氏将有毒力的牛型结核分枝杆菌在含有胆汁、甘油、马铃薯的培养基上连续传代,经 13 年 230 代获得毒力减弱而保留其免疫原性的变异株,即卡介苗(bacillus of calmette-guerin,BCG),用于人工接种以预防结核病。

(4)耐药性变异(drug-resistance variation):细菌对某种抗菌药物由敏感变成耐药的变异。有的细菌表现为同时对多种抗菌药物耐药,称为多重耐药菌株(multiple-resistant strain,MRS)。自抗生素广泛应用以来,细菌对抗菌药物的耐药性不断增长成为世界范围内关注的问题。还有的细菌变异后产生对药物的依赖性,如痢疾志贺菌链霉素依赖减毒株,可用于痢疾的预防。

3)细菌变异的机制(mechanism of bacterial variation) 细菌的遗传性变异是因染色体结构发生改变而致,主要是通过基因突变、基因的转移与重组两种方式实现。

(1)基因突变(gene mutation):细菌在生长繁殖过程中,突变是经常发生的。根据 DAN 序列改变的多少分点突变和多点突变。点突变可以是碱基置换、碱基插入或碱基缺失。多点突变时往往涉及广泛的染色体重排,如倒位、重复或缺失。多点突变常导致细菌死亡。

(2)基因的转移与重组(gene transfer and recombination):细菌的进化需要不断产生遗传型变异,变异的根本原因是突变,但对每一个菌细胞来讲突变发生的概率还是很小的,如果细菌只有突变而没有菌细胞之间的基因转移,则难以迅速产生适应环境需要的基因组合。因此,细菌之间的 DNA 转移与重组可以在短期内产生不同基因型的个体,适应环境条件变化,接受自然界的选择,这是形成细菌遗传多样性的重要原因。供体菌 DNA 转移给受体菌的过程,称为基因转移(gene transfer)。转移的基因与受体菌 DNA 整合在一起的过程,称为基因重组(gene recombination)。细菌基因转移和重组的方式有以下几种:①转化(transformation),是指受体菌直接摄取供体菌游离的 DNA 片段,与自身 DNA 重组,从而获得供体菌的遗传性状的过程。转化的 DNA 可以是细菌溶解后释放的,也可用人工方法获得。细菌发生转化时供体菌与受体菌的 DNA 应具有同源性,即亲缘关系愈近,转化率愈高。②转导(transduction),以温和噬菌体为媒介,将供体菌的 DNA 片段转移到受体菌内,导致受体菌获得新的遗传性状的过程称为转导。转导是金黄色葡萄球菌中耐药性传递的主要方式。由于噬菌体有宿主特异性,故耐药性转导的现象仅发生在同种细菌内。③接合(conjugation),细菌通过性菌毛相互连接沟通,将遗传物质(主要是质粒)从供体菌转移给受体菌的过程称为接合。④溶原性转换(lysogenic conversion),溶原性细菌因染色体上整合有前噬菌体而获得新的遗传性状。它是某些细菌发生毒力变异和抗原性变异的常见方式。如白喉棒状杆菌因溶原性转换而获得产生白喉毒素的能力。⑤原生质体融合(protoplast fusion),是将两种不同的细菌经溶菌酶或青霉素处理后失去细胞壁而变为原生质体后进行融合的过程。融合的二倍体细胞寿命很短,但染色体仍可发生重组,从而获得有多种不同表型的重组融合体。融合体经培养后可再变为有细胞壁的细菌。

4)细菌变异在医学中的意义(medical significance of bacterial variation)

(1)在疾病诊断中的应用:细菌如发生变异,会失去典型的形态、结构、染色性、抗原性,其菌落、生化反应、毒力均可发生改变,给细菌鉴定工作带来困难。因此,在临床细菌学鉴定时,不但要熟悉细菌的典型性状,还要掌握各种病原菌的变异规律,注意不典型菌株的出现,才能做出正确的诊断。

(2)在疾病治疗中的应用:由于抗生素的广泛使用,从患者体内分离到耐药性菌株日益增多。为了防止耐药菌株的产生和扩散,以提高抗生素的疗效,在用药前应分离出病原菌,通过药物敏感试验选择敏感药物,早期、足量、足疗程用药,必要时可联合用药。对临床分离菌株进行耐药性监测,注意耐药谱的变化和耐药机制的研究,将有利于指导正确选择抗菌药物和防止耐药菌株的扩散。

(3)在疾病预防中的应用:应用毒力变异的原理,用人工方法诱导细菌变异,使其毒力降低或消失,仍保留其免疫原性,以制成各种活疫苗,预防相应的传染病。

(4)在检测致癌物质方面的应用:细菌的基因突变可由诱变剂引起。凡能诱导细菌突变的物质也可能诱发人体细胞的突变,这些物质有可能是致癌物质。经典的 Ames 试验即以细菌作为诱变对象,以待测的化学因子作为诱变剂,将待测的化学物质作用于鼠伤寒沙门菌的组氨酸营养缺陷型细菌后,将此菌接种于无组氨酸的培养基中。如果该化学物质有诱变作用,则有少数细菌可回复突变而获得在不含组氨酸培养基上生长的能力。这种以该菌株的回复突变作为检测致癌因子指标的方法比较简便。凡能提高突变率,诱导菌落生长较多者,即有致癌的可能性。

(5)在流行病学方面的应用:将分子生物学的分析方法应用于流行病学调查,追踪基因水平的转移与播散,有其独特的优点。例如,应用指纹图谱法将不同来源细菌所携带的质粒 DNA、毒力基因或耐药性基因等,经同一种限制性内切酶切割后进行琼脂糖凝胶电泳,比较所产生片段的数目和大小是否相同或相近,确定感染暴发流行菌株或相关基因的来源,或调查医院内耐药质粒在不同细菌中的播散情况。

(6)在基因工程方面的应用:基因工程是在分子水平上,在生物体外用人工方法进行遗传物质重组,改变生物性状,而获得新的生物品系的一门新兴科学。这种技术解决了一些天然合成或分离纯化十分困难且成本昂贵的药物生产。例如在大肠埃希菌或其他生物体内可有效地表达重组胰岛素、生长激素、干扰素等的 DNA 分子,完成其生产。此外,基因工程方法还可应用于生产有效的新型疫苗,如乙型肝炎病毒表面抗原疫苗,为预防传染病开辟了新途径。

二、病毒(virus)

病毒是一类体积最小、结构简单、仅有一种核酸(RNA 或 DNA),必须在活的易感细胞内以复制方式进行增殖的非细胞型微生物(noncellular microorganism)。

病毒广泛分布于自然界,与人类的关系十分密切,在医学微生物中占有十分重要的地位。人类传染病约 75%由病毒引起。病毒性疾病具有流行广泛、传播途径多、传染性强、易发生并发症(complication)、后遗症严重、死亡率高等特点;有些病毒可引起持续感染、慢发感染;有的病毒与自身免疫病及肿瘤的发生关系密切。

(一)大小与形态(size and shape)

完整的成熟病毒颗粒称为病毒体(virion),病毒的大小是指病毒体的大小。病毒比细菌小得多,只有在电子显微镜下放大几十万倍才能看到。用于测量病毒大小的单位为纳米(nm,1 nm＝1/1000 μm)。各种病毒体大小差别悬殊,最大的约为 300 nm,如痘病毒;最小的约为 30 nm,如脊髓灰质炎病毒(poliovirus);大多数病毒体都在 100 nm 左右,如流行性感冒病毒(influenza virus)。

病毒的形态多种多样。绝大多数动物病毒呈球形(spheres)或近似球形;植物病毒多呈杆状(rods)或丝状。此外,还有呈砖形(bricks)(痘病毒)、子弹形(bullets)(狂犬病病毒)和蝌蚪形(tadpoles)(噬菌体)(图 2-10)。

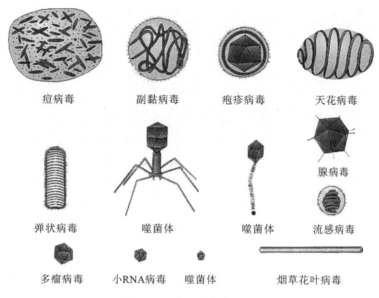

痘病毒　　　　副黏病毒　　　　疱疹病毒　　　　天花病毒

　　　　　　　　　　　　　　　　　　　　　　　　　　腺病毒

弹状病毒　　　　噬菌体　　　　　噬菌体　　　　流感病毒

多瘤病毒　　小RNA病毒　噬菌体　　　　　烟草花叶病毒

图 2-10　主要病毒的形态

（二）结构和化学组成（structure and chemical composition）

病毒无细胞结构。所有的病毒都有核心（core）和衣壳（capsid），称为核衣壳（nucleocapsid），为病毒的基本结构。有的病毒其核衣壳就是病毒体，称为裸露病毒体（naked virus）。但有些病毒在核衣壳外还包绕了一层包膜，称为包膜病毒体（enveloped virus）（图 2-11）。

1. 核心（core）　位于病毒体的中心，由一种核酸（RNA 或 DNA）组成，借此将病毒分为 RNA 病毒和 DNA 病毒两大类。病毒核酸携带病毒全部遗传信息，是病毒的基因组。控制着病毒的遗传变异、复制增殖、感染细胞的类型和感染的结果等。有少数病毒的核心还有少量逆转录酶（reverse transcriptase）、核酸多聚酶等功能蛋白。

2. 衣壳（capsid）　衣壳是包绕在核心之外的一层蛋白质，由许多壳微粒（蛋白质亚单位）组成，排列成不同的立体构型。有螺旋对称型（helical symmetry），如流感病毒；复合对称型（complex symmetry），如噬菌体；20 面体对称型（icosahedron symmetry），如脊髓灰质炎病毒。衣壳的主要生物学作用：①保护病毒核酸，可使核酸免遭环境中核酸酶和其他理化因素的

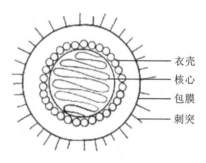

　　　　　　　　　　　　　衣壳
　　　　　　　　　　　　　核心
　　　　　　　　　　　　　包膜
　　　　　　　　　　　　　刺突

图 2-11　病毒的结构

破坏；②参与病毒感染，衣壳表面带有与易感细胞上病毒受体特异结合的配体，利于病毒与易感细胞吸附，同时可介导病毒穿入细胞内；③具有免疫原性，可诱发机体产生特异性免疫，既有抗病毒的免疫防御作用，又可引起病理性免疫，参与病毒的致病机制。

3. 包膜（envelope）　包膜是某些病毒在成熟的过程中穿过宿主细胞，以出芽方式向宿主细胞外释放时获得的，故含有宿主细胞膜或核膜的化学成分，位于衣壳外。有些包膜表面有蛋白质性的钉状突起，称为包膜子粒或刺突，它们可赋予病毒一些特殊功能。包膜的主要功能：①保护病毒，包膜中脂类的主要成分是磷脂、胆固醇及中性脂肪，它们能加固病毒体的结构；②介导病毒体吸附、穿入易感细胞，病毒体包膜与细胞膜脂类成分同源，彼此易于亲和及融合；③具有免疫原性，病毒包膜中含有的糖蛋白或脂蛋白均具有抗原性；④包膜脂蛋白可引起机体发热等中毒症状。

（三）病毒的增殖（multiplication of virus）

病毒属于非细胞型微生物，缺乏完整的酶系统和细胞器，不能独立进行代谢，必须借助宿主细胞提供合成病毒核酸与蛋白质的原料和能量，在易感的活细胞内以复制的方式增殖。病毒复制一般分为吸附与穿入、脱壳、生物合成、组装与释放四个步骤（图 2-12）。

1. 吸附与穿入（adsorption and penetration）　病毒感染易感细胞的第一步是吸附，即病毒体依靠其表面结构与易感细胞膜上特定的病毒受体结合黏附在细胞膜的表面。病毒体一般多在 60 min 内即可完成

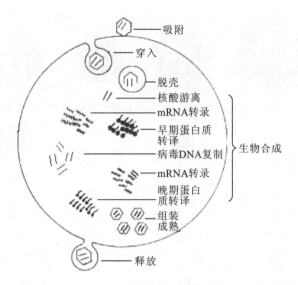

图 2-12　病毒复制过程示意图

吸附阶段。病毒吸附于宿主易感细胞膜上,可通过几种方式穿入。有包膜的病毒多数通过包膜与易感细胞膜融合后进入细胞,然后将核衣壳释放入细胞质内;无包膜的病毒是经细胞膜运动吞入,即细胞内吞,称为胞饮;也有的病毒体衣壳构型改变,由细胞表面酶类协助病毒脱壳,使病毒核酸直接进入宿主细胞内,如噬菌体。

2. 脱壳(uncoating)　病毒进入易感细胞脱去蛋白质衣壳的过程称为脱壳。多数病毒穿入细胞后,在细胞溶酶体酶的作用下,脱去衣壳蛋白释放病毒核酸;有的病毒在吸附穿入易感细胞的过程中,衣壳已受损,核酸即可释放至胞质。少数病毒,例如呼肠病毒并不完全脱壳,只是脱去外层衣壳,以整个核心进行核酸转录和复制。

3. 病毒基因组的表达和合成病毒组件(expression of viral genomes and synthesis of viral components)
病毒基因组进入宿主细胞后,指令宿主细胞按照病毒基因分别进行病毒的核酸复制和蛋白质合成的过程。此期易感细胞内由于没有完整的病毒颗粒可检测出,所以也称为"隐蔽期"。病毒的核酸类型不同,其生物合成方式各异:①DNA病毒的合成,病毒以自身核酸为模板,利用宿主细胞核内依赖DNA的DNA多聚酶,转录出早期mRNA,然后在宿主细胞的核糖体内合成出早期蛋白,并复制出许多子代病毒核酸;又以子代病毒核酸为模板,转录出晚期mRNA,再合成晚期蛋白;②RNA病毒,单股正链RNA病毒的核酸本身具有mRNA的功能,主要是依赖RNA的RNA多聚酶,转译出早期蛋白,再以病毒RNA为模板,依赖早期蛋白复制出子代病毒核酸;单股负链RNA病毒没有mRNA功能,但含有RNA聚合酶,利用这些酶先复制出互补的正链RNA作为mRNA,再转译出早期蛋白,然后复制子代病毒核酸;③逆转录病毒,含有单股正链RNA和依赖RNA的DNA多聚酶,依赖此酶转录复制出双股DNA,整合于易感细胞的DNA中,再转录复制出子代RNA。

4. 组装与释放(assembly and release)　在宿主细胞核内或细胞质内将子代病毒核酸和晚期蛋白质组合成新的病毒颗粒的过程称为组装。病毒种类不同,在宿主易感细胞内组装的部位也不同。释放是指装配的成熟病毒向细胞外释出的过程。释放的方式有两种:①破胞释放,无包膜病毒在宿主细胞内复制增殖可产生大量的子代病毒,导致细胞破裂而将病毒体全部释放至胞外;②出芽释放,包膜病毒在宿主细胞内复制增殖后,移向包膜边缘,以出芽方式释放。病毒完成一个增殖周期约需 10 h。

(四)异常增殖(abnormal proliferation)

病毒在细胞中复制增殖时,由于蛋白质合成与核酸复制不一定同步,或子代核酸与蛋白质衣壳不能正常组装;或进入的细胞条件不适合病毒的复制,则导致病毒的异常增殖。

1. 缺陷病毒(defective virus)　因病毒本身基因组不完整或基因位点发生改变,导致病毒蛋白合成失调,不能复制出完整的成熟病毒,这种病毒称为缺陷病毒。一般缺陷病毒单独不能在宿主细胞内增殖,需在同时进入的另一种病毒的辅助下方可增殖,这种有辅助作用的病毒称为辅助病毒。如丁型肝炎病

(HDV)必须与乙型肝炎病毒(HBV)共同感染肝细胞才能增殖。

2. 顿挫感染(abortive infection)　因病毒进入的细胞条件不适合或条件改变,使病毒虽可进入细胞但不能完成复制的感染过程称为顿挫感染。这类细胞缺乏病毒复制所需要的能量、酶及必要的成分。

3. 干扰现象(interference)　两种病毒同时或先后感染同一种细胞或机体时,发生一种病毒抑制而另一种病毒复制的现象称为干扰现象。该现象在异种病毒、同种异株病毒、同种异型病毒之间均可发生。干扰现象不仅在活病毒之间发生,灭活病毒也能干扰活病毒。干扰现象的机制还不完全清楚,可能与干扰素(interferon)的产生及其他因素有关。病毒的干扰现象可以阻止病毒感染,也可终止或中断发病,使机体康复。使用减毒疫苗能阻止毒力较强的病毒感染,因此,干扰现象是机体非特异性免疫的重要组成部分。但在预防接种时应避免同时使用有干扰的两种或几种病毒疫苗,以防由于干扰导致免疫效果降低。

(五)抵抗力(resistance)

病毒受理化因素作用后失去感染性,称为灭活(inactivation)。一般来说,大多数病毒对各种理化因素的抵抗力较弱,但耐低温,耐受所有抗生素。

1. 物理因素(physical agents)　病毒大多数耐冷不耐热。在干冰温度($-70\ ℃$)和液氮温度($-196\ ℃$)下,病毒的感染性可保持数月或数年。保存病毒需用低温,但反复冻融也可使病毒失活。长期保存病毒种常用真空冷冻干燥法。对温度的敏感性因病毒而异,多数病毒加热$56\ ℃\ 30\ min$或$100\ ℃$几秒钟即可被灭活,但乙型肝炎病毒需$100\ ℃\ 10\ min$才能被灭活;有包膜的病毒比无包膜的病毒更不耐热。各种射线和紫外线等都可使病毒核酸遭受破坏而被灭活。

2. 化学因素(chemical agents)　由于包膜病毒富含脂质,故对甲醇(methyl alcohol)、乙醚(diethyl ether)、丙酮(acetone)、氯仿(chloroform)等有机溶剂敏感,而无包膜病毒对脂溶剂有抗性,故借此可鉴别包膜病毒和无包膜病毒。病毒对各种氧化剂、醇类、酚类物质敏感。过氧乙酸、漂白粉、高锰酸钾、苯酚、碘酒、乙醇等消毒剂均能灭活病毒。当然病毒对消毒剂的敏感性也因病毒种类而异。醛类消毒剂虽能使病毒灭活但仍能保持抗原性,故常用甲醛作灭活剂制备灭活疫苗。大多数病毒缺乏游离水,对$500\ mL/L$的甘油(glycerine)盐水耐受性强,故常将其作为病毒性标本的保存液。抗生素对病毒无效,但可抑制送检标本中的细菌,有利于细菌的分离。研究证明,某些中草药如板蓝根、大青叶、大黄、贯仲等对病毒有抑制作用。

(六)病毒的变异(variation of virus)

病毒与其他生物一样,可在自然或人工条件下发生多方面的变异。医学实践中有重要意义的有下列两种:①免疫原性变异,免疫原性变异形成的新变异株易引起疾病的流行,并给病毒的免疫学预防、治疗带来困难,如甲型流感病毒包膜表面的表面抗原发生变异后,产生新亚型,引起大规模流行;②毒力变异,病毒对宿主致病性的变异称为毒力变异,即病毒由强毒变为弱毒或无毒,或者从无毒或弱毒变为强毒株。通常用人工诱导获取减毒变异株而制备活疫苗,进行预防接种。

三、真菌(fungus)

真菌是一大类不分根、茎、叶和不含叶绿素,具有典型细胞核和完整细胞器的真核细胞型微生物(akaryote)。真菌在自然界分布广泛,种类繁多,有10余万种,绝大多数对人类有益。例如食用性真菌、药用性真菌,也有的真菌用于生产抗生素和酿造业。只有少数真菌(300余种)能引起人类疾病,包括致病性真菌(pathogenic fungus)、条件致病性真菌、产毒性真菌以及致癌的真菌。近年来真菌感染率明显上升,特别是条件致病性真菌感染更为常见,这与滥用抗生素引起菌群失调和经常应用激素及免疫抑制剂、抗癌药物导致免疫功能低下有关,应高度重视。

(一)形态与结构(morphology and structure)

真菌比细菌大几倍至几十倍,用普通光学显微镜放大几百倍就能清晰地观察到。按形态真菌可分为单细胞真菌和多细胞真菌两类。

1. 单细胞真菌　多呈圆形或卵圆形,直径为$3\sim15\ \mu m$,以出芽的方式繁殖,芽生孢子成熟后脱落成独立个体,如新生隐球菌、白假丝酵母菌。

2. 多细胞真菌　又称霉菌(molds)或丝状菌。由菌丝和孢子两部分组成。菌丝和孢子随真菌种类不同而异,是鉴别真菌的重要标志。

(1)菌丝(hypha)呈管状,直径一般为 2~10 μm,其长度随生长条件而异。菌丝是孢子以出芽方式繁殖时形成的。在适宜的环境条件下由孢子长出芽管,逐渐延长成菌丝,菌体又可长出许多分枝,并交织成团,称为菌丝体(mycelium)。

菌丝在形态、结构及功能方面有所不同。按功能不同可分为营养菌丝、气生菌丝和生殖菌丝。能深入培养基中吸收营养物质的菌丝称为营养菌丝(vegetative hypha);能向空气中生长的菌丝称为气生菌丝;气生菌丝中可产生孢子的菌丝称为生殖菌丝(generative hypha)。按结构不同可将其分为有隔菌丝(septate hypha)和无隔菌丝(nonseptate hypha)。前者在菌丝内能形成横的隔膜,将菌丝分成数个细胞;后者的菌丝内无隔膜,整条菌丝仅为一个细胞,其内含有多个细胞核。大多数致病性真菌的菌丝为有隔菌丝。按形态不同可将其分为螺旋状、球拍状、结节状、鹿角状、破梳状和关节状菌丝等。不同真菌的菌丝形态有所不同,故借菌丝形态有助于对真菌的鉴别(图 2-13)。

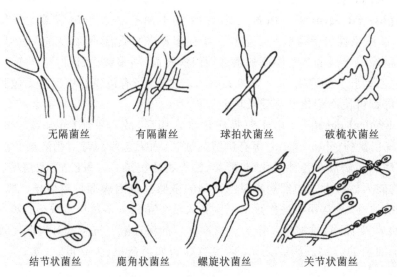

| 无隔菌丝 | 有隔菌丝 | 球拍状菌丝 | 破梳状菌丝 |

| 结节状菌丝 | 鹿角状菌丝 | 螺旋状菌丝 | 关节状菌丝 |

图 2-13　真菌的菌丝形态

(2)孢子(spore)　孢子是真菌的繁殖结构,根据繁殖方式分为有性孢子(sexual spore)和无性孢子(asexual spore)两种。有性孢子是由两个细胞融合形成,无性孢子是菌丝上的细胞分化形成。病原性真菌多为无性孢子,无性孢子根据形态分为三种。①叶状孢子(thallospore)由菌丝体细胞直接形成,包括芽生孢子、厚膜孢子、关节孢子三种类型(图 2-14)。②分生孢子(conidium),是真菌中最常见的无性孢子,由

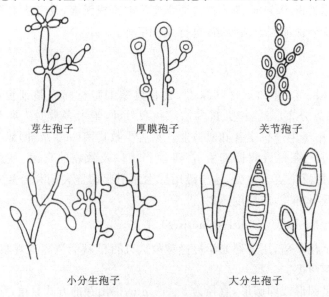

| 芽生孢子 | 厚膜孢子 | 关节孢子 |

| 小分生孢子 | 大分生孢子 |

图 2-14　真菌无性孢子的形态

生殖菌丝末端的细胞分裂或收缩形成,也可由菌丝侧面出芽形成。按形态分为大分生孢子和小分生孢子两种。常用于真菌的鉴定。③孢子囊孢子(sporangiospore),在生殖菌丝末端生成膨大的孢子囊,内含许多孢子,孢子成熟则破囊而出,如曲霉菌(aspergillus)。

(二)培养特性(cultural characteristics)

真菌的营养要求不高,常用沙保弱培养基(Sabouraud's agar)(含4%葡萄糖、1%蛋白胨、2%琼脂、0.5%NaCl)培养,最适pH值为4～6,最适宜温度浅部(感染性)真菌为22～28 ℃,深部(感染性)真菌为37 ℃,另外真菌生长时需要较高的湿度和氧气。真菌在各种不同培养基中虽皆能生长,但菌落及菌体形态却有很大差别。为了统一标准,鉴定时以沙保弱培养基培养上生长的真菌形态为准。真菌以产生孢子、孢子出芽、形成菌丝及菌丝断裂等方式进行繁殖。真菌繁殖能力强,但多数病原性真菌生长缓慢,培养1～4周才形成典型菌落。在沙保弱培养基上,不同种的真菌可以形成以下三种不同类型的菌落。①酵母型菌落(yeast type colony),是单细胞真菌(如新生隐球菌)的菌落形式,类似一般的细菌菌落,菌落光滑、湿润、柔软、致密,显微镜检查可见单细胞性的芽生孢子,无菌丝。②类酵母型菌落(yeast like colony),外观性状同酵母型菌落,但显微镜下可看到假菌丝,假菌丝是有的单细胞真菌出芽繁殖后,芽管延长不与母细胞脱离而形成的,由菌落向下生长,深入培养基中。③丝状菌落,是多细胞真菌的菌落形式,有许多疏松的菌丝体构成。菌落呈棉絮状、绒毛状或粉末状,培养物正面和背面可显示不同的颜色,常作为鉴定菌种的参考。毛霉菌(Mucor)和皮肤癣菌(Dermatophytes)等产生此型菌落。

(三)抵抗力(resistance)

真菌对干燥、紫外线和一般消毒剂抵抗力较强,但不耐热。加热到60 ℃1 h即被杀死。对1%～3%石炭酸、2.5%碘酒、0.1%升汞及10%甲醛则比较敏感。用甲醛液熏蒸被真菌污染的物品,可达到消毒的目的。对抗生素不敏感。灰黄霉素(Griseofulvin)、两性霉素(Amphotericin)、制霉菌素B(Nystatin B)、克霉素等对多种真菌有抑制作用。

第二节　医学微生态学
Medical Microecology

一、正常菌群与人体的微生态(normal flora and microecology in human body)

(一)细菌在自然界的分布(distribution of bacteria in nature)

土壤中含有大量的微生物,以细菌为主,放线菌次之;它们绝大多数参与大自然的物质循环,对人类有益。土壤中的细菌为天然生活于其中的自养菌和腐物寄生菌,以及随动物排泄物及其尸体进入的细菌。进入土壤的病原微生物容易死亡,但是一些能形成芽胞的细菌如破伤风梭菌、产气荚膜梭菌、肉毒梭菌、炭疽芽胞杆菌等可在土壤中存活多年,因此土壤与创伤感染等关系密切。

水体也是细菌等病原体生存的天然环境,它们来自土壤、尘埃、人畜排泄物及垃圾等。水中微生物种类及数量因水源不同而异,一般地面水比地下水含菌数量多,并易被病原菌污染。水中的病原体如伤寒沙门菌、痢疾志贺菌、霍乱弧菌、钩端螺旋体等主要来自人和动物的粪便及污染物,因此,粪便管理对控制和消灭消化道传染病有重要意义。

空气为细菌等微生物生存的非适宜环境。空气中的微生物来源于人畜呼吸道的飞沫及地面飘扬起来的尘埃,只有抵抗力较强的细菌和真菌或细菌芽胞才能存留较长时间。室内空气中的微生物比室外多,尤其是人口密集的公共场所、医院的病房和门诊等处,容易受到带菌者和患者污染。常见的病原菌有金黄色葡萄球菌、脑膜炎奈瑟菌、结核分枝杆菌、链球菌、白喉棒状杆菌等,可引起伤口或呼吸道感染。空气中微生物污染程度与医院感染率有一定的关系,空气中的非病原微生物常可造成生物制品、药物制剂等的污染。因此,医院的手术室、病房、制剂室、实验室等要经常进行空气消毒,以防止疾病的传播和手术后的感染。

（二）细菌在正常人体的分布（distribution of bacteria in normal human body）

人类生存的自然环境中充满微生物,因此人体体表及与外界相通的腔道栖居着种类繁多、数量庞大的微生物,微生物群的内部及其与宿主之间互相依存、互相制约,处于动态平衡状态,由此构成了人体的微生态系统。

医学微生态学是研究寄居在人体体表及与外界相通腔道黏膜表面的微生物与微生物、微生物与人体,以及微生物和人体与外界环境相互依存、相互制约的新兴学科,即研究微生态平衡、微生态失调、微生态调整的学科。大量事实证明,过去很多无法解释的生物学和医学现象,用医学微生态学的观点去审视,就迎刃而解了。正如有人所说的那样:"人类生存与繁衍,必须适应环境。一个是外环境,即宏观生态;另一个是内环境,即微观生态。"

通常把寄居在人体体表以及与外界相通腔道中正常情况下对人体无害的微生物称为正常微生物群。包括细菌、病毒、真菌、衣原体、支原体等,其中以细菌的数量最为庞大,故也通称为正常菌群(normal flora of bacteria)。一个健康成人机体约由 10^{13} 个细胞组成,而定植在全身的正常微生物数目则达 10^{14} 个,相当于人体细胞的 10 倍。其中大部分为长期居留微生物,称为常住菌;也有少数微生物是暂时寄居的,称为过路菌。正常微生物群中密集度高的优势菌与非优势菌相比较而言,前者具有较为重要的生理作用,而后者则具有较为重要的病理意义,如医院感染通常因人体微生态失调,体内非优势菌过度生长引起。因此,了解正常人体各部位微生态系的组成意义重大。

1. 口腔微生态系 口腔适宜的温度和湿度,丰富的营养源,是微生物生长繁殖和定居的良好环境。口腔中的微生物有各种球菌、乳杆菌、梭形菌、螺旋体和真菌等 300 多种。其中甲型链球菌的定植部位是黏膜上皮细胞、牙齿等,而其他细菌的定植部位尚不完全清楚。甲型链球菌被公认为是最重要的代表性种群和主要的拮抗致病菌、条件致病菌。

2. 食道与胃微生态系 在人类,尚未发现食道上皮细胞上有常住菌群。胃腔是一个极端微生态环境,空腹时胃液 pH 值仅为 1～2,绝大多数对酸耐受程度低的细菌均被杀死,但有少数耐酸的细菌和真菌可存活、定植。胃内低酸环境对保持小肠的"清洁"状态也具有重要意义。胃内的微生物群落大部分是过路菌,若胃功能障碍,如胃酸分泌降低,往往出现八叠球菌、乳杆菌、芽孢杆菌等。近年来发现螺旋体和幽门螺杆菌,因与上皮保持密切的联系,可认为是常住菌群,但与胃炎、胃溃疡和胃癌的发生密切相关,故不属于正常菌群。

3. 肠道微生态系 其为最庞大的微生态系,肠内微生物(细菌为主)约占人体微生物总量的 80%。从十二指肠到回肠末端,总菌数和活菌数逐渐增加;大肠积存有食物残渣,又有合适的酸碱度,适于细菌繁殖,是肠道微生物最多的部位,如菌量可占粪便重量的 1/3。大肠菌群由多达数百种细菌组成,其中最优势的细菌有十余种,均为专性厌氧菌,包括双歧杆菌、优杆菌、类杆菌、消化链球菌、韦荣球菌等。兼性厌氧菌的生物量较少,仅为专性厌氧菌的 1/100 左右,但对维持整个菌群的稳定却是必不可少的。肠道正常菌群可分为 3 类。①致病性类型,主要包括葡萄球菌、变形杆菌和假单胞菌等,数量少,通常不会致病,是必要的组成部分,病理情况下可大量繁殖,数量超过正常水平则可引起宿主发病。②共生性类型,包括双歧杆菌、类杆菌、优杆菌和消化链球菌等。主要为专性厌氧菌,它们是生理性微生物,数量大,恒定存在。具有合成维生素、促进蛋白质消化吸收、生物拮抗及免疫等生理作用。③中间性类型,如大肠埃希菌、韦荣球菌等,既有生理作用,也有病理意义。

4. 阴道微生态系 正常情况下,泌尿道仅在外部有微生物存在。人的阴道则存在完整的微生态系。主要的常住菌有乳杆菌、表皮葡萄球菌、大肠埃希菌、梭状杆菌、粪链球菌等;主要的过路菌有金黄色葡萄球菌、肠杆菌、丙酸杆菌、消化链球菌、韦荣球菌等;常住的真菌是白假丝酵母菌。阴道内的细菌随着内分泌的变化而异,从月经初潮至绝经前一般乳杆菌多见;而月经初潮前女孩及绝经期后妇女,主要细菌有表皮葡萄球菌、大肠埃希菌等。孕妇阴道菌群中大肠埃希菌、消化链球菌、类杆菌的检出率低,从而有利于孕妇和胎儿在妊娠期的卫生。孕妇中乳杆菌、白假丝酵母菌、丙酸杆菌等分离率都高于健康妇女,提示在分解糖原、保持阴道低 pH 环境中,它们起协同作用。

5. 呼吸道微生态系 在鼻腔、咽喉及扁桃体部位经常可分离到类白喉棒状杆菌、葡萄球菌、肺炎链球菌、溶血性链球菌及流感嗜血杆菌等具有致病潜能的细菌,但人的鼻窦是无菌的,气管和支气管在正常情况下仅有少量细菌,细小支气管以下部位、肺及胸腔无菌存在。

6. 皮肤微生态系 皮肤上的微生物因个人卫生及环境状况而有所差异。皮肤微生态系中优势种群是丙酸杆菌和表皮葡萄球菌,是最重要的常住菌。皮脂腺内寄生的丙酸杆菌可将皮脂中甘油三酯分解成游离脂肪酸,对皮肤表面的金黄色葡萄球菌、链球菌、白假丝酵母菌和皮肤癣菌有一定抑制作用。表皮葡萄球菌能分泌自溶酶,常住菌对此不敏感,但能溶解一些潜在致病菌和过路菌,它对保持常住菌的稳定性,维持微生态平衡起重要作用。皮肤表面微生物群落形成的生物屏障是第一道极其重要的保护屏障,有营养作用、参与皮肤细胞代谢、保持皮肤生理功能和自净作用。

机体的多数组织器官在正常情况下是无菌的,正常人体微生物群少量偶尔能侵入血流和器官组织,可由机体天然防御功能如吞噬作用迅速消灭;若有侵入而未被消灭,则可引起感染。因而在手术、注射、穿刺、导尿等医疗实践中,应严格执行无菌操作,以防感染。人体各部位常见的正常菌群如表2-1所示。

表2-1　人体各部位常见的正常菌群

部位	常见菌种
皮肤	表皮葡萄球菌、类白喉棒状杆菌、铜绿假单胞菌、丙酸杆菌、白假丝酵母菌等
外耳道	葡萄球菌、类白喉棒状杆菌、铜绿假单胞菌等
眼结膜	表皮葡萄球菌、结膜干燥杆菌、类白喉棒状杆菌等
鼻咽腔	葡萄球菌、甲型链球菌、卡他摩拉球菌、流感嗜血杆菌、肺炎链球菌、奈瑟菌、大肠埃希菌、铜绿假单胞菌、类杆菌等
口腔	葡萄球菌、甲型链球菌、类白喉棒状杆菌、乳杆菌、消化链球菌、梭杆菌、螺旋体、肺炎链球菌、白假丝酵母菌、类杆菌等
肠道	大肠埃希菌、产气杆菌、变形杆菌、铜绿假单胞菌、粪链球菌、葡萄球菌、产气荚膜梭菌、破伤风梭菌、类杆菌、双歧杆菌、乳杆菌、优杆菌、奈瑟菌、放线菌、白假丝酵母菌、消化链球菌等
阴道	乳杆菌、大肠埃希菌、白假丝酵母菌、表皮葡萄球菌、类白喉棒状杆菌等
前尿道	表皮葡萄球菌、类白喉棒状杆菌、耻垢杆菌等

(三)正常菌群的生理作用(physiological function of normal flora)

1. 生物拮抗作用

①改变pH值:专性厌氧菌在代谢过程中可产生挥发性脂肪酸和乳酸,降低环境中的pH值与氧化还原电势,从而抑制外来菌的生长繁殖。

②占位性保护作用:大多数正常微生物群的细菌与黏膜上皮细胞接触,形成一层生物膜,通过占据上皮细胞的空间,防止外来菌的黏附定植,起占位性保护作用。

③争夺营养:正常菌群由于数量大、繁殖快,在营养的争夺中处于优势。

④抗生素和细菌素的作用:如大肠埃希菌产生的大肠菌素可抑制志贺菌的生长。

2. 营养作用 肠道中正常菌群可互相配合,降解未被人体消化的食物残渣,便于机体进一步吸收并参与营养物质转化;部分菌群还可以合成机体所需的维生素、脂质与固醇类等。

3. 免疫促进作用 正常菌群通过对宿主的免疫刺激作用,促进宿主免疫系统的发育和成熟,并使免疫系统产生具有一定保护作用的免疫应答,对有交叉抗原的致病菌有抑制杀灭作用,同时也限制了它们本身对宿主的危害。

4. 抗衰老作用 正常菌群中双歧杆菌、乳杆菌和肠球菌等具有抗衰老作用,主要机制与其产生的超氧化物歧化酶(SOD)等能降解人体有害代谢产物、抗氧化损伤有关。

5. 抑癌效应 正常菌群能将某些致癌物质转化为非致癌物质,还可以增强巨噬细胞等参与的免疫功能,产生一定的抑癌作用。如双歧杆菌和乳杆菌的抑癌作用机制可能与其能降解亚硝酸铵,并能激活巨噬细胞、提高其吞噬能力有关。

二、微生态平衡与失调(microeubiosis and microdysbiosis)

(一)微生态平衡(microeubiosis)

微生态平衡是指正常微生物群与其宿主生态环境在长期进化过程中形成生理性组合的动态平衡。也就是说正常微生物群的组成是变化的,宿主的生态环境随着年龄、生理状态(如妊娠、哺乳)等因素也发生变化,但是,当这些因素相对稳定时,正常微生物群的组成是稳定的。

微生态平衡是具体的概念,不同种属,不同发育阶段,不同解剖部位,都有不同的微生态平衡标准。所以,确定微生态是否平衡必须考虑环境、宿主(年龄、饮食、激素水平等)与微生物三方面因素的综合影响。而就微生物因素而言则应从以下三方面进行综合判断。

1. 定性标准 即确定正常微生物群的种类。包括微生物群落中所有成员,如细菌、真菌、支原体、衣原体、立克次体、螺旋体、放线菌、病毒以及原虫等。

2. 定量标准 即确定正常微生物群的总菌数和各种群的活菌数。某一解剖部位的优势菌是决定一个微生物群的微生态平衡的核心因素。许多微生物分布广泛,从定性角度意义不大,但定量检查就可确定其意义。如在肠道,专性厌氧菌占优势,如果这种优势减弱或消失,就会导致微生态平衡的破坏。因此只有明确健康人肠道内各主要种群的含量,才能得出微生态平衡的可靠标准。

3. 定位标准 即微生物群存在的生态空间。定位标准很重要,因为正常菌群的含义是相对的,正常菌脱离自己的原生态环境就可能成为致病菌。

(二)微生态失调(microdysbiosis)

微生态失调是指正常微生物群之间及正常微生物群与宿主之间的微生态平衡在外环境影响下被破坏,由生理性组合转变为病理性组合的状态。微生态失调可分为以下四类。

1. 菌群失调(dysbacteriosis) 因某些原因导致正常菌群的数量、种类和比例发生较大幅度的改变,使微生态失去平衡。按其轻重程度分为三种。Ⅰ度失调:只能从微生物的定量检查中发现,在临床上往往没有表现或只有轻微反应,在诱发因素去除后如停用抗生素等,不加治疗,即可自然恢复,其特点为可逆。Ⅱ度失调:特点为不可逆,当正常菌群的比例失调后,即使诱发因素去除,仍然保持原来的失调状态。菌群由生理性组合状态转变为病理性组合状态,常有慢性疾病的表现。如慢性肠炎、慢性口腔炎或咽峡炎等。Ⅲ度失调:多因长期或大量应用抗菌药物后,正常菌群大部分被杀灭或抑制,而原来的劣势种群或某些耐药种群则大量繁殖演变为优势菌,进而引起疾病,常表现为急性病,且病情凶险。Ⅲ度失调引起的疾病亦称菌群交替症或二重感染。临床上常见的菌群交替症有:①耐药性葡萄球菌繁殖成优势菌而发生腹泻,偶尔发生致死性葡萄球菌脓毒血症;②变形杆菌和假单胞菌生长旺盛并侵入组织发生肾炎或膀胱炎;③白假丝酵母菌大量繁殖,引起肠道、肛门或阴道感染,也可发展成全身感染;④艰难梭菌在结肠内大量繁殖,并产生肠毒素及其他细菌毒素,导致假膜性肠炎。

2. 定位转移 定位转移是指正常菌群由原定位的生态环境向周围转移。例如下消化道菌向上消化道转移(小肠污染综合征就是其中的例证)、上呼吸道菌转移到下呼吸道、下泌尿道菌转移到肾盂、阴道菌转移到子宫输卵管等均为常见的横向转移。另外,正常微生物群在黏膜和皮肤上的分布是有层次的,如果上层的微生物转移到下层,甚至进入黏膜下层就发生了纵向转移,这种情况下即使未发生菌群比例失调,也可引起疾病。

3. 血行感染 血行感染可作为易位菌传播的一种途径,其本身也是一种易位感染,包括菌血症和败血症。健康人群中,有 4%～10% 的人有一过性菌血症。正常菌群进入血行虽然常见,但在正常情况下并不形成感染,只有在机体免疫功能下降时才会发生。

4. 易位病灶 正常微生物群在远隔的脏器或组织形成病灶,如肝、肾、腹腔、盆腔等处的脓肿。易位病灶多与血行感染互相促进或互为因果。

微生态失调的主要诱因为:①滥用抗生素。机体因感染而长期/大量应用广谱抗生素等后,抑制或杀灭了正常菌群中的敏感菌,使微生物群多样性降低和总生物量减少,同时伴有耐药菌如白假丝酵母菌、金黄色葡萄球菌等得以优势生长繁殖,导致正常微生物群在组成和数量上发生较大幅度的异常改变,进而引起菌群交替症。而窄谱抗生素对正常菌群整体影响程度有限,多导致优势细菌转换,形成Ⅰ度或Ⅱ度菌群失调。由于抗生素种类繁多,其抗菌谱、抗菌活性、在人体内的分布、给药途径等各不相同,因而人体菌群在各种抗生素作用下的具体变化非常复杂。②机体免疫功能下降。肿瘤、慢性消耗性疾病、严重感染、营养不良等疾病因素,以及使用放射线、免疫抑制剂、激素、细胞毒类药物等医源性因素,皆可使宿主全身免疫功能下降;而手术损伤、插入性器械检查与治疗等因素则使宿主局部免疫力受损。上述原因导致正常微生物群与宿主之间的平衡被破坏,易引发定位转移、血行感染、易位病灶等微生态失调。

(三)微生态失调的防治(prevention and treatment of microdysbiosis)

实践表明,在微生态失调的防治中必须采取综合性措施,具体如下。

1. 矫正微生态失调 首先应积极治疗宿主的原发疾病,消除引起微生态失调的病理状态,并保护好局部的微生态环境。如对萎缩性胃炎患者的及时治疗,既可以使胃内菌群过度生长的势头得以遏制,又可以恢复胃内低酸环境对保持小肠"清洁"状态的影响。

2. 增强机体免疫力 改善营养、科学锻炼、适当使用细胞因子及微生态调节剂等以增强机体的非特异性免疫力,应用疫苗、丙种球蛋白等进行人工免疫则可提高机体的特异性免疫力。上述举措对预防病原微生物的感染、避免微生态失调的发生意义重大。

3. 合理使用抗生素 在临床应用抗生素时应尽量维护和保持微生态平衡。因此,抗生素的使用原则:①应根据药敏试验结果和不同药物的特性严格选药,尽可能使用敏感的窄谱抗生素;②在有效剂量范围内尽可能选用小剂量,并科学掌握用药疗程;③对全身感染或肠道外的局部感染最好选择非经口用药途径,这样可避免损害肠道的正常菌群,尤其是占正常菌群绝对优势的厌氧菌;④严格掌握抗生素的局部用药和预防用药。

4. 及时应用微生态制剂 在发生肠道菌群失调后,在应用抗生素治疗的同时,应该及时用微生态制剂(microecological preparation)调整和恢复正常菌群。微生态制剂是用于微生态调节的微生物及其代谢产物或其生长促进物质的制品,包括以下几种。①益生菌:能改善黏膜菌群平衡、有益于正常微生物的优势种群。目前益生菌制剂的种类很多,研究表明,益生菌的死菌体、菌体成分、代谢产物也具有调整微生态失衡,保持生态平衡,提高机体健康水平的作用,因此有人把其也列入益生菌中。如双歧杆菌作为当今热门的益生菌制剂,具有促进人体对营养物质吸收、提高机体免疫力、抑制肠道病原菌和腐败微生物生长从而促进正常菌群生长等作用。②益生元:不被宿主消化的食物成分或制剂,能选择性地刺激一种或几种肠内常驻菌的活性或生长繁殖的物质;如由半乳糖、果糖等构成的低聚糖。大部分益生元并非直接对机体起作用,而主要是通过益生菌间接地发挥生理功能。③合生元:益生菌与益生元的混合制剂。目前新微生态制剂开发已从单纯的"益生菌"或"益生元"转向结构合理、效果更加优越的"合生元"。研究证明,在双歧杆菌活菌制剂中加入双歧因子(例如各种类型低聚糖)后,其效果比不加的制剂提高 10～100 倍。一些能使活菌制剂有更好稳定性的新剂型也不断被开发,例如肠溶胶囊和微胶囊剂型,它们不仅能延长活菌在产品中的存活时间,而且人体服用后更能通过胃酸这道屏障,保证有更多益生菌进入肠道而使其发挥有益的作用。此外,有人已尝试采用基因工程技术,将目的基因导入受体菌中,构建出优良的工程菌株,从而可研制出更多、更有效的新型微生态制剂,以造福于人类。

三、机会性感染(opportunistic infection)

传统的生物病因论认为,感染通常是由于外源性的致病菌侵入易感宿主而引起的,病原菌的确定须符合"科赫三原则",如果以此标准来衡量正常菌群,则其成员均为非病原菌,因为它们皆可以从健康人体分离出来。现代的生态病因论的观点与上述不同,认为感染是微生态平衡与微生态失调相互转化的重要内容。引起感染的微生物不一定是致病菌,感染类型常由正常微生物群或生活环境中的机会致病菌在机体免疫功能下降、微生物寄居部位改变或菌群失调等特定条件下所致,统称为机会性感染。事实上,传染病尤其是烈性传染病现今大多已得到控制,机会性感染已成为临床医学的一个新课题。

(一)常见的机会性致病菌

机会性致病菌泛指能引起机会性感染的一类微生物,通常是正常微生物群和非致病性微生物。如大肠埃希菌是典型的肠道正常菌群成员,在正常情况下,对宿主非但无害,而且有益,但其寄居部位改变时,可成为泌尿道感染的常见病原体。机会性致病菌的主要特点是毒力弱或无明显毒力,且常为耐药菌或多重耐药菌。在细菌中以革兰阴性杆菌为多,尤以大肠埃希菌属、克雷伯菌属、假单胞菌属、变形杆菌属、肠杆菌属、沙雷菌属等最常见;革兰阳性菌则以葡萄球菌属常见;真菌中以白假丝酵母菌最常见,其次为新生隐球菌。

(二)机会性感染的易感染性宿主

1.基础疾病所致的易感染性宿主 ①恶性肿瘤患者:患恶性肿瘤时易发生机会性感染,尤以急性白血病时发生率高,其次为恶性淋巴瘤和实体瘤,原因是这些患者体内功能正常的白细胞减少。②胶原病患者:此病本身虽有免疫异常,但机会性感染主要因长期使用激素削弱患者免疫功能所致。③代谢不全患者:肾和肝脏功能衰竭末期发生的感染是由于营养不良、贫血、黏膜抵抗力低下,以及免疫球蛋白的产生受到抑制所致;糖尿病时的易感染性增高与营养不良和中性粒细胞功能下降有关。④移植术患者:主要在器官移植术后发生,与术后应用免疫抑制剂有关。⑤烧伤患者:烧伤合并感染的频率很高,因为烧伤可使局部和全身的抵抗力下降以及发生代谢紊乱;烧伤局部的感染可由多种机会性致病菌引起,并易继发败血症。

2.医源性因素所致的易感染性宿主 ①接受药物和射线治疗者:治疗基础疾病应用的抗癌药、激素类药和射线治疗等因素均可造成宿主的免疫抑制,长期大量使用抗生素则可改变正常菌群的生理平衡而发生菌群交替症。②接受外科手术者:外科手术可使局部和全身的抗感染能力低下,各种留置导管及人工呼吸机的使用等也增加了机会性感染的概率。③临床诊查者:各种临床诊查技术如内窥镜、活检、导管插入等均可增加细菌侵袭的机会。④老龄化人群:机会感染的高危人群。

四、医院感染(hospital infection)

(一)概述

医院感染又称医院内感染(nosocomial infection)或医院内获得性感染(hospital acquired infection),是指包括一切在医院活动的人群(住院患者、门诊患者、探视者、陪护人员及医院工作人员等)在医院内所获得的感染,但主要指患者在住院期间又发生的其他感染。

医院感染随着医院的出现而发生,其感染率随着医院现代化的发展而迅速增长。医院感染使发病率和死亡率显著上升;而且因住院时间明显延长,费用大幅度增加,也增加了患者和国家的经济负担,加重了医疗护理任务并影响病床周转率。据 WHO 调查,世界上医院感染率为 3%～20%。我国每年医院感染病例约为 500 万,为此医疗费用增加 100 亿元以上。因此,医院感染已成为当今医院普遍面临的非常突出的公共卫生问题。许多国家将医院感染率作为评价医院管理水平的重要指标。

(二)医院感染的分类(classification of hospital infection)

医院感染按病原体的来源可分为内源性医院感染和外源性医院感染两大类,以前者为主。

1.内源性医院感染(endogenous nosocomial infection) 也称自身医院感染(autogenous nosocomial infection)或自身感染,是指患者在医院内由于微生物群的寄居部位改变、机体局部和全身免疫功能下降或缺损、菌群失调等原因而使自身的正常微生物群和潜伏的致病性微生物大量繁殖而导致的感染。正常微生物群是内源性医院感染的主要病原体,它们毒力一般很弱或无毒,定植、寄生于人体皮肤、呼吸道、消化道和泌尿生殖道等部位,不引起健康人感染,且可发挥一定生理作用。除正常微生物群外,潜伏在机体内的致病性微生物如单纯疱疹病毒、巨细胞病毒等也可导致医院感染。

2.外源性医院感染(exogenous nosocomial infection) 也称交叉感染(cross infection),是指患者遭受医院内非自身存在的病原体侵袭而发生的感染。病原微生物自然生存繁殖与排出的宿主(人/动物)或场所,称为感染源或病原微生物贮源。外源性医院感染的感染源或病原微生物贮源主要是患者、带菌者、环境感染贮源及动物感染源等。这种感染一般可通过以下几种方式获得:①患者与患者之间、医护人员与患者之间、探视者和患者之间及母婴之间等,通过咳嗽、谈话特别是经手等方式密切接触直接感染,以及通过生活用品等间接感染;②由于把关不严或消毒灭菌不彻底等原因,通过被污染的医护用品或设备以及外环境如通过微生物气溶胶获得感染,即所谓环境感染。

医院内常有各种患者聚集,病原微生物密度高,增加了感染机会。患者因原有疾病而使机体免疫功能下降,此外,支气管镜、膀胱镜、胃镜等侵入性检查和气管插管、导尿、安装人工心脏瓣膜等侵入性治疗的损伤作用,以及放疗、化疗及滥用激素等对机体免疫功能的负面影响,均增加了感染的易感性;而滥用抗生素则使正常微生物群在组成和数量上发生异常改变,是导致菌群交替症高发的重要诱因。医院感染又会使患者病情加重并延长住院时间,严重的可造成死亡。医院感染是住院患者发病率和死亡率增加的原因之一。

(三)医院感染常见的病原体

引起医院感染的病原体种类很多,主要是细菌,其次是真菌和病毒。医院感染的微生物特点如下:①主要是机会致病菌,如甲型链球菌等,通常毒力较弱或无毒,适应性强,多为内源性感染,与传统的传染病不同;②常为耐药菌或多重耐药菌;③病原体随着时间的推移不断发生变化,并且新病原体不断出现。如过去认为主要是耐药金黄色葡萄球菌引起的抗生素相关性伪膜性肠炎,近年来已证实主要是由肠道正常菌群的艰难梭菌所致;而军团菌就是以往不被认识的可造成感染威胁的新发现的病原菌。此外,过去有些菌种认为与医学关系不大,而现在却变成了医院感染的流行菌株,如不动杆菌、黏质沙雷菌、肠球菌等(表2-2)。

表 2-2　医院感染常见的病原体

种　类	常　见　病　原　体
革兰阳性球菌	葡萄球菌、微球菌、链球菌、肠球菌、厌氧性球菌
厌氧杆菌	脆弱类杆菌、艰难梭菌、梭状芽孢杆菌
革兰阴性杆菌	沙门菌、志贺菌、大肠埃希菌、变形杆菌、克雷伯菌、沙雷菌、肠杆菌、假单胞菌、黄杆菌、不动杆菌
其他细菌	白喉棒状杆菌、李斯特菌、结核分枝杆菌、非典型分枝杆菌、百日咳鲍特菌
病毒	肝炎病毒、水痘病毒、流感病毒、单纯疱疹病毒、巨细胞病毒、麻疹病毒、风疹病毒、轮状病毒
真菌	白假丝酵母菌、荚膜组织胞浆菌、球孢子菌、隐球菌
寄生虫	卡氏肺孢子虫、弓形虫

(四)医院感染的预防和控制(prevention and control of hospital infection)

1. 加强医院感染的监测　为控制和降低医院感染的发病率,应当建立由医院感染管理委员会成员、医务科、护理部和临床各科室参加的医院感染监测网络,开展各科室及病房的感染率、各种感染的诱发因素、病原体的特点和耐药谱等的综合性监测。特别是对新生儿室、重症监护病房(ICU)、血液透析室、消毒供应室、手术室、血库等容易发生医院感染的部门,更应予以高度重视。

2. 强化消毒灭菌制度　严格执行对医疗器械、器具的消毒工作技术规范,并达到以下要求:①进入人体组织、无菌器官的医疗器械、器具和物品必须达到灭菌水平;②接触皮肤、黏膜的医疗器械、器具和物品必须达到消毒水平;③各种用于注射、穿刺、采血等有创操作的医疗器具必须一用一灭菌;④采取相应的隔离措施,使患者与健康人群隔离;对患者的分泌物、排泄物等传染性材料应进行消毒灭菌等无害化处理,以净化医院环境;规范无菌操作技术,从而避免病原扩散传播;⑤其他有可能导致感染的医疗器械、器具必须达到灭菌或者消毒水平,一次性使用的医疗器械、器具不得重复使用。

3. 合理使用抗菌药物　为预防耐药菌带来的医院感染的发生,应按照抗菌药物合理使用的原则,严格选择必须使用抗菌药物的患者,并合理掌握使用的时机、剂量及疗程。

4. 维持人体微生态的平衡　从微生态观点出发,医院感染的防治,应着重保持医院外环境的清洁,必要时可建立隔离室、空气净化层流室等较小隔离区。同时也应注意保护患者微生态平衡,积极治疗原发疾病,改善机体营养,必要时使用微生态制剂,促进正常菌群的恢复。

第三节　消毒与灭菌
Disinfection and Sterilization

采用物理、化学、生物等方法来抑制或杀灭环境中的病原体,以切断传播途径,从而控制污染、感染或消灭传染病。有关术语如下。

1. 消毒(disinfection)　杀灭物体上病原微生物的方法,但不一定杀死细菌芽胞。

2. 灭菌(sterilization)　杀灭物体上包括芽胞在内的所有病原体的方法。

3. 杀菌(bactericidal)　能杀灭细菌的物质称为杀菌剂(bactericide),具有杀死细菌的能力。

4. 防腐(antisepsis)　防止或抑制细菌生长繁殖的方法,细菌一般不死亡。具有防腐作用的化学物质称为防腐剂(antiseptic)。组织中含有致病菌的称为腐败(septic),即专指没有致病病原体存在。反之,则称为无菌(asepsis),即不含活菌,任何病原体均不存在。防止微生物进入机体或物体的操作方法,称为无菌操作或无菌技术。进行微生物实验、外科手术及医疗技术操作等过程,均需进行严格的无菌操作。

5. 清洁(sanitizing)　去除污垢、有机物和污渍,使带菌量降低,不一定杀灭所有细菌。具有清洁作用的化学药剂称为清洁剂(sanitizer)。清洁方法包括刷、吸、干擦、洗涤或用浸泡肥皂水或清洁剂的湿布拖擦。尘土、污物以及有机物是微生物的栖身之所,并可能影响除污剂(抗菌剂、杀菌剂以及消毒剂)的杀菌作用。

一、物理消毒灭菌法(physical disinfection and sterilization)

物理消毒灭菌法是通过热力、紫外线、电离辐射、超声波、过滤、干燥、低温等方法达到消毒灭菌的目的。

(一)高温灭菌(high temperature sterilization)

高温对病原体具有明显的致死作用,故最常用。多数无芽胞细菌经 55～60 ℃作用 30～60 min 后死亡。经 80 ℃湿热 5～10 min 可杀死所有细菌繁殖体、真菌。细菌芽胞对高温有很强的耐受力,如炭疽芽胞杆菌的芽胞,耐受 5～15 min 的煮沸,而肉毒梭菌的芽胞则需煮沸 3～5 h 才死亡。

热力灭菌法分为干热灭菌和湿热灭菌两大类。在同一温度下,后者效力比前者大,这是因为:①湿热中细菌菌体蛋白较易凝固;②湿热的穿透力比干热大;③湿热的蒸汽有潜热存在,水由气态变为液态时释放出的潜热,可迅速提高被灭菌物体的温度。

1. 干热灭菌(dry heat sterilization)　干热的杀菌是通过使细胞脱水、干燥和大分子氧化变性而作用的。一般细菌繁殖体在干燥状态下,80～100 ℃ 1 h 即被杀死;芽胞则需 160～170 ℃ 2 h 才死亡。

(1)焚烧(incineration):一种彻底的灭菌方法,但仅适用于废弃物品或尸体等。

(2)烧灼(flaming):直接用火焰灭菌,适用于微生物学实验室的接种环、试管口等的灭菌。

(3)干烤(hot air sterilization):用干烤箱(hot air oven)灭菌。一般加热至 160～170 ℃ 2 h。适用于高温下不变质、不蒸发的物品,如玻璃器皿、瓷器等。

(4)红外线(infrared):一种波长 0.77～1000 μm 的电磁波,尤其以 1～10 μm 波长的热效应最强。但热效应只能在照射表面产生,因此不能使物体均匀加热。红外线的杀菌作用与干烤相似,利用红外线烤箱灭菌所需的温度和时间亦同于干烤。此法多用于医疗器械的灭菌。

2. 湿热灭菌(moist heat sterilization)　水是一种可使蛋白质、核酸及脂肪等大分子水解的重要生化反应剂。高温的水蒸气可活化细胞内的核酸酶,使之释放,造成核酸破坏,可破坏细胞膜的组成,使酶失活,导致蛋白质凝结,从而使细胞死亡。

(1)煮沸法(boiling method):常压下,煮沸的水温为 100 ℃,一般细菌繁殖体煮沸 5 min 即被杀死。细菌芽胞常需煮沸 1～2 h,才被杀死。水中加入 1%～2%的碳酸钠,既可提高沸点达 105 ℃,促进细菌芽胞的杀灭,又可防止金属器皿生锈。饮水、餐具、注射器、剪刀、镊子等器具适于煮沸 10～15 min 来灭菌。

(2)巴氏消毒法(pasteurization):用较低温度杀灭液体中的病原菌,同时又不影响消毒物品的营养成分及香味的消毒方法。常用于牛奶和酒类等的消毒。其热度足以使牛奶中的细菌繁殖体死亡,但无法杀死芽胞。①持续低温法(low-temperature holding method;LTH):将大桶牛奶加热至 62.9 ℃ 30 min,可杀死结核分枝杆菌、沙门菌、链球菌、布鲁菌及贝纳柯克斯体在内的不产生芽胞的细菌繁殖体。②瞬间高温法(high-temperature short-time method;HTST):让薄层的牛奶通过加热至 71.5 ℃维持 15 s,亦可达到消毒的目的,且无需进行冷却。巴氏消毒法能有效杀灭牛奶中的致病病原体,使牛奶中的含菌量降低97%～99%,但有些细菌仍能存活,如某些非致病性的链球菌、乳酸杆菌和一些微球菌等,故牛奶常温下放置一段时间会变酸,应冷藏。

(3)流动蒸汽消毒法(flowing steam method):又称为常压蒸汽消毒法,即利用 100 ℃的水蒸气进行消毒。细菌繁殖体消毒 15～30 min 可被杀灭,但芽胞常不被全部杀灭。该法常用的器具是 Arnold 消毒器,我国的蒸笼具有相同的原理。间歇灭菌法(fractional sterilization)的流动蒸汽温度在 80～100 ℃,将欲灭菌的物质置于流动蒸汽下 30 min/d,连续 3 d,可杀灭所有的细菌及芽胞。适用于一些不耐高热的含糖、牛奶培养基的消毒。

(4)高压蒸汽灭菌法(autoclaving):灭菌效果最好,目前应用最广,可在高压蒸汽灭菌器内进行。加热时蒸汽不能外逸,容器内温度随蒸汽压的增加而升高,杀菌力也大为增强,通常在 103.4 kPa 的蒸汽压下,温度达 121.3 ℃,维持 15～20 min,可杀死包括细菌芽胞在内的所有病原体。常用于培养基、生理盐水、手术敷料、器械等耐高温、耐湿物品的灭菌。预真空压力蒸汽灭菌器因其灭菌速度快、节能、高效已被广泛采用。

(二)辐射(radiation)

辐射灭菌法分为非电离辐射(日光、紫外线等)和电离辐射(α、β、γ 和 X 射线等)两种。

1. 紫外线(ultraviolet radiation) 波长 240～300 nm 的紫外线(包括日光中的紫外线)具有杀菌作用,其中以 265～266 nm 最强,这与 DNA 的吸收光谱范围一致。紫外线主要作用于 DNA,干扰 DNA 的复制与转录,导致细菌的变异或死亡。紫外线穿透力较弱,普通玻璃、纸张、尘埃、水蒸气等均能阻挡紫外线,故只能用于手术室、传染病房、细菌实验室的空气消毒,或用于不耐热物品的表面消毒。杀菌波长的紫外线对人体皮肤、眼睛角膜有损伤作用,使用时应注意防护。

2. 电离辐射(ionizing radiation) 包括高速电子、X 射线和 γ 射线等。在足够剂量时,对各种细菌均有致死作用。其机制在于产生游离基,破坏 DNA。电离辐射常用于大量一次性医用塑料制品的消毒;亦可用于食品的消毒,而不破坏其营养成分。

3. 微波(microwave) 一种波长为 1 mm～1 m 的电磁波,可穿透玻璃、塑料薄膜与陶瓷等物质,但不能穿透金属表面。消毒中常用的微波有 2450 MHz 与 915 MHz 两种,多用于检验室用品、非金属器械、无菌病室的餐具、药杯及其他用品的消毒。

(三)滤过(filtration)

用物理阻留的方法将液体或空气中的细菌除去,以达到无菌目的。所用的器具是滤菌器(filter),滤菌器含有微细小孔,孔径大小为 0.005～1.0 μm,一般只允许液体或气体通过,而大于孔径的细菌等颗粒不能通过。滤菌器的除菌性能,与滤器材料的特性、滤孔大小、静电作用等因素有关。常用滤除细菌的滤膜的孔径为 0.45 μm。滤过法主要用于一些不耐高温灭菌的血清、毒素、抗生素以及空气等的除菌。滤菌器的种类很多,目前常用的有薄膜滤菌器、素陶瓷滤菌器、石棉滤菌器(亦称 Seitz 滤菌器)、烧结玻璃滤菌器等。

(四)超声波(ultrasonic)

不被人耳感受的高于 20 kHz 的声波,称为超声波。超声波可裂解多数细菌,尤其是革兰阴性菌更为敏感,但往往有残存者。目前超声波主要用于粉碎细胞,以提取细胞组分或制备抗原等。超声波裂解细菌的机制主要是它通过水时发生的空(腔)化作用,在液体中造成压力改变,应力薄弱区形成许多小空腔,逐渐增大,最后崩破。崩破时的压力可高达 1000 个大气压。

(五)干燥与低温(desiccation and low temperature)

有些细菌的繁殖体在空气中干燥时会很快死亡,如脑膜炎奈瑟菌、淋病奈瑟菌、霍乱弧菌、苍白密螺旋体等。但有些细菌的抗干燥力较强,如溶血性链球菌在尘埃中存活 25 d,结核分枝杆菌在干痰中数月不死。芽胞的抵抗力更强,如炭疽芽胞杆菌的芽胞耐干燥 20 余年。干燥法常用于保存食物,浓盐或糖渍食品可使细菌体内水分溢出,造成生理性干燥,使细菌的生命活动停止,从而防止食物变质。

低温可使细菌的新陈代谢减慢,故常用作保存细菌菌种。当温度回升至适宜范围时,细菌又能恢复生长繁殖。为避免解冻时对细菌的损伤,可在低温状态下真空抽去水分,此法称为冷冻真空干燥法(lyophilization)。该法是目前保存菌种的最好方法,一般可保存微生物数年至数十年。

二、化学消毒灭菌法(chemical disinfection and sterilization)

许多化学药物能影响细菌的化学组成、物理结构和生理活动,从而发挥防腐、消毒甚至灭菌的作用。消毒防腐药物一般都对人体组织有害,只能外用或用于环境的消毒。

根据化学消毒剂的杀菌机制不同,消毒防腐药物主要分以下几类:①促进菌体蛋白质变性或凝固,如酚类(高浓度)、醇类、重金属盐类(高浓度)、酸碱类、醛类;②干扰细菌的酶系统和代谢,如某些氧化剂、重金属盐类(低浓度)与细菌的—SH 基结合使有关酶失去活性;③损伤菌细胞膜,如酚类(低浓度)、表面活性剂、脂溶剂等,能降低菌细胞的表面张力并增加其通透性,胞外液体内渗,致使细菌破裂。

1. 消毒剂的主要种类(kinds of disinfectant)

人们常称消毒剂为"化学消毒剂",按照其作用的水平可分为灭菌剂、高效消毒剂、中效消毒剂、低效消毒剂。

(1)灭菌剂(sterilant agent):可杀灭一切微生物使其达到灭菌要求的制剂,包括甲醛、戊二醛、环氧乙烷、过氧乙酸、过氧化氢、二氧化氯等。

(2)高效消毒剂(high-efficacy disinfectant):可杀灭一切细菌繁殖体(包括分枝杆菌)、病毒、真菌及其孢子等,对细菌芽胞也有一定杀灭作用,达到高水平消毒要求的制剂。包括含氯消毒剂、臭氧、甲基乙内酰脲类化合物、双链季铵盐等。

(3)中效消毒剂(intermediate-efficacy disinfectant):仅可杀灭分枝杆菌、真菌、病毒及细菌繁殖体等微生物,以达到消毒要求的制剂,包括含碘消毒剂、醇类消毒剂、酚类消毒剂等。

(4)低效消毒剂(low-efficacy disinfectant):仅可杀灭细菌繁殖体和亲脂病毒,达到消毒要求的制剂,包括苯扎溴铵等季铵盐类消毒剂、氯己定(洗必泰)等二胍类消毒剂,汞、银、铜等金属离子类消毒剂及中草药消毒剂。

2. 常用化学消毒剂的作用机制及应用(mechanism and application of chemical disinfectant)

(1)氯(chlorine):溶于水产生具有杀病原体活性的次氯酸的消毒剂,其杀灭微生物的有效成分常以有效氯表示。次氯酸分子质量小,易扩散到细菌表面,并穿透细胞膜进入菌体内,使菌体蛋白氧化导致细菌死亡。含氯消毒剂可杀灭各种微生物,包括细菌繁殖体、病毒、真菌、结核杆菌和抗力最强的细菌芽胞。这类消毒剂包括:无机氯化合物,如次氯酸钠、漂白粉、氯化磷酸三钠;有机氯化合物,如二氯异氰尿酸钠、三氯异氰尿酸钠、氯胺等。无机氯性质不稳定,易受光、热和潮湿的影响,丧失其有效成分,有机氯则相对稳定,但是溶于水之后均不稳定。但是高浓度含氯消毒剂对人呼吸道黏膜和皮肤有明显的刺激作用,对物品有腐蚀和漂白作用,大量使用还可污染环境。因此,按不同病原体污染的物品选用适当浓度和作用时间,一般来说,杀灭病毒可选用有效氯 1000 mg/L,作用 30 min。此类消毒剂常用于环境、物品表面、食具、饮用水、污水、排泄物、垃圾等消毒。

(2)过氧化物类消毒剂:由于它们具有强氧化能力,各种微生物对其十分敏感,可将所有微生物杀灭。这类消毒剂包括过氧化氢、过氧乙酸、二氧化氯和臭氧等。它们的优点是消毒后在物品上不留残余毒性,但是,由于化学性质不稳定须现用现配,使用不方便,且因其氧化能力强,高浓度时可刺激、损害皮肤黏膜,腐蚀物品。其中过氧乙酸常用于被病毒污染物品或皮肤的消毒,一般消毒物品时可用 0.5% 过氧乙酸,消毒皮肤时可用 0.2%～0.4% 过氧乙酸,作用 3 min。在无人环境中可用于空气消毒,用 2% 过氧乙酸喷雾(按 8 mL/m³ 计算),或加热过氧乙酸(按 1 g/m³ 计算),作用 1 h 后开窗通风。二氧化氯可用于物品表面消毒,浓度为 500 mg/L,作用 30 min。臭氧也是一种强氧化剂,溶于水时杀菌作用更为明显,常用于水的消毒,饮用水消毒时加臭氧量为 0.5～1.5 mg/L,水中余臭氧量 0.1～0.5 mg/L 维持 10 min 可达到消毒要求,在水质较差时,应加大臭氧量,3~6 mg/L。

(3)醛类(aldehydes):包括甲醛和戊二醛。此类消毒为一种活泼的烷化剂作用于微生物蛋白质中的氨基、羧基、羟基和疏基,从而破坏蛋白质分子,使微生物死亡。甲醛和戊二醛均可杀灭各种微生物,由于它们对人体皮肤、黏膜有刺激和固化作用,并可使人致敏,因此不可用于空气、食具等消毒。一般仅用于医院中医疗器械的消毒或灭菌,且经消毒或灭菌的物品必须用灭菌水将残留的消毒液冲洗干净后才可使用。

(4)醇类(alcohols):最常用的是乙醇和异丙醇,它们可凝固蛋白质,导致病原体死亡,属于中效水平消毒剂,可杀灭细菌繁殖体,破坏多数亲脂性病毒,如单纯疱疹病毒、乙型肝炎病毒、人类免疫缺陷病毒等。醇类杀灭病原体的作用亦可受有机物影响,而且由于易挥发,应采用浸泡消毒,或反复擦拭以保证其作用时间。醇类常作为某些消毒剂的溶剂,而且有增效作用。常用浓度为75%,据报道:80%乙醇对病毒具有良好的灭活作用。近年来,国内外有许多复合醇消毒剂,这些产品多用于手部皮肤消毒。

(5)含碘消毒剂:包括碘酊和碘伏,它们通过卤化病原体蛋白质使其死亡。含碘消毒剂可杀灭细菌繁殖体、真菌和部分病毒。可用于皮肤、黏膜消毒,医院常用于外科洗手消毒。一般碘酊的使用浓度为2%,碘伏使用浓度为0.3%~0.5%。

(6)酚类(phenols):包括苯酚、甲酚、卤代苯酚及酚的衍生物,常用的煤酚皂,又名来苏尔,其主要成分为甲基苯酚。卤化苯酚可增强苯酚的杀菌作用,例如三氯羟基二苯醚作为防腐剂已广泛用于临床消毒、防腐。

(7)环氧乙烷(ethylene oxide)又名氧化乙烯,属于高效消毒剂,可杀灭所有微生物。由于它的穿透力强,常将其用于皮革、塑料、医疗器械、用品包装后的消毒或灭菌,而且对大多数物品无损害,可用于精密仪器、贵重物品的消毒,尤其对纸张色彩无影响,常将其用于书籍、文字档案材料的消毒。

(8)双胍类(biguanides)和季铵盐类(quaternary ammonium salt),它们属于阳离子表面活性剂,具有杀菌和去污作用,医院里一般用于非关键物品的清洁消毒,也可用于手消毒,将其溶于乙醇可增强其杀菌效果,作为皮肤消毒剂。由于这类化合物可改变细菌细胞膜的通透性,常将它们与其他消毒剂复配以提高其杀菌效果和杀菌速度。

(9)常用消毒剂的选用参见表2-3。

表2-3 临床常用消毒剂的用途、种类、使用浓度及作用机制

用 途	常用消毒剂	类别	作用机制
地面、器具表面的消毒,皮肤消毒术前洗手、阴道冲洗等	3%~5%石炭酸或2%来苏尔 0.01%~0.05%洗必泰	酚类	蛋白质变性、损伤细胞膜、灭活酶类
皮肤、温度计消毒	70%~75%乙醇 50%~70%异丙醇	醇类	蛋白质变性与凝固、干扰代谢
非金属器皿的消毒	0.05%~0.1%升汞	重金属盐类	氧化作用、蛋白质变性与沉淀,灭活酶类
皮肤、黏膜、小创伤消毒	0.1%硫柳汞		
新生儿滴眼,预防淋病奈瑟菌感染	1%硝酸银 1%~5%蛋白银		
皮肤、尿道、蔬菜、水果消毒	0.1%高锰酸钾	氧化剂	氧化作用、蛋白质沉淀
创口、皮肤黏膜消毒	3%过氧化氢		
塑料、玻璃器材消毒	0.2%~0.3%过氧乙酸		
皮肤消毒	2.0%~2.5%碘酒		
饮水及游泳池消毒	0.2~0.5 mg/mL氯		
地面、厕所与排泄物消毒	10%~20%漂白粉		
水消毒	4 mg/mL 二氯异氰尿酸钠		
空气及排泄物消毒	3%二氯异氰尿酸钠		
室内空气及表面消毒	0.2%~0.5%氯胺		

续表

用　　途	常用消毒剂	类别	作 用 机 制
外科手术洗手,皮肤黏膜消毒,浸泡手术器械	0.05%～0.1%新洁尔灭	表面活性剂	损伤细胞膜、灭活氧化酶等酶活性、使蛋白质沉淀
皮肤创伤冲洗,金属器械、塑料、橡皮类消毒	0.05%～0.1%杜灭芬		
物体表面消毒,空气消毒	10%甲醛	烷化剂	菌体蛋白质及核酸烷基化
手术器械、敷料等消毒	50 mg/L 环氧乙烷		
精密仪器、内窥镜等消毒	2%戊二醛		
浅表创伤消毒	2%～4%龙胆紫	染料	抑制细菌繁殖,干扰氧化过程
空气消毒	5～10 mL/m³ 醋酸加等量水蒸发	酸碱类	破坏细胞膜和细胞壁,蛋白质凝固
地面、排泄物消毒	生石灰(按 1∶8～1∶4 比例加水配成糊状)		

三、影响消毒灭菌效果的因素(factors of affecting disinfection and sterilization)

灭菌和消毒的效力受各种因素影响,主要包括消毒剂的性质、浓度与作用时间、水化作用、环境的酸碱度、温度、微生物本身及周围存在的外界物质等多种因素。

(1)消毒剂的性质、浓度与作用时间:各种消毒剂的理化性质不同,对微生物的作用大小也有差异。例如表面活性剂对革兰阳性菌的杀灭效果比对革兰阴性菌好;龙胆紫对葡萄球菌作用较强。同一种消毒剂的浓度不同,其消毒效果也不同。绝大多数消毒剂在高浓度时杀菌作用大,当降至一定浓度时只有抑菌作用,但醇类例外,70%乙醇或 50%～80%异丙醇的消毒效果最好。消毒剂在一定浓度下,对细菌的作用时间越长,消毒效果也越好。

(2)水化作用:热和消毒剂对物质(尤其是蛋白质)的凝结或破坏的难易程度,通常与其水化状态有密切关系。物质在溶液内若呈离子化状态时,比在干燥状态下更容易被凝结或破坏。细菌的芽胞对热具有极强的抵抗力,与其处于脱水状态有关。

(3)温度:温度升高可提高消毒效果。例如 2%戊二醛杀灭每毫升含 104 个炭疽芽胞杆菌的芽胞,20 ℃时需 15 min,40 ℃时为 2 min,56 ℃时仅 1 min 即可。

(4)酸碱度:消毒剂的杀菌作用受酸碱度的影响。例如戊二醛本身呈中性,其水溶液呈弱酸性,不具有杀灭芽胞的作用,只有在加入碳酸氢钠后才发挥杀菌作用。新洁尔灭的杀菌作用是 pH 值越低所需杀菌浓度越高,在 pH 值为 3 时所需的杀菌浓度,较 pH 值为 9 时要高 10 倍左右。

(5)病原体的种类与数量:同一消毒剂对不同病原体的杀菌效果不同,例如:一般消毒剂对结核分枝杆菌的作用要比对其他细菌繁殖体的作用差;70%乙醇可杀死一般细菌繁殖体,但不能杀灭细菌的芽胞。必须根据消毒对象选择合适的消毒剂。病原体的数量越大,所需消毒的时间就越长。

(6)有机物(organism):环境中有机物的存在,能够影响消毒剂的效果。病原菌常随同排泄物、分泌物一起存在,这些物质可阻碍消毒剂与病原菌的接触,并消耗药品,因而减弱消毒效果。湿度、穿透力、表面张力,以及拮抗物质的存在等,也对消毒灭菌的效果有影响。

第四节　微生物的致病性与感染
Pathogenicity and Infection of Microorganism

微生物的感染是指在一定条件下,微生物与机体相互作用并导致不同程度的病理变化的过程。能使宿主致病的微生物称为病原微生物或病原体,其致病的性质称为致病性。在宿主免疫防疫功能一定的情况下,微生物的致病性有强弱之分,称为微生物的毒力。致病性及毒力具有相对性,不同的致病微生物毒力可不同,同一种病原体也有强毒株、弱毒株和无毒株的区别。认识不同病原微生物的感染和致病机制,有助于防治人类感染性疾病。

一、细菌性感染(bacterial infection)

细菌引起感染与否,首先取决于其必须有一定的毒力,同时还必须有足够的数量和适当的侵入部位,同时与机体的免疫状态密切相关。

(一)细菌的致病性(bacterial pathogenicity)

细菌的致病性是细菌对特定宿主而言的一种特性,这种特性受种属特性决定,是病原菌的特征之一。不同种类的病原菌对宿主可引起不同的病理过程和不同的疾病,例如,鼠疫杆菌引起鼠疫,结核杆菌引起结核。

1. 毒力(virulence) 构成病原菌毒力的主要因素是侵袭力和毒素。

(1)侵袭力(invasiveness) 侵袭力是指病原菌突破机体的防御机能,在体内定居、繁殖及扩散、蔓延的能力。构成侵袭力的主要物质有荚膜、微荚膜、黏附因子等菌体的表面结构和释放的侵袭性胞外酶等物质:①荚膜和微荚膜(capsule and microcapsule),细菌荚膜具有抗吞噬细胞吞噬、抵抗杀菌物质的作用。如有荚膜的肺炎链球菌、炭疽芽胞杆菌等不易被吞噬细胞吞噬杀灭;某些细菌表面有类似荚膜的物质,如A群链球菌的M蛋白、伤寒沙门菌的Vi抗原、某些大肠埃希菌的K抗原,统称为微荚膜,也具有抗吞噬等作用。②黏附因子,具有黏附作用的细菌结构,如革兰阴性菌的菌毛、革兰阳性菌的膜磷壁酸等。菌毛等黏附因子具有对组织细胞的选择黏附作用,原因是宿主易感细胞的表面有相应受体。具有黏附因子的细菌能抵抗黏液的冲刷,也能抵抗呼吸道上皮纤毛的运动以及肠蠕动等消除作用,有利于病原菌在体内定居。③侵袭性酶(invasive enzymes),细菌在代谢过程中常产生对宿主细胞有破坏作用的侵袭性酶,这些酶可帮助细菌抗吞噬或有利于细菌在体内扩散。如金黄色葡萄球菌产生的血浆凝固酶,能使血浆中的纤维蛋白原(fibrinogen)转化为纤维蛋白(fibrin),包绕在细菌表面可抵抗宿主吞噬细胞的吞噬作用。这些侵袭性物质一般无毒性,但在感染过程中可保护细菌抵抗吞噬或协助细菌的扩散。

(2)毒素(toxin) 毒素依据产生的来源、性质和作用的不同,可分为外毒素(exotoxin)和内毒素(endotoxin)两种。

外毒素主要是由革兰阳性菌和部分革兰阴性菌在细胞内合成并释放到菌体外的毒性蛋白质,但外毒素也有存在于菌体内的,当细菌融溃后才释放至菌体外。产生菌如革兰阳性菌中的破伤风梭菌、肉毒梭菌、白喉棒状杆菌、产气荚膜梭菌、金黄色葡萄球菌等,革兰阴性菌中的痢疾志贺菌、耶尔森菌、霍乱弧菌、肠产毒型大肠埃希菌、铜绿假单胞菌等。外毒素具有以下共同特征:①化学成分为蛋白质,多数外毒素蛋白由A、B两个亚单位组成。A亚单位是毒素的毒性部分,决定着毒素的致病作用;B亚单位无致病作用,是介导外毒素分子与宿主细胞结合的部分。外毒素的致病作用依赖于毒素分子的完整结构,各亚单位单独对宿主无致病作用。提纯的结合亚单位可作为疫苗,预防外毒素所致疾病。②毒性作用强,对组织器官有选择性。如1 mg肉毒毒素(botulinum toxin)纯品能杀死2亿只小鼠,毒性比氰化钾(potassium cyanide)强1万倍。外毒素对组织器官具有选择作用,通过与特定靶器官的受体结合,引起特征性的病变。如肉毒毒素可阻断胆碱能神经末梢释放乙酰胆碱,使眼和咽肌麻痹,引起眼睑下垂、复视、吞咽困难等。③对理化因素不稳定,一般不耐热。如破伤风外毒素60 ℃ 20 min即可被破坏。④免疫原性强,外毒素免疫原性强,其抗体称为抗毒素。外毒素在0.3%~0.4%甲醛作用下可以脱毒成为类毒素(toxoid),但保持免疫原性。类毒素主要用于人工主动免疫,抗毒素用于治疗和紧急预防,两者均可用于防治一些传染病。⑤种类多,一种细菌可产生多种外毒素。根据外毒素的种类和作用机制不同,外毒素可分为神经毒素(neurotoxin)、细胞毒素(cytotoxin)和肠毒素(enterotoxin)三大类(表2-4)。

表2-4 主要外毒素的种类及作用特点

类型	细菌	外毒素	所致疾病	作 用 机 制
神经毒素	破伤风梭菌	痉挛毒素	破伤风	阻断上下神经元间正常抑制性神经冲动传递

类型	细菌	外毒素	所致疾病	作用机制
细胞毒素	肉毒梭菌	肉毒毒素	肉毒中毒	抑制胆碱能神经释放乙酰胆碱
	白喉棒状杆菌	白喉毒素	白喉	抑制细胞蛋白质合成
	葡萄球菌	表皮剥脱毒素	烫伤样皮肤综合征	表皮与真皮脱离
	A群链球菌	致热外毒素	猩红热	破坏毛细血管内皮细胞
肠毒素	霍乱弧菌	肠毒素	霍乱	激活肠黏膜腺苷环化酶,增高细胞内cAMP水平
	产毒性大肠埃希菌	肠毒素	腹泻	不耐热肠毒素同霍乱肠毒素,耐热肠毒素使细胞内cGMP增高
	产气荚膜梭菌	肠毒素	食物中毒	同霍乱肠毒素
	金黄色葡萄球菌	肠毒素	食物中毒	作用于呕吐中枢

内毒素是革兰阴性菌细胞壁中的脂多糖(lipopolysaccharide,LPS),只有当菌体裂解后才释放出来。内毒素也存在于螺旋体、衣原体、支原体、立克次体中。内毒素是革兰阴性菌的主要毒力物质。内毒素的化学成分为脂多糖,由特异性多糖(specific polysaccharide)、核心多糖(core polysaccharide)和脂质A(lipid A)三部分组成,脂质A是内毒素的主要毒性成分。内毒素耐热,160 ℃ 2～4 h才被破坏。内毒素的免疫原性弱,不能脱毒为类毒素。内毒素毒性作用相对较弱,致病需要的量相对较大,且对组织器官无选择性。各种革兰阴性菌内毒素的毒性作用大致相似,但作用机制复杂,具体毒性作用如下:①发热反应,内毒素作用于巨噬细胞、中性粒细胞等使之释放内源性致热原,作用于下丘脑体温调节中枢使体温升高。②白细胞反应,内毒素进入血循环后,白细胞先急剧减少,系与其大量移行并黏附于组织毛细血管床有关。数小时后骨髓中的中性粒细胞大量释放入血,使血循环中白细胞数增高。③内毒素血症与休克,当血液中细菌或病灶内细菌释放大量内毒素入血时,可导致内毒素血症,严重时可引起休克。此种内毒素所致的重症感染死亡率高。④弥散性血管内凝血(disseminated intravascular coagulation,DIC),内毒素直接活化凝血系统,也可通过损伤血管内皮细胞间接活化凝血系统,造成血管内广泛凝血,形成微血栓广泛沉着于小血管中导致弥散性血管内凝血;由于广泛凝血消耗大量凝血因子,同时内毒素能直接活化纤溶系统,进而产生出血倾向。细菌内、外毒素区别见表2-5。

表2-5 细菌外毒素与内毒素的主要区别

区别要点	外毒素	内毒素
来源	革兰阳性菌多见	革兰阴性菌多见
存在部位	多由活的细菌释放至细菌体外	细胞壁结构成分,菌体崩解后释出
化学组成	蛋白质	脂多糖
稳定性	60～80 ℃ 30 min被破坏	160 ℃ 2～4 h被破坏
毒性作用	强,对组织器官有选择性毒害作用,引起特殊临床表现	较弱,各种细菌内毒素的毒性作用大致相同
抗原性	强,刺激机体产生抗毒素;经甲醛脱毒成为类毒素	弱,不能经甲醛处理成为类毒素

2. 细菌侵入的数量(amount of invasive bacteria) 具有一定毒力的病原菌侵入机体后,还需有足够的数量才能引起感染。一般情况下,细菌毒力愈强,引起感染的菌数愈少,反之则多。有些病原菌毒力极强,极少量的侵入即可引起机体发病,如鼠疫耶尔森菌,有数个细菌侵入就可发生感染。对毒力相同的病原菌而言,数量越多,引起感染的可能性越大。

3. 细菌侵入的途径(pathway of invasive bacteria) 具有一定毒力物质和足够数量的致病菌,必须侵入易感机体的适宜部位才能引起感染。如伤寒沙门菌必须经口侵入,定居于结肠内,才能引起疾病;破伤风梭菌只有经伤口侵入,厌氧条件下在局部组织生长繁殖,产生外毒素,引发疾病,若经口侵入则不能引起感染。也有一些致病菌的适宜入侵部位不止一个,如结核分枝杆菌可经呼吸道、消化道和皮肤创伤等多个部位侵入机体而造成感染。

（二）细菌性感染的传播（transmission of bacterial infection）

1. 感染的来源（source of infection）

（1）外源性感染（exogenous infection） 病原菌来自宿主机体以外的感染称为外源性感染，其传染源主要是：①患者（patient），患者感染后从潜伏期一直到病后恢复期这段时间内，都有可能通过接触和污染环境，使病原菌以各种方式在人与人之间水平传播。②带菌者（carrier）：携带有致病菌但未出现临床症状的健康人。带菌者不易被觉察，其危害性高于患者，是重要的传染源。③患病及带菌动物：某些细菌可引起人畜共患病，因而患病或带菌动物的病原菌可传染给人，例如鼠疫耶尔森菌。

（2）内源性感染（endogenous infection） 主要指来自体内的细菌引起的感染，又称自身感染。这类感染主要来自正常菌群，少数是以潜伏状态存留在体内的病原菌。内源性感染已成为现代感染中的常见病，成为临床感染性疾病的新动向。

2. 感染的途径（routes of infection）

（1）呼吸道感染（respiratory tract infection，RTI） 患者或带菌者通过咳嗽、打喷嚏将带有病原菌的分泌物或飞沫排出，散布到空气中并被他人吸入而感染，如肺结核、白喉、百日咳等呼吸道传染病。

（2）消化道感染（digestive tract infection） 又称粪-口途径，患者或带菌者的粪便等排泄物污染食物或水，经口食入而引起消化道疾病，如伤寒、痢疾、霍乱等消化道传染病。

（3）接触感染（contact infection） 通过与患者或带菌者的直接接触或间接接触而引起的感染，如淋病奈瑟菌的感染。

（4）创伤感染（wound infection） 通过皮肤、黏膜的细小破损或创伤引起的感染，如致病性葡萄球菌、链球菌等常可引起化脓性感染。现今许多先进的诊疗技术的操作也可因创伤而导致医源性感染。

（5）节肢动物叮咬感染（infection through arthropod bite） 病原体以节肢动物为媒介，通过叮咬引起的感染，如人类鼠疫由鼠蚤传播。

（三）细菌性感染的类型（types of bacterial infection）

感染的发生、发展与结局或转归是机体与病原菌相互作用的复杂过程。根据双方力量对比，可出现以下类型。

1. 隐性感染（inapparent infection） 当机体免疫力较强或入侵的病原菌数量少且毒力较弱时，感染后损害较轻，不出现或出现不明显的临床症状，称为隐性感染或亚临床感染。隐性感染后，机体常可获得特异性免疫力，能抵抗同种病原菌的再次感染，但有时也可携带病原菌而成为重要的传染源。一般在一次传染病的流行中，感染的人群90%以上为隐性感染。结核、伤寒等许多细菌常有隐性感染。

2. 显性感染（apparent infection） 当机体免疫力较弱或入侵的病原菌毒力较强且数量较多时，机体的组织受到较严重损害，生理功能也发生改变，并出现一系列明显症状和体征者，称为显性感染。

临床上按发病缓急分为急性感染和慢性感染。

（1）急性感染（acute infection） 表现为突然发作，症状明显，病情急，但一般病程短，持续数日至数周，一般病愈后，病原体从宿主体内消失，例如细菌性肺炎。

（2）慢性感染（chronic infection） 病情缓慢，病程长，可持续数月至数年，可反复，如结核、麻风等。

临床上根据感染发生的部位及扩散程度可分为局部感染和全身感染。

（1）局部感染（local infection） 入侵的病原菌只局限在宿主一定部位生长繁殖引起局部病变的感染类型，如化脓性球菌引起的疖、痈等。

（2）全身感染（systemic infection） 感染发生后，致病菌或其毒性代谢产物向全身播散引起全身性症状的一种感染类型。临床上常见的有下列几种情况：①毒血症（toxemia）：病原菌在局部生长繁殖过程中，细菌不侵入血流，但其产生的外毒素进入血流，引起特征性的中毒症状，如白喉、破伤风等。②菌血症（bacteremia）：病原菌由局部侵入血流，但未在血流中生长繁殖，只是短暂地一过性通过血循环到达体内适宜部位后再进行繁殖而致病，如伤寒沙门菌早期感染有菌血症期。③败血症（septicemia）：病原菌侵入血流并在其中大量繁殖产生毒性产物，引起严重全身中毒症状。革兰阳性菌和革兰阴性菌均可引起。症状主要有不规则高热,皮肤和黏膜淤血、肝脾肿大,甚至肾衰竭等。④脓毒血症(pyemia):化脓性细菌侵入血流引起败血症时,细菌随血流扩散到机体其他组织或器官,产生新的化脓性病灶的感染类型。如金黄色葡萄球菌脓毒血症,常引起多发性肝脓肿、皮下脓肿、肾脓肿、肺脓肿等。⑤内毒素血症(endotoxemia):革兰阴性菌侵入血流并在其中大量繁殖,崩解后释放大量内毒素引起的全身感染,也可由病灶内大量革兰阴性菌死亡,释放的内毒素入血所致,如小儿急性中毒性菌痢。其症状可轻可重,因血液中内毒素量的不同而异,轻者仅发热或伴轻微不适,重者可出现严重症状,如 DIC、休克甚至死亡。

3. 带菌状态(carrier state) 机体在显性感染和隐性感染后,由于病原菌未被消灭而在体内继续存在一定时期,与机体免疫力处于相对平衡状态,称为带菌状态。处于带菌状态的宿主称为带菌者。例如伤寒、白喉等病后常出现带菌者,带菌者常间歇排出病原菌,是重要的传染源。

二、病毒感染(viral infection)

(一)病毒感染的致病机制(pathogenesis of viral infection)

病毒是严格细胞内寄生微生物,其生物学性状、致病机制均有特征性,其中许多病毒感染的表现较为特殊,其致病机制与细菌比较大有不同。主要机制如下。

1. 病毒感染对宿主细胞的直接作用

(1)杀细胞效应(cytocidal effect) 病毒在细胞内增殖引起细胞裂解死亡的作用称为杀细胞效应。其杀细胞的机制为:①病毒在增殖过程中,阻断细胞的核酸和蛋白质合成,使细胞死亡;②病毒蛋白本身的毒性使细胞破坏;③病毒感染后导致细胞溶酶体破坏,引起自溶;④病毒感染对细胞器的损伤。

(2)稳定状态感染(steady state infection) 有些病毒(多为有包膜病毒)在宿主细胞内增殖过程中,对细胞代谢、溶酶体膜影响不大,由于以出芽方式释放病毒,其过程缓慢、病变较轻、短时间也不会引起细胞溶解和死亡,称为病毒的稳定状态感染。但常造成细胞膜成分改变,导致与邻近细胞融合,利于病毒扩散;并且稳定状态感染的细胞经病毒长期增殖释放多次后,最终仍要死亡。

(3)细胞转化(cell transformation) 某些病毒 DNA 或其片断整合到宿主细胞的 DNA 中,使宿主细胞的遗传性状发生改变,甚至发生恶性转变,成为肿瘤细胞。

(4)细胞凋亡(cell apoptosis) 病毒侵入易感细胞后,感染的病毒本身或由病毒编码的蛋白间接地作为诱导因子引发细胞凋亡,使细胞质收缩、核染色体裂解,形成凋亡小体。

(5)包涵体的形成 某些病毒感染易感细胞后,在胞质或胞核内形成具有一定形状(圆形、椭圆形或不规则形)和特殊染色性(嗜酸性或嗜碱性),在普通显微镜下可见到的斑块结构,称为包涵体(inclusion body)。它由病毒颗粒或未装配的病毒成分组成,是细胞被病毒感染的标志。因其形状、位置、染色性等特性随病毒而异,故在诊断某些病毒感染时具有重要的鉴别作用。同时,其对宿主细胞的结构和功能也有破坏作用,可导致宿主细胞损伤。

2. 病毒感染对宿主细胞的免疫损伤(immune injury of virus to host cell)

病毒感染宿主细胞后,既可以刺激机体产生保护性免疫应答,也可导致对机体的免疫病理损伤。

(二)病毒感染的传播方式(transmission of viral infection)

1. 水平传播(horizontal transmission) 病毒在人群中不同个体之间的传播,主要通过呼吸道、消化道或皮肤黏膜等途径进入人体,产生水平感染。如乙型肝炎病毒通过注射、输血或机械性损伤从皮肤侵入机体而致病;狂犬病病毒通过动物咬伤的方式进入宿主体内而致狂犬病;流感病毒则通过呼吸道侵入人体引发流行性感冒。

2. 垂直传播(vertical transmission) 通过胎盘(placenta)、产道及哺乳,病毒直接由亲代传给子代的感染方式称为垂直传播。病毒可通过胎盘传给胎儿或经产道传给新生儿,为病毒感染的特点之一,其他微生物是极少见的。孕妇感染某些病毒后,尤其在妊娠 3 个月以内时,易经胎盘传给胎儿。现在已知十余种可经垂直传播的病毒,其中以风疹病毒、乙型肝炎病毒、巨细胞病毒及人类免疫缺陷病毒为多见,可引起早产、死胎或先天畸形等。

(三)病毒感染的类型(types of viral infection)

1. 隐性感染(inapparent infection) 病毒感染宿主后不出现临床症状者称为隐性感染。这可能与入侵病毒的数量少、毒力弱以及机体抵抗力强等因素有关。如脊髓灰质炎病毒、乙型脑炎病毒隐性感染多见。

2. 显性感染(apparent infection) 病毒侵入宿主易感细胞内大量增殖引起明显的临床症状者称为显性感染。根据发病缓急及病毒在体内持续的时间又可分为急性感染和持续性感染。

(1)急性感染(acute infection) 病毒侵入机体潜伏期短、起病急、病情重、病程数日至数周,恢复后宿主体内不再存在病毒,如流感病毒、甲型肝炎病毒等。

(2)持续性感染(persistent infection) 病毒在宿主体内持续存在数月、数年甚至终身,但不一定持续增殖和持续引起症状,宿主因长期带病毒而成为重要的传染源。根据患者的疾病过程和病毒与宿主的关系,可分为三种类型。①慢性感染(chronic infection):急性或隐性感染后,病毒并未完全清除,仍持续存在于血液或组织中并不断排出体外,病程可长达数月至数年,如乙型肝炎病毒引起的慢性肝炎。②潜伏感染(latent infection):原发感染后,病毒基因组长期潜伏于一定的组织或细胞中,不增殖,无症状,若干年后在某些条件下(劳累或免疫功能低下等生理或病理性因素影响)病毒被激活发生增殖而引起临床症状,称为急性发作,此时病毒才能被检出,如水痘-带状疱疹病毒等。③慢发病毒感染(slow virus infection):病毒感染后潜伏期长,可达数年或数十年,一旦出现症状为亚急性进行性加重,直至死亡。如人类免疫缺陷病毒引起的艾滋病和麻疹病毒引起的亚急性硬化性全脑炎等。

三、真菌感染(fungal infection)

(一)真菌感染的致病机制(pathogenesis of fungal infection)

真菌种类繁多,不同真菌的致病机制和形式不同。外源性致病性真菌可造成宿主浅表、皮下和深部内脏感染;内源性机会性真菌则是在机体抗感染免疫力下降时引起继发性、条件性真菌感染和疾病。其致病机制大致包括如下:局部机械刺激和炎性反应、损害免疫细胞、诱发超敏反应、真菌毒素的作用等。

(二)真菌感染的类型(types of fungal infection)

真菌引起的疾病可归纳为以下几种。

1. 致病性真菌感染(pathogenic fungal infection) 主要由外源性真菌引起。如皮肤癣菌感染是由于这些真菌有嗜角质特性,在皮肤局部大量繁殖后,通过机械性刺激和代谢产物的作用,引起局部炎症和病变。

2. 条件致病性真菌感染(opportunistic fungal infection) 主要为内源性真菌引起。这些真菌的致病性不强,只有在机体抵抗力降低如发生肿瘤、免疫缺陷病、糖尿病、放疗等时,或在菌群失调时发生,也可在应用导管、手术等过程中继发感染,如白假丝酵母菌。

3. 真菌超敏反应性疾病(fungal allergies) 这类真菌并不致病,但过敏体质的人吸入或食入这些真菌的菌丝或孢子时可出现各种类型的超敏反应,如过敏性鼻炎、哮喘、过敏性皮炎、荨麻疹等。

4. 真菌性中毒(mycotoxicosis) 多数真菌毒素是由生长在农作物、食物或饲料上的真菌在其代谢过程中产生的,人类则因食入含有真菌毒素的食物而引起急性或慢性中毒。因毒素致病机制各异,导致临床表现多样化。

5. 真菌毒素与肿瘤(mycotoxin and tumor) 已证实有些真菌毒素与肿瘤有关。研究最多的是黄曲霉毒素(aflatoxins),毒性很强,小剂量即有致癌作用。在肝癌高发区的玉米、花生、粮油作物中,黄曲霉(*Aspergillus flavus*)污染率很高。其他致癌毒素还有赭曲霉产生的赭曲霉素、镰刀菌产生的 T-2 毒素等也可诱发肝、胃、胰等处的肿瘤。

第五节 微生物感染的检查方法与防治原则
Principles of Laboratory Diagnosis, Prevention and Treatment of Microbial Infections

一、微生物感染的检查方法(laboratory diagnosis of microbial infection)

微生物感染的诊断,除可根据临床症状、体征和一般检查外,采集合适的临床标本进行病原学和血清学检查,对于确诊病因、指导用药、判断疗效等均有重要作用。

（一）细菌性感染的检查方法(laboratory diagnosis of bacterial infection)

1.病原学检测

1)标本(specimen)　标本的采集与送检过程应遵守以下几项原则：①根据不同疾病以及疾病的不同时期采集不同的标本。②严格无菌操作,避免标本被污染。③尽可能在疾病早期以及抗菌药物使用前采集标本。④尽可能采集病变明显部位的材料。如菌痢患者取其沾有脓血黏液的粪便,肺结核患者取其干酪样痰液等。⑤采集的标本必须尽快送检。送检过程中,除不耐寒冷的脑膜炎奈瑟菌、淋病奈瑟菌等要保暖外,多数菌可冷藏运送。

2)形态学检查(morphology examination)　凡在形态、排列和染色性上具有特征的病原菌,可将标本直接涂片染色后镜检即可作出初步诊断。例如痰中查见抗酸性细长杆菌,可初步诊断为结核分枝杆菌。

(1)显微镜放大法　细菌形体微小,肉眼不能直接看到,须借助显微镜放大后才能观察到。在普通光学显微镜的油浸镜头下菌体可被放大1000倍左右。普通光学显微镜适用于观察细菌的动力、大小、活菌形态轮廓和繁殖方式等。观察动力时,应选用新鲜的幼稚培养物,并注意区别细菌的真正位移运动与布朗运动。常用的方法有压滴法、悬滴法(hanging drop method)。电子显微镜放大倍数可达数十万倍,不仅能看清细菌的外形,也能清晰观察到细菌内部的超微结构。电子显微镜标本须在真空干燥的状态下检查,故不能观察活的微生物。此外,在不同情况下尚可用暗视野显微镜(dark-field microscope)、相差显微镜(phase contrast microscope)、荧光显微镜和同焦点显微镜观察细菌的形态、结构。

(2)染色法　细菌体小呈半透明状,经染色后观察较清楚。因细菌多带负电荷,故细菌常用的染色剂是碱性染料(basic dye),如碱性复红(basic fuchsin)、结晶紫(crystal violet)等。染色方法可分为单染色法和复染色法两大类。

单染色法只用一种染料染色,如美蓝染色法。此法常用于观察细菌的形态、大小与排列,但不能显示细菌的结构与染色特性。

复染色法是用两种或两种以上染色剂进行染色,既能观察细菌的大小、形态与排列,还能鉴别细菌不同的染色性。常用的革兰染色法为丹麦细菌学家革兰(Hans Christian Gram)于1884年创建,至今仍在广泛应用。具体操作步骤为：标本固定后,先用结晶紫初染,再加碘液(iodine solution)媒染,使之生成结晶紫-碘复合物,此时不同细菌均被染成深紫色,然后用95％乙醇处理,有些细菌被脱色,有些不能,最后用稀释复红复染。此法可将细菌分成两大类：不被乙醇脱色仍保留紫色者为革兰阳性菌,被乙醇脱色后复染成红色者为革兰阴性菌。革兰染色法的实际意义如下。①鉴别细菌：将细菌分为两大类,便于初步识别细菌,缩小鉴定范围。②选择药物：革兰阳性菌与革兰阴性菌对药物敏感性不同,大多数革兰阳性菌对青霉素、红霉素、头孢菌素等抗生素敏感,而大多数革兰阴性菌对氯霉素、庆大霉素、妥布霉素等抗生素敏感,根据细菌染色性可指导临床用药。③分析致病性：大多数革兰阳性菌主要以外毒素致病,而大多数革兰阴性菌主要以内毒素致病,且两者致病机制和临床表现也不相同。

细菌染色法中还有抗酸染色法(acid-fast staining)以及鞭毛、荚膜、芽胞、细胞壁、异染颗粒等特殊染色法。

3)分离培养与鉴定　标本应及时接种于适宜的培养基中进行分离培养,分离培养后根据菌落的大小、形态、颜色、表面性状、透明度和溶血性等对细菌做出初步的识别。同时取单个菌落再次进行革兰染色并镜下观察。结合细菌的菌落特征以及镜下的形态特点,选择相关的生化试验进一步确定其菌种、菌型,必要时做血清学试验和动物试验。确定患者所感染的病原菌后,有必要时做药物敏感试验,以指导临床选择有效的药物对患者进行治疗。

4)其他检测法　如采用聚合酶链式反应(PCR)技术检测病原菌核酸,采用特异毒性噬菌体对病原菌进行鉴定分型等。

2.血清学诊断(serological diagnosis)　用已知病原体抗原检测患者血清或其他体液中未知抗体及其量的变化,可辅助感染性疾病的诊断。由于抗体存在于血清或其他体液中,故此类检测被称为血清学诊断。此法也可用于调查人群对某病原体的免疫水平及检测预防接种效果。

血清学诊断试验最好取患者急性期和恢复期双份血清标本,当后者的抗体效价比前者升高不低于4

倍时方有意义。常用于细菌性感染的血清学诊断方法有直接凝集试验(direct agglutination test)、乳胶凝集试验(latex agglutination test)、补体结合试验(complement fixation test)等。

（二）病毒感染的检查方法(diagnosis of viral infection)

1. 标本的采集与送检(collection and shipment of specimen)

（1）标本采集 根据病毒感染部位及病期采集不同的标本。如上呼吸道感染可取鼻咽洗漱液,肺部感染取痰液。

（2）标本处理 处理标本的过程中应严格无菌操作,对于本身就带有杂菌的标本如痰液、粪便等,应使用高浓度抗生素处理。

（3）标本送检与保存 标本采集后应在1～2 h送到病毒实验室。如标本需较长时间运送,应将标本放入装有冰块的保温瓶中尽快送检。送检组织、粪便标本等可置于含抗生素的50％甘油缓冲盐水中,低温保存送检。

2. 形态学检查(morphology examination) 光学显微镜检查主要观察病毒感染后引起的细胞病变,如包涵体、多核巨细胞病变,以协助诊断某种病毒性疾病,也可用于大型病毒(痘类病毒等)的检查。电子显微镜(electron microscopy)检查则能观察病毒颗粒的形态、大小以及超微结构。

3. 分离培养(isolation and culture) 病毒具有严格的活细胞内寄生性,因此分离培养病毒时必须具有易感的活细胞。常用的病毒分离培养的方法有三种。

（1）动物接种(animal inoculation) 这是最原始的病毒培养法,但是现在已经很少用于临床实验室。目前仍然使用的是小白鼠脑内接种对狂犬病病毒和乙型脑炎病毒的分离和鉴定。

（2）鸡胚培养(chick embryo inoculation) 鸡胚对多种病毒敏感,通常选用孵化9～14 d的鸡胚,按病毒种类不同接种于鸡胚的不同部位。如流感病毒、腮腺炎病毒接种于尿囊腔(allantoic cavity),收获后再进行鉴定。

（3）细胞培养(cell culture) 目前分离培养病毒最常用的方法。根据病毒的细胞亲嗜性,选择适当的细胞。常用的细胞有人胚肾细胞、人胎盘羊膜细胞、猴肾细胞等。多数病毒增殖后可用光学显微镜直接观察细胞病变效应。

4. 病毒性感染的其他检查方法

（1）血清学检查(serological testing) 对于某些血清型别不多的病毒或在分离培养中还不能成功增殖的病毒,直接检测抗原或患者感染后体内产生的抗体是快速而实用的方法。常用的检测抗体方法有中和试验(neutralization assays)、血凝抑制试验(HI test)、补体结合试验、免疫扩散技术(immunodiffusion technique)、免疫荧光法(IFA)、放射免疫法(RIA)、酶联免疫吸附法(ELISA)等。

（2）聚合酶链式反应(polymerase chain reaction, PCR) PCR是一种体外快速扩增特异性DNA片段的技术。PCR技术具有特异性高、高敏感、简便、快速等特点,目前已用于检测乙型肝炎病毒、人类免疫缺陷病毒等。

（3）核酸杂交技术(nucleic acid hybridization) 用于病毒检测的有斑点杂交、细胞内原位杂交等。

（三）真菌性感染的检查方法(laboratory diagnosis of fungal infection)

由于病原性真菌形态结构和菌落特殊,尽管检查鉴定方法众多,但临床上仍以形态学检查和分离培养等表型特征为主要鉴定依据。

1. 标本采集(specimen collection) 浅部感染真菌的检查可取病变部位皮屑、毛发、指(趾)甲屑等标本。深部感染真菌的检查可根据病情取痰、脑脊液等标本。

2. 直接镜检(direct microscopic examination) 皮屑、毛发、指(趾)甲屑等标本可经10％ KOH微加温处理,压盖玻片,用显微镜检查,如见到菌丝或成串的孢子可初步诊断为真菌感染。隐球菌感染取脑脊液标本,经离心取沉淀物进行负染色镜检。

3. 分离培养(isolation and culture) 当直接镜检不能确定有无真菌感染,或需要确定感染真菌的种类,这时应考虑做真菌培养。皮肤、毛发标本接种在沙保弱培养基上,25～28 ℃培养数日至数周,观察菌落特征、镜下菌丝和孢子的特征,进行鉴定,必要时做动物试验。若为血标本需先增菌,脑脊液则取沉淀物接种于血平板 37 ℃培养后再进行鉴定。

4.快速诊断(rapid diagnosis) 真菌学快速诊断方法很多,其中血清学试验可用于深部真菌感染的辅助诊断。而应用分子生物学技术测定核酸,从 G＋C 摩尔分数测定、限制性酶切片段长度多态性分析(RELP)、DNA 特殊片段测序等,可以对真菌快速作出鉴定。

二、感染性疾病的防治原则(prevention and treatment of infectious diseases)

1.感染性疾病的预防原则(precautionary principles of infectious diseases) 对感染性疾病应采取综合性预防措施:①控制传染源,注意及时发现、隔离和治疗患者以及带菌者。②切断传播途径,根据不同病原微生物的传播特点,针对薄弱环节,采取综合措施。如加强粪便和水源管理,消灭及控制媒介节肢动物,搞好环境卫生,强化医院管理,严格无菌操作等。③保护易感者,加强卫生宣传教育,普及卫生知识,提高人们的自我保护意识。对于很多感染性疾病还可采取人工自动免疫和人工被动免疫来提高机体特异性免疫力。如接种卡介苗可以预防结核病,接种麻疹疫苗可以预防麻疹。

2.细菌感染性疾病的治疗原则(treatment principles of bacterial infectious diseases) 细菌性感染的治疗主要应用抗菌药物来控制。抗菌药物包括微生物合成的抗生素、人工合成的磺胺、喹诺酮类化学药物等。其主要作用机制为干扰细菌细胞壁的合成、损伤细菌细胞膜的功能、影响细菌蛋白质的合成以及影响细菌核酸代谢。在使用抗生素的过程中,应注意细菌的耐药性变异,否则研制新抗生素的速度不及细菌产生耐药性变异的速度,从而造成对某些感染的治疗处于无药可选的尴尬局面。

3.病毒感染性疾病的治疗原则(treatment principles of viral infectious diseases) 目前病毒感染性疾病没有特效药物治疗,因此抗病毒治疗应采取既针对病毒又针对机体的综合措施,即一方面选用抑制病毒复制的药物或制剂,另一方面需提高机体的抗病毒免疫力。

(1)干扰素(interferon) 具有广谱抗病毒作用,常用于某些病毒性疾病的治疗。如用干扰素治疗带状疱疹、疱疹性角膜炎有效。

(2)抗病毒的化学药物 化学药物可通过抑制病毒核酸或蛋白质合成,抑制病毒脱壳、成熟等步骤来抑制病毒增殖。现已证明可以用于治疗病毒感染的药物有核苷类(无环鸟苷、阿糖腺苷、叠氮胸苷等)、蛋白酶抑制剂(赛科纳瓦、英迪纳瓦等)、其他抗病毒药物(如金刚烷胺等)。

(3)抗病毒中草药 据记载具有抗病毒作用的中草药有 200 余种,如板蓝根、大青叶能抑制多种病毒,苍术、艾叶在组织培养细胞内能抑制腺病毒、鼻病毒、疱疹病毒、流感病毒等,紫草根能抑制麻疹病毒等。其作用机制复杂,有待进一步研究。

(4)治疗性疫苗(therapeutic vaccine) 此疫苗有别于传统的预防性疫苗,是一种以治疗疾病为目的的全新疫苗。近来,单纯疱疹病毒、乙型肝炎病毒的治疗性疫苗已经进入临床应用阶段。

4.真菌感染性疾病的治疗原则(treatment principles of fungal infectious diseases) 各种癣症的治疗以外用药为主,可选用抗真菌霜剂或软膏,必要时内服抗真菌药物结合治疗,但较难根治,易复发。深部真菌病的治疗,主要应除去各种诱因,提高机体抵抗力。常用治疗药物有两性霉素、制霉菌素、咪康唑、酮康唑、氟康唑和伊曲康唑等。

Summary

1. The essential structures of bacteria include cell wall, cell membrane, cytoplasm and nucleoplasm. There may be particular structures in some species of bacteria, such as capsule, flagellum, pilus and spore.

2. Nutrients for growth of bacteria must contain all the elements necessary for the biologic synthesis of new organisms.

3. A suitable culture medium should contain all the nutrients required by organism growth, such as pH, temperature and so on. At the same time, aeration must be carefully controlled.

4. A change in the genome of a bacterial cell may be caused either by a mutation in the DNA of the

cell or by the acquisition of additional DNA from an external source.

5. Virus is the smallest infectious agent and contains only one kind of nucleic acid(RNA or DNA)as their genome. The nucleic acid is encased in a protein shell, which may be surrounded by a lipid-containing membrane. The virus only replicates in living cells, that is, the reproduction of virus occurs by assembly of the individual components rather than by binary fission.

6. Human and animals have abundant normal flora that usually do not produce disease but achieve a balance that ensures the survival, growth and propagation of both the bacteria and the host. These bacteria are constant companions and often depend on humans for their existence.

7. In order to prevent the transmission of diseases, stop decomposition and spoilage and prevent unwanted microbial contamination, disinfection and sterilization is essential. Microorganisms are controlled by means of physical agents and chemical agents.

8. Pathogenicity refers to the qualitative ability of bacterial to cause disease. Various pathogenic bacteria can cause different diseases. Pathogenicity is a multi-factorial process, which depends on the virulence of the particular bacteria, the quantity of the pathogen and the immune status of the host. Further more, specific bacterial species initiate infection after being transmitted by different routes to specific sites in the human body.

9. The laboratory diagnosis of infectious diseases involves two main approaches: one is the bacteriologic approach in which the organism is identified by staining and culturing the organism, and the other is the immunologic (serologic) approach in which the organism is identified by detection of antibodies against the organism in the patient's serum.

（黄贺梅）

第三章 抗原与免疫分子

Antigen and Immune Molecules

Learning guide

After studying this chapter the student should be able to answer the following questions：

1. What are the similarities and differences between TD-Ag and Tl-Ag?

2. Explain common antigens and cross-reactivity.

3. Explain the following terms：Ig，Ab，Fab，ADCC，opsonization，mAb.

4. Describe the basic structure of immunoglobulin and try to explain its function.

5. Give the main characteristics of five classes of immunoglobulins.

6. Describe the biological functions of the complement.

7. Compare the three pathways of complement activation.

8. Describe the common properties of cytokines.

9. Describe the main functions of cytokines with specific examples.

10. How do the cytokines take effects in vivo?

11. Describe the definition of LDA，CAM and CD.

12. Simply describe the functions of CAM.

13. Describe the structures of integrin and selectin molecules.

14. Describe the composition of HLA complex.

15. Describe the structure of HLA class Ⅰ and class Ⅱ molecules.

16. What are the biological functions of MHC?

Key terms

antigen；immunogenicity；immunoreactivity；haptens；epitopes；cross-reaction；heteroantigens；heterophilic antigens；alloantigens；human leukocyte antigens，HLA；autoantigens；thymus dependent antigen，TD-Ag；thymus independent antigen，TI-Ag；super antigens，SAg；adjuvants；antibody；immunoglobulin，Ig；heavy chain；light chain；variable region；constant region；framework region；domain；joining chain；secretory piece；antibody fragment；opsonization；ADCC；complement；chemotaxis；cytokines；lymphokines；adhesion molecules；integrin；cadherin；major histocompatibility complex，MHC

第一节 抗 原
Antigen

抗原(antigen,Ag)是指能刺激机体免疫系统产生抗体或效应 T 淋巴细胞,并能与相应抗体或效应淋巴细胞特异性结合发生免疫应答的物质。抗原具有两种性能:①免疫原性(immunogenicity),指抗原刺激机体产生抗体或效应 T 淋巴细胞的性能;②抗原性(immunoreactivity),指抗原能与相应抗体或效应 T 淋巴细胞特异性结合的性能。同时具有免疫原性和抗原性的物质称为完全抗原,即通常所说的抗原;仅具有抗原性而无免疫原性的物质称为不完全抗原，又称为半抗原(haptens)。抗原是启动机体产生免疫应答的外因，而机体的免疫系统是产生免疫应答的内因。

一、抗原的特性(properties of antigens)

某种物质能否成为抗原，不仅取决于机体对该物质的应答能力，而且取决于该物质本身的若干性质，如物质的异物性、化学性质等。

(一)异物性(property of foreign substance)

异物性是指抗原与机体间在遗传上的差异性，是指某物质的化学结构与机体自身成分不同或机体的免疫细胞从未与它接触过，也就是非己物质。具有异物性的物质主要有：①异种物质，绝大多数抗原是异种物质，例如各种病原体、异种蛋白等，一般来说，物质来源的亲缘关系越远，化学结构差异越大，免疫原性越强；②同种异体物质，如人类红细胞表面的 ABO 血型抗原、人类白细胞抗原；③自身物质，正常情况下机体对自身组织不产生免疫应答。但在某些异常情况下，自身成分也可成为抗原物质。如在感染、烧伤、电离辐射、药物、外伤、手术等因素影响下，导致体内某些隐蔽性自身成分的释放或自身成分的结构发生改变，成为自身抗原，引起免疫系统对自身物质进行排斥，发生自身免疫病。因此，免疫学认为：凡是胚胎时期未与免疫细胞接触过的物质，都可视为异物。

(二)抗原的特异性(specificity of antigens)

抗原的特异性是指抗原只能与含有相应抗原受体的免疫细胞和由它刺激产生的抗体或致敏淋巴细胞结合并发生反应的特性。这种特性既表现在免疫原性上，又表现在抗原性上，如伤寒沙门菌抗原只能刺激机体产生抗伤寒沙门菌的抗体，也只能与抗伤寒沙门菌的抗体特异性结合，而不能与抗痢疾志贺菌的抗体结合。抗原的特异性是由抗原物质表面的特殊化学基团，即抗原决定基或抗原决定簇(antigenic determinants)所决定的。

1. 抗原决定基 抗原决定基是与免疫细胞表面的抗原受体及抗体特异性结合的基本单位，又称为表位(epitopes)。表位的性质、数目和空间构象决定着抗原的特异性(表 3-1)。

表 3-1 抗原决定基的性质对抗原特异性的影响

免疫血清（抗体）	试验抗原:含有下列物质的抗原			
	苯胺 NH$_2$	对氨基苯甲酸 NH$_2$ ... COOH	对氨基苯磺酸 NH$_2$ ... SO$_3$H	对氨基苯胂酸 NH$_2$ ... AsO$_3$H$_2$
苯胺抗体	＋	－	－	－
对氨基苯甲酸抗体	－	＋	－	－
对氨基苯磺酸抗体	－	－	＋	－
对氨基苯胂酸抗体	－	－	－	＋

注：＋阳性；－阴性。

2. 共同抗原与交叉反应 不同的抗原物质具有不同的抗原决定基，故各具特异性，天然抗原表面常带有多种抗原决定基，可诱导机体产生多种抗体。若在两种不同的抗原之间存在相同或相似的抗原决定基，就称为共同抗原(common antigens)。由相同抗原决定基刺激机体产生的抗体可以和两种抗原(共同抗原)结合发生反应，称为交叉反应(cross-reaction)(图 3-1)。

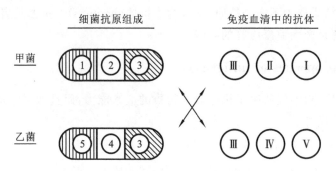

图 3-1 细胞共同抗原与交叉反应示意图

二、影响抗原诱导免疫应答的因素(factors affecting antigen-induced immune responses)

某物质能否启动机体产生免疫应答(体现免疫原性),除取决于机体对该物质有无应答能力外,还取决于物质本身的理化特性。

(一)分子质量大小(molecular weight)

凡具有免疫原性的物质都是大分子物质,其分子质量一般在 10 kD 以上。抗原分子质量越大,含有效抗原基团越多,结构越复杂,在体内不易被降解,能持续刺激免疫细胞,故免疫原性强。

(二)结构的复杂性(structural complexity)

抗原还须具备一定的化学组成和结构。例如,明胶分子质量高达 100 kD,因其由直链氨基酸组成,缺乏苯环氨基酸,稳定性差,易被降解为低分子物质,故免疫原性很弱,若在明胶分子上连接 2% 的酪氨酸后,免疫原性明显增强。

(三)分子构象与易接近性(molecular conformation and accessibility)

分子构象与易接近性是指抗原分子表面有效抗原基团的空间构型与免疫细胞表面的抗原受体是否相吻合,二者之间相互接触的难易程度。若将抗原分子构型改变,则可使抗原的免疫原性减弱或消失。抗原基团分布在分子表面时,因易与免疫细胞抗原受体结合,免疫原性强;若在分子内部,则不表现免疫原性。

此外,抗原物质的免疫原性还与抗原的种类、剂量、进入途径、次数以及机体的遗传因素、年龄、健康状态等诸多因素有关。

三、医学上重要的抗原(important antigens in medicine)

(一)根据抗原的来源分类(classification according to the source of antigens)

1. 异种抗原(heteroantigens) 异种抗原是指来自于另一物种的抗原物质。常见的有:①病原微生物(pathogens),如细菌、病毒等。微生物的结构虽然简单,但其化学组成却相当复杂,都有较强的免疫原性。如细菌有表面抗原、菌体抗原、鞭毛抗原等。由于病原微生物是良好的抗原物质,可用来制备疫苗,进行预防接种。②细菌外毒素和类毒素:有些细菌在代谢过程中,向菌体外分泌有毒的蛋白质,称为外毒素。外毒素毒性极强,有很强的免疫原性。外毒素经 0.3%~0.4% 甲醛处理后,失去毒性仍保留免疫原性,称为类毒素,如破伤风类毒素和白喉类毒素。类毒素可用于细菌外毒素所致疾病的预防。③动物免疫血清:临床上用来防治破伤风、肉毒、白喉等细菌外毒素所致疾病的各种抗毒素,是用类毒素给马注射后取其免疫血清精制而成的。这种含抗毒素的动物免疫血清对人体具有两重性:一方面给患者提供了特异性抗毒素抗体,可中和体内相应外毒素的毒性治疗疾病;另一方面马血清对人而言是异种蛋白质,具有很强的免疫原性,能刺激人体产生抗马血清蛋白的抗体,当再次注射该类制剂时可引起超敏反应。

2. 异嗜性抗原(heterophilic antigens) 异嗜性抗原是指存在于不同种属生物间的共同抗原。如溶血性链球菌的多糖抗原和蛋白质抗原与人肾小球基底膜及心肌有共同抗原,故在链球菌感染后,有可能引起急性肾小球肾炎或风湿热;大肠杆菌 O14 型的脂多糖与人结肠黏膜有共同抗原,与溃疡性结肠炎的发生有关。

3. 同种异型抗原(alloantigens) 同种异型抗原是在同一种属不同个体间所存在的抗原。人类主要的同种异型抗原有血型(红细胞)抗原和组织相容性抗原(人主要为 HLA)。

(1)血型抗原(blood group antigens) 血型抗原是指人类红细胞膜上的多种抗原物质。血型抗原有 40 余种系统,重要的有 ABO 血型系统和 Rh 系统。①ABO 血型抗原:根据红细胞膜上所含抗原的不同,可将人血型分为 A、B、O、AB 四种类型。A 型红细胞膜上有 A 抗原,B 型红细胞膜上有 B 抗原,AB 型红细胞膜上有 A 和 B 两种抗原,O 型红细胞膜上则不含 A 抗原和 B 抗原。每个人血清中不含与本人血型抗原相应的抗体。不同血型的人相互间输血可引起严重的输血反应,所以在输血前必须进行交叉配血试验。②Rh 血型抗原(Rh blood group antigens):在人类红细胞膜和恒河猴红细胞膜表面具有相同的抗原成分,称为 Rh 抗原。有 Rh 抗原者为 Rh 阳性,缺乏 Rh 抗原者为 Rh 阴性。我国人群中 99% 为 Rh 阳性,血清中不存在 Rh 抗原的天然抗体,只有 Rh 阴性人体在输入 Rh 阳性血后才会刺激机体产生 Rh 抗体。在妊娠时,如果母子 Rh 血型不符,可引起新生儿溶血症(详见超敏反应内容)。

(2)人类白细胞抗原(human leukocyte antigens,HLA) HLA 是存在于各种有核细胞(包括血小板和网织红细胞)膜表面的抗原物质,首先发现于白细胞表面,所以称为人类白细胞抗原。HLA 是诱导移植排斥反应的主要抗原。除同卵双生者外,不同个体组织的 HLA 不完全相同,在器官移植时,可引起程度不同的移植排斥反应。因此在进行异体组织器官移植时,供体与受体间 HLA 差异性越小,其移植存活率就越高。

4. 自身抗原(autoantigens) 自身抗原是指能刺激机体产生免疫应答的自身物质。在正常情况下,机体对自身组织细胞不会产生免疫应答,即自身耐受。自身组织在以下两种情况下可以成为自身抗原。

(1)隐蔽自身抗原(sequestered autoantigens) 体内某些组织(如眼晶体蛋白、甲状腺球蛋白、精子等)在正常情况下与免疫系统相隔绝,从不接触免疫细胞,称为隐蔽自身抗原。当外伤、感染、手术等原因,使这些隐蔽自身抗原进入血流称为隐蔽自身抗原释放,可引起自身免疫应答,导致自身免疫性疾病的发生。

(2)修饰性自身抗原(modified autoantigens) 当正常的自身组织因感染、电离辐射、烧伤、药物等影响时,自身组织的分子结构发生改变,形成新的抗原决定基或暴露出内部抗原决定基成为自身抗原,从而刺激机体引起自身免疫性疾病。如药物过敏性血细胞减少症,就是服用了某些药物后使自身血细胞形成了修饰性自身抗原而引起的自身免疫病。

5. 肿瘤抗原(tumor antigens) 肿瘤抗原是细胞在癌变过程中出现的新抗原或过度表达的抗原物质的总称。一般分为肿瘤特异性抗原和肿瘤相关抗原两种。

(1)肿瘤特异性抗原(tumor-specific antigens,TSA) TSA 是指只存在于某些肿瘤细胞表面,而不存在于正常细胞和其他肿瘤细胞表面的新抗原。目前已证实在黑色素瘤、结肠癌细胞表面可检测出此类抗原。

(2)肿瘤相关抗原(tumor-associated antigens,TAA) TAA 是指并非肿瘤细胞特有,在正常细胞也能微量表达,当细胞癌变时其含量明显增高的抗原。由于这类抗原只表现出量的变化而无严格的肿瘤特异性,故称为肿瘤相关抗原。主要包括:①胚胎性抗原,某些肿瘤可使人体细胞返祖产生胚胎性抗原,如甲胎蛋白(AFP),原为胎儿血清中的正常成分,出生后直至成年在血清中含量极微,但原发性肝癌患者,血清中 AFP 含量显著增高,因此,检测患者血清中 AFP 的含量可辅助诊断原发性肝癌;②病毒诱发的肿瘤抗原,研究表明,人类某些肿瘤与病毒有密切关系,如 EB 病毒与鼻咽癌和 B 淋巴细胞淋巴瘤有关,在这些肿瘤组织中可检测出 EB 病毒抗原,人乳头瘤状病毒与宫颈癌有关,患者宫颈脱落细胞中含有该病毒,这些肿瘤患者血清中常能查到针对相关病毒的抗体。

(二)根据诱导 B 淋巴细胞应答时对 T 淋巴细胞的依赖性分类(classification based on the dependence of T lymphocyte)

1. 胸腺依赖性抗原(thymus dependent antigen,TD-Ag) TD-Ag 是指刺激 B 淋巴细胞产生抗体需要巨噬细胞和 T 淋巴细胞协助的抗原。大多数天然抗原均属此类,如细菌、病毒、动物血清等。TD-Ag 刺激机体产生的抗体以 IgG 为主,引起体液免疫和细胞免疫,可引起回忆应答。

2. 非胸腺依赖性抗原(thymus independent antigen,TI-Ag) TI-Ag 是指刺激 B 淋巴细胞产生抗体不

需要巨噬细胞和 T 淋巴细胞协助的抗原,如细菌脂多糖、荚膜多糖等。TI-Ag 刺激机体只能产生 IgM 类抗体,只引起体液免疫,不引起回忆应答。

四、非特异性免疫刺激剂(nonspecific immunostimulant)

1. 超抗原(super antigens,SAg) 在极微量(1~10 ng/mL)下可激活多克隆 T 淋巴细胞或 B 淋巴细胞,产生极强免疫应答的特殊抗原类物质,称为超抗原(SAg)。超抗原激活 T 淋巴细胞的特点是:①具有强大的刺激能力,较低浓度的超抗原就能使占 T 淋巴细胞库中的 5%~20% 的 T 淋巴细胞活化(普通抗原仅能激活万分之一至百万分之一的 T 淋巴细胞);②不需要 APC 的处理,超抗原能选择性地与 TCR β 链的 Vβ 链结合,直接激活 T 淋巴细胞。

超抗原可分为两类:①外源性超抗原,多为细菌分泌的外毒素,如金黄色葡萄球菌肠毒素和该菌的蛋白 A(SPA)等;②内源性超抗原,主要包括小鼠乳腺肿瘤病毒蛋白、人类免疫缺陷病毒 gp120 和热休克蛋白(heat shock protein,HSP)等。

超抗原可能参与了机体的生理和病理效应,可能与食物中毒反应、某些自身免疫病、AIDS 和某些肿瘤发病有关。

2. 佐剂(adjuvants) 预先或与抗原一起注入机体后,能增强机体对该抗原的免疫应答或改变免疫应答类型的物质,称为佐剂。佐剂的种类有:①生物性佐剂(如卡介苗);②无机化合物佐剂(如氢氧化铝);③人工合成佐剂(多聚肌苷酸、胞苷酸);④油剂(如弗氏佐剂、植物油等)。

佐剂为一种非特异性免疫增强剂,其作用机制是:①改变抗原的物理性状,延长抗原在体内的存留时间;②刺激单核-巨噬细胞系统,增强其对抗原的吞噬处理和提呈能力;③刺激淋巴细胞增生和分化,从而增强和扩大免疫应答的效应。由于佐剂能够刺激吞噬细胞活化,使 T 淋巴细胞、B 淋巴细胞增殖成熟。因而,佐剂不仅可以用来增强疫苗的免疫原性,而且能够作为免疫增强剂在疾病的预防和治疗中起重要作用。

丝裂原(mitogen)又称有丝分裂原,是指能非特异性与多种淋巴细胞膜有丝分裂原受体结合,从而促使细胞活化和诱导细胞分裂的激活剂。常见的有作用于 T 淋巴细胞的刀豆蛋白 A(ConA)、植物血凝素(PHA)和作用于 B 淋巴细胞的脂多糖等。目前主要用于 T 淋巴细胞、B 淋巴细胞免疫功能的检测。

第二节　免疫球蛋白与抗体
Immunoglobulin and Antibody

抗体(antibody,Ab)是 B 淋巴细胞受抗原刺激后增殖分化为浆细胞所产生的,能与相应抗原发生特异性结合发挥免疫功能的球蛋白。抗体主要存在于血清和体液中。

免疫球蛋白(immunoglobulin,Ig)是指具有抗体活性或化学结构与抗体相似的球蛋白。抗体是生物学功能的概念,免疫球蛋白则是化学结构的概念,抗体都是免疫球蛋白,而免疫球蛋白并不都是抗体。例如,骨髓瘤患者血清中的异常球蛋白,其化学结构与抗体相似,但无抗体活性。又如 B 淋巴细胞膜表面免疫球蛋白(SmIg),其化学结构与抗体相似,且能与相应抗原特异性结合,但它不是由 B 淋巴细胞受抗原刺激产生的,因此也不能称为抗体。

一、免疫球蛋白的分子结构(molecular structure of immunoglobulin)

(一)免疫球蛋白的基本结构(basic structure of immunoglobulin)

根据免疫球蛋白的结构与抗原特异性不同,将免疫球蛋白分为 IgG、IgM、IgA、IgD 和 IgE 五类,五类免疫球蛋白虽有不同,但其基本结构相似。

Ig 的基本结构是由两条相同的长链和两条相同的短链中间通过二硫键连接在一起的一个 Ig 的单体分子(图 3-2)。Ig 的两条长链称为重链(heavy chain,H),每条重链由 450~550 个氨基酸组成,重链间由二硫键相连。Ig 的两条短链称为轻链(light chain,L),每条轻链约由 214 个氨基酸组成,以二硫键与重链相连。每条 H 链和 L 链都有氨基端(N 端)和羟基端(C 端)。在 N 端,轻链的 1/2 和重链的 1/4 段氨基酸的组成及排列顺序随抗体特异性的不同而有较大变化,称为可变区(variable region,V)。其余部分即轻链的 1/2 和重链的 3/4 段,氨基酸的组成及排列比较恒定,称为恒定区(constant region,C)。抗体的特异性是由 H 链及 L 链可变区决定的。在可变区中,某些特定部位的氨基酸组成、排列顺序与构型更易变化,这些部位称为超变区(hypervariable region,HVR),可供抗原决定基互补结合,故超变区又称为决定基互补区(complementarity determining region,CDR)。Ig 分子 V 区超变区之外的部位,其氨基酸组成和排列相对不易变化,称为骨架区(framework region,FR)。

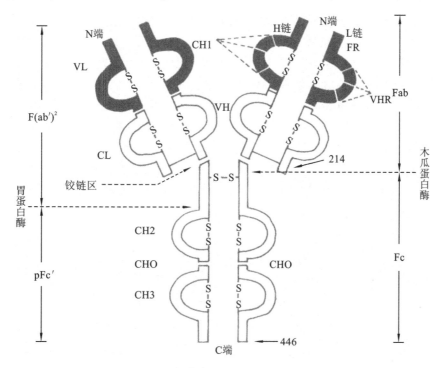

图 3-2 免疫球蛋白分子结构示意图

(二)免疫球蛋白的肽链功能区(immunoglobulin domain)

Ig 分子不仅在 H 链间、H 链与 L 链间由二硫键连接,而且在 H 链与 L 链内二硫键把每条肽链连接折叠成几个球形结构。每个球形结构区段称为 Ig 的结构域(domain),因为具有不同的生物学功能,又称为功能区。每个功能区大约由 110 个氨基酸组成。轻链有 VL 和 CL 两个功能区。IgG、IgA 和 IgD 重链有 VH、CH1、CH2、CH3 四个功能区。IgM、IgE 重链多一个 CH4,共有五个功能区。

各功能区均有相应的生物学功能:①VH 和 VL 是结合抗原的部位;②CH1 和 CL 有 Ig 的同种异型遗传标志;③IgG 的 CH2和 IgM 的 CH3 具有 C1q 结合点,可激活补体的经典途径;④IgG 可通过胎盘;⑤IgG 的 CH3 可与吞噬细胞等结合,与免疫调理作用有关;⑥IgE 的 CH2 和 CH3 可与肥大细胞及嗜碱性粒细胞结合,参与Ⅰ型超敏反应。

在 CH1 和 CH2 之间的区域称为铰链区(hinge region)。此区含有大量的脯氨酸,富有弹性,易伸展弯曲,可与不同距离的抗原决定基结合,也利于暴露 Ig 分子上的补体 C1q 结合点而激活补体。

(三)免疫球蛋白的其他结构(other structures of immunoglobulin)

1. 连接链(joining chain,J chain) J 链是由浆细胞合成的多

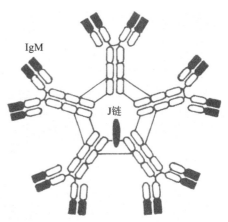
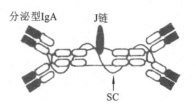

图 3-3 IgM 与 SIgA 结构示意图

肽链,富含半胱氨酸。J 链可将单体 Ig 连成二聚体或五聚体。2 个单体 IgA 由 J 链连接形成二聚体,5 个单体 IgM 由二硫键相互连接,并通过二硫键与 J 链连接形成五聚体(图 3-3)。

2. 分泌片(secretory piece,SP) 分泌片又称为分泌成分(secretory component,SC),是分泌型 IgA(secretory IgA,SIgA)上的一个辅助成分,由黏膜上皮细胞合成和分泌的含糖多肽链,以非共价键形式结合到 IgA 二聚体上,并一起被分泌到黏膜表面。分泌片具有保护 IgA 的铰链区免受蛋白水解酶降解的作用,并介导 SIgA 从黏膜下通过黏膜细胞转运到黏膜表面。

(四)抗体片段(antibody fragment)

1. 木瓜蛋白酶水解片段(papain proteolytic fragments) 用木瓜蛋白酶水解 IgG,从铰链区二硫键 N 端裂解为两个相同的 Fab 段(抗原结合片段)和一个 Fc 段(可结晶片段)。一个 Fab 段含有一条 L 链和 H 链 N 端 1/2 的部分,能与一个抗原决定基特异性结合,为一价。Fc 段含两条 H 链 C 端的 1/2 部分及 H 链间的二硫键,具有活化补体系统及与细胞上 Fc 受体结合的能力。

2. 胃蛋白酶水解片段(pepsin proteolytic fragments) 用胃蛋白酶水解 IgG,从铰链区二硫键近 C 端处裂解为一个具有抗体活性的 F(ab')₂ 和多个不具有任何生物活性的小分子多肽碎片,称为 pFc' 片段。F(ab')₂ 段既保留了结合抗原的生物学活性,又避免了 Fc 段可能引起的副作用,作为生物制品有较大的实用价值。如破伤风抗毒素、白喉抗毒素是经胃蛋白酶水解精制后提纯的生物制品,保留了中和外毒素毒性的有效成分 F(ab')₂ 段,去掉了引起副作用的 Fc 段,减少了超敏反应的发生(图 3-4)。

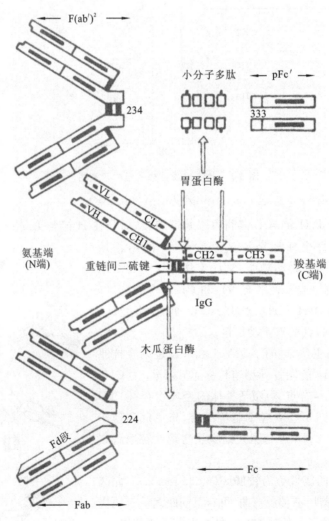

图 3-4 免疫球蛋白(IgG)水解片段示意图

二、抗体的生物学活性(biologic activities of antibody)

(一)特异性结合抗原(specific antigen binding)

特异性结合相应抗原是抗体(免疫球蛋白)最主要的生物学功能。抗体分子的 V 区,特别是重链和轻链的超变区与抗原决定基的立体结构(构象)必须吻合才能结合。抗体的一个抗原结合点只能和一个抗原决定基结合。单体的 IgG、IgE 和血清型 IgA 各有两个抗原结合部位,可结合两个抗原决定基(双价);双体的 SIgA 为四价;五聚体 IgM 理论上为十价,但当与大分子抗原结合时,由于空间位置的影响,通常仅表现为五价。

抗体在体内特异结合相应抗原后,可介导多种生理和病理免疫效应。如中和病毒、中和毒素、抑制细菌黏附等。

(二)激活补体(complement activation)

抗体(IgG、IgM)与相应抗原结合后,其构型发生改变,暴露出重链 C 区上的补体结合点,C1q 与之结合,从而激活补体经典途径。其中 IgM 激活补体的能力较 IgG 强。聚合的 IgA 可通过旁路途径激活补体系统。

(三)通过与 Fc 受体结合发挥多种生物效应(performing multiple biological effects by binding with Fc receptors)

Ig 经 V 区与相应抗原结合后,能通过其 Fc 段与多种细胞表面的 Fc 受体结合,表现出各种功能。

1. 调理作用(opsonization) 调理作用是指抗体、补体促进吞噬细胞吞噬细菌等颗粒性抗原的作用。例如,IgG 抗体与细菌等颗粒性抗原结合后,通过 Fc 段与中性粒细胞、吞噬细胞上的 IgGFc 受体结合,从而增强吞噬细胞的吞噬作用。

2. ADCC 效应(antibody-dependent cell-mediated cytotoxicity,ADCC) IgG 抗体与病毒感染的细胞或肿瘤细胞等靶细胞结合后,通过 Fc 段与 NK 细胞上的 IgGFc 受体结合,从而激发 NK 细胞对靶细胞的杀伤作用,称为抗体依赖的细胞介导的细胞毒作用(ADCC)。

3. 介导Ⅰ型超敏反应(mediating type Ⅰ hypersensitivity) IgE 的 Fc 段可与肥大细胞、嗜碱性粒细胞表面的高亲和力 IgE Fc 受体结合,触发这些细胞释放生物活性物质,引起Ⅰ型超敏反应。

(四)通过胎盘和黏膜(transportation through placenta and mucous)

1. 通过胎盘 IgG 是人类唯一能通过胎盘的 Ig。母体的 IgG 抗体能通过胎盘进入胎儿血流,这种作用有赖于 IgGFc 段,IgGFc 段能选择性地与胎盘中的特异性 IgG 输送蛋白结合,转移到胎盘滋养层细胞内,并主动进入胎儿血循环中,对于新生儿抗感染具有重要意义。

2. 穿过黏膜 呼吸道、胃肠道、泌尿生殖道黏膜下的 SIgA 随分泌液穿过黏膜细胞,到达黏膜表面,是黏膜局部免疫的最主要因素。

三、五类免疫球蛋白的特性与功能 (characteristics and functions of five classes of immunoglobulin)

(一)IgG

IgG 是人类血清中主要的抗体,出生后第 3 个月开始合成,占血清免疫球蛋白总量的 75%～80%。IgG 主要由脾脏和淋巴结中浆细胞合成,以单体形式存在。IgG 半衰期最长,可达 20～23 d,故临床上使用含有 IgG 的丙种球蛋白做治疗时,应间隔 2～3 周注射一次。IgG 较易透过血管壁弥散到组织间隙,血清及组织液中的 IgG 约占全身总量的一半。

IgG 是机体主要的抗感染抗体,大多数抗菌、抗毒素、抗病毒抗体属此类。IgG 是唯一能通过胎盘的抗体,在新生儿抗感染中起重要作用。IgGFc 段能与吞噬细胞、NK 细胞 Fc 受体结合发挥调理作用和 ADCC 作用。IgG 与相应抗原结合通过经典途径激活补体。IgGFc 段还能与葡萄球菌 A 蛋白(SPA)结合,当结合在 SPA 上的 IgG 与相应抗原结合后可出现凝集现象,故将其用于免疫学诊断。

某些自身抗体(如抗甲状腺球蛋白抗体、抗核抗体)以及引起Ⅱ、Ⅲ型超敏反应的抗体也属于IgG,可引起自身免疫病和超敏反应病。

(二)IgM

IgM是五聚体,分子质量最大,又称为巨球蛋白,五聚体结构的IgM一般不能通过血管壁,主要存在于血液中,占血清Ig总量的6%~10%。

IgM是个体发育中合成和分泌最早的Ig,在胎儿晚期已能合成。IgM不能通过胎盘,所以脐带血中IgM增高,提示可能有宫内感染。机体感染后最早出现的抗体也是IgM,鉴于IgM半衰期短(约5 d),所以若血清中特异性IgM含量增高,表明有近期感染,该指标有助于早期诊断。IgM抗原结合价多,其调理吞噬、激活补体的能力均比IgG强。天然血型抗体为IgM,血型不符的输血,会发生严重的溶血反应。参与Ⅱ型、Ⅲ型超敏反应的抗体也属IgM。IgM也是B淋巴细胞上的主要膜表面Ig(surface membrane immunoglobulin,SmIg),膜表面IgM是B淋巴细胞抗原受体(B lymphocyte receptor,BCR)的重要成分。

(三)IgA

IgA分为血清型IgA和分泌型IgA(SIgA)两种类型。血清型IgA多以单体形式存在,占血清Ig总量的15%左右。SIgA由两个IgA单体、一个J链和一个分泌片组成。分泌片无免疫活性,但能保护SIgA免受分泌液中蛋白水解酶的降解作用。

SIgA主要分布于呼吸道、消化道和泌尿生殖道黏膜表面,以及初乳、唾液、泪液中。SIgA通过与相应病原体结合,阻止病原体黏附到细胞表面,在局部抗感染免疫中发挥重要作用。婴儿可以从母亲初乳中获得SIgA,具有一定的保护作用。新生儿易患呼吸道、胃肠道感染性疾病,可能与SIgA合成不足有关。

(四)IgD

IgD以单体形式存在血液中,含量低,仅占血清Ig总量的1%,半衰期短(约3 d)。

血清中IgD的功能仍不清楚。B淋巴细胞表面的IgD(SmIgD)可作为B淋巴细胞分化发育成熟的标志。未成熟B淋巴细胞仅表达IgM(SmIgM),成熟B淋巴细胞可同时表达SmIgM和SmIgD。

(五)IgE

IgE在正常人血清中含量极低,仅占Ig总量的0.002%。IgE对肥大细胞和嗜碱性粒细胞具有高度亲和性,参与Ⅰ型超敏反应。特异性IgE通过Fc段与肥大细胞和嗜碱性粒细胞等靶细胞上的IgE Fc受体结合,使这些细胞释放生物活性介质,引起Ⅰ型超敏反应。

IgE主要由鼻咽、扁桃体、支气管、胃肠道等黏膜固有层浆细胞产生。因此,这些部位经常是Ⅰ型超敏反应的好发部位。

四、人工制造抗体(artificial antibodies)

(一)多克隆抗体(polyclonal antibodies)

多克隆抗体(polyclonal antibody,PcAb)是用天然抗原免疫动物所产生的动物免疫血清或抗血清,即抗原分子表面多种抗原决定基激活多个克隆B淋巴细胞后产生的多种抗体的混合物。多克隆抗体的优点是来源广泛,容易制备;缺点是特异性不高,易发生交叉反应,从而使应用受限。

(二)单克隆抗体(monoclonal antibodies)

单克隆抗体(McAb/mAb)是指由一个B淋巴细胞杂交瘤细胞克隆产生的只针对一个抗原决定基的抗体。

单克隆抗体的制备,是采用Kohler和Milstein的杂交瘤技术将能在体外无限增殖的小鼠骨髓瘤细胞和能产生抗体的小鼠脾细胞融合为杂交瘤(hybridoma)细胞。这种杂交瘤细胞具有亲代细胞双方的主要特征,既可人工培养使之无限增殖,又可针对一种抗原决定基产生特异性抗体。将这种细胞的培养经无限增殖而成为克隆,由此克隆产生完全均一的抗体,只能识别一种抗原决定基,具有高度特异性。

单克隆抗体具有结构高度均一、效价高、特异性强、少有或无血清交叉反应等特点。现已广泛应用于医学的多个领域。例如:①检测各种抗原(病原体抗原、肿瘤抗原、细胞抗原等),用于疾病诊断;②测定细胞因子、激素及神经递质等活性物质,用于科学研究;③将肿瘤特异性 McAb 与抗肿瘤药物、毒素、核素偶联成导向药物即"生物导弹",用于肿瘤治疗;④应用抗 HLA、抗 T 淋巴细胞的 McAb 可抑制同种器官移植排斥反应或自身免疫病的治疗。

（三）基因工程抗体（genetic engineering antibody）

基因工程抗体是借助 DNA 重组和蛋白质工程技术,根据不同的目的在基因水平上对免疫球蛋白分子进行切割、拼接或修饰,重新组装成新型抗体分子。其特点是:既保持了单克隆抗体纯一性高、特异性强的优点,又克服了其鼠源性的不足。基因工程抗体保留了天然抗体的特异性和主要生物学活性,去除或减少了无关结构,并赋予抗体分子以新的生物活性,故比天然抗体更具有广泛的应用前景。

第三节　补体系统
Complement System

一、概述（introduction）

补体（complement，C）是存在于正常人及动物血清中的一组经活化后具有酶活性的蛋白质。目前已知补体是由 30 余种可溶性蛋白、膜结合蛋白和补体受体组成的多分子系统,故称为补体系统。

1. 补体系统的组成与命名（components and nomenclature of the component system）　根据功能,可将补体的 30 余种成分分为三类。①补体的固有成分:指存在于体液中、参与补体激活级联反应的补体分子,包括经典激活途径的 C1、C4、C2;旁路激活途径的 B 因子、D 因子;上述两条途径的共同末端通路的 C3、C5、C6、C7、C8 和 C9。②补体调节蛋白:包括备解素（properdin，P 因子）、C1 抑制物、I 因子、C4 结合蛋白、H 因子、S 蛋白、促衰变因子等。③介导补体活性片段或调节蛋白生物学效应的补体受体（complement receptors，CR）:包括 CR1～CR5、C3aR、C2aR、C4aR 等。

补体系统的命名方法为:①参与补体经典激活途径的固有成分,按其被发现的先后顺序分别命名为 C1（C1q、C1r、C1s）、C2……C9;②补体其他成分以英文大写字母表示,如 B 因子、D 因子、P 因子、H 因子;③补体调节蛋白多以其功能命名,如 C1 抑制物、C4 结合蛋白、促衰变因子等;④补体活化后的裂解片段,以该成分的符号后面附加小写英文字母表示,如 C3a、C3b 等,其中 a 为小片段,b 为大片段;⑤具有酶活性的成分或复合物,在其符号上划一横线表示,如 $\overline{C1}$、$\overline{C3bBb}$;⑥灭活的补体成分,在其符号前加 i 表示,如 iC3b。

2. 补体成分的理化特性（physical and chemical features of component）　补体系统各成分的化学组成均为糖蛋白,多数为 β 球蛋白,少数为 α 和 γ 球蛋白。补体在血清中的含量相对稳定,占总蛋白的 5%～6%,其中 C3 含量最高。补体性质极不稳定,加热 56 ℃ 30 min 即被灭活,在室温下会很快失活,在 −20 ℃ 以下冷冻干燥后能较长时间保存。许多理化因素如机械振荡、紫外线照射、强酸、强碱、乙醇及蛋白酶等均易使补体失活。

二、补体的激活（activation of the complement system）

在生理情况下,血清中大多数补体成分以非活性（酶原）形式存在,只有在某些激活物的作用下补体各成分才会按一定顺序,以连锁的酶促反应方式依次活化,而表现出多种生物学活性的过程,故称为补体级联反应。补体系统的激活主要有两条途径,从 C1q 开始激活的途径称为经典激活途径或传统激活途径;从 C3 开始激活的途径称为旁路激活途径或替代激活途径。

（一）经典激活途径（the classical activation pathway）

以抗原抗体（IgG 或 IgM）复合物为主要激活物质,从 C1 活化开始,引发酶促级联反应,产生一系列效应和最终发生细胞溶解作用的补体激活途径称为经典激活过程。整个过程分为识别、活化和效应三个阶段。

1. 识别阶段(recognition step) 抗原和抗体结合后,抗体发生构象改变,使 Fc 段补体结合部位暴露,补体 C1 与之结合并被激活,这一过程称为补体激活的识别阶段(recognition step)或启动阶段(initiation step)。

C1 是由 C1q、C1r 和 C1s 分子组成的多聚体复合物。C1q 为六聚体,呈球形,每一亚单位的头部为与免疫复合物(IC)中抗体的 Fc 段结合的部位。C1r 和 C1s 与 C1q 相连(图 3-5)。

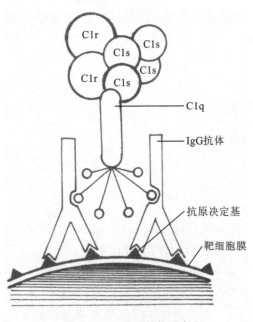

图 3-5　C1 分子结构示意图

当两个以上 C1q 头部被 IC 中的 IgG/IgM Fc 段结合、固定后,C1q 6 个亚单位的构象改变,导致 C1r 被裂解,形成 C1r 小片段,即激活的 C1r 可裂解 C1s 成为 2 个片段,其中小片段的 C1s 具有蛋白酶活性,可酶解相应底物 C4 和 C2,进入活化阶段。

2. 活化阶段(activation step) 即 C3 转化酶($C\overline{4b2b}$)和 C5 转化酶($C\overline{4b2b3b}$)形成阶段。C4 和 C2 都是 C1s(酯酶)的天然底物。C1s 将 C4 裂解成 C4b 和 C4a 两个片段,C4b 与抗体结合的靶细胞膜结合。在 Mg^{2+} 存在时,C2 可与附着 C4b 的细胞表面结合,继而被 C1s 裂解为 C2b 和 C2a。C4b 与 C2b 在细胞膜表面结合形成 $C\overline{4b2b}$,即 C3 转化酶(C3 convertase),该酶再将 C3 裂解为 C3a 和 C3b。与膜结合的 $C\overline{4b2b}$ 在衰变和失活前可活化多个 C3 分子。C3b 结合至 $C\overline{4b2b}$ 附着的临近细胞膜上,形成 $C\overline{4b2b3b}$ 三分子复合物,即 C5 转化酶(C5 convertase),C5 是此酶的天然底物。补体裂解过程中生成的小分子 C4a、C2a、C3a 释放到液相中,发挥各自的生物活性。

3. 效应阶段(effector step) 即形成膜攻击复合体(membrane attack complex,MAC),导致靶细胞溶解的阶段。在 C5 转化酶($C\overline{4b2b3b}$)作用下,C5 被裂解成 C5a 和 C5b 两个片段。C5a 游离于液相。C5b 与 C6、C7 结合形成 $C\overline{5b67}$ 三分子复合物,插入靶细胞膜中。膜上的 $C\overline{5b67}$ 复合物吸附 C8 形成 $C\overline{5b678}$ 复合物,$C\overline{5b678}$ 复合物进一步催化单链 C9 分子聚合,共同组成 $C\overline{5b6789}$ 大分子的膜攻击复合体(MAC)。MAC 贯穿整个靶细胞膜,形成跨膜孔道,电解质从细胞内逸出,水分大量内流,细胞膨胀而溶解。

(二)旁路激活途径(the alternative activation pathway)

旁路激活途径又称替代激活途径,这种途径不需 C1、C4、C2 参加,直接活化 C3,然后完成 C5～C9 的连锁反应。参与的补体成分还有 B 因子、D 因子和 P 因子。本途径的活化不需免疫复合物参与,其活化物质主要是脂多糖、酵母多糖、肽聚糖及凝聚的 IgA 和 IgG4 等。旁路激活途径分为以下几个步骤。

1. C3 转化酶($C\overline{3bBb}$)的形成 在生理条件下,血清中的 C3 缓慢地自发水解产生少量的 C3b,B 因子与 C3b 结合形成 C3bB 复合体。血清中的 D 因子将结合状态的 B 因子裂解成 Ba 和 Bb。大片段 Bb 附着于 C3b 形成 $C\overline{3bBb}$ 复合体,即旁路途径 C3 转化酶。$C\overline{3bBb}$ 易被迅速降解,但血清中的 P 因子(备解素)与 $C\overline{3bBb}$ 结合成为 $C\overline{3bBbP}$,而使其趋于稳定。$C\overline{3bBbP}$ 可裂解 C3 生成 C3a 和 C3b。

2. C5 转化酶($C\overline{3bnBb}$)的形成 当旁路途径的激活物(如细菌脂多糖等)存在时,为 C3b 和 $C\overline{3bBb}$ 提供可结合的表面,并保护它们不被 I 因子(C3b 灭活因子)和 H 因子(C3b 灭活促进因子)迅速灭活,结合于细胞表面的 $C\overline{3bBb}$ 或 $C\overline{3bBbP}$,可使 C3 大量裂解,并与其裂解产物 C3b 结合形成多分子复合物 $C\overline{3bnBb}$ 或 $C\overline{3bnBbP}$,即替代途径 C5 转化酶。它像经典途径的 $C\overline{4b2b3b}$ 一样可将 C5 裂解成 C5a 和 C5b。后续的 C6～C9 激活过程及效应与经典途径相同。

3. C3b 正反馈环 旁路途径的激活过程也是补体系统的一个重要放大机制。因此在有激活物质存在的情况下,$C\overline{3bBb}$ 能不断地裂解 C3,产生更多的 C3b 分子,C3b 又可在 B 因子、D 因子参与下形成更多的 $C\overline{3bBb}$,继而进一步使 C3 裂解产生 C3b。这样 C3b 既是 C3 转化酶的组成成分,又是 C3 转化酶的作用产物,由此形成了旁路途径的正反馈(positive feed back)放大环路。此外,经典激活途径产生的 C3b 也能启动旁路激活途径,旁路激活途径 C3 转化酶对经典激活途径也起放大作用。

（三）两条激活途径的比较（comparison of two activation pathways）

补体的两条激活途径既有共同之处，又有各自的特点（见表3-2、图3-6）。

表3-2　两条激活途径的主要不同点

	经典激活途径	旁路激活途径
激活物质	抗原-抗体（IgM/IgG1-G3）复合物	肽聚糖、酵母多糖、脂多糖、凝聚的 IgA、IgG4
参与的补体成分	C1、C4、C2、C3、C5～C9	C3、C5～C9、P因子、B因子、D因子
所需离子	Ca^{2+}、Mg^{2+}	Mg^{2+}
C3 转化酶	$C\overline{4b2b}$	$C\overline{3bBb}$
C5 转化酶	$C\overline{4b2b3b}$	$C\overline{3bnBb}$
作用	参与特异性体液免疫的效应阶段，感染后期发挥作用	参与非特异性免疫，可被直接活化、自身放大，在感染早期起重要作用

旁路激活途径的活化不需抗原抗体复合物参与，可直接被细菌脂多糖等物质启动，并具有自身放大效应，故在初次感染或感染早期对机体的防御有重要意义。而经典激活途径常在疾病的恢复或持续过程中发挥作用。

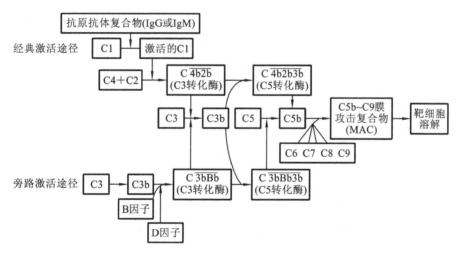

图3-6　经典激活途径和旁路激活途径激活过程比较示意图

三、补体的生物学作用（biological functions of complement）

补体系统的功能分为两个方面：①补体激活后，在细胞膜上形成MAC，导致靶细胞裂解；②补体在激活过程中产生水解片段，在免疫和炎症反应中发挥各种生物学效应。

（一）溶菌、溶细胞作用（bacterial and cell lysis）

补体系统被激活后，可在靶细胞表面形成膜攻击复合物，导致靶细胞溶解，这种补体介导的细胞溶解是机体抵抗病原生物感染的重要机制。被溶解的靶细胞有细菌等病原生物，也有被病毒感染的组织细胞，有利于机体清除病原生物，发挥免疫防御功能。如被溶解的靶细胞是机体自身细胞则导致组织损伤，引起自身免疫病。

（二）调理作用（opsonization）

补体C3b等片段是重要的调理素。C3b一端与抗原抗体复合物或靶细胞结合，另一端与带有C3b受体的吞噬细胞（中性粒细胞、巨噬细胞等）结合，借C3b将靶细胞与吞噬细胞连接起来，从而促进吞噬，这种作用称为补体的调理作用。调理作用在机体抗感染免疫中具有重要意义。

（三）免疫黏附作用（immune adherence）

免疫黏附是指抗原抗体复合物激活补体后，可通过C3b或C4b黏附于具有C3b受体（CR1）的红细胞、血小板或某些淋巴细胞上,形成较大的复合物,易被吞噬细胞吞噬和清除。免疫黏附在抗感染免疫和免疫病理过程中具有重要意义。

(四)炎症介质作用(mediation of inflammation)

1. 过敏毒素作用(anaphylatoxin) C3a、C4a 和 C5a 又被称为过敏毒素,可使肥大细胞、嗜碱性粒细胞脱颗粒,释放组胺等生物活性介质引起毛细血管扩张、通透性增加、平滑肌痉挛、局部水肿等炎症反应。三种过敏毒素中 C5a 作用最强。

2. 趋化作用(chemotaxis) C5a 有趋化作用,能吸引中性粒细胞、单核-巨噬细胞向炎症部位聚集,发挥吞噬作用,增强炎症反应。

(五)免疫调节作用(regulation of immune response)

补体对免疫系统的调节可通过以下几个环节实现。①C3 可参与捕捉、固定抗原,使抗原易被抗原提呈细胞处理和提呈。②补体成分可与多种免疫细胞相互作用,调节细胞的增殖分化,如 C3b 与 B 淋巴细胞表面 CR1 结合,可使 B 淋巴细胞增殖分化为浆细胞。③补体参与调节多种免疫细胞效应功能,如杀伤细胞结合 C3b 后可增强对靶细胞的 ADCC 作用。

(杨少龙)

第四节 细 胞 因 子
Cytokines

一、细胞因子的概述(introduction to cytokines)

(一)细胞因子的概念(the concept of cytokines)

细胞因子(cytokines)是由机体细胞合成和分泌的具有生物活性的小分子蛋白质的统称。在很多情况下,多种免疫细胞间的相互作用是通过细胞因子介导的。从不同的角度,细胞因子有多种其他的名称:如由单核-巨噬细胞产生的细胞因子称为单核因子(monokines);由淋巴细胞产生的细胞因子称为淋巴因子(lymphokines);可刺激骨髓干细胞或祖细胞分化成熟的细胞因子称为集落刺激因子。细胞因子通过与细胞表面相应受体结合发挥抗感染、抗肿瘤、免疫调节、参与炎症反应、促进细胞生长和组织修复等多种生物学作用。随着生物技术的发展,已开始应用重组细胞因子调节机体的免疫应答以治疗某些疾病,现可作为生物应答调节剂(biological response modifier,BRM)中的一类重要的治疗制剂。

(二)细胞因子的共同特点(general properties of cytokines)

1. 细胞因子的理化特点(physical and chemical features of cytokines) 绝大多数细胞因子是低分子质量(15～30 kD)的蛋白或糖蛋白。多数以单体形式存在,少数以二聚体、多聚体形式存在。如 IL-1、IL-2 为单体,IL-10、IL-12 为二聚体,TNF 为三聚体。

2. 细胞因子的产生特点(characteristics of cytokines generation)

(1)多源性(multiple sources):体内多种细胞都可产生,归纳起来有三类。①免疫细胞,主要有单核-巨噬细胞、T 淋巴细胞、B 淋巴细胞、NK 细胞、粒细胞等;②基质细胞,主要有血管内皮细胞、成纤维细胞、表皮细胞等;③某些肿瘤细胞,如骨髓瘤细胞。

(2)多向性(pleiotropy):一种细胞因子可由不同种类的细胞产生,而同一种细胞也可产生多种细胞因子。例如,IL-1 可由单核-巨噬细胞、内皮细胞、表皮细胞产生,而活化的 T 淋巴细胞可产生 IL-2、IFN-γ、TNF-β 等细胞因子。

(3)自限性(self limited):一方面当细胞受刺激后,启动细胞因子编码基因的转录,转录出的 mRNA 不稳定易降解,故合成具有自限性;另一方面,细胞因子合成后迅速分泌,无储备和蓄积,分泌的细胞因子易被迅速降解,因此作用时间有限。

3. 细胞因子的作用方式(mode of action) ①自分泌(autocrine),即一种细胞产生的细胞因子只作用于其本身,某种细胞既是细胞因子的产生细胞,又是细胞因子的靶细胞;②旁分泌(paracrine),即一种细胞产生的细胞因子作用于邻近的细胞;③内分泌(endocrine),即少数细胞因子如 TNF、IL-1 在高剂量时也作用于远处的细胞,表现为内分泌效应。

4. 细胞因子的效应特点(characteristics of cytokines effects)

(1)多效性(pleiotropism) 一种细胞因子可作用于多种靶细胞,产生多种生物学效应。如 IL-2 具有促进 T 淋巴细胞和 B 淋巴细胞分化增殖,增强 Tc 和 NK 细胞杀伤活性,活化巨噬细胞等多种生物学作用。

(2)高效性(high efficiency) 细胞因子极微量,在 $10^{-15} \sim 10^{-10}$ mol/L 时可发挥作用,是其他免疫分子远不能及的。

(3)重叠性(redundancy) 几种不同的细胞因子作用于同一种靶细胞,产生相同或相似的生物学效应。如 IL-4、IL-6、IL-13 均可刺激 B 淋巴细胞增殖分化。

(4)协同性(synergy) 一种细胞因子强化另一种细胞因子的功能。如 IL-3 和 IL-11 共同刺激造血干细胞的分化。

(5)拮抗性(antagonism) 一种细胞因子抑制其他细胞因子的功能。如 IFN-γ 可刺激 Th 细胞向 Th1 细胞分化,而 IL-4 可抑制 IFN-γ 这一作用。

众多的细胞因子在机体内存在,因作用的多效和重叠而形成相互交叉,相互间有促进和抑制,形成十分繁杂的细胞因子调节网络。

二、细胞因子的分类(classification of cytokines)

细胞因子是细胞间信号分子,通过与细胞表面相应受体结合启动细胞信号转导,最终引起细胞基因转录的变化而发挥生物学作用。根据其结构和功能,细胞因子可分为六类。

1. 白细胞介素(interleukin,IL) 最初 IL 是指由白细胞产生又在白细胞间发挥作用的细胞因子,虽然后来发现 IL 可由其他细胞产生,也可作用于其他细胞,但这一名称仍被沿用至今。目前已发现 29 种,分别命名为 IL-1~IL-29。

2. 干扰素(interferon,IFN) IFN 是最早发现的细胞因子,因其能干扰病毒的感染和复制,故称为干扰素。根据来源和理化性质分为 α、β 和 γ 三种类型。IFN-α 和 IFN-β 合称为Ⅰ型干扰素,主要由被病毒感染的细胞、单核-巨噬细胞、成纤维细胞产生,其作用以抗病毒、抗肿瘤为主,也有一定的免疫调节作用。IFN-γ 又称为Ⅱ型干扰素,由活化的 T 淋巴细胞和 NK 细胞产生,其作用以免疫调节为主,抗病毒、抗肿瘤作用不及Ⅰ型干扰素。

3. 肿瘤坏死因子(tumor necrosis factor,TNF) 因最初发现其能引起肿瘤组织出血坏死而得名。目前发现的肿瘤坏死因子超家族成员至少有 18 个。主要有 TNF-α、TNF-β(又称淋巴毒素,LT)、CD40L 和 FasL。

4. 集落刺激因子(colony-stimulating factor,CSF) CSF 是指能够刺激多能造血干细胞和不同发育分化阶段的造血祖细胞增殖分化的细胞因子。主要有粒细胞-巨噬细胞集落刺激因子(GM-CSF)、粒细胞集落刺激因子(G-CSF)、红细胞生成素(EPO)、干细胞生成因子(SCF)、血小板生成素(TPO),IL-11 也是重要的造血刺激因子。

5. 趋化因子(chemokine) 趋化因子是一类促进炎症的细胞因子,其主要作用是招募血液中的单核细胞、中性粒细胞、淋巴细胞等进入感染发生的部位。主要有单核细胞趋化蛋白 1(MCP-1)、中性粒细胞趋化因子(IL-8)、淋巴细胞趋化蛋白等。

6. 生长因子(growth factor,GF) GF 是具有刺激细胞生长作用的细胞因子,包括表皮细胞生长因子(EGF)、血管内皮细胞生长因子(VEGF)、成纤维细胞生长因子(FGF)等。有些未以生长因子命名但也有刺激细胞生长的作用,如 IL-2 是 T 淋巴细胞的生长因子,TNF-α 是成纤维细胞的生长因子。有些生长因子也有对免疫应答的抑制作用,如转化生长因子-β(TGF-β)可抑制多种免疫细胞的增殖、分化及免疫效应。

三、细胞因子的生物学活性(biological functions of cytokines)

细胞因子具有非常广泛的生物学活性,包括促进靶细胞的增殖和分化,增强抗感染和细胞杀伤效应,促进或抑制其他细胞因子和膜表面分子的表达,促进炎症过程,影响细胞代谢等。

1. 抗病毒、抗肿瘤(antivirus, antitumor) 杀伤清除被病毒感染的靶细胞和肿瘤靶细胞。主要依赖NK细胞、巨噬细胞和效应Tc细胞,许多细胞因子可以增强这些免疫细胞的杀伤活性。例如:IFN-α/β可激活NK细胞,在感染的早期杀伤病毒感染细胞和杀伤肿瘤细胞;IL-2可促进Th1细胞活化产生IFN-γ;IFN-γ还可促进靶细胞表达MHC-Ⅰ类分子,增强Tc细胞的杀伤作用,IFN-γ可激活NK细胞和巨噬细胞杀伤靶细胞;IL-2、TNF、IFN-γ可通过促进靶细胞表达Fas,间接诱导靶细胞凋亡。

2. 免疫调节(immunoregulation) 免疫细胞可通过分泌细胞因子对免疫应答发挥促进或抑制作用。例如:IFN-γ可诱导细胞表达MHC-Ⅱ类分子,促进抗原提呈,而IL-10则抑制抗原提呈;IL-2、IL-4、IL-5、IL-6可促进T淋巴细胞、B淋巴细胞活化、增殖分化,而TGF-β则有抑制作用;IL-4、IL-10抑制Th1细胞形成,而IFN-γ、IL-12则抑制Th2细胞形成。

3. 促进炎症反应(promote inflammation) 炎症反应是机体清除入侵病原体的重要机制,许多细胞因子参与炎症的反应过程。例如:IL-1、TNF-α、IFN-γ等细胞因子促进血管内皮表达黏附分子,增强白细胞与血管的黏附,有助于白细胞的炎性渗出;IL-8等趋化因子促进炎性细胞向炎症部位聚集,IL-1、TNF-α作为内源性致热原引起发热反应。

4. 刺激造血,促进细胞生长和组织修复(stimulate hematopoiesis, promote cell growth and tissue repair) 在免疫应答和炎症反应过程中,血细胞被大量消耗,器官组织细胞也有损伤,集落刺激因子等细胞因子可刺激骨髓造血,调控血细胞的生成和补充;生长因子可促进细胞生长;IL-8可促进血管的新生。这对组织损伤的修复有意义。

常见的细胞因子及其主要生物学作用见表3-3。

表3-3 常见的细胞因子及其主要生物学作用

名称	主要产生细胞	主要生物学作用
IL-1	单核细胞、上皮细胞、内皮细胞、淋巴细胞	致热原性物质、诱导急性期反应、引起恶病质、协同刺激T淋巴细胞、诱导多种细胞产生其他细胞因子
IL-2	活化T淋巴细胞	刺激T淋巴细胞增殖,激活NK细胞、刺激B淋巴细胞生长
IL-4	T淋巴细胞、肥大细胞	激活B淋巴细胞增殖分化,Ig产生,IgE类别转换,抑制Th1细胞
IL-6	T淋巴细胞、内皮细胞、单核细胞、肥大细胞	促进B淋巴细胞增殖分化、产生抗体,促进急性期蛋白质产生,刺激造血(巨核细胞),刺激T淋巴细胞生长
IL-8	单核-巨噬细胞、内皮细胞、上皮细胞	趋化中性粒细胞、嗜酸性粒细胞、嗜碱性粒细胞、未致敏的T淋巴细胞
IL-10	T淋巴细胞、B淋巴细胞、单核-巨噬细胞	促进B淋巴细胞增殖,产生Ig,抑制特异性T淋巴细胞激活,抑制T淋巴细胞产生IL-2,抑制单核-巨噬细胞
IL-12	单核-巨噬细胞、B淋巴细胞	激活NK细胞,诱导T淋巴细胞向Th1细胞分化,诱导Tc细胞向效应Tc细胞分化,抑制IgE的产生
IFN-α/β(Ⅰ型)	单核-巨噬细胞、成纤维细胞	抑制病毒复制增殖,增强NK细胞的杀伤能力,调节MHC分子表达
IFN-γ(Ⅱ型)	活化的T淋巴细胞、NK细胞	增强Mφ、NK细胞杀伤作用,促进MHC分子表达和抗原提呈,促进靶细胞MHC-Ⅰ类分子表达,增强Tc细胞杀伤靶细胞,抑制Th2细胞
GM-CSF	活化的T淋巴细胞,巨噬细胞,成纤维细胞等	刺激粒细胞-巨噬细胞集落形成,刺激粒细胞功能

续表

名称	主要产生细胞	主要生物学作用
SCF	成纤维细胞,骨髓和胸腺的基质细胞	刺激髓系、红系、巨核系及淋巴系造血祖细胞
Epo	肾细胞	促骨髓红细胞前体分化为成熟红细胞
TNF-α	单核-巨噬细胞、T 淋巴细胞、NK 细胞	局部炎症,引起发热反应,引起恶病质、激活内皮细胞表达黏附分子,杀伤或抑制肿瘤
TNF-β(LT)	T 淋巴细胞、B 淋巴细胞	杀伤靶细胞、激活巨噬细胞、激活中性粒细胞炎症反应

四、细胞因子的临床意义(clinical significance of cytokines)

(一)细胞因子与疾病(cytokines and diseases)

正常情况下,细胞因子的表达和分泌受机体严格的调控,在病理状态下,细胞因子会出现异常性表达,表现为细胞因子及其受体的缺陷,细胞因子表达过高,以及可溶性细胞因子受体的水平增加等。

1. 细胞因子及其受体的缺陷(defects of cytokines and their receptors) 包括先天性缺陷和继发性缺陷两种病理情况,例如先天性的性联重症联合免疫缺陷(XSCID)患者,表现为体液免疫和细胞免疫的双重缺陷,出生后必须在无菌罩中生活,往往在幼儿期因感染而夭折。现已发现这种患者的 IL-2 受体 γ 链缺陷,由此导致 IL-2、IL-4 和 IL-7 的功能障碍,使免疫功能严重受损。细胞因子的继发性缺陷往往发生在感染、肿瘤等疾病以后,如人类免疫缺陷病毒(HIV)感染并破坏 Th 细胞后,可导致 Th 细胞产生的各种细胞因子缺陷,免疫功能全面下降,从而表现出获得性免疫缺陷综合征(AIDS)的一系列症状。

2. 细胞因子表达过高(overexpression of cytokines) 在发生炎症、自身免疫病、变态反应、休克等疾病时,某些细胞因子的表达量可成百上千倍地增加,例如在风湿关节炎的滑膜液中可发现 IL-1、IL-6、IL-8 水平明显高于正常人,而这些细胞因子均可促进炎症过程,使病情加重。应用细胞因子的抑制剂有可能治疗这类炎性细胞因子水平升高的疾病。

3. 可溶性细胞因子受体水平升高(increased level of soluble cytokine receptors) 细胞膜表面的细胞因子受体可脱落下来,成为可溶性细胞因子受体,存在于体液和血清中,在某些疾病条件下,可出现可溶性细胞因子受体的水平升高。这类分子可能结合细胞因子,使其不再与膜表面的细胞因子受体结合,因而封闭了细胞因子的功能。

(二)细胞因子与治疗(cytokines and disease treatment)

目前,利用基因工程技术生产的重组细胞因子作为生物应答调节剂(BRM)治疗肿瘤、造血障碍、感染等已收到良好的疗效,成为新一代的药物。重组细胞因子作为药物具有很多优越之处。例如细胞因子为人体自身成分,可调节机体的生理过程和提高免疫功能,很小剂量即可发挥作用,因而疗效显著,副作用小,是一种全新的生物制剂,已成为某些疑难病症不可缺少的治疗手段。目前已批准生产的细胞因子药物包括 IFN-α、IFN-β、IFN-γ、Epo、GM-CSF、G-CSF、IL-2,正在进行临床试验的包括 IL-1、TL-3、TL-4、TL-6、TL-11、M-CSF、SCF、TGF-β 等,这些细胞因子的主要适应证包括肿瘤、感染(如肝炎、AIDS)、造血功能障碍、创伤、炎症等。

细胞因子疗法基本上可分为两种,即细胞因子补充和添加疗法与细胞因子阻断和拮抗疗法。

1. 细胞因子补充和添加疗法 通过各种途径使患者体内细胞因子水平增加,充分发挥细胞因子的生物学作用,从而抗御和治疗疾病。目前经大量临床资料验证,以下几种细胞因子(多为基因重组产品)的临床适应证比较明确,临床疗效比较肯定。

(1)IFN:不同型别的 IFN 各有其独特的性质和生物学活性,其临床应用适应证和疗效有所不同。IFN-α 主要用于治疗病毒性感染和肿瘤。IFN-α 对于病毒性肝炎(主要是慢性活动性肝炎)、疱疹性角膜炎、带状疱疹、慢性宫颈炎等有较好的疗效,对于血液系统恶性疾病如毛细胞白血病(有效率达 80% 以上)等疗效较显著,但对实体肿瘤的疗效较差。虽然 IFN-γ 的免疫调节作用强于 IFN-α,但其治疗肿瘤的效果弱于 IFN-α,目前有人应用 IFN-γ 治疗类风湿性关节炎、慢性肉芽肿取得了一定疗效。

（2）IL-2:目前多将 IL-2 与 LAK/TIL 合用治疗实体肿瘤,对肾细胞癌、黑色素瘤、非霍奇金淋巴瘤、结肠直肠癌有较显著的疗效,应用 IL-2(或与 IFN 合用)治疗感染性疾病也取得了一定疗效。

（3）TNF:由于其全身应用副作用严重且疗效差,目前多倾向于将其局部应用如瘤灶内注射治疗某些肿瘤和直肠癌,其确切疗效尚待进一步评价。

（4）CSF:目前主要应用 GM-CSF 和 G-CSF 治疗各种粒细胞低下患者。例如,与化疗药物合用治疗肿瘤可以降低化疗后粒细胞减少程度,使粒细胞的数量和功能可以尽快回升并能提高机体对化疗药物的耐受剂量,从而提高治疗肿瘤的效果。对再生障碍性贫血和 AIDS 也有肯定疗效。用于骨髓移植后可使中性粒细胞尽快恢复,降低感染率。此外,应用 EPO 治疗肾性贫血取得了非常显著的疗效。

2. 细胞因子阻断和拮抗疗法　其基本原理是抑制细胞因子的产生和阻断细胞因子与其相应受体的结合及信号传导过程,使细胞因子的病理性作用难以发挥。该疗法适用于自身免疫性疾病、移植排斥反应、感染性休克等的治疗。例如,抗 TNF 单克隆抗体可以减轻甚至阻断感染性休克的发生,IL-1 受体拮抗剂对于炎症、自身免疫性疾病等具有较好的治疗效果。

第五节　白细胞分化抗原与黏附分子
Leukocyte Differentiation Antigens and Cell Adhesion Molecules

免疫应答过程有赖于免疫系统中细胞间的相互作用,包括细胞间直接接触和通过释放细胞因子或其他介质间接的作用。免疫细胞间或介质与细胞间相互识别的物质基础是免疫细胞膜分子,包括细胞表面的多种抗原、受体和其他分子,有些细胞膜分子通常也称为细胞表面标记(cell surface marker)。白细胞分化抗原和黏附分子是两类重要的免疫细胞膜分子。

一、白细胞分化抗原(leukocyte differentiation antigens)

白细胞分化抗原是血细胞在正常分化成熟不同谱系(lineage)和不同阶段以及活化过程中,出现或消失的细胞表面标记。显然,白细胞分化抗原除表达在白细胞之外,还表达在红系和巨核细胞/血小板谱系。它们大都是穿膜的蛋白或糖蛋白,含胞膜外区、跨膜区和胞质区。有些白细胞分化抗原是以磷脂酰肌醇(inositol phospholipids,IP)连接方式"锚"在细胞膜上。少数白细胞分化抗原是碳水化合物半抗原。白细胞分化抗原参与机体重要的生理和病理过程。例如:①免疫应答过程中免疫细胞的相互识别,免疫细胞抗原识别、活化、增殖和分化,免疫效应功能的发挥;②造血细胞的分化和造血过程的调控;③炎症发生;④细胞的迁移,如肿瘤细胞的转移。

应用以单克隆抗体鉴定为主的聚类分析法,可将来自不同实验室的单克隆抗体所识别的同一分化抗原归为一个分化群(cluster of differentiation,CD)。在许多场合下,抗体及其识别的相应抗原都用同一个 CD 序号。

（一）CD 的分类(classification of CD)

迄今为止,人 CD 的序号已从 CD1 命名至 CD166。可大致划分为 T 淋巴细胞、B 淋巴细胞、髓系细胞、NK 细胞、血小板、黏附分子、内皮细胞、细胞因子受体和非谱系九个组。

（二）CD 的应用(application of CD)

CD 抗原及其相应的单克隆抗体在基础和临床免疫学研究中已得到广泛的应用,在基础免疫学研究中 CD 主要应用于:①CD 抗原的基因克隆,新 CD 抗原及新配体的发现;②CD 抗原结构与功能的关系;③细胞激活途径和膜信号的传导;④细胞分化过程中的调控;⑤细胞亚群的功能。在临床免疫学研究中,CD 单克隆抗体可用于:①机体免疫功能的检测;②白血病、淋巴瘤免疫分型;③免疫毒素用于肿瘤治疗、骨髓移植以及移植排斥反应的防治;④体内免疫调节治疗。

二、细胞黏附分子(cell adhesion molecules,CAM)

细胞黏附分子是指介导细胞与细胞间或细胞与基质间相互接触和结合的一类分子,大都为糖蛋白,分布于细胞表面或细胞外基质中。黏附分子以配体受体相对应的形式发挥作用,导致细胞与细胞间、细胞与基质间或细胞-基质-细胞之间的黏附。参与细胞的信号传导与活化、细胞的伸展和移动、细胞的生长及分化、肿瘤转移、创伤愈合等一系列重要生理和病理过程。

黏附分子与CD分子是从不同角度命名的。黏附分子是以黏附功能来归类,CD分子是用单克隆抗体识别、归类命名,范围十分广泛,其中包含了黏附分子组,因此大部分黏附分子已有CD的编号,但有部分黏附分子尚无CD编号。目前按黏附分子的结构特点,可将其分为黏合素超家族、免疫球蛋白超家族、选择素家族、钙黏蛋白家族及其他未归类的黏附分子。

(一)黏合素超家族(integrin superfamily)

黏合素超家族的黏附分子主要介导细胞与细胞外基质的黏附,使细胞得以附着而形成整体(integration),故又名整合素超家族。此外,黏合素超家族的黏附分子还介导白细胞与血管内皮细胞的黏附。

1. 黏合素分子的基本结构 黏合素超家族的黏附分子都是 α、β 两条链由非共价键连接组成的异源二聚体。α、β 链共同组成识别配体的结合点。

2. 黏合素分子的组成 目前已知至少有 14 种 α 亚单位和 8 种 β 亚单位,多数 α 亚单位只能与一种 β 亚单位结合成异源二聚体,而大部分 β 亚单位则可以结合数种不同的 α 亚单位。根据 β 亚单位可将黏合素超家族分为 8 个组。在同一组黏合素分子的不同成员中,β 链相同,α 链不同。已知 α 链和 β 链有 20 种左右的组合形式。表 3-4 概括了目前常见的黏合素超家族黏附分子 $\beta1$、$\beta2$ 和 $\beta3$ 组的结构及其相应配体。

表 3-4 黏合素超家族黏附分子 $\beta1$、$\beta2$、$\beta3$ 组的结构及其相应配体

分组	成员	α/β 亚单位分子质量/kD	亚单位结构	分布	配体
VLA 组 ($\beta1$ 组)	VLA-1	210/13(CD49a/CD29)	$\alpha1\beta1$	M,T,神经细胞,平滑肌	CO,LN
	VLA-2	155-165/130(CD49d/CD29)	$\alpha2\beta1$	L,M,Pt,Fb,En	CA,LN
	VLA-3	135+25/130(CD49c/CD29)	$\alpha3\beta1$	M,T,B	FN,LN,CO,EP
	VLA-4	150/130(49d/CD29)	$\alpha4\beta1$	L,Thy,Mo,Eos	FN,VCAM-1,MadCAM-1
	VLA-5	135+25/130(CD49e/CD29)	$\alpha5\beta1$	Thy,T,M,Pt,Ba	FN
	VLA-6	120+30/130(CD49f/CD29)	$\alpha6\beta1$	Thy,T,M,Pt,Ep	LN
	($\alpha7\beta1$)	100+30/130(—/CD29)	$\alpha7\beta1$	黑色素瘤,肌细胞	LN
	VNR-β	125+24/130(CD51/CD29)	$\alpha v\beta1$	Pt,En,Meg	FN
白细胞黏附 受体组($\beta2$ 组)	LFA-1	180/95(CD11b/CD18)	$\alpha L\beta2$	L,My	ICAM-1(2,3)
	Mac-1(CR3)	170/95(CD11b/CD18)	$AM\beta2$	NK,My	iC3b,Fg
	P150,95(CR4)	150/95(CD11c/CD18)	$\alpha X\beta2$	My,NK,Ta,Ba	iC3b,ICAM-1,Fg
	$\alpha D\beta2$	150/95(CD11d/CD18)	$\alpha D\beta2$	Leu,Mac	ICAM-3
血小板糖蛋白 组($\beta3$ 组)	9p II b III a	125+22/105(CD41/CD61)	α II $\beta3$	Pt,En,Meg	Fg,FN,vWF,TSP
	VNR/$\beta3$	125+21/105(CD51/CD61)	$\alpha v\beta3$	Pt,En,Meg	VN,Fg,vWF,TSP,FN,LN osteopontin,CD31

注:B,B淋巴细胞;Ba,活化B淋巴细胞;En,内皮细胞;Eos,嗜酸性粒细胞;Ep,上皮细胞;Fb,成纤维细胞;L,淋巴细胞;Leu,白细胞;M,单核细胞;Mac,巨噬细胞;My,髓样细胞;NK,自然杀伤细胞;Thy,胸腺细胞;FN,纤连蛋白;LN,层粘连蛋白;TSP,血小板反应蛋白;VLA,迟现的抗原;VLA-3,130+25/130,指 α 亚基分子质量为 130 kD 及 25 kD 的双链组成,β 亚基为 130 kD;CO,胶原;VN,玻连蛋白;Fg,血纤蛋白原;vWF,von Willebrand 因子;osteopontin,骨桥蛋白;EP,表皮整联配体蛋白;LFA-1,淋巴细胞功能相关抗原 1;ICAM-1(2,3),细胞间黏附分子-1(2,3);VCAM-1,血管细胞黏附分子 1;MadCAM-1,黏膜地址素细胞黏附分子 1。

3. 黏合素分子的分布 黏合素分子在体内分布很广泛,一种黏合素分子可以表达于多种细胞,一种细胞可同时表达数种不同的黏合素分子。某些黏合素分子的表达则具有显著的细胞类型特异性。此外,每一种细胞黏合素分子的表达可随其表达细胞的分化与生长状态改变而变化。

(二)免疫球蛋白超家族(immunoglobulin superfamily,IGSF)

在参与细胞间相互识别、相互作用的黏附分子中,有许多分子具有与 IgV 区或 C 区相似的折叠结构,其氨基酸组成也有一定的同源性,属于免疫球蛋白超家族(immunoglobulin superfamily,IGSF)的成员。免疫球蛋白超家族黏附分子的种类、分布及其配体见表 3-5。免疫球蛋白超家族黏附分子的配体多为免疫球蛋白超家族中的黏附分子或黏合素超家族的黏附分子,在这种情况下,相互识别的一对 IGSF 分子或黏合素免疫球蛋白超家族黏附分子实际上是互补配体的关系。

表 3-5　免疫球蛋白超家族黏附分子的种类、分布和识别配体

IGSF 黏附分子	分布	分子质量/kD	配体
LFA-2(CD2)	T 淋巴细胞、胸腺细胞、NK 细胞	50	LFA-3(IGSF)
LFA-3(CD58)	广泛	40~65	LFA-2(IGSF)
ICAM-1(CD54)	白细胞、内皮细胞、某些肿瘤细胞、上皮细胞、肝细胞、平滑肌细胞	80~114	LFA-1(黏合素超家族)
ICAM-2(CD102)	内皮细胞、T 淋巴细胞、B 淋巴细胞、髓样细胞	60	LFA-1(黏合素超家族)
ICAM-3(CD50)	T 淋巴细胞、单核细胞、中性粒细胞	140/108	LFA-1(黏合素超家族)
CD4	辅助性 T 淋巴细胞亚群	55	MHC-Ⅱ(IGSF)
CD8	杀伤性 T 淋巴细胞亚群	34/34	MHC-Ⅰ(IGSF)
MHC-Ⅰ	广泛	44	CD8(IGSF)
MHC-Ⅱ	B 淋巴细胞、活化 T 淋巴细胞、活化内皮细胞、巨噬细胞、树突状细胞	32~34/29~32	CD4(IGSF)
CD28	T 淋巴细胞、活化 B 淋巴细胞	44	B7-1(IGSF)
B7-1(CD80)	活化 B 淋巴细胞、活化单核细胞	60	CD28(IGSF)
NCAM-1(CD56)	NK 细胞、神经元	97~220	NCAM-1(IGSF)
VCAM-1(CD106)	内皮细胞、树突状细胞、巨噬细胞	100,110	VLA-4(黏合素超家族)
PECAM-1(CD31)	白细胞、血小板、内皮细胞	140	PECAM-Ⅰ(IGSF)

注:LFA,淋巴细胞功能相关抗原;ICAM,细胞间黏附分子;NCAM,神经细胞黏附分子;VCAM,血管细胞黏附分子;PECAM,血小板内皮细胞黏附分子。

(三)选择素家族(selectin family)

选择素(selectin)家族最初被称为外源凝集素细胞黏附分子家族(lectin cell adhesion molecule family,LEC-CAM family)。

1. 选择素分子的基本结构　选择素分子为穿膜的糖蛋白,可分为胞膜外区、跨膜区和胞质区。选择素家族各成员胞膜外部分有较高的同源性,结构类似,均由三个功能区构成:①钙离子依赖的外源凝集素功能区,可以结合碳水化合物基团,是选择素分子的配体结合部位;②表皮生长因子样功能区,该区不直接参加与配体的结合,对维持选择素分子的适当构型是必需的;③补体结合蛋白重复序列。各种选择素分子的跨膜区和胞质区没有同源性。选择素分子的胞质区与细胞内骨架相连。

2. 选择素家族的组成　目前已发现选择素家族中有三个成员:L-选择素、P-选择素和 E-选择素(L、P 和 E 分别代表白细胞、血小板和内皮细胞,这三种细胞是最初发现相应选择素分子的细胞,故得名)。选择素家族成员的细胞分布和相应配体见表 3-6。

表 3-6　选择素家族的成员、细胞分布、配体和功能

选择素	分子质量/kD	分布	配体	功能
L-选择素(CD62L)(LAM-1,LECAM-1)	9p75~80	白细胞,活化后下调	CD15s(S-Lewis)、外周淋巴结 HEV 上 PNAd,PSGL-1	白细胞与内皮细胞黏附,向炎症部位游走,淋巴细胞归巢到外周淋巴结

选择素	分子质量/kD	分布	配体	功能
P-选择素(62P) (PADGEM)	9p140	巨核细胞、血小板、血管内皮细胞	CD15s(S-Lewis) CD15 PSGL-1	白细胞与内皮细胞和血小板黏附
E-选择素(CD62E) (ELAM-1)	9p115	细胞因子活化血管内皮细胞	中性粒细胞 CD15s(S-Lewis)、淋巴细胞上 CLA、白细胞 PSGL-1、髓样细胞、ESL-1	白细胞与内皮细胞黏附,向炎症部位游走,肿瘤细胞游走

注:LAM-1,白细胞黏附分子 1;LECAM-1,白细胞内皮细胞黏附分子 1;PADGEM,血小板活化依赖的颗粒外膜蛋白;ELAM-1,内皮细胞白细胞黏附分子 1;S-lewis,唾液酸化的路易斯寡糖;PNAd,外周淋巴结地址素;PSGL-1,P 选择素糖蛋白配体;CLA,皮肤淋巴细胞相关抗原;ESL-1,E 选择素配体 1 蛋白。

3. 选择素分子识别的配体 与其他黏附分子不同,选择素分子识别的配体都是一些寡糖基团,主要是具有唾液酸化的路易斯寡糖或类似结构的分子。主要表达于白细胞、血管内皮细胞、某些肿瘤细胞表面。

(四)钙黏蛋白家族(cadherin family)

钙黏蛋白(cadherin)是一类钙离子依赖的黏附分子家族(Ca^{2+} dependent cell adhesion molecule family,Cadherin 家族)。钙黏蛋白在维持实体组织的形成以及对生长发育过程中的细胞选择性相互聚集方面具有重要的作用。

1. 钙黏蛋白分子结构 钙黏蛋白均为单链糖蛋白,由胞质区、跨膜区和胞膜外区三部分组成,大多数钙黏蛋白分子胞膜外区有 5 个重复功能区,其中 1~3 重复功能区有 Ca^{2+} 结合位点,N 端区域是结合配体的部位。主要介导相同分子的相互黏附,称为同型黏附作用。胞质区与细胞骨架蛋白相连。

2. 钙黏蛋白家族组成 在人类有 10 多种钙黏蛋白,其中与免疫学关系密切的有 E-Cadherin、N-Cadherin 和 P-Cadherin。钙黏蛋白在体内有其独特的组织分布,在细胞表面,钙黏蛋白倾向于集中分布在细胞与细胞的连接处。肿瘤细胞钙黏蛋白的改变与肿瘤细胞的浸润和转移有关(表 3-7)。

表 3-7 钙黏蛋白家族的组成、分布及其配体

Cadherin 家族成员	分子质量/kD	分布	配体
E-Cadherin	124	上皮组织	E-Cadherin
N-Cadherin	127	神经组织、横纹肌、心肌	N-Cadherin
P-Cadherin	118	胎盘、间皮组织、上皮组织	P-Cadherin

(五)其他黏附分子(other cell adhesion molecules)

除了上述四类黏附分子外,还有一些黏附分子目前尚未归类,表 3-8 列举了外周淋巴结地址素(PNAd)、皮肤淋巴细胞相关抗原(CLA)和 CD44 等黏附分子的结构、细胞分布、配体和主要功能。

表 3-8 其他黏附分子的主要特征

黏附分子	结构	主要分布细胞	配体	功能
PNAd	含有唾液酸化的寡糖决定簇	外周淋巴结高内皮细胞	白细胞 L-selectin	淋巴细胞向淋巴结归位
CLA	含有唾液酸化的寡糖决定簇	记忆 T 淋巴细胞	活化内皮细胞上 E-selectin	向皮肤炎症部位归位
CD44(ECMRⅢ)	连接组件(link module)和黏蛋白样结构	广泛分布,在 T 淋巴细胞中主要存在于记忆 T 淋巴细胞	FN、CO、LN、透明质酸(HA)	淋巴细胞向炎症部位、黏膜相关淋巴组织归位,黏附

注:PNAd,外周淋巴结地址素;CLA,皮肤淋巴细胞相关抗原;ECMR,细胞外基质受体。

黏附分子参与机体许多重要的生理和病理过程,主要包括:①通过表达于白细胞上的黏附分子 CD11a/CD18、CD11b/CD18、CD11c/CD18、VLA-4、L-selectin、CD15、CD15s 和 P-selectin 相互黏附,参与

炎症的发生;②通过表达于淋巴细胞上的归巢受体、L-selectin、CLA、LFA-1、VLA-4、CD44、LPAM-2 分别与表达于血管内皮细胞上的地址素(addressin)PNAd、E-selectin、ICAM-1、ICAM-2、VCAM-1、MAd、CAM 相互黏附使淋巴细胞向外周淋巴器官、皮肤炎症部位或黏膜相关淋巴组织回归;③通过 CD4/MHC-Ⅱ类分子、CD8/MHC-Ⅰ类分子、LFA-1/ICAM-1、LFA-2/LFA-3、CD28/B7 的相互作用参与免疫应答中 APC 提呈抗原、抗原识别、免疫细胞相互作用以及 CTL 杀伤靶细胞等多个环节;④通过钙黏蛋白、N-CAM、CD31 等分子的自身黏附,以及某些黏附分子与细胞外基质的黏附,参与细胞的发育、分化、附着及移动。

白细胞、血管内皮细胞或其他细胞表面的黏附分子可脱落下来,进入血液成为可溶性黏附分子。此外,某些黏附分子的 mRNA 翻译后产物可能不表达在细胞表面,而是直接分泌进入血液,成为可溶性黏附分子的另一个重要来源。在结构上,可溶性黏附分子一般缺少其对应膜结合黏附分子的穿膜和胞质部分,其分子质量也比相应膜结合黏附分子小。由于可溶性黏附分子通常具有膜结合黏附分子的结合活性,因此可能作为机体调节细胞黏附作用的一个途径发挥作用。在某些疾病状态下,黏附分子的表达或脱落增加,导致血清中可溶性黏附分子的水平显著升高,使可溶性黏附分子的检测可能成为监测某些疾病状态的指征。

第六节 主要组织相容性复合体
Major Histocompatibility Complex

一、概述(introduction)

20 世纪初即已发现,在不同种属或同种不同动物个体间进行正常组织或器官移植会出现排斥现象,它是供者与受者组织不相容的反映。其后证明,排斥反应本质上是一种免疫反应,它是由组织表面的同种异型抗原诱导的。这种代表个体特异性的同种抗原称为组织相容性抗原或移植抗原。机体内与排斥反应有关的抗原系统多达 20 种以上,其中能引起强而迅速的排斥反应者称为主要组织相容性抗原,其编码基因是一组紧密连锁的基因群,称为主要组织相容性复合体(major histocompatibility complex,MHC)。因此,主要组织相容性抗原也称为 MHC 分子。现已证明,控制机体免疫应答能力与调节功能的基因(immune response gene,Ir gene)也存在于 MHC 内。因此,MHC 不仅与移植排斥反应有关,也广泛参与免疫应答的诱导与调节。不同种属的哺乳类动物其 MHC 及编码的抗原系统有不同的命名,人类的 MHC 分子因为首先在人外周血白细胞表面发现,故称为人类白细胞抗原(human leukocyte antigen,HLA),又称为 HLA 分子。人类的 MHC 称为 HLA 复合体。

(一)HLA 复合体定位及结构(location and structure of HLA complex)

HLA 复合体位于人第 6 号染色体的短臂上。该区 DNA 片段长度为 3500～4000 个碱基对,占人体整个基因组的 1/3000。图 3-7 显示了 HLA 复合体结构。HLA 复合体共有 224 个基因座位,其中 128 个为功能性基因(有产物表达),96 个假基因。传统上按其产物的结构、表达方式、组织分布与功能可将这些基因座位分为三类。

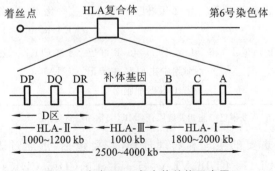

图 3-7 人类 HLA 复合体结构示意图

1. HLA-Ⅰ类基因区 主要为 HLA-A、HLA-B、HLA-C 三个基因座位,其产物为 HLA-Ⅰ类分子的 α 链,它与第 15 号染色体编码的 β2 微球蛋白(β2m)共同构成 HLA-Ⅰ类分子。

2. HLA-Ⅱ类基因区 主要为 D 区,它包括 DP、DQ、DR 三个亚区。每个亚区又包括两个或两个以上的基因座位。其产物为 HLA-Ⅱ类分子。

3. HLA-Ⅲ类基因区 包括 C2、C4 等基因座位,其主要产物有 C2、C4 因子等补体成分。

近年来,用分子生物学技术在 HLA 复合体的Ⅰ类、Ⅱ类和Ⅲ类基因区又发现了一些新的基因座位,如Ⅰ类基因区发现了 HLA-E、HLA-G、HLA-H、HLA-J、HLA-K 和 HLA-L 等所谓非经典的Ⅰ类基因,其编码产物的功能有待研究。Ⅱ类基因区十分复杂,近年来的大量研究发现,在Ⅱ类基因区内有与抗原处理和提呈有关的新基因存在,如 HLA-DM、HLA-DO、低分子质量多肽(LMP)基因、抗原加工相关转运体(TAP)基因等。所以 HLA-A、HLA-B、HLA-C 又被称为经典的 HLA-Ⅰ类基因,HLA-DP、HLA-DQ、HLA-DR 又被称为经典的 HLA-Ⅱ类基因。

(二)HLA 复合体遗传特征(hereditary mode and genetic features of the HLA complex)

1. 单元型遗传方式(haplotype heredity) HLA 复合体是一组紧密连锁的基因群。这些连锁在一条染色体上的等位基因很少发生同源染色体间的交换,构成一个单元型(haplotype)。在遗传过程中,HLA 单元型作为一个完整的遗传单位由亲代传给子代。

二倍体生物的每一个细胞均有两个同源染色体组,分别来自父母双方,故子女的 HLA 单元型也是一个来自父方,一个来自母方。在同胞之间比较 HLA 单元型会出现下列三种可能性:两个单元型完全相同或完全不同的概率各占 25%;有一个单元型相同的概率占 50%。至于亲代与子代之间则必然有一个单元型相同,也只能有一个单元型相同(图 3-8)。这一遗传特点在器官移植供者的选择以及法医的亲子鉴定中得到了应用。

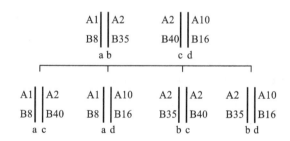

图 3-8 HLA 单元型遗传示意图

注:a、b、c、d 代表单元型;A1、A2、B8、B35 等代表 HLA 基因座位等位基因

2. 多态性现象(polymorphism) 多态性是指在一随机婚配的群体中,染色体同一基因座位有两种以上基因型,即可能编码两种以上的产物。HLA 复合体是迄今已知人体最复杂的基因复合体,有高度的多态性。HLA 的多态性现象是下列原因所致。①复等位基因:位于一对同源染色体上对应位置的一对基因称为等位基因;由于群体中的突变,同一座位上存在多个等位基因称为复等位基因。但对某一基因座位,一个个体最多只能有两个等位基因。前已述及,HLA 复合体的每一座位均存在为数众多的复等位基因,这是 HLA 高度多态性的最主要原因。由于各个座位基因是随机组合的,故人群中的基因型可达 10^8 之多。②共显性:一对等位基因同为显性称为共显性。HLA 复合体中每一个等位基因均为共显性,从而大大增加了人群中 HLA 表型的多样性,达到 10^7 数量级。因此,除了同卵双生外,无关个体间 HLA 型别完全相同的可能性极小。

HLA 的高度多态性显示了遗传背景的多样性,这可能是高等动物抵御不利环境因素的一种适应性表现,从而对维持种属的生存与延续具有重要的生物意义,但也给组织移植过程中寻找配型相合的供体带来很大的困难。

3. 连锁不平衡(linkage disequilibrium) HLA 复合体各等位基因均有其各自的基因频率。基因频率是指某一特定等位基因与该基因座位中全部等位基因总和的比例。随机婚配的群体中,在无新的突变和自然选择的情况下,基因频率可以代代维持不变,由于 HLA 复合体的各基因座位是紧密连锁的,若各座位的等位基因随机组合构成单元型,则某一单元型的出现频率应等于该单元型各基因出现频率的乘积。

例如,在北欧白人中 HLA-A1 和 HLA-B8 频率分别为 0.17 和 0.11。若随机组合,则单元型 A1-B8 的预期频率为 0.17×0.11=0.019。但实际所测得的 A1-B8 单元型频率是 0.088。此现象称为连锁不平衡,意指分属两个或两个以上基因座位的等位基因,同时出现在一条染色体上的概率高于或低于随机出现频率的现象。特定的 HLA 基因与某病的易感基因连锁,可能与某些自身免疫病的发生相关。

（三）HLA 抗原的分子结构（structure of HLA molecules）

1. HLA-Ⅰ类分子（HLA class Ⅰ molecules） 由重链（α 链）和轻链（β2m）两条多肽链通过非共价键连接的异二聚体糖蛋白分子。α 链的分子质量为 44 kD,β2m 为 12 kD。HLA-Ⅰ类分子可以分为四个区域（图 3-9）。

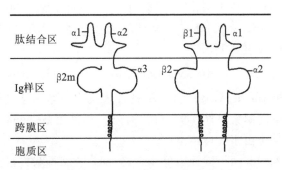

图 3-9　HLA-Ⅰ、HLA-Ⅱ类分子结构示意图

（1）多肽结合区:由 α1 和 α2 功能区组成,共同构成结合槽,与抗原多肽结合。HLA-Ⅰ类分子的同种异型抗原决定基就位于该区域,同时它也是 CD8⁺T 细胞的 TCR 识别的部位。

（2）Ig 样区:由 α3 功能区和 β2m 构成。α3 功能区与 Ig 的恒定区具有同源性,它是 Tc 细胞表面 CD8 分子的结合部位。β2m 与 α 链相互作用对维持 HLA-Ⅰ类分子天然构型的稳定性及表达具有重要意义。

（3）跨膜区:呈螺旋状结构穿过细胞膜并将 HLA-Ⅰ类分子锚定在细胞膜上。

（4）胞质区:它与细胞内、外信号的传递有关。

2. HLA-Ⅱ类分子（structure of HLA class Ⅱ molecules） 由 α 链和 β 链通过非共价键连接的异二聚体糖蛋白分子,它们均由 HLA-Ⅱ类基因编码,分子质量分别为 34 kD、29 kD。HLA-Ⅱ类分子也分为四个区域（图 3-9）。

（1）多肽结合区:由 α1 和 β1 功能区组成,其结合槽与抗原多肽结合。HLA-Ⅱ类分子的同种异型抗原决定基就位于该区域,同时它也是 CD4⁺T 细胞的 TCR 识别的部位。

（2）Ig 样区:由 α2 和 β2 功能区构成。Th 细胞表面 CD4 分子可与 β2 功能区结合。

（3）跨膜区:将 HLA-Ⅱ类分子锚定在细胞膜上。

（4）胞质区:传递细胞内、外的信号。

（四）HLA 抗原的组织分布（distribution of HLA）

各类 HLA 抗原的组织分布不同。Ⅰ类抗原广泛分布于体内各种有核细胞表面,包括血小板和网织红细胞。成熟的红细胞一般不表达Ⅰ类抗原。不同的组织细胞表达Ⅰ类抗原的密度各异。外周血白细胞和淋巴细胞所含Ⅰ类抗原量最多,Ⅱ类抗原主要表达在某些免疫细胞表面,如抗原提呈细胞(包括 B 淋巴细胞、单核-巨噬细胞、树突状细胞)、胸腺上皮细胞和激活的 T 淋巴细胞等,内皮细胞和某些组织的上皮细胞也可检出 HLA-Ⅱ抗原。另外,某些组织细胞在病理情况下也可异常表达Ⅱ类抗原。Ⅰ、Ⅱ类抗原主要分布在细胞表面,但也可能出现于体液中,血清、尿液、唾液、精液及乳汁中均已检出可溶性 HLA-Ⅰ、HLA-Ⅱ类抗原。HLA-Ⅲ类抗原一般指几种补体成分,它们均分布于血清中。

（五）HLA 抗原表达的调控（regulation of HLA expression）

在各类型细胞表面 HLA 分子表达与否以及表达的密度,可以受不同的因素调节。一般认为,调控 HLA 分子表达的主要环节是转录速率。可能影响 HLA 分子表达的因素如下。①组织细胞的分化阶段:HLA 分子是造血干细胞和某些免疫细胞的分化抗原,在细胞分化、成熟的不同阶段,各类 HLA 抗原的表达可有改变。例如 HLA-DQ 分子是人单核细胞的成熟标记;Ⅱ类抗原仅表达在激活的 T 淋巴细胞表面。

②某些疾病状态:某些传染性疾病、免疫性疾病、造血系统疾病以及肿瘤均可影响 HLA 抗原表达。如 AIDS 病患者单核细胞 HLA-Ⅱ类抗原表达明显减少,某些肿瘤细胞表面 HLA-Ⅰ类抗原表达减少。③生物活性物质:某些细胞因子,例如三类干扰素(α、β、γ)以及 TNF-α、TNF-β 均可增强不同类型细胞 HLA-Ⅰ类抗原表达;具有Ⅱ类抗原诱生能力的细胞因子包括 IFN-γ、TNF-α、IL-6 及 GM-CSF 等。此外,某些激素、某些神经递质和神经肽也可影响 HLA 分子表达。

HLA 分子在免疫应答与免疫调节中是一类关键的分子,故各种因素对 HLA 分子表达的调控可能是体内免疫调节网络的重要组成部分。同时,受各种调节因子的影响,HLA 分子的异常表达也参与某些疾病的发病机制。

二、MHC 分子的生物学功能(biological functions of MHC)

MHC 最初是在研究排斥反应的过程中发现的。MHC 分子作为代表个体特异性的主要组织抗原,在排斥反应中起重要作用。自从 20 世纪 60 年代发现了 Ir 基因,20 世纪 70 年代发现了细胞毒性 T 淋巴细胞与靶细胞间相互作用的 MHC 限制性后,对 MHC 的生物学作用有了更深入的认识。MHC 的主要功能包括以下几个方面。

(一)参与抗原的提呈(antigen presentation)

在免疫应答中,内源性抗原(如肿瘤抗原、病毒抗原等)必须与相应的 HLA-Ⅰ类分子结合,以内源性抗原多肽——HLA-Ⅰ类分子复合物的形式表达于细胞表面,才能被相应的 CD8$^+$ Tc 细胞的 TCR 识别。外源性抗原被 APC 加工处理后的抗原多肽与 HLA-Ⅱ类分子结合,以外源性抗原多肽——HLA-Ⅱ类分子复合物的形式表达于细胞表面,才能被相应的 CD4$^+$ Th 细胞的 TCR 识别。

(二)参与 T 淋巴细胞限制性识别(restricted T lymphocyte antigen recognition)

T 淋巴细胞抗原受体(TCR)在识别抗原肽的同时,还需识别与抗原肽结合的同基因型 MHC 分子,这一现象称为 MHC 限制性,即具有同一 MHC 表型的免疫细胞才能有效地相互作用。例如,Tc 细胞杀伤病毒感染的靶细胞时,其 TCR 要联合识别靶细胞表面抗原多肽——HLA-Ⅰ类分子复合物的抗原多肽和 HLA-Ⅰ类分子的 α1 和 α2 功能区的同种异型决定基。Th 细胞的 TCR 也要联合识别 APC 表面的抗原多肽和 HLA-Ⅱ类分子的 α1 和 β1 功能区的同种异型抗原决定基。只有这样 Tc 细胞才能杀伤靶细胞,Th 细胞才能活化、增殖。

(三)参与 T 淋巴细胞分化过程及自身耐受的建立(T lymphocyte differentiation and the establishment of self-tolerance)

T 淋巴细胞必须在胸腺中经过阳性选择和阴性选择才能发育为成熟的 T 淋巴细胞,MHC 分子参与这两种选择。

1. 阳性选择(positive selection) CD4$^+$ CD8$^+$ 双阳性 T 淋巴细胞与胸腺上皮细胞表面 MHC-Ⅱ或 MHC-Ⅰ类分子结合,才能继续分化为只表达 CD4$^+$ 或 CD8$^+$ 的单阳性细胞,此为阳性选择。T 淋巴细胞通过阳性选择获得 MHC 限制性。

2. 阴性选择(negative selection) 经阳性选择的 T 淋巴细胞与 APC 表面的自身抗原肽-MHC 分子复合物结合,被激活后发生凋亡或失能;未与自身抗原肽-MHC 分子复合物结合的单阳性 T 淋巴细胞才能继续发育为成熟的 T 淋巴细胞,此为阴性选择。T 淋巴细胞通过阴性选择获得对自身抗原的耐受性。

(四)参与免疫应答的调节(regulation of the immune response)

MHC 通过抗原提呈、MHC 的限制性、参与 T 淋巴细胞分化发育和活化、建立自身耐受等诸多环节,调节影响免疫应答。

三、HLA 与临床医学(HLA and clinical medicine)

HLA 领域的研究工作在医学实践中具有十分重要的意义。

(一)HLA 与疾病的相关性(association between HLA and disease)

某些疾病的发生与一些特定的 HLA 分子相关。最典型的例子是强直性脊柱炎患者中 HLA-B27 分子阳性率高达 58%～97%,而健康对照人群仅为 1%～8%。表 3-9 列出某些疾病与 HLA 的相关性。

表 3-9　HLA 和疾病的相关性

疾病	HLA 抗原	相对危险性 RR/(%)
强直性脊柱炎	B27	89.8
急性前葡萄膜炎	B27	10.0
肾小球性肾炎咯血综合征	DR2	15.9
多发性硬化症	DR2	4.8
乳糜泻	DR3	10.8
突眼性甲状腺肿	DR3	3.7
重症肌无力	DR3	2.5
系统性红斑狼疮	DR3	5.8
胰岛素依赖型糖尿病	DR3/DR4	25.0
类风湿性关节炎	DR4	4.2
寻常天疱疮	DR4	14.4
淋巴瘤性甲状腺肿	DR5	3.2

迄今已检出了众多的 HLA 基因多态性标志。因此,有可能在 DNA 水平上探讨 HLA 与疾病的相关性,可以预期,随着 DNA 水平研究的不断深入,最终有可能在 HLA 复合体中发现某些疾病的易感基因,甚至测出这些基因的核苷酸序列。这将有助于阐明某些疾病的发病机制,并在此基础上制订全新的防治措施。

(二)HLA 表达异常与疾病的关系(association between abnormal expression of HLA and disease)

HLA 表达异常即细胞表面 HLA 分子质与量的异常,可参与疾病发生。

1. HLA-Ⅰ 类抗原表达异常(abnormal expression of HLA-Ⅰ)　在许多人类肿瘤或肿瘤衍生的细胞株均已发现 MHC-Ⅰ 类抗原表达缺失或密度降低。若将Ⅰ类基因转染给肿瘤细胞株,则恶变细胞可发生逆转,且浸润性与转移性消失或降低。这可能是由于 MHC-Ⅰ 类抗原缺失的肿瘤细胞不能被 Tc 细胞识别并攻击,从而导致肿瘤免疫逃逸。

2. HLA-Ⅱ 类抗原表达异常(abnormal expression of HLA-Ⅱ)　器官特异性自身免疫疾病的靶细胞可异常表达 HLA-Ⅱ 类抗原。诸如 Grave's 病患者的甲状腺上皮细胞、原发性胆管肝硬化患者的胆管上皮细胞、1 型糖尿病患者的胰岛 β 细胞等均可发现 HLA-Ⅱ 抗原异常表达。其机制可能是局部感染诱生 IFN-γ,后者诱导Ⅱ类抗原表达。Ⅱ类抗原乃抗原提呈的效应分子,一旦靶细胞异常表达Ⅱ类抗原,就可能以组织特异性方式把自身抗原提呈给自身反应性 T 淋巴细胞,从而启动自身免疫反应。激活的自身反应性 Th 细胞又可分泌大量 IFN-γ,诱导更多的靶细胞表达Ⅱ类抗原,加重和延续自身免疫反应,最终导致迁延不愈的自身组织损伤。

(三)HLA 与排斥反应(HLA and rejection)

移植物(graft)存活率很大程度上取决于供者(donor)和受者(host)之间 HLA 型别相合的程度。在肾移植中,各 HLA 基因座位配合的重要性依次为 HLA-DR、HLA-B、HLA-A。近年来特别重视 HLA-DP 对移植器官长期存活的意义。在骨髓移植中,为预防严重的移植物抗宿主反应(graft versus host reaction,GVHR),一般要求从同胞中选择 HLA 完全相同的个体作为供者。此外,某些输血反应以及习惯性流产也与 HLA 不相容所导致的排斥反应有关。

(四)HLA 与法医(HLA and forensic medicine)

由于 HLA 复合体的高度多态性,在无关个体间 HLA 表型完全相同的概率极低,故 HLA 复合体被看作是伴随个体终生的特异性遗传标记。借助 HLA 基因型和(或)表型检测,可用于法医上的个体识别。另外,由于 HLA 复合体具有高度多态性以及单元型遗传的特点,使 HLA 分型成为鉴定亲子关系的重要手段。

四、HLA 分型技术(methods for HLA typing)

准确的 HLA 抗原分型技术无疑在临床应用和基础研究上都有很重要的意义,随着分子生物学技术的不断发展,HLA 分型方法先后经历血清学分型、细胞学分型和 DNA 分型三个阶段。血清学及细胞学分型技术主要侧重于分析 HLA 产物的特异性,DNA 分型方法则侧重于基因的分型。

(一)血清学分型技术(serological methods for HLA typing)

1. HLA-Ⅰ类抗原的检测(detection of HLA-Ⅰ) HLA-A、HLA-B、HLA-C 抗原型别鉴定均借助微量淋巴细胞毒试验或补体依赖的细胞毒试验。原理为取已知 HLA 抗血清加入待测外周血淋巴细胞,作用后加入家兔补体,充分作用后加入染料,在倒置显微镜下判断结果,着色的细胞为死亡细胞,表示待检淋巴细胞表面具有已知抗血清所针对的抗原。标准抗血清取自多次经产妇或计划免疫志愿者。

2. HLA-DR、HLA-DQ 抗原检测(detection of HLA-DR,HLA-DQ) 该二抗原分型方法同 HLA-Ⅰ类抗原,但所用抗血清必须经过血小板吸收以去除针对Ⅰ类抗原的抗体。另外,待测细胞必须是经纯化的 B 淋巴细胞。

相比而言,对于 HLA-Ⅰ类抗原,血清学分型结果可信度更大。血清学分型是一项古老的技术,虽然近年来已建立许多新的分型技术,但血清学方法目前仍是 HLA 分型的基础。

(二)细胞学分型技术(cytological methods for HLA typing)

HLA-Dw 特异性与 HLA-DP 特异性可分别通过纯合子分型细胞及预致敏淋巴细胞试验检测。两种方法的基本原理均是判断淋巴细胞在识别非己 HLA 抗原决定基后发生的增殖反应。Dw 代表激发同种异体淋巴细胞增殖的淋巴细胞激活决定基(LAD),HLA-Dw 特异性是指 DR、DQ 等Ⅱ类基因产物效应的总和,因而没有单独的 Dw 基因。由于分型细胞来源困难以及操作手续繁琐,细胞学分型技术正逐渐被淘汰。

(三)HLA 的 DNA 分型技术(DNA methods for HLA typing)

上述传统的 HLA 分型方法有许多不足之处,近年来国内外已将 HLA 分型技术由抗原水平发展到基因水平。

1. 限制性片段长度多态性检测技术(restriction fragment length polymorphism,RFLP) 这是首先建立的对多态性进行检测的 DNA 分析技术。个体间抗原特异性来自氨基酸顺序的差别,后者由编码基因的碱基顺序不同所决定。这种碱基顺序的差别造成限制性内切酶识别位点及酶切位点数目的不同,从而产生数量和长度不一的 DNA 酶切片段。用特异性探针对整个基因组 DNA 酶切片段进行杂交,即可分析限制性片段长度多态性(RFLP)。一定的内切酶组合所得到的 HLA-RFLP 可以和传统方法测定的 HLA 特异性型别相关。PCR(polymerase chain reaction)技术已被用于 RFLP 分析,即用等位特异限制酶裂解 PCR 扩增的片段,然后进行分析,从而大大提高了灵敏度。

2. PCR/SSO 技术(PCR/sequence specific oligonucleotide) 此法是用人工合成的 HLA 型别特异的寡核苷酸序列作为探针,与待检细胞经 PCR 扩增的 HLA 基因片段杂交,从而确定 HLA 型别,PCR 技术可将 HLA 复合体上指定基因片段特异性地扩增 $10^5 \sim 10^6$ 倍;而专门设计的 SSO(序列特异的寡核苷酸)探针又能探测出等位基因间 1~2 个核苷酸的差异,故 PCR/SSO 技术具有灵敏度、特异性强、需样本量少等优点。

3. PCR/SSP 技术(PCR/sequence specific primer) 此法是目前常规的 HLA-DNA 分型技术,包括上述的 PCR/RFLP、PCR/SSO 等,最终均需用标记的特异性探针与扩增产物进行杂交,再分析结果。PCR/SSP 方法是设计出一整套等位基因组特异性引物(sequence specific primer,SSP),借助 PCR 技术获得 HLA 型别特异的扩增产物,可通过电泳直接分析带型决定 HLA 型别,从而大大简化了实验步骤。

由于传统方法在Ⅱ类抗原分型方面困难较大,故上述几种基因分型方法目前主要用于Ⅱ类基因座位。此外,目前已建立的 HLA 基因分型技术还包括 PCR 单链构象多态性分析(PCR-SSCP(single stranded conformational polymorphism,SSCP))和 PCR 异源二聚体电泳多态性分析即 PCR 指纹图分析。DNA 分型技术的应用,使 HLA 型别分析达到了更精细的水平,并因此发现了更多的 HLA 多态性。HLA 的 DNA 分型技术现已成为血清学方法的竞争者,并可能在不久的将来完全取而代之。

HLA 是目前所知人体最复杂的遗传多态性系统。HLA 研究涉及免疫学、生物学、遗传学、分子生物学、医学等多个学科,并已发展成为一个独立的学科分支。已经证实,HLA 复合体中存在控制免疫应答的基因以及 HLA 参与约束免疫细胞间相互作用,这表示 HLA 涉及生命活动的各个水平与多个方面。可以预期,对 HLA 的研究将继续成为免疫遗传学最活跃的部分,对 HLA 的应用将扩展到基础、临床、预防医学的各个领域。

Summary

1. An antigen is a substance that can stimulate the immune system to produce a specific immune response, and can react specifically with the products(antibodies and/ or effector lymphocytes) of the immune response in vitro or in vivo. Antigens possess two properties: immunogenicity and immunoreactivity(or antigenicity).

2. One major feature of antigens is that they possess specific antigenic determinants or epitopes. An antigen determinant is a portion of the antigen that binds specifically to antibody, or an antigen receptor on lymphocytes.

3. Antigens are classified into two groups, thymus dependent antigens (TD-Ag) and thymus independent antigens(TI-Ag), that are based on whether T lymphocytes are required to induce a humoral immune response. There are numerous kinds of relevant antigens in medicine such as pathogenic microbes and their products. Adjuvants can enhance the immunogenicity of antigens, therefore increasing the effects of vaccines and immune products.

4. Antibodies are secreted by B lymphocytes in response to antigen stimulation. The antibody is a flexible Y-shaped molecule composed of four polypeptide chains: two identical heavy chains and two identical light chains.

5. The Fab fragments involve the domains for antigen recognition and binding, while the Fc fragments are functional domains. Different classes of Ig have different Fc fragments and show different effects after they combined with corresponding Fc receptors(FcR), which are expressed in many cells.

6. Monoclonal antibody (mAb) produced by the hybridoma technique is specific for only one type of antigen epitope. The gene engineering antibodies, which were developed on the basis of polyclonal antibodies and monoclonal antibodies.

7. The complement system consists of serum and membrane proteins that interact with one another and other molecules of the immune system in a highly regulated manner.

8. There are three pathways of complement activation: the classical pathway, which is activated by certain isotypes of antibodies bound to antigens; the MBL pathway, which is activated by a plasma lectin that binds to mannose residues on microbes; and the alternative pathway, which is activated on microbial surfaces in the absence of antibody.

9. Cytokines are a family of low molecular weight proteins mediating innate and adaptive immune responses. Cytokines are mainly synthesized in response to inflammatory or antigenic stimuli. Cytokines can be divided into 6 families, which include interleukins, interferons, tumor necrosis factors, colony stimulating factors, chemokines, and transforming factors.

10. Cytokines serve many functions that are critical for host defense against pathogens and provide links between innate and adaptive immunity. Excessive production of signaling by cytokines can lead to pathological consequences. The administration of cytokines or their inhibitors is a potential approach for modifying biological responses associated with immune and inflammatory diseases.

11. Leukocyte differentiation antigens（LDAs）are cell surface molecules which may appear or disappear from cell membranes when stem cells differentiate and mature into different lineages and stages cells or when blood cells are in activation-inactivation status. LDA is a type of CAM.

12. Cell adhesion molecule(CAM) is a diverse family of extracellular and cell surface glycoproteins which are involved in cell-cell and cell-extracellular matrix adhesion，recognition，activation and migration.

13. The major histocompatibility complex（MHC）consists of a tightly linked set of genetic locus encoding many of the proteins involved in antigen presentation to T lymphocytes. The outstanding feature of the MHC molecules is their extensive polymorphism. Human MHC is called leukocyte antigen （HLA）complex.

14. The biological function of the MHC is to regulate the immune response：i. by helping （promoting）T lymphocyte maturation in the thymus-forming the T lymphocyte repertoire；ii. by presenting antigens to T lymphocytes-mediating an immune response.

（杨少龙）

第四章 免疫器官与免疫细胞
Immune Organ and Immune Cell

Learning guide

After studying this chapter the student should be able to answer the following questions:

1. What is the main function of bone marrow and thymus?

2. What is the main function of lymph node?

3. Explain the concept of MALT.

4. What are the surface markers of T lymphocytes?

5. What is APC? Explain the effects of APC.

6. What is the main component of APC?

Key terms

immune system; immune organ; immune cell; immune molecular; bone marrow; humoral immunity; cellular immunity; hematopoietic stem cell; thymus; positive selection; negative selection; cytokines; blood-thymus barrier

peripheral immune organ; lymph node; mucosa-associated lymphoid tissue; secreted IgA; cluster of differentiation; lymphoblast; lymphocyte recirculation; antigen presenting cell; spleen; T lymphocyte; cell adhesion molecule; T lymphocyte receptor; leucocyte function-associated antigen-2; sheep red blood cell receptor; intercellular adhesion molecule-1; mitogen; phytohemagglutinin; concanavalin A; pokeweed-mitogen; helper T lymphocyte; cytotoxic T lymphocyte; granzyme; lymphotoxin; apoptosis; B lymphocyte; B lymphocyte receptor; membrane immunoglobulin; lipopolysaccharide; staphylococcal protein A; macrophages; natural killer T lymphocyte

　　免疫系统(immune system)是机体产生免疫功能的物质基础,由免疫器官(immune organ)、免疫细胞(immune cell)及免疫分子(immune molecular)组成。免疫器官包括中枢和外周免疫器官,免疫细胞包括适应性免疫细胞和固有免疫细胞,免疫分子主要有细胞表面分子、免疫球蛋白、补体和细胞因子等(图4-1)。

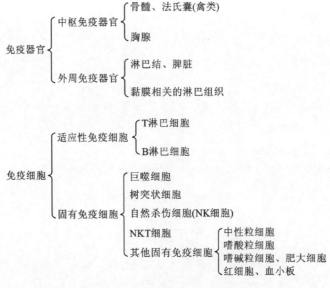

图 4-1　免疫器官与免疫细胞

第一节 免 疫 器 官
Immune Organ

免疫器官按其功能不同,分为中枢免疫器官和外周免疫器官,二者通过血液循环及淋巴循环相互联系,并构成免疫系统的完整网络。

一、中枢免疫器官(central immune organ)

中枢免疫器官又称为初级淋巴器官(primary lymphoid organ),是免疫细胞(immune cell)发生、分化、发育和成熟的场所。人类或其他哺乳动物(mammal)的中枢免疫器官包括骨髓和胸腺,鸟类则为其特有的腔上囊。

(一)骨髓(bone marrow)

骨髓是成人和动物各类血细胞和免疫细胞发生和分化的场所,也是 B 淋巴细胞分化成熟的场所。骨髓的主要功能如下。

(1)各类血细胞和免疫细胞的发生场所:骨髓造血干细胞(hematopoietic stem cell, HSC)具有自我更新(self-renewal)和分化成不同血细胞的潜能,故被称为多能造血干细胞(mutiple hematopoietic stem cell)。骨髓基质细胞(stromal cells)及其所产生的多种细胞因子,形成造血干细胞分化的微环境。多能造血干细胞(pluripotent hematopoietic stem cell)在骨髓微环境的作用下首先分化为定向干细胞,包括髓样干细胞(myeloid stem cell)和淋巴样干细胞(lymphoid stem cell),前者最终分化为成熟的粒细胞、单核细胞、树突状细胞、红细胞和血小板,后者则发育为各种淋巴细胞的前体细胞(progenitor cell),此后一部分随血流进入胸腺,发育为成熟的 T 淋巴细胞,另一部分则在骨髓中继续分化为 B 淋巴细胞或 NK 细胞。成熟 B 淋巴细胞和 NK 细胞随血液循环到外周免疫器官。

(2)体液免疫应答的发生场所:骨髓是发生再次应答的场所和抗体产生的主要部位。记忆 B 淋巴细胞在外周免疫器官中受抗原刺激被活化,随后可经淋巴液(lymph)和血液返回骨髓,分化成熟为浆细胞(plasma cell),并大量产生抗体(主要是 IgG),释放至血液循环,成为血清抗体的主要来源。因此,骨髓既是中枢免疫器官,又是外周免疫器官。当骨髓功能缺陷时,不仅会损害造血功能,也可导致体液免疫(humoral immunity)和细胞免疫(cellular immunity)功能缺陷,只有植入正常骨髓才能重建造血和免疫功能。

(二)胸腺(thymus)

胸腺是 T 淋巴细胞分化、发育、成熟的主要场所,分左、右两叶,表面有结缔组织被膜,内为实质,胸腺实质分为皮质和髓质。胸腺实质由胸腺细胞(thymocyte)和胸腺基质细胞组成。胸腺细胞是处于不同发育阶段的 T 淋巴细胞,其中未成熟的 T 淋巴细胞占胸腺细胞的 $85\%\sim90\%$。胸腺基质细胞及其分泌的胸腺肽类分子和细胞因子等,共同构成胸腺细胞分化的微环境。胸腺的主要功能如下。

(1)T 淋巴细胞分化、发育、成熟的场所:来自骨髓的淋巴样干细胞在胸腺微环境诱导下,经过复杂的分化发育过程,仅有约 5%的胸腺细胞经过阳性选择(positive selection)和阴性选择(negative selection)作用分化为成熟的、具有 MHC 限制性的功能性 T 淋巴细胞(即 $CD4^+$ T 细胞和 $CD8^+$ T 细胞),移行至外周免疫器官和血液循环中,发挥细胞免疫作用。老年期胸腺萎缩,功能衰退,导致细胞免疫功能下降,容易发生感染和肿瘤。

(2)免疫调节作用:胸腺基质细胞可产生多种细胞因子(cytokines)和肽类激素,它们不仅促进胸腺细胞的分化发育,也参与对外周成熟 T 淋巴细胞的调节。

(3)屏障作用:胸腺皮质内毛细血管及其周围结构具有屏障作用,可阻止血液中大分子物质和病原体的进入,称为血-胸腺屏障(blood-thymus barrier)。

(4)自身耐受的建立与维持。

二、外周免疫器官(peripheral immune organ)

外周免疫器官又称为次级淋巴器官(secondary lymphoid organ),是成熟 T 淋巴细胞、B 淋巴细胞等免疫细胞定居的场所,也是发生免疫应答的部位。外周免疫器官包括淋巴结(lymph node)、脾脏(spleen)和黏膜相关淋巴组织(mucosa-associated lymphoid tissue,MALT)等。

(一)淋巴结(lymph node)

淋巴结分布于全身非黏膜部位的淋巴道汇集处,如颈部、腋窝、腹股沟、肺门和肠系膜等处。淋巴结的功能如下。

(1)T 淋巴细胞、B 淋巴细胞定居的场所:淋巴结的深皮质区是 T 淋巴细胞定居的场所,又称为胸腺依赖区;浅皮质区是 B 淋巴细胞定居的场所,又称为非胸腺依赖区。

(2)免疫应答的发生场所:受抗原刺激后,大量的 B 淋巴母细胞(lymphoblast)分化为浆细胞并合成分泌特异性抗体,发挥体液免疫作用。淋巴结内还有许多巨噬细胞和树突状细胞,这些细胞能摄取、处理抗原,并将抗原提呈给 T 淋巴细胞,使其活化、增殖、分化为效应 T 淋巴细胞,发挥细胞免疫作用。淋巴结内 T 淋巴细胞约占淋巴细胞总数的 75%,B 淋巴细胞约占 25%。

(3)参与淋巴细胞再循环(lymphocyte recirculation):定居在外周免疫器官的淋巴细胞,可经输出淋巴管、胸导管等进入血液循环,游走于全身,并重新分布于全身淋巴器官和组织。这种淋巴细胞在血液、淋巴液、淋巴器官或组织间反复循环的过程称为淋巴细胞再循环(图 4-2)。淋巴细胞再循环的意义为:①增加了抗原和抗原提呈细胞(antigen presenting cell,APC)与淋巴细胞接触的机会,并引起免疫应答;②淋巴组织可从反复循环的"细胞库"中补充新的淋巴细胞。淋巴结、脾脏和其他外周免疫器官均参与淋巴细胞再循环。

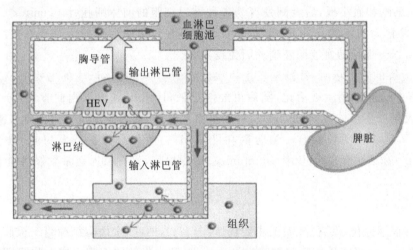

图 4-2 淋巴细胞再循环模式图

(4)过滤作用:侵入机体的病原微生物、毒素或其他有害异物,通常随组织淋巴液进入局部引流淋巴结内,可被淋巴窦内的巨噬细胞有效地清除,发挥过滤作用。

(二)脾脏(spleen)

脾脏是人体最大的免疫器官。脾脏表面有结缔组织被膜,脾脏实质分为白髓(white pulp)和红髓(red pulp)。白髓内沿中央动脉(central artery)分布的淋巴组织称为淋巴鞘,主要由 T 淋巴细胞组成,为胸腺依赖区。白髓内有淋巴小结和生发中心,含有大量的 B 淋巴细胞,为非胸腺依赖区。红髓包括脾索(splenic cord)和脾血窦(spleen sinusoid),脾索含有大量的 B 淋巴细胞、浆细胞、巨噬细胞和树突状细胞。脾脏淋巴细胞中 B 淋巴细胞约占 60%,T 淋巴细胞约占 40%。脾脏的功能如下。

(1)脾脏是免疫细胞定居和接受抗原刺激后产生免疫应答的重要场所。脾脏也合成分泌某些免疫分子(immune molecules),如补体成分、干扰素等。

(2)脾脏有储血和过滤血液的作用:脾脏有大量的血窦能储存血液,脾脏内的巨噬细胞和网状内皮细胞可清除血液中的病原体和突变、衰老的细胞,使血液得到净化。

(三)黏膜相关的淋巴组织(mucosal associated lymphoid tissue,MALT)

MALT 主要指呼吸道、肠道及泌尿生殖道黏膜下散在的无被膜的淋巴组织,以及扁桃体、小肠淋巴集结、阑尾等带有生发中心的器官化的淋巴组织。其功能和特点为:①参与黏膜局部免疫应答,黏膜表面是病原微生物等抗原性异物侵入机体的主要门户,MALT 构成一道免疫屏障,是发生局部特异性免疫应答的主要部位,在黏膜局部抗感染免疫中发挥关键作用;②产生分泌型 IgA(SIgA),B 淋巴细胞在黏膜局部受抗原刺激后产生大量的 SIgA,经黏膜上皮细胞分泌至黏膜表面,成为黏膜局部抵御病原微生物感染的主要力量。

第二节 免疫细胞
Immune Cell

免疫细胞泛指机体内参与免疫应答或与免疫应答有关的细胞,主要包括造血干细胞、淋巴细胞、单核-巨噬细胞及其他抗原提呈细胞、粒细胞、肥大细胞和红细胞等。在免疫应答中起核心作用的是淋巴细胞,其中能接受抗原刺激而活化、增殖、分化,介导特异性免疫应答的淋巴细胞称为抗原特异性淋巴细胞,即 T 淋巴细胞和 B 淋巴细胞。

免疫细胞均由造血干细胞分化而来,白细胞在分化成熟的不同阶段及细胞活化过程中,出现或消失的细胞表面标记分子,以单克隆抗体进行分类整理,将其中编码基因及其分子表达的细胞种类已明确者,以分化群(cluster of differentiation,CD)统一命名,人的 CD 编号已从 CD1 命名至 CD247。应用分化群抗体所鉴定的抗原称为分化抗原(CD 抗原或 CD 分子)。

一、淋巴细胞(lymphocyte)

淋巴细胞占外周血白细胞总数的 20%~45%,是构成机体免疫系统的主要细胞类型。

(一)T 淋巴细胞(T lymphocyte)

T 淋巴细胞,简称 T 细胞,因成熟于胸腺(thymus)而得名,介导细胞免疫,并在胸腺依耐性抗原诱导的体液免疫应答中发挥重要作用。外周血中 T 淋巴细胞占淋巴细胞总数的 65%~70%。

1. T 淋巴细胞的表面标志(surface markers) T 淋巴细胞表面有许多膜分子,包括表面受体、表面抗原和黏附分子(cell adhesion molecule,CAM)等。它们参与 T 淋巴细胞识别抗原,与其他免疫细胞相互作用,接受信号刺激并产生免疫应答的物质基础。

(1)T 淋巴细胞抗原受体复合物(TCR-CD3 复合物):T 淋巴细胞抗原识别受体(antigen recognition receptor,TCR)是 T 淋巴细胞特异性识别抗原的受体,也是所有 T 淋巴细胞的特征性表面标志。在 T 淋巴细胞表面,TCR 与 CD3 分子呈非共价键结合,形成 TCR-CD3 复合物(图 4-3)。T 淋巴细胞不能识别游离抗原,只能特异性识别抗原提呈细胞或靶细胞表面的抗原肽-MHC 分子复合物,而且,识别抗原受自身 MHC 限制。T 淋巴细胞识别抗原肽-MHC 分子复合物后,通过 CD3 分子将抗原信号转入 T 淋巴细胞内,使 T 淋巴细胞获得第一活化信号。

TCR 是由 α、β 或 γ、δ 两条肽链以二硫键连接组成的跨膜异二聚体。TCR 每条肽链的胞外区均含一个可变区(V)和一个恒定区(C),与 Ig 分子结构相似,两条肽链的可变区是 TCR 识别抗原的功能区。TCR 的胞质区很短,不能有效地传递信号,因此,TCR 识别抗原所产生的活化信号由 CD3 分子转导至 T 淋巴细胞内。根据所含肽链不同,TCR 分为 TCRαβ 和 TCRγδ 两种类型:①TCRαβ 表达于绝大多数 T 淋巴细胞表面,识别抗原具有多样性和特异性,即称为 TCRαβ+ T 细胞,参与适应性免疫应答。②TCRγδ 仅表达于少数(不足 5%)T 淋巴细胞表面,即称为 TCRγδ+ T 细胞,主要分布于皮肤和黏膜组织。TCRγδ+ T 细胞的 TCR 缺乏多样性,主要识别某些病原微生物或感染细胞及突变细胞表达的共同抗原,具有非特异杀伤功能,主要参与固有免疫防御。

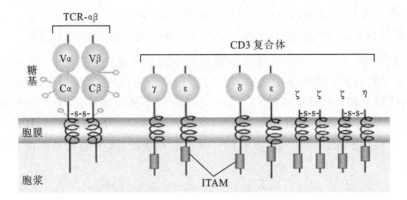

图 4-3　TCR-CD3 复合物模式图

CD3 分子存在于所有成熟 T 淋巴细胞的表面,是 T 淋巴细胞表面特有的标志。由 γ、δ、ε、ζ、η 五种肽链组成,与 T 淋巴细胞抗原受体形成 TCR-CD3 复合物。

(2)T 淋巴细胞辅助受体(CD4 分子与 CD8 分子):成熟的 T 淋巴细胞可表达 CD4 或 CD8 分子,因此,可将成熟 T 淋巴细胞分为两类,即 $CD4^+$ T 细胞或 $CD8^+$ T 细胞。CD4 和 CD8 分子的主要功能是辅助 TCR 识别抗原和参与 T 淋巴细胞活化信号的转导,故又称为 T 淋巴细胞辅助受体。CD4 分子能够与抗原肽-MHC-Ⅱ类分子复合物中的 MHC-Ⅱ类分子结合;CD8 分子能够与抗原肽-MHC-Ⅰ类分子复合物中的 MHC-Ⅰ类分子结合。这种作用也是 $CD4^+$ T 细胞和 $CD8^+$ T 细胞识别抗原具有受自身 MHC-Ⅱ类分子和 MHC-Ⅰ类分子限制的原因。

(3)协同刺激分子:初始的 T 淋巴细胞完全活化需要两种活化信号的共同作用。第一信号由 TCR 识别抗原产生,经 CD3 分子将信号转导至细胞内。第二信号或称为协同刺激信号,则由抗原提呈细胞或靶细胞表面的多种协同刺激分子与 T 淋巴细胞表面相应的协同刺激分子受体相互作用而产生,如 B7 与 CD28、LFA-3 与 CD2、LFA-1 与 ICAM-1,其中 B7 与 CD28 作用最重要。

CD28:90%$CD4^+$ T 细胞和 50%$CD8^+$ T 细胞表达 CD28,CD28 的配体是 B7。B7 表达于抗原提呈细胞和 B 淋巴细胞表面,CD28 与 B7 结合产生的协同刺激信号在 T 淋巴细胞活化中发挥重要作用。

CD2:CD2 分子,即白细胞功能相关抗原-2(leucocyte function-associated antigen-2,LFA-2),又称绵羊红细胞(sheep red blood cell receptor,SRBCR)受体。CD2 分子表达在 95% 成熟 T 淋巴细胞、50%～70% 胸腺细胞和部分 NK 细胞。CD2 分子的配体为 LFA-3。人成熟 T 淋巴细胞可通过该受体与羊红细胞上 LFA-3 结合形成 E-花环。

CD40 配体(CD40L):CD40L 主要表达于 $CD4^+$ T 细胞,CD40 表达于抗原提呈细胞和 B 淋巴细胞表面。在 TD 抗原诱导的免疫应答中,活化的 $CD4^+$ Th 细胞表面的 CD40L 与 B 淋巴细胞表面的 CD40 结合可促进 B 淋巴细胞的增殖、分化、抗体生成和抗体类别转换和诱导记忆 B 淋巴细胞形成。

LFA-1 和 ICAM-1:细胞表面的淋巴细胞功能相关抗原-1(lymphocyte function antigen-1,LFA-1)和细胞间黏附分子-1(intercellular adhesion molecule-1,ICAM-1)的作用,是介导 T 淋巴细胞与抗原提呈细胞或靶细胞的黏附及 T 淋巴细胞与 B 淋巴细胞的黏附作用。

(4)有丝分裂原(mitogen)受体:T 淋巴细胞表面有多种与有丝裂原结合的受体,如植物血凝素(phytohemagglutinin,PHA)、刀豆蛋白(concanavalin A,ConA)、美洲商陆(pokeweed-mitogen,PWM)可诱导静止的 T 淋巴细胞活化、增殖、分化。

(5)细胞因子受体:T 淋巴细胞表达多种细胞因子受体(IL-1R、IL-2R、IL-4R、IL-6R、IL-12R 等),与相应的细胞因子结合,参与 T 淋巴细胞的分化发育、活化、增殖。

2.T 淋巴细胞亚群及其功能(T lymphocyte subsets and theirs functions)　根据不同的分类方法将 T 淋巴细胞分为不同的亚群。

根据表达 TCR 的类型,T 淋巴细胞可分为 $TCR\alpha\beta^+$ T 细胞和 $TCR\gamma\delta^+$ T 细胞。根据免疫效应功能,可分为辅助性 T 淋巴细胞(helper T lymphocyte,Th)和细胞毒性 T 淋巴细胞(cytotoxic T cell,Tc 或 cytotoxic T lymphocyte,CTL)。根据是否表达 CD4 或 CD8 分子,T 淋巴细胞可分为 $CD4^+$ T 细胞和

CD8⁺T 细胞。

(1)CD4⁺T 细胞　CD4⁺T 细胞识别外源性抗原肽,受自身 MHC-Ⅱ类分子的限制。初始 CD4⁺T 细胞接受抗原刺激后首先分化为 Th0 细胞。Th0 细胞继续分化为三种 Th 细胞亚群,即 Th1 细胞、Th2 细胞和 Th3 细胞。①Th1 细胞主要分泌 IL-2、IFN-γ、TNF-β/α 等细胞因子,其主要功能是介导炎症反应,参与细胞免疫和迟发型超敏反应(又称为 TDTH 细胞)。许多器官特异性自身免疫病也由 Th1 细胞介导。②Th2 细胞主要分泌 IL-4、IL-5、IL-6、IL-10、IL-13 等细胞因子,其主要功能是增强 B 淋巴细胞介导的体液免疫应答。Th2 细胞在超敏反应和抗寄生虫感染中也发挥重要作用。③Th3 细胞能分泌大量 TGF-β,主要功能是抑制 Th1 细胞介导的免疫应答和炎症反应,对免疫应答发挥负调节作用。

(2)CD8⁺T 细胞　即 Tc(或称 CTL)细胞。CD8⁺T 细胞识别内源性抗原肽,受自身 MHC-Ⅰ类分子限制。活化后,分化为效应 Tc 细胞,具有细胞毒作用,可特异性杀伤靶细胞。Tc 细胞主要参与抗病毒免疫、抗肿瘤免疫及移植排斥反应(graft rejective reaction)。Tc 细胞杀伤靶细胞的主要机制为分泌穿孔素(perforin),释放颗粒酶(granzyme)和分泌淋巴毒素(lymphotoxin)等效应物质,诱导靶细胞溶解或凋亡。此外,活化的 Tc 细胞高表达 FasL,通过与靶细胞表面 Fas 结合而诱导凋亡(apoptosis)。

(二)B 淋巴细胞(B lymphocyte)

B 淋巴细胞,简称 B 细胞,介导体液免疫,并具有抗原提呈功能。在外周血中,B 淋巴细胞占淋巴细胞总数的 20%～25%。

1.B 淋巴细胞表面标志　B 淋巴细胞表面也有许多膜分子,有些为 B 淋巴细胞所特有,有些为 B 淋巴细胞和其他细胞所共有。它们在 B 淋巴细胞识别抗原与随之的活化、增殖与分化、产生抗体及加工提呈抗原给 T 淋巴细胞中发挥作用。

(1)B 淋巴细胞抗原受体复合物:B 淋巴细胞抗原识别受体(BCR)复合物由识别和结合抗原的膜免疫球蛋白(membrane immunoglobulin,mIg)和传递抗原信号的 Igα/Igβ 组成(图 4-4)。

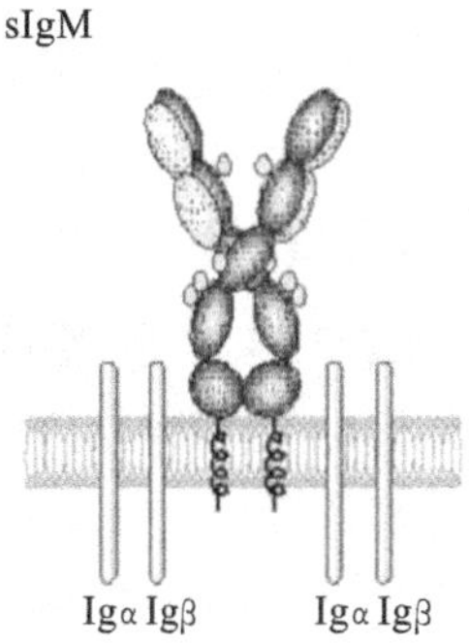

BCR 是镶嵌于细胞膜中的免疫球蛋白(membrane Ig,mIg),是 B 淋巴细胞的特异性抗原识别分子,是 B 淋巴细胞特征性表面标志。mIg 为单体,抗原结合点位于 VH 和 VL 的高变区内。mIg 的 H 链胞质区较短,不能传递抗原刺激产生的信号,需要其他辅助分子参与。未成熟 B 淋巴细胞仅表达 mIgM;成熟 B 淋巴细胞表达 mIgM 和 mIgD;接受抗原刺激后,B 淋巴细胞 mIgD 消失;记忆 B 淋巴细胞不表达 mIgD。

图 4-4　BCR 复合物模式图

Igα/Igβ 是异源二聚体分子,有胞外区(extracellular domain),跨膜区(transmembrane domain)和较长的胞质区,跨膜区与 BCR 以静电吸引而组成 BCR 复合物。Igα/Igβ 的功能如下:①将 BCR 识别结合抗原的信号转导至细胞内;②参与将胞内合成的 Ig 向胞膜转运。

(2)辅助受体:B 淋巴细胞表面的 CD19/CD21/CD81/CD225 非共价结合,形成一个 B 淋巴细胞特异的多分子活化辅助受体,其作用是增强 B 淋巴细胞对抗原刺激的敏感性。CD21 即 CR2,为补体 C3d 受体。CD21 也是 B 淋巴细胞上的 EB 病毒受体。

(3)协同刺激分子:B 淋巴细胞的活化也需要两种信号的刺激。抗原与 B 淋巴细胞的 BCR 特异性结合,所产生的信号由 Igα/Igβ 转导至细胞内,即为第一信号。CD40 表达于成熟的 B 淋巴细胞,与 T 淋巴细胞表面的 CD40L 结合,产生协同刺激信号,即 B 淋巴细胞活化第二信号。在 B 淋巴细胞分化成熟中起十分重要的作用。另外,活化的 B 淋巴细胞是专职的抗原提呈细胞,它提呈抗原给 CD4⁺ T 细胞,激活 CD4⁺ T 细胞,也需要协同刺激分子间的相互作用。

其他黏附分子:Th 细胞对 B 淋巴细胞的辅助以及活化 B 淋巴细胞向 T 淋巴细胞提呈抗原,均需要细胞-细胞的接触,黏附分子在此过程中起很大作用。表达于 B 淋巴细胞的黏附分子有 ICAM-1、LFA-1 等。

(4)有丝分裂原受体:B 淋巴细胞表面能表达多种与有丝分裂原结合的受体,如细菌脂多糖(lipopolysaccharide,LPS)受体、葡萄球菌 A 蛋白(staphylococcal protein A,SPA)受体和与 T 淋巴细胞共有的美洲商陆(PWM)受体。B 淋巴细胞受相应有丝分裂原刺激后,可直接诱导静止的 B 淋巴细胞活化增殖与分化为淋巴母细胞。

(5)细胞因子受体:IL-2、IL-4、IL-5、IL-6、IFN-γ 等细胞因子通过与 B 淋巴细胞表面的相应受体结合而发挥免疫调节作用,参与 T 淋巴细胞的活化、增殖、分化。

(6)补体受体:多数 B 淋巴细胞表达可与补体 C3b 和 C3d 结合的受体,分别称为 CR1 和 CR2(即 CD35 和 CD21)。CR 与相应配体结合后可促进 B 淋巴细胞活化。

(7)Fc 受体:多数 B 淋巴细胞表达 IgG 的 Fc 受体,可与免疫复合物中的 IgG Fc 段结合,有利于 B 淋巴细胞捕获和结合抗原,以及 B 淋巴细胞活化和抗体产生。

2.B 淋巴细胞亚群 依据是否表达 CD5,B 淋巴细胞可分为 B1(CD5$^+$)淋巴细胞和 B2(CD5$^-$)淋巴细胞。

(1)B1 淋巴细胞发生于个体发育的早期,主要分布于腹膜腔、胸膜腔和肠道固有层。B1 淋巴细胞主要识别非蛋白质抗原,如细菌的脂多糖。B1 淋巴细胞主要产生低亲和力的 IgM 类抗体,也能产生 IgM 类自身抗体,如类风湿因子(rheumatoid factor,RF)、抗 ssDNA(single-stranded DNA)等,参与某些自身免疫病(autoimmunity disease,AID)的发生。

(2)B2 淋巴细胞是参与体液免疫的主要细胞类别。在个体发育中出现较晚,定居于外周免疫器官的非胸腺依赖区。B2 淋巴细胞主要识别蛋白质抗原。B2 淋巴细胞在抗原的刺激和 Th 细胞的辅助下,被激活成为活化的 B 淋巴细胞,经增殖、分化为浆细胞,产生高亲和力抗体,行使体液免疫功能。此外,活化的 B2 淋巴细胞还具有抗原提呈和免疫调节功能。

二、抗原提呈细胞(antigen presenting cell,APC)

抗原提呈细胞是指能摄取、加工、处理抗原,以抗原肽-MHCⅡ/Ⅰ类分子复合物的形式表达于细胞表面,供 CD4$^+$/CD8$^+$ T 细胞识别的一类细胞。APC 可分为两类:①专职 APC,包括巨噬细胞、树突状细胞和 B 淋巴细胞,它们均可组成性表达 MHC-Ⅱ类分子;②非专职 APC,包括上皮细胞、成纤维细胞、血管内皮细胞和活化的 T 淋巴细胞等,它们在某些因素刺激下可表达 MHC-Ⅱ类分子,并有抗原提呈作用。另外,所有表达 MHC-Ⅰ类分子并可提呈内源性抗原的细胞,广义上也属于 APC。

(一)单核-巨噬细胞(macrophages,Mφ)

单核-巨噬细胞包括血液中的单核细胞和器官组织中的巨噬细胞,具有抗感染、抗肿瘤、参与免疫应答的启动和效应以及免疫调节等多种生物学功能。单核细胞占血液细胞总数的 3%~8%,在血液中仅停留数小时至数日,进入组织中发育为巨噬细胞(Mφ)。不同器官组织中定居的 Mφ 其名称各异,如肝中称为库普弗细胞;脑中称为小胶质细胞;骨中称为破骨细胞等。Mφ 的主要生物学功能如下。

1.吞噬杀伤作用 Mφ 有很强的吞噬杀伤能力,可直接吞噬清除异物,杀伤肿瘤细胞和胞内寄生的病原体。其吞噬杀伤作用是非特异性的。在特异性免疫效应阶段,活化的 Th1 细胞产生的细胞因子及抗体(IgG),通过与 Mφ 表面的细胞因子受体和 IgG 的 Fc 受体(Mφ 也可产生 ADCC)的作用,可使 Mφ 的吞噬杀伤作用得以增强。

2.提呈抗原 Mφ 可对外源性和内源性抗原摄取、加工处理和提呈,并以抗原肽-MHCⅡ/Ⅰ类分子复合物的形式表达于细胞表面,供 CD4$^+$/CD8$^+$ T 细胞识别。

3.参与和促进炎症反应 Mφ 在发挥吞噬作用的同时,通过分泌胞外酶和致炎因子及细胞因子参与和促进炎症反应。

4.分泌多种细胞因子 分泌参与免疫调节、促进免疫的细胞因子主要有 IL-1、IL-3、IL-6、IL-8、IL-12、TNF-α、IFN-γ、前列腺素(PGE2、PGF2α)、某些神经肽(β-内啡肽)、激素(ACTH)及补体分子(P 因子、B 因子、D 因子、H 因子、C3b 抑制物)等。

(二)树突状细胞(dendritic cells,DC)

树突状细胞因其有许多分枝状突起而得名。DC 是目前所知的功能最强的 APC,且能够显著刺激初始 T 淋巴细胞活化、增殖,是机体特异性免疫应答的始动者。

根据来源可将 DC 分为髓系来源 DC 和淋巴系来源 DC 两大类,大多数来源于骨髓,经外周血液循环,广泛分布于脑外的全身各脏器,数量少,仅占人外周血单个核细胞的 1% 以下。

根据部位不同将 DC 分为三类:①淋巴组织中的 DC;②非淋巴组织中的 DC;③体液中的 DC。DC 因其分布部位和分化程度的不同而名称不同。如表皮和胃肠上皮组织中的 DC 称为郎格罕细胞,结缔组织中的称为间质树突状细胞等。

DC 主要功能如下。

1. 摄取、加工处理和提呈抗原 通常情况下非淋巴组织 DC 处于未成熟状态,未成熟的 DC 低表达协同刺激和黏附分子,表达 IgG 的 Fc 受体和 C3b 受体,有较强的抗原内吞和加工处理能力。这些未成熟的 DC 在摄入抗原或受炎症因子的刺激后,发育为成熟 DC。成熟 DC 高表达 MHC-Ⅱ/Ⅰ 类分子和协同刺激分子(如 B7、ICAM),对抗原摄取、加工处理能力减弱,而提呈抗原能力增强。

2. 免疫调节作用 DC 高表达多种协同刺激分子(CD80、CD86),分泌多种细胞因子(IL-1、IL-6、IL-8、IL-12、TNF-α、GM-CSF 等),参与免疫调节。

三、自然杀伤细胞(natural killer,NK)

自然杀伤细胞来源于骨髓淋巴样干细胞,主要分布于外周血和脾,在淋巴结和其他组织中也有少量存在。占人外周血淋巴细胞总数的 5%～10%。通常将表面标志是 CD3$^-$、CD56$^+$、CD16$^+$ 的淋巴细胞定为 NK 细胞。

1. NK 细胞识别靶细胞的受体 NK 细胞可直接杀伤病毒感染细胞和肿瘤细胞,而对宿主正常组织细胞不具有细胞毒作用,表明 NK 细胞具有识别自身正常组织细胞和异常组织细胞的能力。近年发现,NK 细胞表面具有两类功能截然不同的受体。一类是杀伤细胞活化受体(KAR),其配体有 HLA-Ⅰ 类分子和非 HLA-Ⅰ 类分子;另一类是杀伤细胞抑制受体(KIR),其配体为 HLA-Ⅰ 类分子。

2. NK 细胞杀伤靶细胞的机制 NK 细胞属非特异性免疫细胞,它无须抗原预先致敏,就可直接杀伤某些肿瘤、病毒或胞内寄生菌感染的靶细胞,因此在机体抗肿瘤和早期抗病毒或胞内寄生菌感染的免疫过程中起重要作用。NK 细胞杀伤靶细胞的机制与 CD8$^+$ Tc 细胞基本相同,即通过释放穿孔素和颗粒酶、表达 FasL 及分泌 TNF 使靶细胞溶解破坏和发生凋亡。也可通过 NK 细胞表面表达 IgG 的 Fc 受体,识别杀伤与 IgG 抗体结合的靶细胞,这种以 IgG 抗体作为中间桥梁,定向介导对靶细胞的杀伤作用,称为抗体依赖性细胞介导的细胞毒作用(antibody dependent cell mediated cytotoxicity,ADCC)。

此外,活化的 NK 细胞还可分泌 IFN-γ、IL-2、TNF 等细胞因子发挥免疫调节作用。

四、NKT 细胞(natural killer T cell,NKT)

NKT 细胞是近年来发现的一类表达 NK1.1 和 TCR-CD3 复合物的 T 淋巴细胞,主要分布于肝、骨髓和胸腺。NKT 细胞的 TCR 缺乏多样性、抗原识别谱窄,可识别不同靶细胞表面 CD1 分子提呈的共同脂类和糖类抗原,且不受 MHC 限制。NKT 细胞的主要生物学功能如下:①非特异性杀伤肿瘤细胞、病毒或胞内寄生菌感染的靶细胞,其杀伤机制与 CD8$^+$ Tc 细胞相似;②分泌 IL-4、IFN-γ 和 MCP-1α、MIP-β1 等细胞因子参与免疫调节和炎症反应。

五、其他固有免疫细胞(others innate immune cells)

1. 中性粒细胞 中性粒细胞是体内重要的小吞噬细胞,也是血液中数目最多的粒细胞。其胞质中含有中性颗粒,颗粒中的溶酶体与中性粒细胞的吞噬和消化异物、杀菌、溶菌作用以及某些病理损伤有关。

中性粒细胞表面有补体 C3b 受体和 IgG 的 Fc 受体,在 C3b 和 IgG 存在下,可发挥调理吞噬作用和 ADCC 作用。

2. 嗜酸性粒细胞 血液中的嗜酸性粒细胞,有较弱的吞噬作用。胞质中有嗜酸性颗粒,颗粒中的生物活性物质释放后对 I 型超敏反应有调节作用。当机体内有寄生虫感染时,血液中嗜酸性粒细胞可明显增多,对寄生虫有一定的杀伤作用。

3. 嗜碱性粒细胞和肥大细胞 嗜碱性粒细胞存在于血液中,肥大细胞存在于组织中。两细胞的胞质内均含有嗜碱性颗粒,其细胞膜表面有 IgE 的 Fc 受体,可结合 IgE。当抗原与结合在细胞膜表面的 IgE 结合后,可引起细胞脱颗粒,释放出生物活性物质,导致 I 型超敏反应的发生。

4.红细胞　红细胞表面有 C3b 受体,抗原抗体复合物与补体 C3b 结合后,可黏附到红细胞表面。通过这种免疫黏附作用可增强吞噬细胞对异物的吞噬能力,在清除循环免疫复合物方面起重要作用。

Summary

1. Immune system is consisted of immune organ, immune cell, immune molecular. Immune organ is divided into two groups: central immune organ and peripheral immune organ.

2. Thymus is one of human central immune organs, which plays an important role in inducing T lymphocytes differentiation and maturation. Bone marrow, the other central immune organ, plays an important role in inducing B lymphocytes differentiation and maturation.

3. T lymphocyte and B lymphocyte, involved in humoral immunity and cellular immunity respectively, could be activated by two recognition and two signals.

4. DC, a group of APC, is being paid more and more attention because of its special function to present antigen. It also plays vital effect on tumor therapy.

（杨少龙　旷兴林）

第五章 免疫应答

Immune Response

Learning guide

After studying this chapter the student should be able to answer the following questions:

1. What is the immune response?

2. Describe the type and conception of immune response.

3. Briefly describe the three stages in adaptive immune response.

4. What is the function of antigen presenting cells?

5. What are the types and characteristics of the adaptive immune response?

Key terms

immune response; innate immune response; adaptive immune response; natural immunity; nonspecific immunity; Toll-like receptor; specific immune response; acquired immune response; humoral immune response; innate immunity; epidermis and mucosal surface; blood brain barrier; blood placental barrier; macrophage; phagocytosis; pinocytosis; neutrophil; natural killer; dendritic cell; complement; defensin; lysozyme; β-lysin; C-reactive protein; immediate innate immune response; early innate immune response; adaptive immune response; antigen presenting cell; antigen presentation; exogenous antigen; endogenous antigen; native T lymphocyte; effector T lymphocyte; memory T lymphocyte; costimulator; anergy; lag phase; log phase; plateau phase; decline phase; primary response; secondary response; immunological tolerance; tolerogen; immunogen; homeostasis; natural immune tolerance; acquired immune tolerance; low-zone; high-zone

免疫应答(immune response)是指机体通过免疫系统实现对抗原的识别与排除的过程。免疫系统是由免疫器官(胸腺、骨髓、脾脏、淋巴结等)、免疫组织(黏膜相关淋巴组织等)、免疫细胞(T淋巴细胞、B淋巴细胞、吞噬细胞、NK细胞等)及免疫分子(细胞因子、抗体、补体等)组成。根据免疫应答识别的特点、效应机制及免疫的获得形式,通常把免疫应答分为两种类型:固有免疫应答和适应性免疫应答。通过有效的免疫应答,机体得以维持内环境的稳定。在某些特殊情况下,免疫应答也会造成对机体的损害,例如:超敏反应、自身免疫性疾病等。

1. 固有免疫应答(innate immune response) 机体通过固有的免疫细胞和固有的免疫分子排出"非己"抗原性异物,产生非特异性的免疫保护作用的过程。固有免疫应答是生物体在长期种系发育和进化过程中逐渐形成的天然防御功能,无需克隆扩增,所以又称天然免疫(natural immunity)或非特异性免疫应答(nonspecific immunity)。机体通过固有免疫应答能够在感染的早期发挥重要作用。例如:参与固有免疫应答细胞,如单核-巨噬细胞、自然杀伤细胞、中性粒细胞等,这类细胞经其表面表达的受体,能识别表达于多种病原体表面的配体,如单核-巨噬细胞表面的 Toll 样受体(Toll-like receptor,TLR)能识别脂多糖(LPS),它表达于多种 G⁻肠道杆菌表面,经受体-配体作用,固有免疫细胞被活化,迅速执行免疫效应,吞噬杀伤病原体。体表屏障皮肤、黏膜及附属物的机械阻挡作用和分泌杀菌、抑菌物质也属于固有免疫应答。固有免疫应答具有与生俱来,作用范围广,无抗原特异性,不产生免疫记忆等特点。

2. 适应性免疫应答(adaptive immune response) 抗原提呈细胞加工、处理和提呈抗原,T淋巴细胞、B淋巴细胞特异性识别抗原后自身活化、增殖、分化,产生免疫效应的过程。适应性免疫应答是出生后机体接触特定的抗原而获得的针对该物质的免疫,故又称为特异性免疫应答(specific immune response)或获得性免疫应答(acquired immune response)。适应性免疫应答根据其效应机制可分为 T 淋巴细胞介导的细胞免疫应答和 B 淋巴细胞介导的体液免疫应答(humoral immune response)。这两种免疫应答是不可分割的两个方面。T 淋巴细胞和 B 淋巴细胞在抗原刺激后,可以表现为活化、增殖、分化,形成效应细胞和产生效应分子,以排除抗原性异物。在正常情况下,机体通过免疫应答清除外来抗原和内源新生抗原维持自身免疫稳定。在异常情况下,则导致机体病理损伤,引起超敏反应或其他免疫性疾病。适应性免疫应答具有特异性、多样性、记忆性和耐受性等特点。淋巴结、脾脏及黏膜相关淋巴组织等外周免疫器官是适应性免疫应答的场所。免疫应答发生时,常伴有局部淋巴结肿大,这是由于抗原特异性淋巴细胞增殖、多种细胞因子作用、炎性细胞浸润等多因素作用所致。随着免疫应答的逐渐减弱,肿大的淋巴结将恢复正常。适应性免疫应答可以分为三个阶段。

(1)感应阶段(抗原提呈和识别阶段):APC 对抗原的摄取、处理、提呈和 T 淋巴细胞、B 淋巴细胞通过受体 TCR 和 BCR 识别特异性抗原的过程。

(2)反应阶段(活化、增殖和分化阶段):T 淋巴细胞和 B 淋巴细胞识别抗原后,在细胞间多种协同共刺激分子和细胞因子作用下,发生活化和克隆的扩增,并分化为效应细胞(效应 T 淋巴细胞和浆细胞),产生效应分子(细胞因子和抗体)。有部分细胞中途停止分化形成记忆细胞(Tm 和 Bm),记忆细胞再次接触相同抗原后,可迅速增殖分化为效应细胞,发挥效应作用。

(3)效应阶段　效应细胞和效应分子共同发挥作用,产生细胞免疫效应和体液免疫效应。清除免疫原性异物,从而维持机体正常生理状态。病理情况下也可引发免疫相关性疾病。

第一节　固　有　免　疫
Innate Immunity

一、固有免疫的组成(composition of the innate immunity)

固有免疫主要由三部分组成:固有免疫屏障结构、固有免疫细胞、固有免疫分子。

(一)固有免疫屏障结构(innate immune barriers)

1. 皮肤黏膜屏障(epidermis and mucosal surface)　皮肤黏膜及其附属成分所组成的物理、化学和微生物屏障是机体抗感染的第一道防线。

(1)物理屏障作用:主要是指皮肤黏膜的机械阻挡作用。由致密上皮细胞组成的皮肤和黏膜组织具有机械屏障作用,可有效阻挡病原体入侵体内。鼻黏膜上的鼻毛、呼吸道黏膜表面纤毛的定向运动,可将分泌物及附着于表面的微生物排出体外。

(2)化学屏障作用:主要是指皮肤及黏膜附属的腺体可分泌多种抑菌和杀菌物质,如汗腺分泌的乳酸和泌尿生殖道黏液中的溶菌酶、抗菌肽等。

(3)微生物屏障作用:主要是指正常菌群的拮抗作用,寄居在人体皮肤、消化道、呼吸道等部位的正常菌群能通过与病原体竞争结合上皮细胞、竞争吸收营养物质而拮抗病原菌的生长,如大肠埃希菌产生的细菌素对某些厌氧菌具有抑制杀灭作用。

2. 血-脑屏障(blood brain barrier)　血-脑屏障由软脑膜、脉络丛的脑毛细血管壁和毛细血管壁外侧的星状胶质细胞组成。该屏障能够有效阻止病原体进入中枢神经系统,从而使大脑得到保护。婴幼儿期此屏障发育不完善,较成人易发生脑膜炎、脑炎等中枢神经系统疾病。

3. 血-胎屏障(blood placental barrier)　由母体子宫内膜的基蜕膜和胎儿的绒毛膜滋养层细胞共同构成。正常情况下,它可以阻止母体感染的病原体及其有害产物进入胎儿体内,保护胎儿免受感染。妊娠早期(3 个月内)此屏障发育尚未完善,若孕妇在此期间发生风疹病毒、巨细胞病毒等感染,可引起胎儿畸形、流产或死胎。

（二）固有免疫细胞（innate immune cells）

固有免疫细胞主要包括单核-巨噬细胞、中性粒细胞、自然杀伤细胞树突状细胞等。固有免疫细胞不表达特异性抗原识别受体。

1. 单核-巨噬细胞（macrophage） 单核-巨噬细胞具有早期局限感染的作用。当病原体穿过机体的屏障结构后，向机体内部入侵、扩散、蔓延，此时单核-巨噬细胞即可发挥强大的吞噬杀伤作用。单核-巨噬细胞吞噬杀菌过程分为趋化和接触、调理与吞入、杀菌和消化（图5-1）三个阶段。单核-巨噬细胞具有很强的变形运动和吞噬杀伤、清除病原体等抗原性异物的能力。单核-巨噬细胞的功能有杀伤病原体、杀伤胞内寄生菌、杀伤肿瘤细胞、参与炎症反应等。

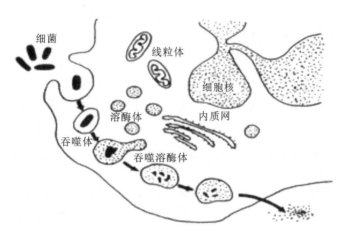

图 5-1 单核-巨噬细胞对细菌的吞噬和消化示意图

2. 中性粒细胞（neutrophil） 占血液白细胞总数的 $60\%\sim70\%$，产生快，存活期仅 $2\sim3$ d。中性粒细胞具有很强的趋化作用和吞噬功能，当病原体在局部引发感染时，它们可迅速穿越血管内皮细胞进入感染部位，对入侵的病原体发挥吞噬杀伤和清除作用。

3. 自然杀伤（natural killer, NK）细胞 NK 细胞是与 T 淋巴细胞、B 淋巴细胞并列的第三类淋巴细胞，来源于骨髓淋巴样干细胞，其分化、发育、成熟依赖于骨髓和胸腺微环境。主要分布于骨髓、外周血、肝脏、脾脏和淋巴结。NK 细胞不表达特异性抗原识别受体，而是通过表面活化性受体和抑制性受体对"自身"与"非己"性物质进行识别，并直接杀伤某些肿瘤细胞和病毒感染等靶细胞。因此，NK 细胞的杀伤作用不需要抗原诱导，也无须特异性抗体或补体的参与，没有 MHC 限制性。它在特异性免疫应答产生以前即已发挥防御作用。NK 细胞是机体抗肿瘤和早期抗病毒和抗胞内寄生菌感染的重要防御细胞。

4. 树突状细胞（dendritic cell, DC） DC 细胞分为两种类型，有经典 DC 细胞和浆细胞样 DC 细胞。DC 细胞表面因为具有星状多形性或树枝状突起而得名，分布十分广泛。DC 细胞不仅具有吞噬功能，而且是目前发现的功能最强的专职 APC 细胞，可以摄取、加工、提呈抗原。

5. B1 细胞 B1 细胞主要分布在胸膜腔、腹腔和肠道中，通过产生抗细菌共同产物的抗体参与早期防御机制。

（三）固有免疫分子（innate immune molecules）

1. 细胞因子（cytokine） 细胞因子是参与固有免疫应答的重要效应分子和调节分子。例如：GM-GSF 可以激活单核-巨噬细胞和 NK 细胞，从而促使这些细胞有效杀伤肿瘤和病毒感染的靶细胞。IFN-γ 可以诱导初始 T 淋巴细胞向 Th1 或者 Th2 细胞分化，参与体液和细胞免疫应答。

2. 补体（complement） 补体是参与固有免疫应答的重要免疫分子。补体的活性片段具有趋化作用、调理作用和促进炎症反应等作用，补体的旁路激活途径是机体对抗病原体感染的第一道防线。补体在机体早期抗感染免疫过程中具有十分重要的作用。

3.其他抗菌物质

(1)防御素(defensin) 一组耐受蛋白酶的一类富含精氨酸的小分子多肽,在生物界广泛存在。防御素的来源主要是生物体内的消化道、呼吸道、泌尿生殖道和皮肤的上皮细胞或者免疫细胞。防御素对细菌、真菌和某些有包膜的病毒具有直接杀伤作用。可通过以下作用机制杀伤某些细菌和有包膜的病毒:①通过与病原体带负电荷的成分如 G^- 菌的脂多糖、G^+ 菌的磷壁酸和病毒包膜脂质等的静电作用,使病原体膜屏障被破坏、通透性增加,导致病原体死亡;②诱导病原体产生自溶酶,干扰 DNA 和蛋白质合成;③具有致炎和趋化作用,可增强吞噬细胞对病原体的吞噬杀伤和清除作用。

(2)溶菌酶(lysozyme) 溶菌酶是一种不耐热碱性蛋白质,主要来源于巨噬细胞,广泛存在于体液、外分泌液及吞噬细胞的溶酶体颗粒中。溶菌酶对革兰阳性细菌具有溶解作用。

(3)乙型溶素(β-lysin) 乙型溶素是血清中一种对热较稳定的碱性多肽。血小板中含量丰富,可破坏革兰阳性细菌细胞膜,而对革兰阴性细菌无效。

(4)C 反应蛋白(C-reactive protein,CRP) 为肝脏合成的急性期蛋白,识别细菌细胞壁磷酰基胆碱,具有调理作用,激活补体和促进炎症反应(inflammatory response)等作用。C 反应蛋白是一种具有代表性的急性期蛋白。在感染早期,多种细胞因子刺激肝细胞大量合成,血清中含量急剧升高,感染控制时迅速降至正常水平。C 反应蛋白能与多种细菌结合,通过激活补体系统而杀伤病原体。

二、固有免疫应答的作用阶段(process of innate immune response)

1.即刻固有免疫应答(immediate innate immune response)阶段 即刻固有免疫应答发生于感染0～4 h之内。皮肤黏膜及其分泌液中的抗菌物质和正常菌群作为物理、化学和生物屏障,可阻挡外界病原体对机体的入侵,具有即刻免疫防卫作用。当少量病原体突破机体屏障结构,进入皮肤或黏膜下组织后,可被局部存在的巨噬细胞迅速吞噬、清除。中性粒细胞是机体抗细菌、抗真菌感染的主要效应细胞,中性粒细胞浸润是细菌感染性炎症反应的重要特征。

2.早期固有免疫应答(early innate immune response)阶段 早期固有免疫应答发生于感染后4～96 h之内。在某些细菌成分如脂多糖(LPS)和感染部位组织细胞产生的 IFN-γ 和 IL-8 等趋化因子作用下,可以将感染周围组织中的巨噬细胞募集到炎症反应部位,并被活化,以增强局部抗感染免疫应答能力。与此同时,活化巨噬细胞又可产生大量促炎性细胞因子和其他低分子质量炎性介质如白三烯、前列腺素和血小板活化因子等,进一步增强机体固有免疫应答能力。

3.适应性免疫应答(adaptive immune response)启动阶段 适应性免疫应答诱导阶段发生于感染96 h之后。此时,活化巨噬细胞和树突状细胞作为专职抗原提呈细胞,可将摄入的病原体等外源性抗原或内源性抗原加工处理为具有免疫原性的小分子多肽,并以抗原肽-MHCⅡ/Ⅰ类分子复合物的形式表达于细胞表面,同时表面协同刺激分子(如 B7 和 ICAM 等)表达上调,为特异性免疫应答的启动做好准备;然后经淋巴、血液循环进入外周免疫器官,通过与抗原特异性淋巴细胞之间的相互作用,诱导产生特异性免疫应答。

第二节 抗原提呈细胞与抗原的处理和提呈
Antigen Presenting Cells and Antigen Processing and Presentation

一、抗原提呈细胞的特点(characteristics of antigen presenting cells)

抗原提呈细胞(antigen presenting cell,APC)是指能摄取、加工、处理抗原,以抗原肽-MHCⅡ/Ⅰ类分子复合物的形式表达于细胞表面,供 $CD4^+$/$CD8^+$ T 淋巴细胞识别的一类细胞。抗原提呈(antigen presentation)是指 APC 与 T 淋巴细胞接触时,抗原肽-MHC 复合物被 T 淋巴细胞的 TCR 识别,从而将抗原信息传递给 T 淋巴细胞,引起 T 淋巴细胞活化的过程。具有抗原提呈功能的细胞主要包括:①表达 MHC-Ⅱ类分子的细胞:树突状细胞(dendritic cell,DC)、单核-巨噬细胞、B 淋巴细胞等;②表达 MHC-Ⅰ类分子的细胞为机体的有核细胞。APC 细胞摄取抗原进行加工、处理后,形成抗原肽,抗原肽被 MHC 分子摄取,形成抗原肽-MHC 分子复合物,该复合物被运输到 APC 细胞表面。T 淋巴细胞和 B 淋巴细胞识别该复合物后被活化。

二、抗原的处理与提呈(processing and presenting antigens)

在适应性免疫应答中,T 淋巴细胞不能直接识别可溶性游离蛋白抗原,只能识别 APC 表面与 MHC 分子结合在一起的抗原肽。APC 细胞摄取抗原后在细胞内降解抗原并将其加工成抗原多肽片段,再以抗原肽-MHC 复合物的形式表达于细胞表面。抗原根据其来源,分为外源性抗原(exogenous antigen)和内源性抗原(endogenous antigen)两种。外源性抗原和内源性抗原的提呈过程和机制不同。内源性抗原主要通过 MHC-Ⅰ类分子抗原提呈途径将抗原提呈给 CD8+ T 细胞识别。外源性抗原主要通过MHC-Ⅱ类分子抗原提呈途径将抗原提呈给 CD4+ T 细胞识别。CD4+ T 细胞被激活后通过产生细胞因子发挥不同的功能,从而实现对细胞免疫和体液免疫的调节。

(1)对外源性抗原的加工处理和提呈(processing and presenting exogenous antigen):外源性抗原主要通过 MHC-Ⅱ类分子抗原提呈途径将抗原提呈给 CD4+ T 细胞识别。当外源性抗原进入机体,被 APC 通过吞噬作用、胞饮作用等方式摄入细胞内形成吞噬小体,与溶酶体融合形成吞噬溶酶体,在酸性环境中,被蛋白酶等水解为抗原多肽片段。在吞噬溶酶体中,抗原肽与新合成的 MHC-Ⅱ类分子结合,形成抗原肽-MHC-Ⅱ类分子复合物,转运至 APC 表面,供 CD4+ T 细胞识别,从而完成抗原的提呈过程(图5-2)。

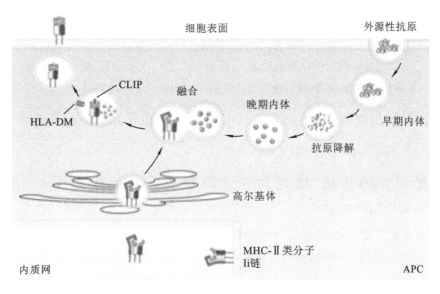

图 5-2 外源性抗原加工处理和提呈途径

(2)对内源性抗原的加工处理和提呈(processing and presenting endogenous antigen):内源性抗原主要通过 MHC-Ⅰ类分子抗原提呈途径将抗原提呈给 CD8+ T 细胞识别。由于所有的有核细胞均表达 MHC-Ⅰ类分子,因此有核细胞均通过 MHC-Ⅰ类分子途径加工和提呈。完整的抗原需要在胞质中被降解为抗原肽,才能够进行转运:在细胞内受聚合蛋白酶体(LMP)的作用下而被降解成具有 8～10 个氨基酸残基的抗原肽,再由转运体(TAP)转运到内质网中,与新合成的 MHC-Ⅰ类分子结合成抗原肽-MHC-Ⅰ类分子复合物,转运至 APC 表面,供 CD8+ T 细胞识别。体内所有能表达 MHC-Ⅰ类分子的细胞都能将抗原肽结合到 MHC-Ⅰ类分子上,并表达于细胞表面(图 5-3)。

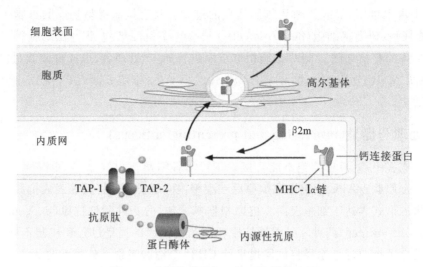

图 5-3 内源性抗原加工处理和提呈途径

第三节 T 淋巴细胞对抗原的识别与免疫应答
Recognition and Immune Response to Antigen in T lymphocytes

T 淋巴细胞介导的适应性免疫应答是指 T 淋巴细胞特异性识别抗原后活化、增殖、分化为效应 T 淋巴细胞,从而发生的一系列特异性免疫效应的过程。诱导细胞免疫应答的抗原主要是 TD 抗原。由胸腺发育成熟迁移到外周淋巴组织或器官的 T 淋巴细胞,尚未与特异性抗原接触,称为初始 T 淋巴细胞(native T lymphocyte)。位于外周淋巴器官的初始 T 淋巴细胞识别抗原、发生细胞活化成为效应 T 淋巴细胞(effector T lymphocyte)和记忆 T 淋巴细胞(memory T lymphocyte),从而产生清除病原生物等抗原的免疫应答效应。T 淋巴细胞对抗原的识别与免疫应答分为以下几个阶段。

一、抗原的提呈和识别阶段(stage of antigen presentation and recognition)

对外源性、内源性抗原的提呈与识别见本章第二节。

二、T 淋巴细胞的活化、增殖和分化阶段(stage of activation, proliferation and differentiation of T lymphocytes)

T 淋巴细胞活化需要双信号和细胞因子的作用才能完成。第一信号(特异信号):TCR 与抗原肽-MHC 分子复合物的结合。第二信号(协同刺激信号):APC 或靶细胞上的协同共刺激分子(costimulator)与 T 淋巴细胞表面的协同共刺激分子受体的结合。当 T 淋巴细胞只有第一信号,缺乏第二信号时,T 淋巴细胞处于无应答状态(anergy)。只有第一信号和第二信号同时存在时,T 淋巴细胞才发生活化。根据作用效果的不同可以将共刺激分子分为正性共刺激分子和负性共刺激分子。CD28 是最重要的正性共刺激分子,CTLA-4 是重要的负性共刺激分子。正、负共刺激分子相互作用,使免疫应答有效的启动、适度的起效和适时的终止。

(1)CD4[+] T 细胞的活化、增殖与分化 前面讲到 T 淋巴细胞活化需要双信号和细胞因子的作用才能完成,那么 CD4[+] T 细胞的活化过程也需要双信号的刺激。CD4[+] T 细胞活化的第一信号:初始的 CD4[+] T 细胞的 TCR 与 APC 表面的抗原肽-MHC-Ⅱ类分子复合物结合产生特异信号,经 CD3 转导至细胞内(图 5-4);CD4[+] T 细胞活化的第二信号:APC 与 CD4[+] T 细胞表面有多对分子结合产生协同刺激信号,如 B7 与 CD28、ICAM-1 与 LFA-1 等,其中 B7 与 CD28 最重要。在双信号刺激下 CD4[+] T 细胞活化并产生细胞因子;活化的 APC 和 T 淋巴细胞分泌 IL-1、IL-12、IL-4、IL-6、IL-10、IL-12、IL-15 和 INF-γ 等细胞因子,在细胞因子的作用下初始的 CD4[+] T 细胞进一步活化,并迅速分裂而大量增殖,分化为效应 T 淋巴细胞。

细胞因子能够促进 T 淋巴细胞的增殖和分化,如果缺乏细胞因子,活化的 T 淋巴细胞不能够进一步增殖和分化,导致 T 淋巴细胞活化后凋亡。

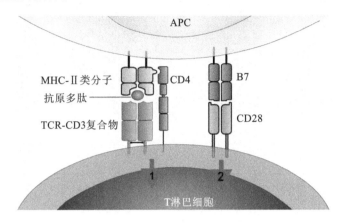

图 5-4　CD4⁺T 细胞活化双信号

（2）CD8⁺T 细胞的活化、增殖与分化　CD8⁺T 细胞的活化要在 CD4⁺T 细胞协同作用下才能分化发育成效应 T 淋巴细胞,也需要双信号刺激（图 5-5）和细胞因子的作用。

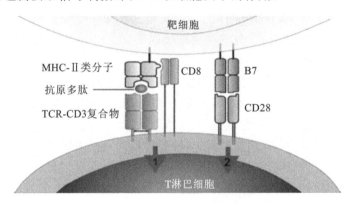

图 5-5　CD8⁺T 细胞活化双信号

CD8⁺T 细胞活化的第一信号来自 TCR 与靶细胞上的抗原肽-MHC-Ⅰ类分子复合物特异性地结合产生的特异信号；CD8⁺T 细胞活化的第二信号来自于 CD8⁺T 细胞和靶细胞表面的 CD28 与 B7 等分子结合而产生的协同刺激信号。靶细胞通常低表达 B7 分子,因此,CD8⁺T 细胞的活化需要活化的 CD4⁺T 细胞产生的 IL-2、IFN-γ 等细胞因子的作用。活化的 CD8⁺T 细胞在 IL-12、IL-2、IFN-γ 等细胞因子作用下增殖、分化为效应 T 淋巴细胞。

三、细胞免疫应答的效应阶段(effects of the cellular immune response)

1）Th1 细胞介导的炎症反应　效应 CD4⁺Th1 细胞当再次接受相同的抗原刺激后,可释放多种细胞因子,作用于淋巴细胞和单核-巨噬细胞等,产生局部的炎症反应。效应 CD4⁺Th1 细胞释放 IL-2、INF-γ、TFN-β 等细胞因子,通过正反馈方式扩大免疫效应,吸引中性粒细胞、淋巴细胞、单核细胞等迁移至局部组织并活化和增强其吞噬活性,从而产生以淋巴细胞和单核-巨噬细胞浸润为主的慢性炎症反应或迟发型超敏反应。

2）Tc 细胞介导的细胞毒效应　效应 Tc 细胞对靶细胞的杀伤作用主要通过释放穿孔素-颗粒酶和 Fas-FasL 等途径导致靶细胞破裂和诱导靶细胞凋亡。效应 Tc 细胞对靶细胞的杀伤作用具有抗原特异性,并受 MHC-Ⅰ类分子的限制,可连续杀伤靶细胞。主要杀伤内寄生病原体（病毒、某些细胞内寄生菌）的宿主细胞和肿瘤细胞。其杀伤作用分为三个阶段（图 5-6）。

（1）结合靶细胞：Tc 细胞的 TCR 特异性识别结合靶细胞表面的抗原肽-MHC-Ⅰ类分子复合物,以及两细胞间 CD28 与 B7 等分子结合,使效应 Tc 细胞与靶细胞紧密接触,触发 Tc 细胞释放溶细胞性介质于

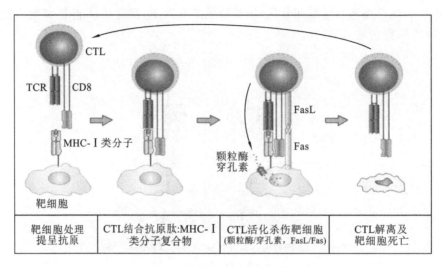

图 5-6 Tc 细胞的杀伤作用

两者之间的狭小空间,从而选择性杀伤所接触的靶细胞,而不影响邻近正常的细胞。

(2)攻击靶细胞:其杀伤靶细胞的机制如下:①释放穿孔素和颗粒酶(丝氨酸蛋白酶),穿孔素单体可迅速嵌入靶细胞膜,在 Ca^{2+} 存在下,聚合形成孔道,颗粒酶经穿孔素在靶细胞膜形成的孔道进入,激活细胞凋亡相关的酶系统而导致靶细胞凋亡;②分泌肿瘤坏死因子(TNF)和表达受体 Fas 的配体(FasL),这些效应分子与靶细胞上 TNF 受体和 Fas 结合介导靶细胞凋亡。

(3)靶细胞裂解:经致死性打击后的靶细胞膜上形成很多跨膜孔道,使水、电解质进入细胞导致靶细胞溶解;丝氨酸蛋白酶进入胞内,激活 DNA 内切酶,使 DNA 断裂导致细胞凋亡。

T 淋巴细胞介导的细胞免疫效应表现如下:①抗感染,例如抗细胞内寄生病原体的感染;②抗肿瘤,特异性的细胞免疫是主要的抗肿瘤因素,例如 CTL 对肿瘤细胞的直接杀伤作用,细胞因子对肿瘤的直接作用;③免疫介导病理损伤作用:T 淋巴细胞介导的细胞免疫效应与迟发型超敏反应、移植排斥反应和参与某些自身免疫病的发生相关。

第四节 B 淋巴细胞对抗原的识别与免疫应答
Recognition and Immune Response to Antigen in B lymphocytes

体液免疫应答(humoral immunity)是指 B 淋巴细胞接受特异性抗原刺激后,活化、增殖、分化为浆细胞,浆细胞分泌抗体,发挥特异性免疫效应的过程。抗体是存在于体液中的主要的效应分子,故将抗体参与的免疫应答称为体液免疫应答。抗体通过中和作用、激活补体、调理作用、ADCC 效应等多种机制发挥免疫效应,从而达到清除非己类抗原的目的。除了产生抗体外活化的 B 淋巴细胞,还能够产生多种类型的细胞因子,参与免疫调节功能。TD 抗原和 TI 抗原均可诱导体液免疫应答。

一、B 淋巴细胞对 TD 抗原的免疫应答(immune response of B lymphocytes to TD antigens)

(1)抗原提呈和识别阶段。BCR 是 B 淋巴细胞识别特异性抗原的受体。B 淋巴细胞通过 BCR 识别抗原。B 淋巴细胞针对 TD 抗原的应答需活化的 $CD4^+T$ 细胞辅助。B 淋巴细胞的 BCR 可直接识别游离抗原,B 淋巴细胞通过胞饮或 BCR 介导的内化作用摄入抗原,将其加工、处理成抗原肽-MHC-Ⅱ类复合物,表达于细胞膜表面,供 $CD4^+T$ 细胞识别。$CD4^+T$ 细胞识别抗原时受 MHC-Ⅱ类分子限制。

(2)活化、增殖和分化阶段。B 淋巴细胞的活化、增殖和分化也需要双信号刺激和细胞因子的参与(图5-7)。

B 淋巴细胞活化的第一信号:抗原刺激信号是 B 淋巴细胞活化的第一信号。由 BCR-CD79 和成熟 B 淋巴细胞表面表达的 BCR 共受体 CD19/CD21/CD81 共同传递。

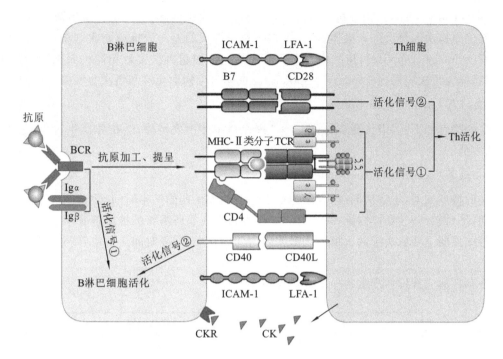

图 5-7 B 淋巴细胞与 Th 细胞间的相互作用

B 淋巴细胞活化的第二信号:共刺激信号是 B 淋巴细胞活化的第二信号。由 Th 细胞与 B 淋巴细胞间相互作用的多对分子结合构成的协同刺激信号,其中最重要的是 T 淋巴细胞表面的 CD40L 与 B 淋巴细胞表面的 CD40 结合。

(3)效应阶段。浆细胞分泌抗体发挥免疫效应阶段。

二、B 淋巴细胞对 TI 抗原的免疫应答(immune response of B lymphocytes to TI antigens)

TI 抗原是指非胸腺依赖性抗原,如细菌多糖、多聚蛋白质、脂多糖等,能直接激活初始 B 淋巴细胞而无需 APC 和 Th 细胞辅助,不受 MHC 限制。TI 抗原诱导所产生的抗体为 IgM 类,不能进行 Ig 类型转换,不能诱导记忆 B 淋巴细胞的形成,无再次应答反应。根据激活 B 淋巴细胞的方式不同,可将 TI 抗原分为 TI-1 抗原和 TI-2 抗原两种类型。

(1)B 淋巴细胞对 TI-1 抗原的应答:TI-1 抗原又被称为是 B 淋巴细胞丝裂原,原因在于 TI-1 抗原不仅能够与 BCR 结合,还能够通过其丝裂原成分与 B 淋巴细胞上的丝裂原受体结合,引起 B 淋巴细胞的增殖和分化。高浓度 TI-1 型抗原可通过与 B 淋巴细胞表面丝裂原受体结合,多克隆诱导 B 淋巴细胞增殖分化,产生多克隆抗体;低浓度 TL-1 型抗原可通过表面抗原表位和丝裂原分子与具有相应抗原受体和丝裂原受体的 B 淋巴细胞结合,使之增殖分化,产生抗原特异性 B 淋巴细胞。

(2)B 淋巴细胞对 TI-2 抗原的应答:TI-2 抗原多为细菌的细胞壁或者细菌的荚膜多糖,具有高度重复的抗原表位,能够与成熟的特异性 B 淋巴细胞 BCR 广泛交联而激活 B 淋巴细胞,但高剂量 TI-2 抗原过度交联可使成熟 B 淋巴细胞产生耐受性。B 淋巴细胞针对 TI-2 抗原所产生的抗体,可发挥调理作用,促进吞噬细胞对病原体的吞噬。

三、抗体产生的一般规律(general rules of antibody production)

抗体产生的过程分为四个阶段。

(1)潜伏期(lag phase),指机体接受抗原刺激到血清特异性抗体可被检测出之间的时期,历时 2～3 周,其长短与抗原性质,进入机体的途径及机体状况有关,在此期间体内不能检出抗体。

(2)对数期(log phase),此为血清抗体呈几何级数增加的时期。

(3)平台期(plateau phase),此期血清中的抗体浓度基本维持在一个相当稳定的水平,依抗原不同而异,维持数天至数周。

(4)下降期(decline phase)，由于抗体被降解或与抗原结合被清除，体内抗体量逐渐下降。

研究证实抗原初次和再次进入机体，其应答规律有非常大的差异。抗原初次刺激机体所引发的应答称为初次应答(primary response)；初次应答中所形成的记忆细胞再次接触相同抗原刺激后产生迅速、高效、持久的应答称为再次应答(secondary response)。抗体产生初次应答和再次应答的比较如下。

（一）初次应答(primary response)

抗体产生的特点如下：①潜伏期较长，经1～2周血清中才出现抗体；②抗体产生量少；③体内持续时间短；④亲和力低。

（二）再次应答(secondary response)

抗体产生的特点如下：①潜伏期短，大约为初次应答的潜伏期的一半时间；②血清抗体浓度增加快，快速达到平台期，平台较高；③在体内维持时间长；④诱发再次应答所需要的抗原剂量小；⑤高亲和力抗体。

再次应答的强弱主要取决于两次抗原刺激间隔时间的长短，间隔时间短则应答弱，间隔时间太长则应答也弱。

初次应答和再次应答抗体产生的一般规律见图5-8。

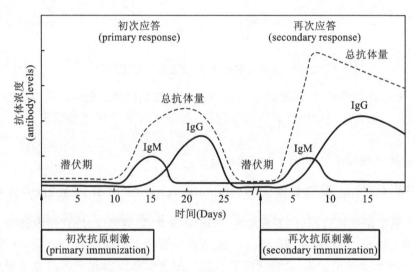

图5-8　初次应答和再次应答抗体产生的一般规律

第五节　免疫耐受
Immunological Tolerance

免疫耐受是指在一定条件下机体接受某种抗原刺激后，表现出特异性免疫无应答或者是低应答的状态。其特征是对某种抗原产生免疫耐受的个体，再次接受相同抗原刺激后，不能产生体液或细胞免疫应答，但对其他抗原仍具有正常的免疫应答能力。诱导免疫耐受形成的抗原称为耐受原(tolerogen)，同一抗原物质在不同的条件下既可以是耐受原，也可以是免疫原(immunogen)，主要取决于影响抗原免疫原性的相关因素，例如：抗原的理化性质、剂量、进入机体的途径等。免疫耐受与免疫应答是相辅相成的关系，两者的平衡对于保持免疫系统的自身稳定(homeostasis)具有重要作用。如果机体对于外来病原微生物产生耐受，将会导致慢性感染的发生；如果机体对肿瘤细胞产生耐受，那么将会导致肿瘤的发生。

一、免疫耐受的类型(types of immune tolerance)

（一）天然免疫耐受(natural immune tolerance)

在免疫系统发育成熟前(如胚胎期)，未成熟的 T 淋巴细胞、B 淋巴细胞受到了某种抗原的刺激，不论是自身抗原或是外来抗原,形成对所接触抗原的免疫耐受,以后再遇到相同抗原,不予应答。天然免疫耐受与生俱来,维持时间一般很长。

（二）后天免疫耐受（acquired immune tolerance）

在后天过程中,原本对抗原应答的 T 淋巴细胞和 B 淋巴细胞克隆,受多种因素影响,会丧失反应性、发生耐受,这类耐受能持续一段时间,部分耐受可随诱导因素的消失,耐受随之解除,重新恢复对相应抗原的免疫应答能力。

二、诱导产生后天免疫耐受的条件（conditions of inducing the acquired immune tolerance）

（一）抗原因素（antigen factors）

1. 抗原理化性质　抗原的性状、结构对其免疫原性具有重要的影响。例如:可溶性的、分子结构小而简单的抗原,蛋白质单体分子抗原,易诱导免疫耐受。

2. 抗原剂量　抗原的剂量太低或者太高都不能够诱导产生特异性的免疫应答,只有在适当的抗原剂量下才能诱导免疫机体产生免疫应答。抗原剂量太低或太高引起的免疫耐受分布称为低带（low-zone）耐受和高带（high-zone）耐受。一般情况下 TI 抗原可诱导 B 淋巴细胞高带耐受,低、高剂量 TD 抗原均易诱导耐受。

3. 抗原免疫途径　根据抗原免疫机体的途径,诱导机体产生耐受的难易程度由易到难依次如下:口服、静脉注射、腹腔注射、肌内注射、皮下注射。

4. 抗原变异　易突变病毒,如人类免疫缺陷病毒（HIV）、丙型肝炎病毒（HCV）,在感染过程中,会因基因突变产生模拟抗原,它们能与 MHC 结合,虽可被 TCR 识别结合,却产生不完全活化信号,使细胞处于免疫耐受状态,失去免疫防御作用。

5. 双识别双信号的不完整　例如:如果没有 APC 细胞提供的共刺激信号,单纯被自身抗原反复刺激的 T 淋巴细胞,已发生活化后不能进一步增殖、分化而凋亡,导致免疫耐受的发生。

6. 耐受原的存在时间　由于机体在不断产生和更新免疫效应细胞,持续存在的耐受原可以通过耐受机制不断抑制新生效应细胞功能,使免疫耐受得以维持和加强。特别是有生命的耐受原,由于在体内不断繁殖,能够长期存在于机体之中,建立的免疫耐受更不容易消退,可以长期维持。

（二）机体因素（body factors）

1. 年龄及发育状况　先天性免疫耐受最易发生,即胚胎期最容易,新生儿期次之,成年后最难诱导。因此,免疫系统越成熟,越不易产生免疫耐受。

2. 种属差异　不同种属的个体会对不同的特异性抗原产生免疫耐受。

3. 免疫功能状态　成年动物免疫系统已成熟,不易建立免疫耐受,长期使用免疫抑制剂使机体免疫功能处于暂时的免疫抑制状态,再用耐受原诱导,则易形成免疫耐受。

三、免疫耐受的临床应用（clinical applications of immune tolerance）

免疫耐受与临床疾病的发生、发展及转归有关。免疫耐受对于自身组织而言,分为病理性耐受和生理性耐受。免疫系统对自身组织抗原会产生生理性耐受,从而达到免疫系统不对自身组织产生免疫应答的目的。但是一旦生理性免疫耐受被打破,机体易发生自身免疫病。因此,生理性免疫耐受我们需要维持。病理性耐受的产生,使机体对感染的病原体或肿瘤细胞抗原不产生特异性免疫应答,不能执行免疫防御及免疫监视功能,则疾病发展及迁延;在一些临床治疗中,被打破的生理性耐受要重新建立免疫耐受,对于产生的病理性耐受要将其打破。

（一）建立免疫耐受（establishing immune tolerance）

建立免疫耐受应用于防治自身免疫病、超敏反应和器官移植排斥反应。常用的方法如下:①改变抗原的性质和给予的频率;②改变抗原进入机体的途径;③选择在生命早期或免疫力低下的时候建立免疫耐受;④进行骨髓或者胸腺移植;⑤抑制特异性 T 淋巴细胞的活化;⑥自身抗原肽拮抗剂的使用,竞争抑制自身抗原肽对自身应答性 T 淋巴细胞、B 淋巴细胞的活化。

（二）打破免疫耐受（breaking immune tolerance）

打破免疫耐受恢复免疫应答在抗肿瘤、抗感染免疫中有重要作用。主要措施如下：①增加抗原和免疫细胞的接触；②去除抑制因素；③增强免疫功能，合理使用细胞因子及其抗体，增强机体免疫应答能力，增强 APC 细胞的抗原提呈功能，增强免疫细胞的活化。

Summary

1. Immune response is the recognition to antigens and removal achieved by the body's immune system.

2. Immune response includes two types：the innate immune response and the adaptive immune response.

3. The substances participated in the innate immune response mainly include：natural immune barriers，innate immune cells and innate immune molecules.

4. The innate immune system provides a rapid，initial means of defense against infection using receptors that recognize structures of microbes which are not found in the host.

5. The innate immune system contributes to inflammation by activating complement pathways，attracting and activating phagocytic cells that secrete cytokines and chemokines，activating NK cells，macrophages，neutrophils.

6. Antigen，according to their origin，divided into the exogenous antigen and endogenous antigen. Antigen processing need to antigen-presenting cells（APC）involved.

7. Adaptive immune response including the humoral immune response and cellular immune response.

8. Immunological tolerance refers to the body accepting some kinds of antigen stimulation under certain condition，showing no response or lower response.

9. Immunological tolerance includes two types：natural immune tolerance and acquired immune tolerance.

（梁　文）

第六章 临床免疫
Clinical Immunology

Learning guide

After studying this chapter the student should be able to answer the following questions：

1. Explain the concept of hypersensitivity, anti-infectious immunity, autoimmune disease, immunodeficiency disease, transplantation, graft rejection response, tumor immunity.

2. Explain the mechanism of antifungal infection and antiviral infection?

3. Explain the mechanism of penicillin anaphylactic shock?

4. What are the basic characteristic of autoimmune disease? Describe the machanism and treatment principle of autoimmune disease?

5. Describe the common characteristic of immunodeficiency disease?

6. Explain the development of transplantation immunology and tumor immunology?

Key terms

anti-infectious immunity; mucosal immune system; antiviral immunity; antifungal immunity; hypersensitivity; allergy; allergen; autoimmune diseases; autologous T lymphocytes; autoantibody; rheumatoid arthritis; systemic lupus erythematosus; thyroid stimulating immunoglobulin; antinuclear antibody; immunosuppressor; immunodeficiency disease; human immunodeficiency virus; immune reconstitution; transplantation immunology; transplant rejection reaction; tumor immunology; tumor antigen; tumor specific antigen; tumor associated antigen; regulatory T lymphocytes; alphafetoprotein; carcinoembryonic antigen; prostate-specific antigen radioimmunoimaging

临床免疫学(clinical immunology)是基础免疫学和临床医学相结合的新兴的边缘学科,它运用基础免疫学的理论和技术,研究与免疫有关疾病的发病机制、诊断、预防和治疗等。研究具有免疫学特征的疾病如超敏反应、自身免疫病、免疫缺陷病、恶性肿瘤、器官移植等的发病机制、免疫抑制措施和免疫耐受机制,对控制这些疾病及提高器官移植的存活率具有重要意义。临床免疫包括以下内容。

第一节 抗感染免疫
Anti-infectious Immunity

抗感染免疫(anti-infectious immunity)是机体抵抗病原生物及其有害产物,以维持生理稳定的功能。机体抗感染能力的强弱,主要取决于机体的免疫功能,也与遗传、年龄、营养状态等有关。抗感染免疫依据发生机制的不同分为先天性(非特异性)免疫和获得性(特异性)免疫两类。抗感染免疫包括抗菌免疫、抗病毒免疫、抗真菌免疫、抗寄生虫免疫等。

一、抗感染免疫机制(mechanism of anti-infectious immunity)

（一）非特异性免疫(non specific immunity)

非特异性免疫,又称固有免疫(innate immunity)或天然免疫(natural immunity),是机体在长期种系发育进化的过程中逐渐建立的一系列天然防御功能,经遗传获得,并非针对某种病原体。主要由屏障结构、吞噬细胞及正常体液和组织免疫成分构成。

1. 屏障结构(barrier) 包括皮肤黏膜屏障(skin mucosa barrier)、血-脑屏障(blood-brain barrier)、血-胎屏障(blood-placental barrier)等。

(1)皮肤黏膜屏障:健康、完整的皮肤黏膜是阻止病原菌入侵的强有力屏障。皮肤黏膜屏障具有以下作用。

①物理屏障作用:通过皮肤黏膜的覆盖、呼吸道上皮纤毛的定向运动、肠蠕动、尿液的冲洗等发挥机械阻挡作用。

②化学屏障作用:通过皮脂腺(sebaceous glands)分泌的不饱和脂肪酸、汗腺分泌的乳酸、胃酸、呼吸道及消化道黏液中存在的大量溶菌酶(lysozyme)、抗菌肽(antimicrobial peptide)等抑制或溶解病原菌。

③生物屏障作用:寄生在人体皮肤、口腔、肠道和阴道等黏膜中的正常菌群,通过其拮抗作用抑制病原菌的生长,如正常的大肠埃希菌可分泌细菌素抑制志贺菌、金黄色葡萄球菌和白假丝酵母菌等病原菌的生长。黏膜屏障的是机体抗感染的自然屏障,现已提出"黏膜免疫系统(mucosal immune system)"的概念。

(2)血-脑屏障:一般由软脑膜、脉络丛的毛细血管壁及其壁外的星状胶质细胞所构成的胶质膜组成。其结构致密,可阻止病原微生物及其他有害物质经由血液进入脑组织或脑脊液中,对中枢神经系统有保护作用。婴幼儿因血-脑屏障发育不完善,容易诱发脑膜炎、脑炎等中枢神经系统疾病。

(3)血-胎屏障:也即胎盘屏障,由母体子宫内膜的基蜕膜和胎儿绒毛膜、部分羊膜共同组成。正常情况下,血-胎屏障可有效阻止母体感染的病原生物及其有害产物进入胎儿,引发胎儿感染。此屏障在妊娠早期(3个月内)发育尚未完善,此时若孕妇感染了风疹病毒、巨细胞病毒、单纯疱疹病毒等,可致胎儿畸形、流产或死胎等。

此外,机体的屏障结构还包括血-尿屏障、血-睾屏障(blood-testis barrier)、血-胸腺屏障(blood-thymus barrier)等。

外源性的病原微生物或异物必须越过各种屏障才能侵入机体,人体通过一系列完备的屏障结构和发达的免疫系统维持自身稳定和功能的协调。但这种防御机能有限,一旦突破限度,机体即会因病菌的入侵而发病。

2. 固有免疫细胞(innate immunocyte) 主要是单核-巨噬细胞(mononuclear phagocyte)、自然杀伤细胞(natural killer cell,NK)、树突状细胞(dendritic cell,DC)、自然杀伤T淋巴细胞、γδ-T细胞和B1淋巴细胞等。

1)吞噬细胞(phagocyte) 病原微生物突破屏障结构向机体内部入侵和扩散时,吞噬细胞即可发挥抗感染作用。吞噬细胞分为小吞噬细胞(主要是中性粒细胞,还有嗜酸性粒细胞)和大吞噬细胞(即单核-巨噬细胞系统,包括末梢血中的单核细胞和分布在淋巴结、脾、肝、肺、浆膜腔内的巨噬细胞及神经系统内的小胶质细胞等)等。

(1)吞噬过程(phagocytic process):当病原体通过皮肤或黏膜侵入组织后,中性粒细胞先从毛细血管游出并集聚到病原菌侵入部位。其杀菌过程的主要步骤如下。

①趋化与黏附(chemotaxis and adhesion):吞噬细胞表达相应配体与血管内皮细胞发生黏附,最终穿越血管内皮而渗出至组织间隙,然后在各种趋化因子的作用下定向运动并聚集到病原体周围与之接触。

②调理与吞入:吞噬细胞接触病原体后,借助表面受体黏附微生物及其产物,细胞膜内陷或伸出伪足包裹病原体,形成吞噬体(phagosome)。体液中的抗体或补体等免疫分子可起调理作用。

③杀菌和消化:吞噬体与溶酶体融合形成吞噬溶酶体(phagolysosome),溶酶体内的溶菌酶及各种蛋白水解酶对病原体消化降解,或启动胞内不同的酶系统,通过产生反应性氧中介体而杀伤微生物。

(2)吞噬的后果(the result of phagocytosis)。

①完全吞噬:病原体被吞噬后彻底消化,多见于化脓性细菌感染。

②不完全吞噬:结核分枝杆菌、麻风分枝杆菌等胞内寄生菌和病毒被吞噬后却不能被有效杀灭,可使病原体免受抗菌物质或药物的杀灭,甚至在胞内增殖和引发全身扩散。

2)自然杀伤细胞(natural killer cell,NK) 可直接杀伤某些肿瘤、病毒或胞内菌感染的靶细胞,其杀伤作用没有 MHC 限制性,无需抗体或补体的参与,也可通过 ADCC 杀伤与 IgG 特异性结合的肿瘤细胞和病毒感染的细胞。

3)树突状细胞(dendritic cell,DC) 不仅具有吞噬功能,也是目前发现的功能最强的抗原提呈细胞。此外,还可激活 CD8$^+$T 细胞和 CD4$^+$T 细胞,控制体内免疫反应。

另外,自然杀伤 T 淋巴细胞、γδ-T 细胞参与了上皮的防御机制,B1 淋巴细胞参与了早期的防御机制,嗜酸性粒细胞和血小板对寄生虫感染也具有杀伤作用。

3. 固有免疫分子(innate immune molecules) 主要有补体系统、干扰素、溶菌酶、乙型溶素等(表 6-1)。

(1)补体系统(complement,C):补体是机体非特异性免疫的重要组成部分,参与了机体的早期抗感染免疫。

(2)干扰素(interferon):具有抗病毒、抗肿瘤和免疫调节作用。

(3)溶菌酶(lysozyme):来源于巨噬细胞的一种不耐热碱性蛋白质,广泛存在于泪液、唾液、乳汁、肠液、尿液、血清以及吞噬细胞的溶酶体颗粒中,对 G$^+$菌有溶解作用。

(4)乙型溶素(β-lysin):存在于血清的一种对热较稳定的碱性多肽,在血小板中含量丰富,可破坏 G$^+$菌细胞膜,而对 G$^-$菌无效。

表 6-1 机体的固有免疫分子

免疫分子名称	存在部位	化学本质	抗菌谱
补体	血清	球蛋白	G$^-$菌
溶菌酶	吞噬细胞溶酶体、泪液、乳汁	碱性多肽	G$^+$菌
乙型溶素	中性粒细胞	碱性多肽	G$^+$菌
吞噬细胞杀菌素	中性粒细胞	碱性多肽	G$^-$菌、少数 G$^+$菌
白细胞素	中性粒细胞	碱性多肽	G$^+$菌
乳素	乳汁	蛋白质	G$^+$菌(主要链球菌)

(二)特异性免疫(specific immunity)

特异性免疫,又称获得性免疫(acquired immunity),是出生后经主动免疫(active immunity)或被动免疫方式(passive immunity)获得的防御能力,是机体在生活过程中接受某种病原体及其产物而建立的免疫。包括体液免疫(humoral immunity)和细胞免疫(cellular immunity)。

1. 体液免疫 它是胞外菌感染的致病机制,主要引起感染部位的组织破坏(炎症)和产生毒素。因此抗胞外菌感染的免疫应答在于排除细菌及中和其毒素。

2. 细胞免疫

(1)抑制细菌的吸附。

(2)调理吞噬作用:主要通过 IgG 的调理作用、C3b 的调理作用、红细胞的免疫粘连发挥作用。

(3)溶菌作用:细菌与特异性抗体(IgG 或 IgM)结合后,能激活补体的经典途径,最终导致细菌的裂解死亡。

(4)中和毒素作用。

(三)细胞免疫(cellular immunity)

病原菌侵入机体后主要停留在宿主细胞内者,称为胞内菌感染。例如结核杆菌、麻风杆菌、布氏杆菌、沙门菌、李斯特菌、军团菌等,这些细菌可抵抗吞噬细胞的杀菌作用,宿主对胞内菌主要靠细胞免疫发挥防御功能。参与细胞免疫的 T 淋巴细胞主要是 TD(CD4$^+$)细胞和 Tc(CD8$^+$)细胞。

二、抗菌免疫(antibacterial immunity)

抗菌免疫是指机体的免疫系统对入侵细菌的防御功能。

(一)抗胞外菌感染(anti-infection of extracellular bacteria)

人类的多数致病菌属胞外菌,主要有葡萄球菌、链球菌、脑膜炎奈瑟菌、志贺菌、霍乱弧菌、白喉棒状杆菌、破伤风梭菌等。这类细菌主要存在于宿主细胞外,分布在血液、淋巴液、组织液或存在于组织局部。对这类细菌的天然免疫机制是屏障作用、吞噬细胞的吞噬作用等。另外,机体对这些细菌的荚膜、鞭毛、菌毛、外膜、细胞壁及外毒素均可产生相应抗体。抗体的作用主要表现在以下几个方面。

1. 抑制细菌黏附　细菌致病的先决条件是通过其表面的黏附素吸附黏膜上皮细胞。分布在黏膜表面的分泌型免疫球蛋白 A(secreted immunoglobulin A,SIgA)抗体能特异性地结合黏附素(adhesion),阻止病原菌对黏膜上皮细胞的吸附,从而发挥重要的局部抗感染作用。

2. 调理作用(opsonization)　抗体的调理作用对清除某些具有荚膜或其他抗吞噬结构的细菌具有特殊的意义。IgM 和 IgG 类抗体与相应细菌表面的荚膜结合形成的免疫复合物可激活补体,通过 C3b 介导具有 C3b 受体的吞噬细胞促进对细菌的吞噬。

3. 溶菌杀菌作用(bacteriolysis and sterilization)　抗菌抗体本身不能溶解细菌,但 IgM、IgG 类抗体与细菌表面的抗原特异性结合后可激活补体经典激活途径,引起某些革兰阴性菌的损伤或溶解。

4. 中和毒素作用(neutralizing toxins)　针对以外毒素为主要致病物质的细菌感染,机体主要依赖抗毒素中和外毒素而发挥保护作用。抗毒素与外毒素结合后可封闭外毒素的毒性部位使其不表现毒性。例如,白喉抗毒素和破伤风抗毒素的中和作用。

（二）抗胞内菌感染(anti-infection of intracellular bacteria)

医学上重要的胞内菌有结核分枝杆菌、麻风分枝杆菌、伤寒沙门菌、布鲁菌、军团菌等。只有特异性细胞免疫才能诱导产生活化的巨噬细胞,达到清除胞内菌的目的。参与细胞免疫的效应 T 淋巴细胞主要有 CD8$^+$ Tc 细胞和 CD4$^+$ Th1(TD)细胞。Tc 细胞识别靶细胞抗原后主要通过"谋杀"和诱导"自杀"杀伤胞内菌感染的靶细胞。致敏性 TD 细胞与相应抗原接触后,可释放一系列的细胞因子,动员、聚集、活化巨噬细胞,从而加速对病原菌的清除。感染后的Ⅳ型超敏反应和抗细菌感染的细胞免疫之间往往交织在一起,难以截然分开。细胞免疫功能低下者,如艾滋病患者 CD4$^+$ Th 细胞受损,特别好伴发分枝杆菌病。

三、抗病毒免疫(antiviral immunity)

病毒具有较强的免疫原性,能够诱导机体产生免疫应答,有助于病毒感染的恢复并防御再感染。病毒突破人体第一道防线后,干扰素(IFN)和 NK 细胞在第二道防线中占重要地位。病毒进入机体后,能刺激人体的巨噬细胞、淋巴细胞以及体细胞产生干扰素。干扰素具有广谱的抗病毒作用,通过诱生抗病毒蛋白(antiviral protein)来阻断新病毒的产生,故有阻止病毒增殖和扩散的作用。NK 细胞是 T 淋巴细胞、B 淋巴细胞之外的另一类淋巴细胞,占淋巴细胞总数的 5%～10%,在血循环中承担着"巡逻"任务。一旦发现有不正常的细胞,立即释放颗粒酶(granzyme)和穿孔素(perforin)等将它们杀死。被病毒感染的宿主细胞在 NK 细胞攻击范围内。病毒逃脱了第二道防线后,就会面临第三道防线(体液免疫和细胞免疫)。它们在对抗病毒感染中各有特定作用。

（一）体液免疫(humoral immunity)

在病毒感染早期,特异性抗体的免疫防御作用十分明显,发挥保护作用的主要是中和抗体(neutralizing antibody)。

1. 中和病毒(neutralizing the virus)　病毒编码的所有蛋白均可诱导机体产生相应的抗体,针对病毒表面与吸附有关的蛋白抗原所产生的抗体即中和抗体。中和抗体与病毒结合后,可抑制病毒吸附和穿入细胞或者形成大分子复合物,便于巨噬细胞的吞噬和降解(degradation),从而杀灭胞外病毒。中和抗体的类型主要是 IgM、IgG 和 SIgA。SIgA 主要起黏膜表面的局部抗感染作用;如果病毒已通过黏膜屏障侵入血流,造成病毒血症,血液和体液中的循环抗体 IgM 和 IgG 就起主要作用。值得注意的是,中和抗体对细胞外的病毒可以发挥有效作用,但对已进入细胞内的病毒不能产生作用,因此,抗病毒血清只有一定的预防作用,少有治疗作用。

2. 抗体和补体的联合作用(the combined effect of antibody and complement)　补体可以增强抗体对病毒的中和作用。例如,包膜病毒(enveloped virus)与抗体特异性结合后,可激活补体溶解该病毒;病毒与抗体的复合物再结合 C3b,病毒易于被表达 C3b 受体的吞噬细胞结合、摄入和降解。

（二）细胞免疫（cellular immunity）

细胞免疫在彻底清除机体病毒感染过程中发挥主要作用。其机制类似于特异性抗胞内寄生菌。效应细胞（effector cell）是细胞毒性 T 淋巴细胞（Tc 细胞）和迟发型超敏反应 T 淋巴细胞（TD 细胞）。

1. 细胞毒性 T 淋巴细胞（cytotoxic T lymphocyte，Tc）

①Tc 细胞释放穿孔素，使病毒感染的细胞膜上形成许多小孔和通道，引起靶细胞溶解。

②Tc 细胞可造成病毒感染细胞的凋亡。

③Tc 细胞释放抗病毒的细胞因子，发挥广谱的抗病毒效应。

2. 迟发型超敏反应 T 淋巴细胞（delayed type hypersensitivity T lymphocyte，TD） 这类细胞接受同一抗原的再次刺激时能释放多种细胞因子，活化具有抗病毒作用的细胞至感染部位，杀灭病毒。

四、抗真菌免疫（antifungal immunity）

近年来，真菌感染的发病率和病死率有所上升，原因与滥用广谱抗生素（broad spectrum antibiotic）引起菌群失调（dysbacteriosis）和病原体感染或应用药物等导致的免疫低下有关。其中，二相性真菌如荚膜组织胞质菌、皮炎芽生菌、粗球孢子菌等，在泥土等环境中呈丝状菌，有孢子和菌丝；当感染免疫低下个体后变为酵母而致病。而条件致病性真菌如念珠菌、新生隐球菌等，对于健康个体通常不致病，AIDS 患者、糖尿病以及放化疗患者由于免疫力低下容易导致条件致病性真菌感染。

（一）抗真菌非特异性免疫（nonspecific immunity of antifungal）

完整皮肤分泌的脂肪酸有杀真菌作用。中性粒细胞是最有效的杀真菌细胞，可激活呼吸爆发形成 H_2O_2 等，或分泌防御素等杀死白色念珠菌和烟曲霉菌。中性粒细胞缺失患者常见播散性念珠菌病（moniliasis）和侵袭性烟曲霉病（invasive aspergillosis）。NK 细胞有抑制新生隐球菌生长的作用。真菌组分是补体替代途径的强激活剂，但补体活化过程中产生的真菌可招引炎性细胞至感染部位。

（二）抗真菌特异性免疫（specific immunity of antifungal）

细胞免疫对于抗真菌感染最为关键，其中 Th1 免疫应答对宿主发挥免疫保护，而 Th2 免疫应答可造成组织损害。新生隐球菌常定植在免疫低下患者的肺和脑，需 T 淋巴细胞应答的激活才能予以消灭。白色念珠菌感染常始于黏膜表面，细胞免疫可阻止其扩散至组织内。但抗真菌特异性抗体对于抗真菌作用不大。

第二节 超 敏 反 应
Hypersensitivity

超敏反应是指已致敏机体再次接触相同的抗原或半抗原刺激后所引起的以组织损伤和功能紊乱为主的病理性免疫应答。引起超敏反应的抗原称为变应原。超敏反应具有以下特征：①具有特异性、记忆性、可转移性；②变应原可以是无害的抗原；③反应后果导致病理损伤；④有遗传倾向（尤其以Ⅰ型超敏反应为甚）。

根据反应快慢分为速发型超敏反应（immediate hypersensitivity）和迟发型超敏反应（delayed hypersensitivity）；根据反应形式分为抗体免疫介导型超敏反应和细胞免疫介导型超敏反应；根据病理损伤类型分为Ⅰ～Ⅳ型超敏反应。

一、Ⅰ型超敏反应（type Ⅰ hypersensitivity）

Ⅰ型超敏反应又称为速发型超敏反应或变态反应（allergy）。以 IgE 介导，导致肥大细胞（mast cell）、嗜碱性粒细胞释放一系列生物活性介质，引起机体生理功能发生紊乱。基本特点如下：①反应发生快，再次接触变应原后数秒至数十分钟内发生过敏反应；②IgE 介导，有明显的个体差异和遗传背景；③不发生严重的组织细胞损伤，只使机体功能紊乱。

（一）Ⅰ型超敏反应的发生机制（the mechanism of type Ⅰ hypersensitivity）（图 6-1）

1. 致敏阶段（sensitization phase） 变应原进入机体后刺激机体产生特异性 IgE 或 IgG4 类抗体，其 Fc 段与肥大细胞或嗜碱性粒细胞膜表面相应的 FcR 结合，使机体处于致敏状态。

2. 发敏阶段（send sensitive stage） 当相同的变应原再次进入机体时，可与吸附在肥大细胞或嗜碱性粒细胞上的至少两个 IgE 分子结合，使膜表面的 FcR 发生"桥交联"，引起 IgE 变构，从而激活细胞。细胞脱颗粒释放出其中的生物活性介质，并且新合成和释放其他的生物活性介质。脱颗粒后 1～2 d，细胞又可重新形成新的颗粒，机体又可处于致敏状态。

3. 效应阶段（effective stage） 肥大细胞或嗜碱性粒细胞释放的各种活性介质作用于效应器官和组织，引起毛细血管扩张、通透性增加、平滑肌痉挛、腺体分泌增加，嗜酸性粒细胞增多和浸润等病理变化，导致局部和全身过敏反应。引起过敏反应的生物活性介质（bioactivity mediums）主要有两类：一是胞质颗粒内预先储备的活性介质，包括组胺、激肽原酶和嗜酸性粒细胞趋化因子；二是细胞受变应原刺激新合成的活性介质，包括白三烯、血小板活化因子、前列腺素和某些细胞因子。现主要介绍以下几种。

（1）组胺（histamine）：它是肥大细胞和嗜碱性粒细胞颗粒中的一种小分子胺类。组胺具有多种生物学活性作用：①扩张小血管和增强毛细血管的通透性；②刺激非血管平滑肌收缩；③促进黏膜腺体分泌增加；④致痒作用。因此，组胺可引起哮喘、恶心、呕吐、腹痛、腹泻、血压下降及休克等症状。

（2）白三烯（leukotrienes，LTs）：它是花生四烯酸（arachidonic acid，AA）经脂氧合酶途径（lipoxygenase pathway）代谢而成的一组衍生物，包括 LTB4、LTC4、LTD4 和 LTE4 等。其生物学活性是使支气管平滑肌强烈持久收缩（比组胺作用强 100～1000 倍），为支气管哮喘的主要介质。

（3）前列腺素（prostaglandin，PG）：它也是花生四烯酸在环氧合酶作用下产生的衍生物，主要有 PGG2、PGH2、PGF2、PGI2、PGD2、血栓素 A2、TXB2 等。PG 的作用如下：①舒张血管，以 PGI2 作用最强；②收缩支气管、胃肠和子宫平滑肌；③使腺体分泌增加；④趋化作用；⑤调节免疫炎症。

（4）血小板活化因子（platelet activating factor，PAF）：PAF 也是花生四烯酸代谢的衍生物，能凝聚和激活血小板，使之释出活性胺类物质如组胺、5-羟色胺（5-hydroxytryptamine）等，引起毛细血管扩张和通透性增强。

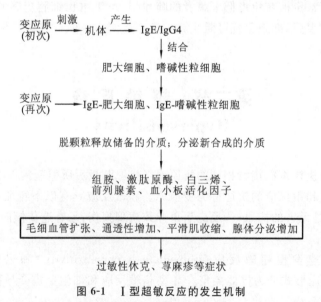

图 6-1　Ⅰ型超敏反应的发生机制

（二）Ⅰ型超敏反应的两个时相（the two phases of type Ⅰ hypersensitivity）

（1）早期相反应（reaction of early phase）：接触过敏原后数分钟发生，可持续数小时。早期相反应主要由组胺引起，介导的细胞主要是肥大细胞、嗜碱性粒细胞。可引起生理功能紊乱。

（2）晚期相反应（reaction of advanced phase）：接触过敏原 6 h 后发生，可持续数小时。晚期相反应主要由新合成介质引起，引起以嗜酸性粒细胞和中性粒细胞为主的炎症。引起组织损伤。

(三)临床常见的Ⅰ型超敏反应(clinical common type of type Ⅰ hypersensitivity)

1. 过敏性休克(allergic shock) 它是最严重的一种Ⅰ型超敏反应。本病大都猝然发生;约半数患者在接受病因抗原(例如青霉素G注射等)5 min内发生症状,仅10%患者症状起于半小时以后,极少数患者在连续用药的过程中出现本症。过敏性休克有两大特点:一是有休克表现即血压急剧下降,患者出现意识障碍,轻则朦胧,重则昏迷;二是在休克出现之前或同时,常有一些与过敏相关的症状。

(1)药物过敏性休克(shock caused by drug sensitiveness):变应原(allergen)以青霉素(penicillin)最为常见,此外,还有头孢霉素(cephalosporin)、链霉素(streptomycin)、普鲁卡因(procaine)等。青霉素本身无免疫原性,但其降解产物青霉噻唑酸(penicillium thiazole hyaluronic acid)或青霉烯酸(penicillenic acid)易与体内组织蛋白结合,形成青霉噻唑酸蛋白或青霉烯酸蛋白后,可刺激机体产生特异性IgE抗体,使肥大细胞和嗜碱性粒细胞致敏。当再次接触青霉素降解产物结合的蛋白时,即可结合靶细胞表面特异性IgE而触发过敏反应,重者可发生过敏性休克甚至死亡。青霉素制剂在弱碱性溶液中易形成青霉烯酸,因此使用青霉素时应临用前配制,不可放置后使用。临床偶见少数个体在初次注射青霉素时也可发生过敏性休克,这可能与其曾经使用过被青霉素污染的注射器等医疗器械或吸入空气中青霉菌孢子而使机体处于致敏状态有关。

(2)血清过敏性休克:临床中再次给患者注射动物免疫血清,如破伤风抗毒素(tetanus antitoxin)、白喉抗毒素(diphtheria antitoxin,DAT)进行治疗或紧急预防(emergency prevention)时,有些患者可发生过敏性休克,重者可在短时间内死亡。

2. 呼吸道过敏反应 常因吸入花粉、尘螨、真菌和毛屑等变应原或呼吸道病原微生物感染引起。过敏性鼻炎(allergic rhinitis)和过敏性哮喘(allergic asthma)是临床常见的呼吸道过敏性反应。

3. 消化道过敏反应 某些过敏体质者进食虾、鱼、蛋、奶等食物后可发生过敏性胃肠炎,出现恶心、呕吐、腹痛和腹泻等症状,严重者也可发生过敏性休克。

4. 皮肤过敏反应 可因接触药物、食物、肠道寄生虫或冷、热刺激等引起。主要表现为荨麻疹、湿疹和血管性水肿。

(四)防治原则(the prevention principle)

1. 避免接触变应原

(1)询问病史:通过询问过敏史及家族过敏史查出变应原,避免与其接触。

(2)皮肤过敏试验:常用的方法有皮内试验和点刺试验。在前臂屈侧注入稀释的抗生素或抗毒素,15~20 min后观察结果。阳性者原则上不能使用这种药物或抗毒素。

2. 脱敏疗法(desensitization therapy)

(1)异种免疫血清脱敏疗法:抗毒素皮肤试验阳性但又必须使用者,可先采用小剂量、短间隔(约30 min)多次注射抗毒素使患者脱敏,然后注射大剂量的抗毒素血清就不会发生过敏反应。其机制可能是使体内致敏靶细胞分期分批脱敏,最终全部解除致敏状态,但这种脱敏是暂时的,经过一段时间后机体又可重新处于致敏状态。

(2)特异性变应原脱敏疗法:对已查明而又难以避免接触的变应原,如花粉、尘螨等,可采用小剂量、间隔较长时间、反复多次皮下注射相应变应原进行脱敏治疗。其作用机制可能与改变抗原进入途径,诱导机体产生特异性IgG类抗体而使IgE类抗体应答降低有关。

3. 药物疗法(pharmacotherapy)

(1)抑制生物活性介质合成和释放的药物:阿司匹林可抑制前列腺素等活性介质生成;色甘酸钠可稳定细胞膜,阻止致敏靶细胞脱颗粒;肾上腺素、异丙肾上腺素和前列腺素E可使细胞内cAMP浓度升高抑制靶细胞脱颗粒。

(2)生物活性介质拮抗药:苯海拉明、扑尔敏、异丙嗪等药物,可竞争组胺受体而发挥抗组胺作用;乙酰水杨酸为缓激肽拮抗剂;多根皮苷酊磷酸盐则对白三烯具有拮抗作用。

(3)改善效应器官反应性的药物:肾上腺素不仅可解除支气管平滑肌痉挛,还可收缩毛细血管,升高血压,因此在抢救过敏性休克时具有重要作用。葡萄糖酸钙、氯化钙、维生素C等除可解除痉挛外,还能降低毛细血管通透性和减轻皮肤与黏膜的炎症反应。

二、Ⅱ型超敏反应(细胞毒型超敏反应)(type Ⅱ hypersensitivity, cytotoxic hypersensitivity)

(一)基本特点(general features)

Ⅱ型超敏反应又称细胞毒型超敏反应或细胞溶解型超敏反应(图6-2)。机体组织细胞上的抗原与相应的抗体发生免疫反应,进而激活补体、巨噬细胞、NK细胞等而导致组织细胞的裂解。

除补体参与外,有吞噬细胞、NK细胞参与。

自身组织成分参与抗原的构成:①抗原可以是自身组织细胞上的某一成分;②外来抗原吸附在组织细胞上构成复合抗原;③某些药物可改变组织细胞的表面结构而形成自身抗原。

(二)Ⅱ型超敏反应的致病机制(the mechanism of type Ⅱ hypersensitivity)

1. 靶细胞及抗原 主要包括:①正常存在于血细胞表面的同种异型抗原(allogenic antigen),如ABO血型抗原、Rh抗原和HLA分子;②感染或理化因素修饰的自身抗原;③外源性抗原(exogenous antigen)与正常组织细胞间具有的共同抗原(common antigen);④结合在自身组织细胞表面的药物抗原或抗原抗体复合物(antigen antibody complex)。

2. 抗体介导的细胞毒作用(antibody dependent cellular cytotoxicity, ADCC) 抗原诱发机体产生IgG、IgM、IgA类抗体后,可与细胞膜上的相应抗原发生特异性结合,并通过多种途径损伤靶细胞:①激活补体系统经典途径裂解靶细胞;②通过调理和免疫黏附作用,促进巨噬细胞对靶细胞的破坏;③通过巨噬细胞和NK细胞发挥ADCC;④刺激或阻断靶细胞受体功能。

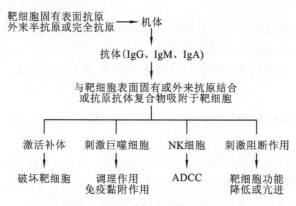

图6-2 Ⅱ型超敏反应的发生机制

(三)临床常见的Ⅱ型超敏反应性疾病(the most common disease of type Ⅱ hypersensitivity)

1. 输血反应(blood transfusion reaction) 分为溶血性(hemolytic)和非溶血性(nonhemolytic)两类。ABO血型不合的输血,可导致RBC的大量破坏,引发溶血性输血反应。若反复输入异型HLA的血液,受者体内可产生抗白细胞或抗血小板抗体,导致白细胞和血小板的破坏,引发非溶血性输血反应。

2. 新生儿溶血症(hemolytic disease of the newborn) 常因母子间Rh血型不合引起。Rh⁻母亲,由于输血、流产或分娩等原因接受胎儿的Rh⁺红细胞刺激后,体内可产生IgG类的抗Rh抗体。当母亲妊娠或再次妊娠且胎儿为Rh⁺时,母亲体内的抗Rh抗体则可通过胎盘进入胎儿体内,结合并溶解破坏胎儿红细胞,引发流产或新生儿溶血症。初产后72 h内给母体输注抗Rh抗体,可有效预防母亲再次妊娠时新生儿溶血症的发生。母子间由于ABO血型不合引发的新生儿溶血症首胎多见,但症状轻微,目前尚无有效的预防方法。

3. 免疫性血细胞减少症(immune cytopenia)

①自身免疫病型:甲基多巴类药物或某些病毒感染可致使红细胞膜的表面成分改变,刺激机体产生抗红细胞抗体,引发自身免疫性贫血。

②半抗原型:青霉素等药物半抗原与血细胞结合后,刺激机体产生针对药物半抗原的抗体,也可引发免疫性贫血。

③免疫复合物型:药物半抗原与体内的蛋白质结合后,刺激机体产生相应的抗体,当药物再次进入机体时,即可与相应的抗体形成免疫复合物,并吸附到各种血细胞膜表面,造成血细胞的大量破坏。

4. 重症肌无力(myasthenia gravis) 抗受体抗体介导的功能受抑制的病症。患者产生针对神经肌肉接头(neuromuscular junction)处突触后膜(postsynaptic membrane)上乙酰胆碱受体(acetylcholine receptors)的抗体,补体参与发病过程。神经肌肉传导障碍导致晨轻暮重、活动后加重、休息后可减轻的渐进性骨髓无力及各种受累器官的症状。

5. 特殊的Ⅱ型超敏反应(special type Ⅱ hypersensitivity) 即弥漫性毒性甲状腺肿(diffuse toxic goiter),又称 Grave's 病。患者体内可产生抗甲状腺刺激素(thyroid stimulating hormone,TSH)受体的自身抗体,该抗体与甲状腺细胞表面的 TSH 受体结合,甚至可在无 TSH 存在时也能刺激甲状腺素(thyroxine)的产生,使之过量,引起甲状腺功能亢进(hyperthyroidism)。

三、Ⅲ型超敏反应(免疫复合物型)(type Ⅲ hypersensitivity,immune complex hypersensitivity)

（一）Ⅲ型超敏反应的特点(the characteristic of type Ⅲ hypersensitivity)

为免疫复合物介导的疾病,可溶性抗原(soluble antigen)与特异性抗体组成的免疫复合物,在一定条件下沉积到机体任何部位的血管壁基底膜上,激活补体和白细胞,引起组织损伤或出现临床疾病,称为免疫复合物病(immune complex disease)。特点如下:①由 19S 循环免疫复合物引起;②补体参与;③以中性粒细胞浸润释放溶酶体酶为主要损伤机制;④有炎性介质(inflammatory mediator)参与。

（二）Ⅲ型超敏反应的发生机制(the mechanism of type Ⅲ hypersensitivity)

1. 免疫复合物沉积的条件(the deposition condition of immune complex)(表 6-2)
(1)可溶性抗原的持续存在。
(2)免疫复合物的大小:大抗原抗体复合物(>19S)易被吞噬细胞吞噬清除;中等大小(≈19S)的免疫复合物不易被吞噬细胞吞噬,易于在血管壁沉积;小体积的抗原抗体复合物(<19S)易通过肾小球基底膜滤出。
(3)抗原抗体的比例。
(4)抗原抗体的理化性质。
(5)沉积部位的组织结构:免疫复合物易沉积于肾小球的毛细血管壁和关节的滑膜囊等处。

表 6-2 免疫复合物中抗原抗体比例和致病性的关系

免疫复合物大小	抗原抗体比例	危害性
大体积	两者比例适合	易被吞噬、清除,无危害
中等体积	抗原略多或抗体略多	不被吞噬、易沉积于基底膜导致 ICD
小体积	抗原或抗体过多	不被吞噬,通过肾小球滤出,无危害

2. 发生机制(mechanism)
Ⅲ型超敏反应的发生机制见图 6-3。

（三）常见免疫复合物病(the most common immune complex disease)

1. 局部免疫复合物病(local immune complex disease)
(1)Arthus 反应:反复用马血清免疫家兔数周后,当再次注射马血清时,可在局部出现红肿(red and swollen)、出血(bleeding)和坏死(necrosis)等剧烈的炎症反应(inflammatory response),此即 Arthus 反应。其可能的机制为马血清的反复免疫可刺激机体产生大量抗体,再次注射马血清后,可在局部形成免疫复合物并沉积在血管壁,引发血管炎(vasculitis)。
(2)类 Arthus 反应:胰岛素依赖型糖尿病(insulin dependent diabetes mellitus,IDDM)患者局部反复注射胰岛素(insulin)后,可刺激机体产生相应 IgG 类抗体;若再次注射胰岛素时,在注射局部可出现红肿、坏死、出血等类似 Arthus 反应的炎症反应。此外,注射生长激素、狂犬疫苗和类毒素等也可在注射局部出现类 Arthus 反应。

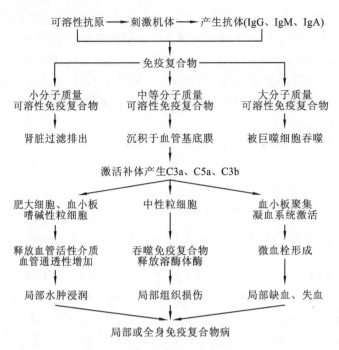

图 6-3 Ⅲ型超敏反应的发生机制

2. 全身免疫复合物病（systemic immune complex disease）

（1）血清病（serum sickness）：初次大量注射抗毒素（如马血清）后 1～2 周发生，可出现发热、皮疹（tetter）、淋巴结肿大、关节肿痛和一过性蛋白尿（transient proteinuria）等现象。这是由于产生的针对抗毒素的抗体与尚未完全排除的抗毒素结合，形成中等大小可溶性循环免疫复合物。有时应用大剂量青霉素、磺胺药等也可引起类似血清病样的反应。

（2）急性免疫复合物型肾小球肾炎（acute glomerulonephritis of immune complex type）或链球菌感染后肾小球肾炎（post streptococcal glomerulonephritis）：常发生于 A 族溶血性链球菌感染后 2～3 周。抗链球菌抗体与链球菌可溶性抗原结合形成循环免疫复合物，沉积在肾小球基底膜上所致。其他病原微生物，如葡萄球菌、肺炎链球菌、乙型肝炎病毒或疟原虫感染后也可引起。

（3）结节性多动脉炎（polyarteritis nodose）　结节性多动脉炎的发生与病毒感染（如乙型肝炎病毒、人类免疫缺陷病毒）关系密切，病毒抗原与抗体形成免疫复合物在血管壁沉积，引起坏死性动脉炎（necrotizing arteritis）。

四、Ⅳ型超敏反应（type Ⅳ hypersensitivity）

（一）Ⅳ型超敏反应的特点（the characteristic of type Ⅳ hypersensitivity）

Ⅳ型超敏反应又称迟发型超敏反应（delayed type hypersensitivity），由致敏淋巴细胞（sensitized lymphocyte）及其释放的淋巴因子（lymphokine）、活化巨噬细胞释放的溶酶体酶的作用共同引起的，以单核细胞浸润、血管栓塞、组织变性坏死为特征的超敏反应。①T 淋巴细胞细胞介导、释放淋巴因子，诱发巨噬细胞参与反应，引起以单核细胞浸润为特征的超敏反应性炎症；②反应出现较慢，一般要经过 24～48 h，故称为迟发型超敏反应；③抗体与补体不参与。

（二）Ⅳ型超敏反应发生机制（the mechanism of type Ⅳ hypersensitivity）

Ⅳ型超敏反应发生机制见图 6-4。

（三）临床常见Ⅳ型超敏反应（the most common clinical disease of type Ⅳ hypersensitivity）

1. 接触性皮炎（contact dermatitis）　油漆、染料、药物、农药以及化妆品等半抗原物质能与表皮细胞内的角蛋白（keratin）结合后形成完全抗原，使机体致敏，当机体再次接触相同抗原时诱发的以皮肤损伤为主要特征的Ⅳ型超敏反应。局部皮肤出现红肿、皮疹、水疱（blister），严重者甚至可出现剥脱性皮炎

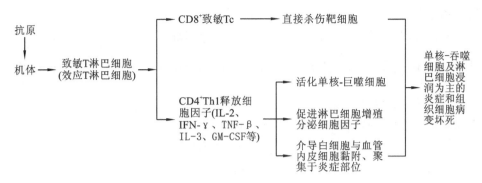

图 6-4 Ⅳ型超敏反应的发生机制

(exfoliative dermatitis),慢性表现为丘疹(papule)和鳞屑(scale)(图 6-5)。Ⅰ、Ⅲ、Ⅳ型超敏反应所致皮肤病的区别见表 6-3。

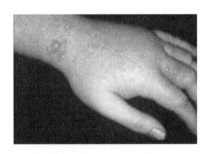

图 6-5 接触性皮炎

表 6-3 Ⅰ、Ⅲ、Ⅳ型超敏反应主要皮肤疾病的比较

比较点	IgE 介导的皮肤过敏反应	Arthus 反应	接触性皮炎
超敏反应类型	Ⅰ 型	Ⅲ 型	Ⅳ 型
接触抗原次数	两次以上	一次	两次以上
接触抗原量		较小	大
效应细胞或分子	IgE	IgG	TDTH Tc
潜伏期	数分钟	7～14 d	数小时至数天
症状	风团、红斑、全身荨麻疹	发热、皮疹、淋巴结肿大、关节肿痛等	湿疹样皮炎 红肿、硬结、水疱、剥脱性皮炎
预后	数小时后可消退	较好、一般能自愈	病因去除后一周左右恢复

2. 胞内寄生物感染引起的传染性变态反应 (infectious allergy caused by intracellular parasite infection) 胞内寄生菌、病毒和某些真菌感染可使机体发生Ⅳ型超敏反应。由于该超敏反应是在感染过程中发生的,故称为传染性Ⅳ型超敏反应。结核病患者肺空洞形成(pulmonary cavitation)、干酪样坏死(caseous necrosis)以及结核菌素皮试(tuberculin skin test)引起的局部组织损伤均与Ⅳ型超敏反应有关。

3. 移植排斥反应(graft rejective reaction) 宿主抗移植物反应(host versus graft reaction)、移植物抗宿主反应(graft versus host reaction)及某些自身免疫性疾病(autoimmune diseases)的发生机制均为Ⅳ型超敏反应。

第三节 自身免疫病概述
The Overview of Autoimmune Disease

自身免疫(autoimmunity)是指机体免疫系统对自身抗原发生免疫应答,产生抗体和(或)自身反应性T淋巴细胞(autologous T lymphocytes)的现象。在正常人体内可测出多种自身抗体(autoantibody),它与体内自身抗原相互作用构成广泛的动态网络,起着重要的维持机体自我稳定的作用。自身免疫病(autoimmune disease,AID)是指自身免疫应答过分强烈,而导致的疾病状态。

一、自身免疫病的特征与分类(the characteristics and types of autoimmune disease)

(一)基本特征(basic features)

自身免疫病具有以下基本特征,可作为临床诊断的参考。

①患者血液中常检测到现高滴度的自身抗体和(或)自身反应性 T 淋巴细胞。

②自身抗体和(或)自身反应性 T 淋巴细胞作用于靶抗原所在的组织细胞,导致组织损伤和功能障碍。

③动物实验可复制出相似的病理模型(pathological model),并能通过患病动物的血清或自身反应性 T 淋巴细胞使疾病被动转移。

④有一定的遗传倾向。

⑤病情转归与自身免疫反应的强度密切相关。

⑥除少数病因明了的继发性自身免疫病可随原发病治愈而消退,多数病因不明的自身免疫病呈反复发作和慢性迁延。

⑦部分自身免疫病好发于女性,发病率随年龄增长而上升。

⑧免疫抑制剂治疗有效但不能根治。

(二)自身免疫病的分类(the types of autoimmune disease)

目前尚无统一的分类标准。

(1)按病程长短分为急性和慢性两类,前者如特发性血小板减少性紫癜(idiopathic thrombocytopenic purpura),后者如重症肌无力。

(2)按病因分为原发性和继发性两类。前者病因多不明了,如皮肌炎(dermatomyositis)、干燥综合征(Sjogren's syndrome,SS),后者病因明确,如交感性眼炎(sympathetic ophthalmitis)。

(3)按自身抗原的分布范围分为器官特异性(organic speciality)和非器官特异性两类。前者病变常局限于某一器官,如桥本甲状腺炎(hashimoto thyroiditis)、重症肌无力、1 型糖尿病、多发性硬化症(multiple sclerosis,MS)、Addisons 病、自身免疫性溶血性贫血(autoimmune hemolytic anemia)和交感性眼炎等。后者又称全身性或系统性自身免疫病,病变遍及多个器官及系统,引发多器官损伤。如系统性红斑狼疮(systemic lupus erythematosus,SLE)、类风湿性关节炎(rheumatoid arthritis,RA)和硬皮病(scleroderma)等。

二、自身免疫病的病因及发病机制(the cause and the mechanism of autoimmune disease)

病因多不明确,发病机制也尚未完全阐明,目前多认为与以下因素有关。

(一)自身抗原的形成(the formation of self antigen)

1. 隐蔽抗原(secluded antigen)的释放　精子、眼晶状体、甲状腺球蛋白(thyroglobulin)、神经髓鞘磷脂(sphingo myelin)蛋白等由于解剖位置特殊,从胚胎期就从未接触过机体免疫系统的抗原成为隐蔽抗原或隔离抗原(sequestered antigen),一旦因某种原因造成它们释放,则可激活免疫细胞对其攻击引起自身免疫病。如眼外伤所致的交感性眼炎,输精管切除后出现的睾丸炎(orchitis)等。

2. 自身抗原被修饰(modified self-antigen)　在生物、物理和化学因素如感染、外伤、电离辐射或药物等作用下,使自身组织结构发生改变,被机体免疫系统视为"非己"物质而诱发自身免疫病。如长期服用甲基多巴(methyldopa),可诱导产生抗红细胞抗体发生自身免疫性贫血(autoimmune anemia)。

3. 分子模拟(molecular simulation)　外来抗原(常为感染的病原微生物)在结构或免疫原性上与机体的自身组织成分相似,感染后机体产生的抗体或自身反应性 T 淋巴细胞,引发自身免疫反应。如 A 族溶血性链球菌的某些型别的细胞壁和细胞膜抗原与人的心肌、心瓣膜、肾小球基底膜等有共同抗原,可引发亚急性心内膜炎、肾小球肾炎等;大肠埃希菌 O_{14} 与人的结肠黏膜有相似抗原,可诱发溃疡性结肠炎。

（二）免疫细胞和免疫调节功能异常（disturbed immune cells and immunoregulatory function）

1. T 淋巴细胞、B 淋巴细胞的异常活化（abnormal activation of T lymphocytes and B lymphocytes） 正常机体存在一些处于无应答状态（immunological unresponsiveness）的自身反应性 T 淋巴细胞、B 淋巴细胞，一旦有足够的激活信号，便可被异常激活，导致自身免疫病的发生。

2. 淋巴细胞突变（lymphocyte mutation） 一些生物、理化或某些原发因素导致淋巴细胞突变，突变细胞可对自身抗原产生免疫应答，诱导自身免疫病。

3. MHC-Ⅱ类分子异常表达 在 IFN-γ 等因素的作用下，通常不表达 MHC-Ⅱ类分子的组织细胞（如甲状腺上皮细胞、胰岛 β 细胞等）异常表达 MHC-Ⅱ类分子，将自身抗原提呈给 Th，激活自身反应性 T 淋巴细胞，诱导自身免疫病。

（三）遗传因素（genetic factors）

临床发现自身免疫病的发生有家族性遗传倾向，研究发现 MHC、基因突变和转导、细胞凋亡基因等都与自身免疫病的易感性关联。

（四）生理因素（physiological factors）

自身免疫病的发病率随年龄增长呈上升趋势；临床发现自身免疫病的发病具有明显的性别差异，女性发病率较高，性激素在自身免疫病的作用已被动物实验证实。

（五）自身免疫病的免疫病理损伤机制（the immuno pathological injury mechanism of autoimmune disease）

自身免疫病的免疫病理损伤机制与Ⅱ、Ⅲ、Ⅳ型超敏反应类似。

1. 自身抗体引发的免疫损伤（immunologic injury induced by self-antibody）

①通过 Fc、C3b 的调理作用及激活补体，引起组织细胞的破坏或溶解。如抗血细胞表面抗原的自身抗体，与相应的血细胞结合后，可通过调理吞噬或激活补体，导致血细胞的破坏，引起自身免疫性溶血性贫血、特发性血小板减少性紫癜、特发性白细胞减少症。

②通过 ADCC 破坏靶细胞。自身抗体的 Fc 与效应细胞（如 NK 细胞）的 Fc 受体特异性结合，效应细胞被激活而杀伤靶细胞，如自身免疫性甲状腺炎。

③刺激或阻断细胞表面的受体的功能而致病。如弥漫性毒性甲状腺肿，正是由于刺激甲状腺细胞的免疫球蛋白（thyroid stimulating immunoglobulin，TSI）与甲状腺细胞表面的 TSH 结合后，可刺激甲状腺细胞大量分泌甲状腺素。

2. 循环免疫复合物引发的免疫损伤（immunologic injury induced by cycle immune complex） 循环免疫复合物形成并沉积在相应部位的组织间隙，激活补体系统，引发免疫损伤，类似于Ⅲ型超敏反应。如系统性红斑狼疮（SLE）患者体内可产生多种抗核抗体，与相应抗原形成大量免疫复合物，造成多器官、多系统的病变。

3. 自身反应性 T 淋巴细胞引发的炎症性损伤（inflammatory lesions induced by autoimmune T lymphocytes） 自身反应性 T 淋巴细胞（CTL 的细胞毒作用和 Th1 介导的迟发型超敏反应性炎症），均可对自身组织器官造成损伤，类似于Ⅳ型超敏反应。如 1 型糖尿病（IDDM）患者体内的 CTL 对胰岛 β 细胞的特异性破坏，可诱发自身免疫病。

三、常见的自身免疫病（the most common autoimmune diseases）

（一）系统性红斑狼疮（systemic lupus erythematosus，SLE）

SLE 为常见的自身免疫病之一，男女发病比例为 1∶3，多见于育龄期女性。发病机制不明，病变常累及皮肤、关节、浆膜、肾、肺、血管、脑、血细胞等，患者血清中常可检出无组织特异性和种属特异性的抗核抗体（antinuclear antibody，ANA），亦称抗核因子（antinuclear factor，ANF），该抗体亦可在胸腔积液、腹腔积液和尿中检出。活动期 SLE 患者血清中可检出抗双链 DNA，单链 DNA、组蛋白以及 RNP、Sm、Ku、Ro、La 等 RNA 蛋白复合体的自身抗体。抗核抗体是 SLE 临床诊断指标之一，但其他疾病（如类风湿性关节炎、干燥综合征、硬皮病、皮肌炎、混合结缔组织病)等亦可出现,故临床常检测自身抗体谱来提高诊断的特异性。

（二）类风湿性关节炎(rheumatoid arthritis,RA)

RA 是一种以慢性进行性的关节病变为主的系统性自身免疫病。多发于青壮年,女性多于男性。病因不明,常可在患者血清中检出类风湿因子(rheumatoid factor,RF),这是临床诊断类风湿性关节炎的重要参考,但特异性不高。RA 最常见的病变在关节。RF 及其 IC 在关节滑膜沉积,激活补体系统,引起慢性进行性免疫炎症损伤,导致软骨和骨破坏(图 6-6)。

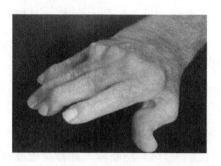

图 6-6 类风湿性关节炎

（三）重症肌无力(myasthenia gravis,MA)

MA 是由于自身抗体与神经肌接头处的乙酰胆碱受体(AchR)结合,造成该受体的大量破坏,致使神经冲动不能传导至肌肉。临床主要表现为肢体肌肉的软弱无力。用放射免疫法,常可在患者血清中检出乙酰胆碱受体的抗体(anti-AchR)。

（四）甲状腺功能亢进症(thyrotoxicosis)

甲状腺功能亢进症,又称 Grave's 病。本病属抗受体病,因自身抗体吸附在甲状腺细胞表面,可促进甲状腺素的分泌,这种抗体称为长效甲状腺刺激因子(long acting thyroid stimulator,LATS),存在于患者血清和甲状腺中。

（五）桥本氏甲状腺炎(Hashimoto's thyroditis)

桥本氏甲状腺炎,又称为慢性淋巴细胞性甲状腺炎,好发于中青年女性,为多基因遗传与环境因素(感染、高碘饮食等)共同作用所致的自身免疫病,常见的症状为甲状腺功能减退。患者血清中检出的针对甲状腺球蛋白和甲状腺过氧化物酶(thyroid peroxidase)的两种自身抗体,具有临床诊断意义,但无免疫病理作用,Addison 病、1 型糖尿病、SLE、RA、SS 的免疫病理特点与桥本氏甲状腺炎相似。

（六）自身免疫溶血性贫血和特发性血小板减少性紫癜(autoimmune hemolytic anemia and idiopathic thrombocytopenic purpura)

因患者血清中分别存在针对红细胞和血小板的自身抗体,被抗体包被后的红细胞和血小板容易被脾脏中的巨噬细胞吞噬,导致上述两种血细胞的寿命缩短而致病。

四、自身免疫病的防治原则(prevention principle of autoimmune disease)

1. 消除诱发因素 自身免疫病的主要诱因是病原体的感染,采用疫苗和抗生素,可预防和治疗各种感染,有效降低自身免疫病的发生率及复发率。此外,应避免使用能诱发自身免疫反应的药物,阻止自身抗原的形成。

2. 使用免疫抑制剂(immunosuppressor) 常联合使用免疫抑制剂。环孢菌素 A(CsA)和 FK-506 联合使用,对多种自身免疫病均有显著疗效,主要是通过抑制 T 淋巴细胞的活化、增殖所必需的 IL-2 和其他细胞因子的产生而发挥作用,常用于 RA、SLE、多发性肌炎、重症肌无力的治疗。

3. 使用免疫调节剂(immunomodulator) 使用针对细胞膜表面抗原分子的单克隆抗体(monoclone antibody,McAb),阻断自身反应性 T 淋巴细胞的活化而达到治疗自身免疫病的目的,如抗 CD4 的单抗、抗 MHC 的单抗、抗 TCR 的单抗;口服自身抗原如重组胰岛素、Ⅱ型胶原等,诱导口服耐受,可预防和治疗糖尿病或类风湿性关节炎;使用针对激活 T 淋巴细胞的细胞因子的 McAb,也可抑制自身免疫反应的发生。

4.其他方案 如血浆置换术(plasma exchange),可短期改善弥漫性毒性甲状腺肿、RA、MG、SLE 患者的临床症状;脾切除可用于治疗自身免疫性溶血性贫血;胸腺切除或胸腺 X 射线照射,则可用于治疗重症肌无力。

第四节 免疫缺陷病概述
The Outline of Immunodeficiency Disease

免疫缺陷病(immunodeficiency disease,IDD)是指机体免疫系统中任何一个或多个成分缺损所致的免疫功能降低的一组临床综合征。

一、免疫缺陷病的共同特征与分类(the common characteristic and types of immunodeficiency disease)

1.共同特征(common characteristic)
①对各种病原体的易感性增加,感染是主要死因。
②恶性肿瘤、自身免疫病、超敏反应性疾病的发生率显著高于正常人群。
③症状的多样性和多器官多系统受累。
④具有明显的遗传倾向。
⑤多从婴幼儿期开始发病,年龄越小病情越重。

2.分类(types) 根据 IDD 的病因和发生时间的不同分为以下几种:①原发性(先天性)免疫缺陷病(primary immunodeficiency disease,PIDD),为由遗传性或先天性原因引起的 IDD;②继发性(获得性)免疫缺陷病(secondary immunodeficiency disease,SIDD),指继发于营养不良、恶性肿瘤、感染和免疫抑制剂应用等原因所引起的 IDD。

二、原发性免疫缺陷病(primary immunodeficiency disease,PIDD)

根据累及的免疫细胞或免疫成分的不同,将 PIDD 分为以下几种:①原发性 B 淋巴细胞缺陷病;②原发性 T 淋巴细胞缺陷病;③原发性 T 淋巴细胞、B 淋巴细胞联合免疫缺陷病;④原发性吞噬细胞缺陷病;⑤原发性补体缺陷病。PIDD 的发生率约为 0.01%,其中原发性 B 淋巴细胞缺陷病约占 50%,联合免疫缺陷病约占 20%,原发性 T 淋巴细胞缺陷病约占 18%,原发性吞噬细胞缺陷病约占 10%,原发性补体缺陷病约占 2%。

(一)原发性 B 淋巴细胞缺陷病(B lymphocyte deficiency disease)

B 淋巴细胞发育和(或)功能异常所导致的 PIDD,约占 PIDD 的 50%,临床表现为免疫球蛋白的水平降低或缺乏,临床类型有以下 3 种。

1.X-性联无丙种球蛋白血症(X-linked agamaglobulinemia,XLA) 又称 Bruton 病,最常见的 PIDD 之一,为 X 连锁遗传病,男性婴幼儿多见。由于 B 淋巴细胞的信号转导分子酪氨酸激酶(Bruton's tyrosine kinase,BtK)基因缺陷,导致 B 淋巴细胞发育停滞在前 B 淋巴细胞阶段。XLA 患儿多在出生后 6～9 个月时出现反复的化脓性细菌感染,外周血和淋巴组织中成熟 B 淋巴细胞和浆细胞缺乏,各类 Ig 水平明显降低或缺乏,但 T 淋巴细胞数量及功能正常,故患儿细胞免疫功能正常,能抵御各种胞内病原体感染。

2.选择性 IgA 缺乏症(selected IgA deficiency disease) 为最常见的选择性 Ig 缺陷病,属常染色体显性或隐性遗传。由于具有 IgA 受体的 B 淋巴细胞发育停滞,不能分化成 SIgA 的浆细胞。临床上表现为患者血清 IgA 水平异常低下,SIgA 缺乏,但血清中其他各类 Ig 正常。

3.选择性 IgG 亚类缺乏症和 X-性联高 IgM 综合征(X-linked high IgM syndrome,XLHM) 选择性

IgG 亚类缺乏症患者血清总 IgG 水平正常,但某一种或几种 IgG 亚类水平选择性降低,为 B 淋巴细胞分化异常所致。少数患者可发生反复化脓性细菌感染。XLHM 的特征是血清 IgM 水平高,而其他类别 Ig 的水平降低或缺乏。其发病机制是 X 染色体上 CD40L 基因突变,致使 $CD4^+$ T 细胞不能表达 CD40L,使 B 淋巴细胞接受抗原刺激后不能发生类别转换,只能产生 IgM 类抗体。

(二)原发性 T 淋巴细胞缺陷病(primary T lymphocyte deficiency disease)

由于 T 淋巴细胞的发生、分化及功能障碍所导致的遗传性缺陷病,约占 PIDD 的 18%。患者的细胞免疫应答降低,对胞内病原体易感,某些类型肿瘤的发生率异常增高,常伴有体液免疫功能的缺陷。临床上典型的疾病是 DiGeorge 综合征,又称为第Ⅲ、Ⅳ对咽囊综合征。由于胚胎期第Ⅲ、Ⅳ对咽囊发育障碍,导致起源于该部位的器官如甲状旁腺、胸腺等器官发育不全,外周淋巴组织和外周血 T 淋巴细胞严重减少甚至缺乏,细胞免疫缺陷,易导致患胞内寄生菌、病毒和真菌的感染。

(三)联合免疫缺陷病(combined immunodeficiency disease,CIDD)

T 淋巴细胞、B 淋巴细胞发育障碍或缺乏细胞间相互作用,导致患者的体液免疫和细胞免疫均缺陷,约占 PIDD 的 20%。临床表现为严重持续的病毒感染及机会性感染。若患儿不慎接种 BCG、麻疹等减毒活疫苗,可因全身弥散性感染而致死。

1. 重症联合免疫缺陷病(severe combined immunodeficiency disease,SCIDD) 一组胸腺、淋巴组织发育不全以及 Ig 缺乏的遗传病,机体不能产生体液免疫和细胞免疫应答。患者表现为多种病原微生物的反复感染,外周血 T 淋巴细胞明显减少,对抗原接种无抗体应答。

2. MHC 分子表达缺陷病 有 MHC-Ⅰ类分子和 MHC-Ⅱ类分子缺陷两类,均为常染色体隐性遗传。MHC-Ⅰ类分子缺乏症患者的外周血 $CD8^+$ T 细胞数量减少或功能减退,常伴有慢性呼吸道病毒感染。MHC-Ⅱ类分子缺乏症患者外周血 $CD4^+$ T 细胞数量明显减少,造成细胞免疫和体液免疫的联合免疫缺陷,患者对各类病原体均易感。

3. 毛细血管扩张性共济失调综合征(ataxia telangiectasia syndrome) 为常染色体隐性遗传性疾病,发病机制为同源 PI-3 激酶基因表达异常。临床表现为 T 淋巴细胞减少、IgA 和 IgG2 缺乏,患者出现进行性的小脑共济失调,大部分患者有鼻旁窦和肺部的反复感染。

(四)原发性吞噬细胞缺陷病(primary phagocytes deficiency disease)

多为中性粒细胞缺陷,吞噬细胞数量减少或缺如,也可表现为趋化黏附、吞噬或杀菌功能的缺陷。临床上以细菌及真菌的反复感染为主要表现,如慢性肉芽肿病(chronic granulomatous disease,CGD)、白细胞黏附缺陷病(leukocyte adhesion deficiency disease,LADD)等。

(五)原发性补体缺陷病(primary complement deficiency disease)

多为常染色体隐性遗传,属最为少见的 PIDD。遗传性血管神经性水肿(hereditary angioneurotic edema)为常见的补体缺陷病,患者血清中缺乏 C1 抑制物(C1INH),不能控制 C2 裂解,导致 C2a 的大量产生,使血管扩张和毛细血管通透性增高,患者出现反复发作的皮下组织及肠道水肿,若发生会厌水肿,可致患者窒息死亡。

三、继发性免疫缺陷病(secondary immunodeficiency disease,SIDD)

常见病因有营养不良、肿瘤、感染、药物等。

1. 营养不良(malnutrition) 为引起 SIDD 最常见的病因。由于蛋白质、脂肪、维生素和微量元素摄入不足,影响免疫细胞的成熟,降低了机体对病原生物的免疫应答。

2. 肿瘤(tumor) 肿瘤尤其是恶性肿瘤,可使患者的体液免疫和细胞免疫受损,患者易发生各种感染。

3. 感染(infection) 如人类免疫缺陷病毒(human immunodeficiency virus,HIV)、EB 病毒(Epstein-Barr virus,EBV)、麻疹病毒(measles virus)、巨细胞病毒(cytomegalovirus,CMV)、结核分枝杆菌(*M. tuberculosis*)及多种寄生虫(parasite)的感染,均可导致免疫缺陷病的发生。

4. 其他 药物、手术、射线、创伤、烧伤和脾切除等也可引起继发性免疫缺陷。目前,免疫抑制剂和化疗药物的广泛使用已成为医源性免疫缺陷的重要原因。

四、免疫缺陷病的治疗原则(therapeutic principle for immunodeficiency disease)

1. 抗感染 感染是免疫缺陷病患者的主要死亡原因,用抗生素控制感染是临床治疗的重要手段之一。

2. 补充免疫球蛋白和免疫细胞 对 B 淋巴细胞免疫缺陷病的患者静脉注射免疫球蛋白有一定的疗效,如 X-性联无丙种球蛋白血症患者。对阵发性夜间血红蛋白尿患者则可输注洗涤红细胞支持治疗。

3. 免疫重建(immune reconstitution) 将正常个体的造血干细胞或淋巴细胞移植至免疫缺陷的个体,使后者的免疫功能得以部分或全部恢复,包括骨髓移植(bone marrow transplantation,BMT)、干细胞(stem cells,SC)移植和免疫效应细胞输注等,常用于致死性免疫缺陷病患者的治疗。

4. 基因疗法(gene therapy) 将正常的外源性基因转染患者的骨髓干细胞,其基因产物可替代缺失的或不正常的基因产物,常用于重症联合免疫缺陷病患者的治疗。

第五节 移植免疫与肿瘤免疫
Transplantation Immunity and Tumor Immunity

一、移植免疫(transplantation immunity)

用正常的细胞、组织或器官替换病变或功能缺损的细胞、组织或器官,重建其生理功能的方法称为移植(transplantation)。移植的细胞、组织或器官称为移植物(graft),提供移植物的个体称为供者(donor),接受移植物的个体称为受者(recipient)。移植免疫学(transplantation immunology)是研究受者接受移植物后产生的免疫应答和移植排斥反应(transplant rejection reaction),以及延长移植物存活的措施和原理等的学科。

器官移植(organ transplantation)的实验研究始于 20 世纪初。法国科学家 Carrel 等首先发现,狗的自体肾移植(kidney autotransplantation)可维持良好的功能,而同种异体肾移植则总在移植后一周左右被排斥,但引起移植排斥(transplant rejection)的机制不清。直到 20 世纪 40 年代,英国科学家 Medawar 用家兔皮肤移植实验模型进行的一系列研究证实,移植排斥反应的本质是受者的免疫系统对移植物的免疫排斥反应;进一步的研究证明,引起小鼠移植排斥的主要抗原存在于第 17 对染色体上的主要组织相容性基因复合物(H-2 histocompatibility complex)编码的抗原。这些有关移植排斥的免疫学基础研究,大大推进了器官移植的发展。

1954 年美国医生 Murray 第一次施行同卵双生姐妹间的肾移植获得长期生存,此后许多同种异基因肾移植也获得成功。肾移植已成为晚期肾功能衰竭(renal failure)的主要治疗手段。1956 年,美国医生 Thomas 第一次为一位白血病患者进行骨髓移植并获得成功,目前异基因骨髓移植已成为临床许多疾病,包括遗传病、血液系统疾病的重要治疗方法。Murray 和 Thomas 因为他们在器官移植的突出贡献,共享了 1990 年的诺贝尔生理学或医学奖。

20 世纪 60 年代后期起,由于 HLA 配型技术和免疫抑制剂的应用,器官移植的成功率大幅提升。除肾移植和骨髓移植外,肝、胰、心、肺及心肺联合移植也都相继在临床开展。20 世纪 80 年代以后,由于环孢素 A(cyclosporine A)及 FK-506 等高效免疫抑制的联合应用,移植器官的存活率进一步提高,并使器官移植进入了一个新阶段。

经过数十年的发展,器官移植已成为多种终末期疾病的治疗手段,根据移植物的来源及其遗传背景的差异,可将器官移植分为 4 类:①自体移植(autologous transplantation),指移植物源自受者自身,因不发生移植排斥反应移植总能成功;②同系移植(syngeneic transplantation),指遗传背景基本近似(syngeneic)或完全相同(isogeneic)的个体间的移植,如单卵双生间的移植或近交系动物(inbred animal)的移植,一般不发生移植排斥反应;③同种异体移植(allogeneic transplantation),指遗传基因不同的同种的不同个体间的移植,临床上器官移植多属此类,一般均会发生排斥反应;④异种移植(heterologous transplantation),指不同种属的个体间的移植,移植后会发生严重的排斥反应。

为了提高移植器官的成活率，移植术前须进行供、受者的免疫学选配，包括红细胞血型鉴定、HLA 配型、淋巴细胞毒交叉配合试验(lymphocyte cross matching)和群体反应性抗体(panel reactive antibodies, PRA)检测，移植术后采用免疫抑制剂和生物制剂来预防排斥反应。移植免疫学的前沿研究则集中在慢性排斥反应(chronic reaction)的防治、免疫耐受研究和异种移植。异种移植始终是研究的重点和热点。

二、肿瘤免疫(tumor immunity)

肿瘤免疫学(tumor immunology)是研究肿瘤抗原的种类和性质、机体对肿瘤的免疫效应机制及肿瘤的免疫逃逸机制、肿瘤的免疫诊治的一门科学。

肿瘤免疫研究始于 20 世纪初期，人们曾试图证实肿瘤特异性抗原的存在。直到 20 世纪 50 年代，纯种小鼠的培育成功，肿瘤学家证实化学物质甲基胆蒽(methylcholanthrene, MCA)诱导的肿瘤表达特异性抗原。20 世纪 60 年代以来，免疫监视的提出、单克隆抗体的问世、T 淋巴细胞杀伤机制的研究等推动了肿瘤的免疫学诊断和治疗的发展；20 世纪 90 年代以来多种人类肿瘤抗原基因的成功克隆，更加促进了肿瘤免疫学的发展。

肿瘤的发生、发展与机体的免疫功能密切相关。当出现肿瘤时，机体通过非特异性和特异性免疫应答来发挥抗瘤作用。对大多数具有较强免疫原性的肿瘤抗原(tumor antigen)，特异性免疫应答发挥主导作用，而免疫原性较弱的，则非特异性免疫可能更具重要意义。肿瘤是机体正常细胞恶变的产物，在细胞癌变过程中新出现的或异常表达的抗原物质即为肿瘤抗原(tumor antigen)，根据肿瘤抗原的特异性将肿瘤抗原分为肿瘤特异性抗原(tumor specific antigen)和肿瘤相关抗原(tumor associated antigen, TAA)。根据肿瘤诱发和发生情况分为理化因素诱发的肿瘤抗原、病毒诱发的肿瘤抗原、自发性肿瘤抗原和胚胎抗原。肿瘤抗原为机体免疫系统识别并激发特异性免疫反应，即细胞免疫和体液免疫。机体对肿瘤的免疫应答是细胞免疫和体液免疫综合作用的结果，通常认为，细胞免疫是抗瘤的主力，体液免疫起协同作用。细胞免疫机制中，T 淋巴细胞、NK 细胞、巨噬细胞、树突状细胞(dendritic cell, DC)、调节性 T 淋巴细胞(regulatory T lymphocytes, Treg)发挥了主要作用，中性粒细胞、嗜酸性粒细胞也参与了抗瘤作用；体液免疫机制方面，抗肿瘤抗体通过补体依赖的细胞毒效应(complement dependent cytotoxicity, CDC)、ADCC、调理作用、封闭肿瘤细胞上的某些受体、改变肿瘤细胞的黏附特性等多种方式发挥抗瘤效应(antitumor effect)，某些细胞因子如 TNF、IL-2 可增强宿主免疫系统的功能来参与抗瘤作用。

由于机体可依赖免疫监视(immunologic surveillance)识别和清除突变细胞，因此正常情况下绝大多数个体并不发生肿瘤。在抗肿瘤免疫应答的作用下，许多肿瘤仍可在体内发生发展，表明肿瘤细胞具有免疫逃逸(immune escape)机制，瘤细胞的免疫逃逸与瘤细胞自身逃避免疫监视的能力、肿瘤微环境(tumor microenvironment)的作用及宿主免疫功能的高低有关。检测肿瘤抗原是目前临床最常用的肿瘤免疫诊断方法，如甲胎蛋白(alphafetoprotein, AFP)的升高对原发性肝细胞癌有诊断价值，癌胚抗原(carcinoembryonic antigen, CEA)的检测有助于诊断直结肠癌，CA199 的检测有助于诊断胰腺癌，前列腺特异性抗原(prostate-specific antigen, PSA)的检测有助于诊断前列腺癌。抗肿瘤抗体检测、肿瘤的放射免疫显像诊断(radioimmunoimaging)也都有助于肿瘤的诊断，肿瘤患者免疫功能状态的评估则对于动态观察肿瘤的生长转移及预后有参考价值。肿瘤的免疫治疗由于影响因素较多，疗效还有待提高。目前，有多种疗效确切的基因工程抗体已广泛用于临床治疗，如基因工程抗体赫赛汀(Herceptin)已用于乳腺癌治疗，美罗华(Rituxan)已用于 B 淋巴细胞淋巴瘤的治疗；淋巴细胞诱导的杀伤细胞(cytokine-induced killer cells, CIK)、淋巴因子激活的杀伤细胞(lymphokine-activated killer cells, LAK)、肿瘤浸润淋巴细胞(tumor infiltrating lymphocyte, TIL)等的输注，也具有抗瘤效果，但疗效有待确认和提高。

Summary

1. The basic concept of anti-infectious immunity and the mechanism of antiviral immunity and antifungal should be mastered.

2. The mechanism and the most diseases of the four types of hypersensitivity including type Ⅰ to

type Ⅳ are stated in detail. Some allergic disease including allergic shock, hemolytic diseases of newborn are always occurred in hospital and everyday lives. Therefore, the main cause and the mechanism of them are particularly important for nursing students.

3. Autoimmune diseases have eight basic features, which are important to clinical diagnosis. There are many common diseases such as SLE, RA, SS and etc. , which should be pay more attention to.

4. The cause and the mechanism of immunodeficiency disease are still unclear. These diseases may induce severe infection which is the principal cause of death in diagnosed patients, e. g. AIDS caused by HIV.

5. Transplantation immunity and tumor immunity are hot topic for research and clinical medicine. Because the former may kill patients because of transplantation rejection and the latter is hard to be detected in early stages. Especially, the high morbidity and mortality of tumor is a severe threat to human health.

（杨少龙　旷兴林）

第七章 免疫学应用

Applied Immunology

Learning guide

After studying this chapter the student should be able to answer the following questions：

1. Explain the methods adopted in immune prevention.

2. What are the main types of vaccine?

3. Describe the type and conception of immunoenhancer and immunosuppressor.

Key terms

artificial active immunization；vaccine；inactivated vaccine；attenuated live vaccine；toxoid；exotoxin；tetanus toxoid；diphtheria toxoid；subunit vaccine；genetic engineering vaccine；artificial passive immunization；antitoxin；gamma globulin；immunoenhancer；transfer factor；immune ribonucleic acid；polysaccharide；levamisole；immunosuppressor；glucocorticoid；cyclophosphamide；azathioprine；methotrexate；antigen-antibody reaction；agglutination reaction；direct agglutination；precipitation reaction；single radial immune diffusion；immunoturbidimetry；immunolabeling technique；enzyme immunoassay；immunofluorescence microscopy；radioimmunoassay

第一节 免疫学防治
immune prevention

免疫学防治的基本原理是应用抗原、免疫分子、免疫细胞及药物等调节机体免疫系统功能，预防和治疗疾病。根据机体产生免疫力机制的不同免疫学防治分为人工主动免疫、人工被动免疫、过继免疫治疗、免疫增强或抑制法。

一、人工主动免疫(artificial active immunization)

人工主动免疫是给机体输注抗原诱导机体产生抗体或效应淋巴细胞，获得特异性免疫力的方法。其特点是产生免疫力慢，一旦建立可维持较长时间。国际上通常把细菌性制剂、病毒性制剂以及类毒素统称为疫苗(vaccine)。

1. 死疫苗 死疫苗即灭活疫苗(inactivated vaccine)，是用物理或化学方法，将免疫原性较强的病原体灭活后制成。其特点是用量大，需要反复多次接种，免疫效果有一定的局限性，主要诱导特异性抗体产生。常用的灭活疫苗有伤寒、百日咳、霍乱、钩端螺旋体病、狂犬病、乙型脑炎疫苗等。

2. 减毒活疫苗(attenuated live vaccine) 它是从反复传代培养的病原体中筛选毒力减弱或无毒力的活菌制成。其特点是疫苗进入体内后类似于隐性感染或轻症感染，可在体内繁殖，一般只接种一次，免疫效果持久，但不易保存。常用的制剂有卡介苗、麻疹活疫苗、脊髓灰质炎活疫苗等。

3. 类毒素(toxoid) 它是将细菌外毒素(exotoxin)经甲醛处理后，使其毒力丧失但保留免疫原性后制成。接种后能诱导机体产生抗毒素。常用制剂有破伤风类毒素(tetanus toxoid)和白喉类毒素(diphtheria toxoid)。

4. 新型疫苗（new vaccine）

（1）亚单位疫苗（subunit vaccine）：它是提取病原体的有效抗原成分后制成。其特点是安全有效，但免疫原性较弱。例如，乙型肝炎病毒表面抗原亚单位疫苗、脑膜炎奈瑟菌和肺炎链球菌的荚膜多糖疫苗。

（2）基因工程疫苗（genetic engineering vaccine）：又称为DNA重组疫苗，包括重组抗原疫苗、重组载体疫苗等。重组抗原疫苗是根据抗原肽氨基酸序列，利用重组DNA技术，设计和合成只含保护性抗原肽的纯化疫苗。重组载体疫苗是将有效抗原基因插入特定载体，如减毒病毒株，接种机体后，随疫苗株在体内增殖而表达相应抗原。

二、人工被动免疫（artificial passive immunization）

人工被动免疫是直接给机体注射含特异性抗体的免疫血清或细胞因子制剂，治疗或紧急预防疾病发生。其特点是输注后机体立即获得免疫力。常用的被动免疫制剂有以下几种。

1. 抗毒素（antitoxin） 抗毒素是用类毒素免疫动物而制备的免疫血清，又称为抗毒素血清，如破伤风抗毒素、白喉抗毒素。

2. 人丙种球蛋白制剂（gamma globulin） 它是从大量混合血浆或胎盘血中分离制成的免疫球蛋白浓缩剂。前者称为血清丙种球蛋白制剂，后者称为胎盘丙种球蛋白制剂，主要用于预防传染性肝炎、麻疹、脊髓灰质炎等病毒性疾病。

3. 单克隆抗体制剂 单克隆抗体是通过杂交瘤技术生产的第二代抗体。如将抗瘤药物、放射性核素以及毒素等细胞毒性物质与特异性抗肿瘤单抗偶联成"生物导弹"可特异性杀伤肿瘤细胞。

4. 基因工程抗体制剂 基因工程抗体是在基因水平上对抗体分子进行切割、拼接或修饰甚至人工合成目的基因导入宿主菌进行表达。如嵌合抗体、人源化抗体、小分子抗体等，它们具有分子小、穿透力强、免疫原性低、容易进入局部组织等优点。

5. 细胞因子制剂 如IFN-γ、IFN-α、IL-2、G-CSF、GM-CSF等为新型的免疫治疗剂。

三、过继免疫治疗（adoptive immunotherapy）

过继免疫治疗是指取自体免疫效应细胞经体外激活、增殖后回输给患者，直接杀伤肿瘤细胞或激发机体抗肿瘤的免疫治疗方法。如输注肿瘤浸润淋巴细胞（TIL）或淋巴因子激活的杀伤细胞（LAK）等。

四、免疫增强剂和免疫抑制剂（immunoenhancer and immunosuppressor）

（一）免疫增强剂（immunoenhancer）

免疫增强剂可通过不同方式增强、促进或调节机体的免疫功能。一般用于治疗免疫功能低下的疾病。

1. 微生物及其产物（microorganisms and their metabolic products） 卡介苗（BCG）、短小棒状杆菌等可活化巨噬细胞，增强NK细胞和T淋巴细胞的活性，分泌多种细胞因子，从而非特异性增强机体的免疫功能，广泛应用于抗肿瘤和抗感染的治疗。

2. 转移因子（transfer factor） 它是致敏淋巴细胞经反复冻融、超滤获得的产物，主要成分是低分子多核苷酸和多肽，用于治疗某些病毒及真菌感染、恶性肿瘤、免疫缺陷病等细胞免疫功能低下的疾病。

3. 免疫核糖核酸（immune ribonucleic acid，iRNA） 它可从康复的肿瘤患者淋巴细胞，也可从肿瘤细胞或微生物抗原免疫的动物脾、淋巴结的淋巴细胞中提取。它可诱导正常淋巴细胞转化为致敏淋巴细胞，用于治疗肿瘤和某些病毒、真菌或细菌的慢性感染。

4. 多糖类物质（polysaccharide） 多种植物多糖成分（香菇多糖、灵芝多糖、枸杞多糖等）可促进淋巴细胞增殖及细胞因子产生，可用于传染病和肿瘤的辅助治疗。

5. 化学合成药物 具有代表性的是左旋咪唑（levamisole），原为驱虫剂，后来发现对免疫功能低下者有明显的免疫增强作用，主要用于免疫功能低下导致的慢性反复感染者的辅助治疗。另外，西咪替丁、异丙肌苷等也可增强免疫功能，用于抗病毒的辅助治疗。

（二）免疫抑制剂（immunosuppressor）

免疫抑制剂可抑制免疫应答的不同环节从而抑制机体的免疫效应，多用于移植排斥反应、自身免疫病和超敏反应等疾病的治疗。

1. 糖皮质激素(glucocorticoid)　它具有明显的抗炎和免疫抑制作用,是临床上应用最早、最广泛的抗炎药物,常用于治疗炎症、各型超敏反应和器官移植排斥反应等疾病。

2. 化学合成药物　环磷酰胺(cyclophosphamide)、硫唑嘌呤(azathioprine)、甲氨蝶呤(methotrexate)等抗肿瘤药物均为有效的免疫抑制剂,可用于治疗自身免疫病、移植排斥反应和肿瘤等疾病。

3. 微生物制剂　环孢素 A 和 FK-506 是真菌代谢产物的提取物。环孢素 A(CsA)可选择性抑制 T 淋巴细胞,主要用于防治移植排斥反应,是目前临床首选药物。FK-506 抑制 T 淋巴细胞的作用比环孢素 A 强数十倍至数百倍,主要用于治疗移植排斥反应和顽固性自身免疫性疾病。

4. 中草药(Chinese herbal medicine)　如雷公藤(*tripterygium*)、汉防己等均具有免疫抑制作用。雷公藤的作用特点是对细胞免疫和体液免疫均有抑制作用,可用于治疗移植排斥反应和多种自身免疫性疾病。

第二节　免疫学诊断
Immunological diagnosis

一、抗原抗体反应(antigen-antibody reaction)

(一)抗原抗体反应的原理及特点(the principle and characteristic of antigen-antibody reaction)

1. 原理(principle)　抗原抗体反应(antigen-antibody reaction)是指抗原与相应抗体之间所发生的特异性结合反应,在体外一定条件下可出现肉眼可见的现象,其特异性结合是基于两种分子间的结构互补性(complementarity)与亲和性(affinity)。据此,可用已知抗原检测未知抗体,或用已知抗体检测未知抗原。因为抗体主要存在于血清中,并且临床上标本多用血清,所以体外抗原抗体反应亦称为血清学反应(serological reaction)。

2. 特点(characteristic)　抗原抗体反应具有以下特点。

①特异性(specificity):一种抗原通常只能与其相对应的抗体结合。

②比例性(proportionality):抗原抗体结合只有在适当的比例和浓度才会出现肉眼可见的反应结果。

③可逆性(reversibility):抗原抗体的结合是可逆的。

④阶段性(stages):抗原抗体反应分两个阶段。第一阶段为抗原抗体的特异性结合阶段,一般不出现肉眼可见的结果;第二阶段为可见反应阶段,出现肉眼可见的反应结果。抗原抗体反应除受反应物自身的影响外,还受电解质(electrolyte)、温度及酸碱度(pH value)等外界因素的影响。

(二)抗原抗体反应的常见类型(the common type of antigen-antibody reaction)

1. 凝集反应(agglutination reaction)　颗粒性抗原(particulate antigen)(如细菌、细胞)或表面覆盖抗原(或抗体)的颗粒状物质(如聚苯乙烯胶乳(polystyrene latexes)、红细胞等),在一定条件下与相应抗体(或抗原)结合形成凝集团块,称为凝集反应。凝集反应既可以进行定性检测(qualitative detection),又可以进行半定量检测(semi-quantitative detection),即将标本作一系列倍比稀释(multiple proportion dilution)后进行反应,以出现阳性反应(positive reaction)的最高稀释度作为效价(titer)(或滴度)。

(1)直接凝集反应(direct agglutination):细菌、螺旋体和红细胞等颗粒性抗原,在适当电解质参与下可直接与相应抗体结合出现凝集(agglutination),称为直接凝集反应。方法有两种:①玻片凝集试验(slide agglutination test),为定性试验,用于菌种的诊断、分型及红细胞(ABO)血型的鉴定;②试管凝集试验(tube agglutination test),为半定量试验方法,常用已知细菌作为抗原与一系列(a series of)稀释的受检血清混合,以产生明显凝集现象的最高稀释度作为血清中抗体的效价。临床中常用的有肥达试验(Widal's test)和输血时的交叉配血试验(cross matching test)。

(2)间接凝集反应(direct agglutination):将可溶性抗原(soluble antigen)(或抗体)先吸附(adsorb)在

适当大小的载体颗粒(如胶乳颗粒、人 O 型红细胞)表面,再与相应抗体(或抗原)作用,在一定条件下可出现特异性凝集现象,称为间接凝集反应或被动凝集反应(passive agglutination)。常用的间接凝集反应如下:①正向间接凝集试验(positive indirect agglutination test),用抗原致敏载体以检测标本中相应抗体,如测定类风湿因子(rheumatoid factor,RF);②反向间接凝集试验(indirect reversed hemagglutination test),用抗体致敏(sensitize)载体以检测标本中相应抗原,如测定乙型肝炎病毒(hepatitis B virus)的 HBsAg(hepatitis B surface antigen);③间接凝集抑制试验(indirect agglutination inhibition test),诊断试剂为抗原致敏的载体颗粒及相应的抗体,用于检测标本中是否存在与致敏抗原相同的抗原,如测定尿液中的人绒毛膜促性腺激素(Human Chorionic Gonadotropin,HCG)(图 7-1)。

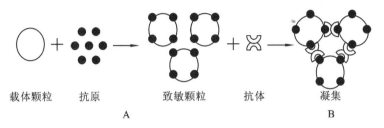

图 7-1 间接凝集反应原理示意图

A. 抗原致敏载体颗粒;B. 已知致敏的载体颗粒与相应抗体反应产生凝集

2. 沉淀反应(precipitation reaction) 可溶性抗原与相应抗体结合,在合适条件下形成可见的沉淀现象(precipitation phenomenon),称为沉淀反应。

(1)单向琼脂扩散试验(single radial immune diffusion):方法是将抗体混入加热溶解的琼脂中,制成含有抗体的琼脂板,将待检抗原材料加入琼脂板的小孔内,抗原向四周的琼脂中扩散,与抗体相遇并在比例适宜时可形成以小孔为中心的圆形沉淀圈,其直径与加入的抗原浓度成正相关。常用于定量测定血清 IgG、IgM、IgA 和 C3 的含量。

(2)免疫比浊法(immunoturbidimetry):当已知抗体的浓度远高于待检可溶性抗原时,即可形成一些肉眼看不见的相对分子质量小的免疫复合物(immune complex)。它可使通过的光束发生散射(scatter)或透射光强度改变,随着加入的抗原增多,形成的免疫复合物也增多,散射光强度增加或透射光强度减少。利用光散射浊度计(scattering turbidimeter)或分光光度计(spectrophotometer)测量液体的浊度(turbidity),就可推算样品中的抗原含量。本法敏感、快速、简便,可用于定量测定免疫球蛋白的浓度。

3. 免疫标记技术(immunolabeling technique) 用荧光物质(fluorescent material)、放射性核素(radionuclide)、酶或胶体金(colloidal gold)等标记抗体或抗原,检测未知的抗原或抗体,是目前广泛应用的敏感、可靠的方法。

(1)酶免疫测定(enzyme immunoassay,EIA):酶联免疫吸附试验(enzyme linked immunoadsorbent assay,ELISA)是酶免疫测定中应用最广泛的检测方法。常用的方法类型如下:①双抗体夹心法(sandwich ELISA),将已知的特异性抗体包被(coat)在固相载体上,加入待检标本,标本中的抗原可与载体上的抗体结合,洗涤后加入该抗原的酶标抗体(enzyme-labelled antibody),洗去未结合的酶标抗体,加底物显色,根据颜色的光密度(optical density)或吸光度值(absorbance)计算出标本中抗原的含量;②间接法(indirect ELISA),将已知特异性抗原包被载体,加入待检标本,再加入酶标抗抗体(酶标二抗),加底物(substrate)显色后,根据光密度值计算出标本中抗体的含量(图 7-2)。

(2)荧光免疫显微技术(immunofluorescence microscopy):它是用荧光素(fluorescein)标记的抗体(或抗抗体)与标本中相应抗原(或抗体)特异性结合的方法,可进行定位(location)或定性检查抗原。免疫荧光显微技术在细菌、病毒、螺旋体感染的疾病诊断方面有广泛的用途。

(3)放射免疫分析法(radioimmunoassay,RIA):应用放射性核素标记抗原与待检的抗原竞争结合限量的相应抗体,通过测定抗原抗体复合物的放射活性(radioactive activity)判断结果。本方法可进行超微量分析,应用范围广泛,包括多种激素、维生素、药物、IgE 等的测定。

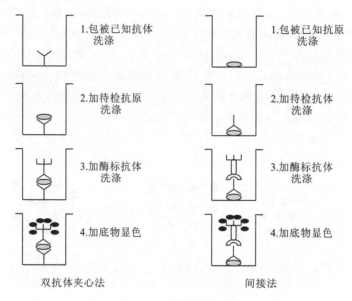

| 双抗体夹心法 | 间接法 |

1.包被已知抗体 洗涤 / 1.包被已知抗原 洗涤
2.加待检抗原 洗涤 / 2.加待检抗体 洗涤
3.加酶标抗体 洗涤 / 3.加酶标抗体 洗涤
4.加底物显色 / 4.加底物显色

图 7-2　酶联免疫吸附试验

二、淋巴细胞的检测(the detection of lymphocyte)

（一）T 淋巴细胞数量及功能的检测(the detection of number and function of T lymphocyte)

1. T 淋巴细胞特异性抗原检测(the detection of T lymphocyte specific antigen) 人 T 淋巴细胞表面具有较特异的抗原成分 CD3、CD4、CD8,分别用小鼠抗 CD3、CD4 和 CD8 的单克隆抗体(monoclonal antibody)作为第一抗体(first antibody)与细胞结合,再用荧光素标记的兔抗小鼠 IgG 的抗体作为第二抗体(secondary antibody)进行间接免疫荧光染色(indirect fluorescence staining),用荧光显微镜(fluorescence microscope)或流式细胞仪(flow cytometry)检测 T 淋巴细胞数量。正常人外周血(peripheral blood)中 $CD3^+$ 细胞占淋巴细胞总数的 $65\%\sim70\%$,$CD4^+$ 细胞与 $CD8^+$ 细胞的比值(ratio)约为 2:1。

2. 淋巴细胞转化试验(lymphocyte transformation test) 有丝分裂原(mitogen)或特异性抗原可在体外引起淋巴细胞增殖(proliferation),根据其转化程度可测定细胞免疫(cellular immunity)的功能和水平,这类方法称为淋巴细胞转化试验,是临床上常用的一种细胞免疫功能的检测指标。刺激物(stimulus)以植物血凝素(phytohemagglutinin,PHA)应用最为广泛,正常人外周血淋巴细胞转化率为 $65\%\sim70\%$。

3. 皮肤试验(skin test) 通常用特异性抗原(结核菌素、链激酶(streptokinase)-链道酶(streptodornase)等)和非特异性抗原(PHA)注入皮内。正常机体对某种抗原建立了细胞免疫后,如用相同抗原做皮肤试验时,常出现阳性的Ⅳ型超敏反应(type Ⅳ hypersensitivity)。细胞免疫功能低下者,反应微弱或呈阴性。此法临床上较常用。

（二）B 淋巴细胞数量及功能的检测(the detection of number and function of B lymphocyte)

1. 直接荧光法(direct immunofluorescence staining) 成熟 B 淋巴细胞表面具有特异性的 SmIg,用异硫氰酸荧光素(fluorescein isothiocyanate,FITC)标记的兔抗人免疫球蛋白做直接荧光法染色或用流式细胞仪检测,显荧光的细胞为 B 淋巴细胞。正常人外周血中 SmIg(＋)细胞占淋巴细胞总数的 $10\%\sim15\%$。

2. 溶血空斑试验(hemolytic plaque assay) 它是体外(in vitro)检查 B 淋巴细胞产生免疫球蛋白功能的一种方法,主要用于测定药物和手术等因素对体液免疫(humoral immunity)功能的影响,评价免疫治疗(immunotherapy)或免疫重建(immune reconstitution)后机体产生抗体的能力。

Summary

1. There are about four methods adopted in immune prevention:artificial active immunization,

artificial passive immunization, adoptive immunotherapy, immunoenhancer and immunosuppressor.

2. Vaccines are widely used in our daily life and immune prevention. Especially many new vaccine, such as subunit vaccine and genetic engineering vaccine, play a vital role in prevention.

3. Antigen-antibody reaction is based on specific binding between antigen and antibody. It has four characteristics: specificity, proportionality, reversibility, stages.

4. Antigen-antibody reaction has three common types: agglutination reaction, precipitation reaction, immunolabeling technique. They are often used for detecting the numbers and functions of immune cells. These methods are still used in quantitative and qualitative analysis of antigen and antibody, etc. .

（旷兴林）

第八章　病原性细菌
Pathogenic Bacteria

Learning guide

After studying this chapter the student should be able to answer the following questions:

1. What methods are used to control suppurative inflammation?

2. What are the pathogenic substances of *Streptococcus*?

3. What are the bacteria that caused food poisoning?

4. What is the pathogenic mechanism of cholera toxin?

5. Describe the clinical significance of describing the tuberculin test.

6. Explain the concept of infection immunity, stormy fermentation.

7. What is the pathogenic mechanism of tetanospasmin?

8. What are the bacteria of zoonosis?

Key terms

pyogenic bacteria; plasma coagulase; hemolysin; enterotoxin; food poisoning; toxic shock syndrome; exfoliatin; staphylococcal enterocolitis; hyaluronidase; streptokinase; streptodornase; pyrogenic exotoxin; chocolate blood agar; sexually transmitted disease; neonatal gonococcal conjunctivitis; typhoid fever; paratyphoid fever; Widal's test; cholera; infection immunity; tuberculin test; bacillus Calmette-Guerin vaccine; tetanus; tetanospasmin; botulinum toxin; stormy fermentation; anthrax toxin; murine toxin

第一节　化脓性细菌
Pyogenic Bacteria

化脓性细菌种类多,广泛分布于自然界和正常人体,大多为球菌,对人有致病作用的球菌主要引起化脓性炎症(suppurative inflammation)。根据革兰染色性不同,可将球菌分为:革兰阳性的葡萄球菌、链球菌、肺炎链球菌,革兰阴性的脑膜炎奈瑟菌、淋病奈瑟菌等。其次,还有一些杆菌也可引起化脓性感染。

一、葡萄球菌属(*Staphylococcus*)

葡萄球菌属中的细菌广泛分布于自然界、人和动物的体表及与外界相通的腔道中,多数是不致病的腐生菌(saprophytic bacteria),少数对人有致病作用。致病性葡萄球菌的带菌率一般人群为20%~50%,医务人员可高达70%,它们存在于人体的皮肤或鼻咽部,是医院内交叉感染的重要来源。80%以上的化脓性疾病由其引起。

(一)生物学性状(biological character)

1.形态与染色(morphology and staining)　菌体呈圆形或略呈椭圆形,直径为0.5~1.4 μm。一般呈葡萄串状排列(图8-1),在脓汁或液体培养基中生长后,常单个、成双或呈短链状排列,无鞭毛及芽胞,幼龄菌可见荚膜。革兰染色阳性,但在衰老、死亡或被中性粒细胞吞噬后常呈革兰阴性。

2.培养特性与生化反应(cultural characteristics and biochemical reaction)　营养要求不高,在普通培

养基上生长良好，需氧或兼性厌氧，最适生长温度为 37 ℃，最适 pH 值为 7.4。在普通琼脂平板上可形成圆形、隆起、表面光滑、边缘整齐的带色菌落。因菌种不同可产生不同的脂溶性色素，如金黄色、白色、柠檬色，使菌落显色。在肉汤培养基中呈均匀混浊生长；多数致病性葡萄球菌能分解葡萄糖、麦芽糖和蔗糖，产酸不产气，能分解甘露醇，能在血平板上形成透明的溶血环(zone of hemolysis)，而非致病菌则不能。

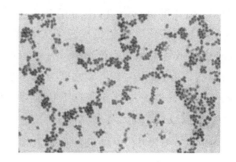

图 8-1 葡萄球菌

3. 抗原结构与分类(antigen structure and classification)

(1)抗原结构：复杂，有 30 多种，主要有荚膜多糖、磷壁酸、A 蛋白等。其中，与医学关系较大的有：①葡萄球菌 A 蛋白(staphylococcus protein A，SPA)：存在于细胞壁表面，90％以上的金黄色葡萄球菌(*Staphylococcus aureus*)具有这种表面抗原。SPA 与细胞壁肽聚糖共价结合，SPA 可与人和多种哺乳动物血清中 IgG 的 Fc 段发生非特异性结合，其 Fab 段则与相应抗原发生特异性结合。因此，SPA 可作为血清学和实验室诊断的重要试剂来做协同凝集试验(test-conglutination)，可简易、快速检测多种细菌抗原，在医学上有重要意义。SPA 与 IgG 结合后的复合物具有抗吞噬作用、促细胞分裂、引起超敏反应和损伤血小板等多种生物学活性。②多糖抗原为型特异性抗原，为胞壁中的磷壁酸，检测其刺激机体所产生的磷壁酸抗体有助于金黄色葡萄球菌感染的诊断和预后判断。

(2)分类：根据生化反应和色素的不同将葡萄球菌分为金黄色葡萄球菌(*Staphylococcus aureus*)、表皮葡萄球菌(*Staphylococcus epidermidis*)和腐生葡萄球菌(*Staphylococcus saprophyticus*)。其中，金黄色葡萄球菌是致病菌。

4. 抵抗力(resistibility) 葡萄球菌对外界因素的抵抗力强于其他无芽胞菌。在干燥的脓汁、痰液中可存活 2～3 个月。80 ℃ 30 min 才被杀死。在 3％～5％石炭酸中 10～15 min 死亡。1∶(100000～200000)的龙胆紫溶液可抑制其生长。对多种抗生素敏感，但由于广泛应用抗生素，近年来金黄色葡萄球菌对青霉素和磺胺类等耐药的菌株逐年增加。

(二)致病性与免疫性(pathogenicity and immunity)

1. 致病物质(pathogenic material) 金黄色葡萄球菌可产生以下致病物质。

(1)血浆凝固酶(plasma coagulase)：鉴别葡萄球菌有无致病性的重要物质(致病性葡萄球菌大多数能产生)。在感染病灶中，凝固酶可使液态的纤维蛋白原转变为固态的纤维蛋白，并沉积于菌体表面，保护细菌免受巨噬细胞的吞噬和杀灭作用，并能阻止杀菌物质及药物接触细菌，故葡萄球菌感染的炎症、病灶多局限，与周围组织界限分明且脓汁黏稠。

(2)溶血毒素(hemolysin)：多数致病性葡萄球菌能产生，对人致病的主要是溶血毒素 α，其对多种哺乳动物的红细胞有溶血作用，对红细胞、白细胞、血小板和多种组织细胞有破坏作用，能引起局部小血管收缩而致局部组织缺血坏死。

(3)杀白细胞素(leucocidin)：大多数致病性葡萄球菌能产生，只攻击中性粒细胞和巨噬细胞，在抗吞噬、增强细菌致病性方面有一定意义。

(4)肠毒素(enterotoxin)：临床上分离出的金黄色葡萄球菌约 1/3 可产生，有 9 个血清型，能引起食物中毒。本菌污染了乳制品、肉类等食物后，可在其中繁殖而产生肠毒素，食入后可引起急性胃肠炎症状。只有肠毒素 F 不引起食物中毒，但可引起毒性休克综合征(toxic shock syndrome，TSS)。

(5)表皮剥脱毒素(exfoliatin)：约 50％的金黄色葡萄球菌能产生，此毒素能损伤表皮的颗粒层，使表皮溶解剥脱，引起剥脱性皮炎(exfoliative dermatitis)(又称烫伤样皮肤综合征(scalded skin syndrome))。

2. 所致疾病(caused disease) 主要有侵袭性疾病和毒素性疾病两种类型。

(1)侵袭性疾病：①局部感染，主要经局部伤口或毛囊汗腺侵入机体，引起化脓性炎症，如疖、痈、毛囊炎、蜂窝组织炎、伤口化脓等。②全身感染，多见于新生儿及免疫力低下者，常因原发病灶处理不当所致，细菌经淋巴或血流向全身扩散，引起败血症或转移到肝、脾、肾等器官而引起脓毒血症等。

(2)毒素性疾病：①食物中毒(food poisoning)：食入肠毒素污染的食物引起。以呕吐为主要症状，病程短,1~2 d 可自行恢复,预后良好。②葡萄球菌性肠炎(staphylococcal enterocolitis):常发生于菌群失调时,耐药的葡萄球菌趁机在肠道大量繁殖引起。以腹泻为主,其病理特点为肠黏膜被一层炎性假膜覆盖,故也称假膜性肠炎(diphtheritic enteritis)。③烫伤样皮肤综合征:由产生表皮剥脱毒素的金黄色葡萄球菌引起。多见于新生儿及免疫力低下者,开始时皮肤出现红斑,1~2 d 后表皮起皱,继而形成大疱,最后表皮上层脱落。④毒性休克综合征:由产生肠毒素 F 的金黄色葡萄球菌引起,主要表现为高热、头痛、猩红热样皮疹、低血压休克及肾衰竭。

3. 免疫性(immunity)　患病后所获免疫力不强,难以防止再次感染。

二、链球菌属(*Streptococcus*)

链球菌属是另一大类可引起化脓性炎症的常见细菌,广泛分布于自然界、人体鼻咽部和胃肠道,大多数为人体正常菌群,少数为致病性链球菌。链球菌属中对人类致病的主要是 A 群链球菌(group A streptococci)和肺炎链球菌(*Streptococcus pneumoniae*)。

(一)A 群链球菌(group A streptococci)

1. 生物学性状(biological character)

1)形态与染色　菌体呈球菌或椭圆形,直径 0.5~1.0 μm,一般呈链状排列,长短不一(图 8-2)。无芽胞,无鞭毛,培养早期可形成荚膜,但很快消失。含型特异性的 M 蛋白,被膜磷壁酸所覆盖。革兰染色阳性,老龄菌或被中性粒细胞吞噬后,可成为革兰阴性。

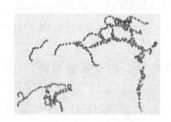

图 8-2　链球菌

2)培养特性与生化反应　营养要求高,培养基中需加入血液、血清、葡萄糖等才能生长良好,最适生长温度 37 ℃,最适 pH 值为 7.4~7.6,多数菌株为兼性厌氧或需氧,少数为专性厌氧。在血琼脂平板上,形成灰白色、表面光滑、边缘整齐的细小菌落,不同菌株的溶血性不同。在血清肉汤中呈沉淀生长,在血琼脂平板上形成灰白色、表面光滑、透明或半透明的细小菌落;分解葡萄糖产酸不产气,对乳糖、甘露醇的分解因菌株不同而异。链球菌一般不分解菊糖,不被胆汁溶解,这两种特性可用来鉴别甲型链球菌与肺炎链球菌。

3)抗原结构与分类

(1)抗原结构:链球菌的抗原结构较复杂,主要有 3 种:①核蛋白抗原,即 P 抗原,无特异性,各种链球菌均相同。②多糖抗原,即 C 抗原,有种的特异性,存在于细胞壁上。③蛋白质抗原,即表面抗原,位于 C 抗原外层,具有型特异性,其中 M 蛋白与致病性有关。

(2)分类:

①根据链球菌在血琼脂平板上的溶血情况不同分为:甲型溶血性链球菌(α-hemolytic streptococcus),也称草绿色链球菌(viridans streptococcus),属条件致病菌;乙型溶血性链球菌(β-hemolytic streptococcus),菌落周围有较宽的透明溶血环,也称溶血性链球菌(hemolytic streptococcus),致病性强,可引起人类和动物多种疾病;丙型链球菌(γ-streptococcus),也称不溶血链球菌,一般不致病,常存在于乳类和粪便中。

②根据 C 抗原不同,可分为 A、B、C 等 20 群,对人类致病的链球菌 90% 属 A 群,同群链球菌还可按表面抗原不同分型,如:A 群链球菌按 M 蛋白不同分为 100 多个型。

4)抵抗力　链球菌除个别群外,一般抵抗力不强,60 ℃ 30 min 可被杀死,对一般消毒剂敏感。溶血性链球菌对青霉素、红霉素、磺胺类等敏感。青霉素仍为首选药,极少有耐药菌株发现。

2. 致病性(pathogenicity)

1)致病物质　A 群链球菌的致病力强,可产生以下致病物质。

(1)膜磷壁酸(membrane teichoic acid):是细菌定居于皮肤、黏膜表面的主要因素,与生物膜有高度亲和力。

(2)M 蛋白(M protein):能抵抗吞噬细胞的吞噬和杀灭作用,并有助于链球菌黏附于上皮细胞进行繁殖。

(3)透明质酸酶(hyaluronidase):能分解细胞间质的透明质酸,使细菌易于在组织中扩散,故又称扩散因子。

(4)链激酶(streptokinase):能使血液中的纤维蛋白酶原转变成纤维蛋白酶,溶解血块和阻止血浆凝固,有利于细菌扩散。

(5)链道酶(streptodornase):是DNA酶,能降解脓汁中具有黏性的DNA,使脓汁稀薄,有利于细菌扩散。

(6)溶血毒素(hemolysin):由乙型溶血性链球菌产生,可分为2种。①链球菌溶血素O:绝大多数A群链球菌和部分C、G群菌株能产生,对氧敏感,对红细胞溶解作用强,对中性粒细胞、血小板、巨噬细胞、神经细胞等有毒性作用,并可引起心肌细胞损伤。抗原性强,多数感染后可检出相应抗体,可协助诊断。②链球菌溶血素S:多数A、C、G群菌株可产生,无抗原性,对氧不敏感。对血小板、白细胞和多种组织细胞有破坏作用。

(7)致热外毒素(pyrogenic exotoxin):原称红疹毒素或猩红热毒素,为某些A群链球菌产生的蛋白质,可引起猩红热(scarlet fever)。其生物学活性如下:①致热作用:可促进粒细胞释放内源性致热原,也可直接作用于下丘脑体温调节中枢。②细胞毒作用:主要对脾细胞及巨噬细胞有毒性。③能增强动物对内毒素休克的敏感性。④抗原性强,可刺激机体产生抗毒素,抗毒素可中和外毒素的毒性作用。

2)所致疾病 人类链球菌感染性疾病的90%由A群溶血性链球菌引起。其传染源为患者和带菌者。引起的疾病如下:

(1)化脓性感染:主要经皮肤伤口感染,引起丹毒、蜂窝组织炎、痈等,病灶有明显的扩散倾向,与周围组织界限不清,脓汁稀薄、带血色。可沿淋巴管扩散。若经呼吸道感染,可引起咽喉炎、扁桃体炎、鼻窦炎等。也可经产道感染引起产褥热。

(2)猩红热:由产生致热外毒素的A群链球菌引起,经呼吸道飞沫传播,主要症状为发热、咽炎、全身弥漫性鲜红色皮疹,疹退后出现明显脱屑。

(3)超敏反应性疾病:发生于A群溶血性链球菌引起咽炎、扁桃体炎后2~3周。①急性肾小球肾炎(acute glomerulonephritis):多见于儿童和青少年,其发生机制是链球菌M蛋白与相应抗体形成免疫复合物,沉积于肾小球基底膜,激活补体,导致肾小球损伤,属Ⅲ型超敏反应;或链球菌某些抗原的相应抗体与肾小球基底膜发生交叉反应,导致炎症损伤,属Ⅱ型超敏反应。②风湿热(rheumatic fever):初发者多见于5~15岁的青少年,多种型别的A群溶血性链球菌均可引起,也与Ⅱ、Ⅲ型超敏反应有关。

此外,甲型链球菌常寄居在鼻咽、口腔、牙龈缝隙等处,当拔牙或摘除扁桃体时,这类链球菌趁机侵入血流,若心脏有缺陷或心瓣膜有损伤,细菌就可在此繁殖,引起亚急性细菌性心内膜炎;B群链球菌常寄居于阴道和直肠,妊娠分娩时,易引起新生儿感染,如肺炎、脑膜炎、败血症等;D群链球菌是人类肠道的正常菌群,一般不致病。

(二)肺炎链球菌(Streptococcus pneumoniae)

肺炎链球菌(S. pneumoniae)俗称肺炎球菌。常寄居于正常人的鼻咽腔中,多数不致病,仅少数可引起大叶性肺炎等疾病。

1. 生物学性状(biological character)

1)形态与染色 菌体呈矛头状或瓜子仁状,直径0.5~1.5 μm,以钝端相对、尖端向外地成双排列(图8-3)。在机体内或含血清的培养基上有较厚的荚膜,无鞭毛和芽胞。革兰染色阳性。

2)培养特性和生化反应 营养要求较高,最适温度为37 ℃,最适pH值为7.4~7.8。在血琼脂平板上可形成灰白色、圆形、光滑的细小菌落,有草绿色溶血环,与甲型链球菌相

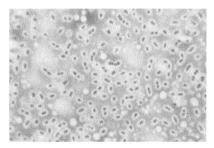

图8-3 肺炎链球菌

似。若培养超过48 h,菌体可自溶,使菌落下陷呈脐状;新分离的肺炎链球菌,多数菌株能分解菊糖产酸;自溶酶可被胆汁或胆盐激活,使菌溶解,所以常用菊糖分解及胆汁溶菌实验与甲型链球菌区别。

3)抗原结构与分型

(1)荚膜多糖抗原:根据此抗原不同,可将肺炎链球菌分为80多个血清型,分别用1、2、3、4等表示之。

(2)菌体抗原:主要是存在于肺炎链球菌细胞壁中的一种特异性C多糖,为各型菌株所共有。

4)抵抗力　本菌抵抗力弱,加热56 ℃ 20 min即死亡。对一般消毒剂敏感,有荚膜的菌株对干燥抵抗力较强,在干燥的痰中可存活1~2个月。对青霉素、红霉素、林可霉素、头孢曲松等敏感。

2. 致病性与免疫性(pathogenicity and immunity)　致病物质主要为荚膜,荚膜有抗吞噬作用,是该菌的主要侵袭力,失去荚膜其毒力即降低或消失。此外,其产生的神经氨酸酶、溶血素O也与致病性有关。主要引起大叶性肺炎。该菌存在于正常人的口腔及鼻咽部,一般不致病,只形成带菌状态。当机体免疫力下降时,尤其在麻疹病毒等呼吸道病毒感染后或婴幼儿、老年体弱者,易发生肺炎。肺炎后可继发胸膜炎、脓胸,也可引起中耳炎、副鼻窦炎、败血症和脑膜炎等。

病后可获得牢固的型特异性免疫。主要是肺炎球菌可产生荚膜多糖抗体,发挥其调理作用,增强吞噬细胞的吞噬功能。

三、奈瑟菌属(*Neisseria*)

奈瑟菌属是一群形态相似的革兰阴性双球菌,无芽胞,无鞭毛,有菌毛。共有10个种,致病菌有脑膜炎奈瑟菌和淋病奈瑟菌。

(一)脑膜炎奈瑟菌(*Neisseria meningitidis*)

脑膜炎奈瑟菌又称脑膜炎球菌(meningococcus),是流行性脑脊髓膜炎(epidemic cerebrospinal meningitis)的病原体。

1. 生物学性状(biological character)

(1)形态与染色:本菌呈肾形,凹面相对,成双排列。人工培养后常呈卵圆形或球形,且排列不规则(图8-4)。在患者脑脊液涂片中,多位于中性粒细胞内。新分离菌株大多有荚膜和菌毛。革兰染色阴性。

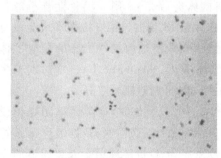

图8-4　脑膜炎奈瑟菌

(2)培养特性与生化反应:营养要求较高,需在含有血清或血液等的培养基上才能生长,最常用巧克力血琼脂培养基(chocolate blood agar)。最适温度为37 ℃,最适pH值为7.4~7.6。专性需氧,初次分离培养需供给5%~10%的二氧化碳。在巧克力血琼脂培养基上经24 h培养后,形成圆形、光滑凸起、无色透明似露滴状的菌落,在血清肉汤中呈混浊生长。因能产生自溶酶,超过48 h不移种常死亡;多数脑膜炎球菌可分解葡萄糖和麦芽糖,产酸不产气,氧化酶试验阳性。

(3)抗原结构与分类:本菌主要有4种抗原,即荚膜多糖群特异性抗原、外膜蛋白型特异性抗原、脂多糖抗原和核蛋白抗原。按荚膜多糖抗原的不同,可将该菌分为A、B、C等至少13群,对人类致病的多属A、B、C群。我国原以A群为主,近期则有转向C群为主的流行趋势。

(4)抵抗力:本菌抵抗力弱,对热、冷、干燥、紫外线等均敏感。室温下3 h,55 ℃ 5 min即死亡。75%乙醇、0.1%新洁尔灭等均可迅速将其杀死。对磺胺类、青霉素、链霉素、头孢曲松等敏感。

2. 致病性(pathogenicity)

(1)致病物质:本菌致病物质是荚膜、菌毛和内毒素。荚膜的抗吞噬作用和菌毛对宿主细胞的黏附作用可增强细菌的侵袭力,内毒素是最主要的致病物质。可引起高热、白细胞升高、皮肤淤斑、微循环障碍,严重时可引起休克和弥散性血管内凝血。

(2)所致疾病:传染源是患者或带菌者,流行期间人群中带菌率可高达50%以上,主要通过飞沫传播,潜伏期一般为2~3 d,临床表现有3种类型:普通型、暴发型和慢性败血症型,以普通型多见。发病的轻重与机体免疫状态有关,免疫力强者可无症状或仅有轻微上呼吸道感染症状。仅有2%~3%免疫力低下者,细菌在鼻咽部繁殖后可侵入血流,引起败血症,进一步侵犯脊髓膜,患者突然畏寒、高热、恶心呕吐,皮肤黏膜出现出血点或淤斑。极少数患者可因细菌突破血-脑脊液屏障引起蛛网膜化脓性炎症,继而出现剧烈头痛、喷射性呕吐、颈项强直等脑膜刺激症状。普通型和暴发型均以儿童罹患为主。

（二）淋病奈瑟菌（*Neisseria gonorrhoeae*）

淋病奈瑟菌通称淋球菌（gonococcus），是人类淋病（gonorrhea）的病原体。淋病是目前我国流行的发病率最高的性传染病（sexually transmitted disease，STD）。

1. 生物学性状（biological character）

（1）形态与染色：形态、排列、大小及染色性均与脑膜炎奈瑟菌相似，两菌接触面平坦，形似一对咖啡豆（图 8-5）。急性淋病患者的脓汁标本中细菌大多位于中性粒细胞内，而慢性患者则多在细胞外。有菌毛，革兰染色阴性。

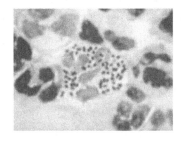

图 8-5 淋病奈瑟菌

（2）培养特性与生化反应：本菌营养要求高，和脑膜炎奈瑟菌相似，菌落呈灰白色、圆形、光滑凸起，在血清肉汤中呈混浊生长；本菌可分解葡萄糖产酸，但不分解麦芽糖，氧化酶试验阳性。

（3）抗原结构与分型：本菌表面主要有 3 种抗原：菌毛蛋白抗原、脂多糖抗原及外膜蛋白抗原。外膜蛋白抗原是淋病奈瑟菌分型的主要依据，可据此分成 46 个血清型。

（4）抵抗力：本菌抵抗力弱，对热、冷及干燥均敏感。干燥环境中仅存活 1～2 h，湿热 55 ℃5 min 死亡。在污染的衣裤、毛巾、被褥以及厕所坐板上，可存活 18～24 h，100 ℃立即死亡。室温下存活 1～2 d。对一般消毒剂极敏感。对磺胺类、青霉素等均敏感，但耐药菌株日益增多。

2. 致病性（pathogenicity） 致病物质有菌毛、脂多糖和外膜蛋白等表面结构。菌毛可使菌体黏附于泌尿、生殖道上皮细胞上繁殖，不易被冲走。脂多糖能使上皮细胞坏死脱落，导致中性粒细胞聚集等炎症反应。外膜蛋白可损伤中性粒细胞，抵抗吞噬。此外，淋球菌尚能产生 IgA1 酶，破坏黏膜表面存在的特异性 IgA1 抗体，使细菌仍黏附于黏膜表面。

人是淋球菌的唯一宿主，淋病患者和无症状带菌者为传染源。本菌主要通过性接触传播，也可经患者分泌物污染的衣物、浴盆、坐便器等传播。此外，孕妇患淋病可引起胎儿宫内感染和新生儿淋菌性结膜炎（neonatal gonococcal conjunctivitis）（脓漏眼）。

淋病以男性多见，潜伏期为 2～5 d，主要表现为尿道炎、尿道口红肿、有脓性分泌物溢出及尿道刺激症状。有时可上行蔓延，引起前列腺炎、输精管炎等。女性主要表现为尿道炎及宫颈炎，也可伴发阴道炎、宫腔炎等。若不及时治疗，可扩散到两性生殖系统，是导致不育的原因之一。

四、假单胞菌属（*Pseudomonas*）

铜绿假单胞菌（*Pseudomonas aeruginosa*）属假单胞菌属，因能产生一种绿色水溶性色素，感染后使脓汁或敷料出现绿色，故简称绿脓杆菌。广泛分布于自然界、动植物体表、人体皮肤黏膜等处，是一种常见的条件致病菌。当机体免疫力低下时，可引起继发感染或混合感染。

（一）生物学性状（biological character）

革兰阴性小杆菌，无芽胞，菌体一端有 1～3 根鞭毛，临床分离的菌株常有菌毛。需氧，营养要求不高，在普通琼脂平板上菌落大小不一，扁平湿润，形态各异，常相互融合，水溶性绿色色素渗入培养基中。在血琼脂平板上菌落周围有透明的溶血环。在肉汤培养基中培养 24 h 后，表面形成菌膜，液体均匀混浊，上层呈蓝绿色。

本菌的抵抗力强，56 ℃需 1 h 才被杀死，对多种抗生素易产生耐药性。

（二）致病性与免疫性（pathogenicity and immunity）

主要致病物质是内毒素，此外，尚有菌毛、荚膜、胞外酶和外毒素等多种致病因子。

铜绿假单胞菌可在医院环境或日常环境中存在，同时也是人体的正常菌群。在医源性感染中由本菌引起者约占 10%，其他易引起烧伤感染，也可引起中耳炎、角膜炎、尿道炎、心内膜炎、脓胸以及菌血症、败血症等。

感染后产生特异性抗体，有一定的抗感染作用。中性粒细胞的吞噬作用在抗感染中起重要作用。

五、微生物学检查及防治原则(microbiological examination,prevention and treatment principle)

(一)标本采集(specimen collection)

根据不同疾病采取不同标本。化脓性病灶采取相应的脓汁、分泌物;疑为败血症者采取血液;脑膜炎患者可取脑脊液、出血点(斑)、渗出液等;葡萄球菌引起的食物中毒者取吐泻物、剩余食物及粪便。

(二)直接涂片镜检(direct smear microscope examination)

将标本直接涂片,革兰染色后镜检,根据形态、排列、染色性等特点并结合病史和临床表现,做出初步诊断。

(三)分离培养与鉴定(isolation and identification)

将标本及时接种于相应培养基上分离培养。葡萄球菌、链球菌和肺炎链球菌接种于血琼脂平板;脑膜炎奈瑟菌和淋病奈瑟菌接种于巧克力(色)平板。培养后根据菌落特征,取可疑菌落涂片、染色检查,并做生化反应进一步鉴定。这是诊断病原性球菌是否感染的可靠方法。

(四)其他检查法(other inspection methods)

1.快速诊断法 用已知抗体检测标本中可溶性抗原的方法快速、敏感、特异性高,常用的有:①协同凝集试验:用已知抗体(IgG)与带有 SPA 的葡萄球菌结合,检测标本中相应的抗原,用于流脑和淋病的诊断。②免疫荧光法:常用间接法,用于淋病的诊断。

2.血清学试验 抗链球菌溶血素 O 试验,简称抗 O 试验,其效价超过 1:400 者,对诊断风湿热有一定参考价值。

3.肠毒素检查 用于葡萄球菌性食物中毒的诊断。常用方法有动物实验、ELISA 等。目前也可用特异的 DNA 基因探针杂交技术检测葡萄球菌是否为产肠毒素菌株。

(五)防治原则(prevention and treatment principle)

病原球菌性疾病的预防应注意及时发现、隔离和治疗患者,控制和减少传染源。注意个人卫生,对皮肤、黏膜的创伤应及时消毒处理,严防感染。加强医院管理,严格执行无菌操作,防止医院内感染。重症监护室、新生儿室等的空气应定期进行消毒,以切断传播途径。对食堂和饮食行业应加强卫生监督,严防葡萄球菌污染食物,引起食物中毒。对链球菌引起的急性咽喉炎、扁桃体炎,要早期彻底治疗,以防止超敏反应性疾病的发生。淋病的预防应杜绝不正当的性行为,采取综合治理措施。易感儿童注射群特异性荚膜多糖疫苗,流行期间成人短期应用磺胺类药物口服或滴鼻,可预防流脑。对于感染患者要尽早使用抗生素,可通过药敏试验选用合理、有效的抗生素。

治疗以青霉素为首选药物,其他还可用红霉素、林可霉素、环丙沙星、庆大霉素等。但由于抗生素的广泛应用,耐药菌株日益增多,特别对葡萄球菌、肺炎球菌感染者治疗时应根据药敏试验结果,选用有效的抗生素。

铜绿假单胞菌分布广泛,可通过多种途径传播,故必须严格执行消毒及无菌操作,以预防医源性感染。治疗时可选用庆大霉素、多黏菌素 B 等。

第二节　肠道感染细菌
Bacteria of the Intestinal Infection

肠道感染细菌是一类通过粪-口途径传播的细菌,主要包括肠杆菌科的埃希菌、志贺菌和沙门菌,弧菌属的霍乱弧菌和副溶血性弧菌、幽门螺杆菌及空肠弯曲菌。

一、埃希菌(*Escherichia*)

埃希菌属细菌一般不致病,为肠道的正常菌群,其中大肠埃希菌(*Escherichia coli*)是最常见的临床分离菌。大肠埃希菌又称大肠杆菌,婴儿出生后数小时就进入肠道,并伴随终生。当宿主免疫力下降或细菌侵入肠外组织或器官时,可引起肠外感染,少数菌株为致病菌,直接引起肠道感染。

1. 生物学性状(biological character)

(1)形态与染色:大小为(0.4~0.7) $\mu m \times$ (1.0~3.0) μm 的革兰阴性短杆菌,无芽胞,多数有周鞭毛,有菌毛(图8-6)。

(2)培养特性与生化反应:在普通琼脂平板上形成圆形、凸起、边缘整齐、直径 2.0~3.0 mm 的光滑型白色菌落,在普通肉汤中呈混浊生长;能分解多种糖类,产酸产气。因能分解乳糖,可与沙门菌、志贺菌等区别。大肠杆菌 IMViC(吲哚、甲基红、VP 和枸橼酸盐)的试验结果为"++--"。

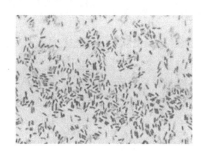

图 8-6 大肠埃希菌

(3)抗原结构:主要有菌体抗原(O)、鞭毛抗原(H)和荚膜抗原(K)三类抗原。现已知有 171 种 O 抗原、100 多种 K 抗原和 56 种 H 抗原。表示大肠埃希菌血清型的方式是按 O:K:H 排列,例如,O132:K47:H9。

2. 致病性 大肠埃希菌多数是条件致病菌,少数血清型为致病菌。

1)致病物质

(1)定居因子(colonization factor):又称黏附素(adhesin),由普通菌毛构成,具有凝集红细胞和黏附肠黏膜细胞的作用。

(2)肠毒素(enterotoxin):为产毒性大肠埃希菌产生的外毒素,有两种不同类型的蛋白质。①不耐热肠毒素(heat-liable enterotoxin),对热不稳定,65 ℃ 30 min 即被破坏。由 A、B 两个亚单位组成,A 亚单位是毒素活性部位,B 亚单位是与细胞结合部位,二者共同组成肠毒素分子。当 B 亚单位与肠黏膜上皮细胞表面的受体结合后,A 亚单位进入细胞,激活肠黏膜细胞上腺苷酸环化酶,使 cAMP 增加,导致肠黏膜细胞分泌亢进,引起腹泻。②耐热肠毒素(heat-stable enterotoxin),对热稳定,100 ℃ 20 min 不被破坏。其致泻作用是通过激活肠黏膜细胞上的鸟苷酸环化酶,使 cGMP 增加,导致肠腔积液引发腹泻。

(3)K 抗原:具有抗吞噬作用。

2)所致疾病

(1)肠外感染:多为条件致病,以泌尿系统感染为主,亦可引起腹膜炎、阑尾炎、胆囊炎等。婴儿、老年人可发生败血症和新生儿脑膜炎。

(2)肠道感染:引起肠道感染的大肠埃希菌主要有以下 5 种。①肠产毒型大肠埃希菌(enterotoxigenic *E. coli*,ETEC):能产生不耐热肠毒素和(或)耐热肠毒素,多数菌株还有定居因子,是婴儿和旅游者腹泻的常见病原菌,临床上表现为轻度腹泻或严重的霍乱样腹泻。②肠致病性大肠埃希菌(enteropathogenic *E. coli*,EPEC):不产生肠毒素,主要导致黏膜上皮细胞结构和功能受损,引起严重腹泻,是婴幼儿腹泻的主要病原体,严重者可死亡,成人少见。③肠侵袭性大肠埃希菌(enteroinvasive *E. coli*,EIEC):不产生肠毒素,有侵袭力,主要侵犯较大儿童和成人,能引起类似菌痢的腹泻。④肠出血型大肠埃希菌(enterohemorrhagic *E. coli*,EHEC):产生类志贺菌毒素,能引起散发性或暴发性出血性结肠炎,症状轻重不一,5 岁以下儿童易感染。⑤肠集聚型大肠埃希菌(enteroaggregative *E. coli*,EAEC):产生毒素和黏附素,可引起婴儿持续性腹泻、脱水,偶有血便。

二、志贺菌(*Shigella*)

志贺菌俗称痢疾杆菌(dysentery bacillus),常引起人类细菌性痢疾(bacillary dysentery)。

1. 生物学性状(biological character)

(1)形态与染色:大小为(0.5~0.7) $\mu m \times$ (2~3) μm 的革兰阴性短小杆菌,无芽胞,无鞭毛,无荚膜,有菌毛。

(2)培养特性与生化反应:在普通琼脂平板上形成中等大小、半透明、光滑型菌落,但宋内志贺菌菌落较大。肉汤培养基中呈混浊生长;分解葡萄糖产酸不产气。除宋内志贺菌迟缓分解乳糖外,均不分解乳糖。吲哚试验一般呈阴性,甲基红试验阳性,VP 和枸橼酸盐试验为阴性,不产生 H_2S,不分解尿素。

(3)抗原结构与分类:本菌有 O 抗原而无 H 抗原,某些菌株有 K 抗原。O 抗原是志贺菌属抗原分群、分型的标志,借此将志贺菌属分为 4 群 40 余血清型(包括亚型,表 8-1)。我国以 B 群最常见,约占 70%,其次为 D 群和 A 群。

表 8-1 志贺菌属的抗原分类

菌种	群	型	亚型
痢疾志贺菌	A	1~10	8a,8b,8c
福氏志贺菌	B	1~6,x,y 变种	1a,1b,2a,2b,3a,3b,3c,4a,4b
鲍氏志贺菌	C	1~15	
宋内志贺菌	D	1	

(4)抵抗力:志贺菌较其他肠杆菌的抵抗力弱。对酸敏感,在粪便内由于其他细菌产酸,志贺菌可在数小时内死亡,故采集患者的粪便标本应及时送检。在 30 ℃ 水中可存活 20 d,蝇肠内可存活 9~10 d。60 ℃经 10 min 可杀死,对消毒剂敏感。对氯霉素、磺胺类、链霉类、氟哌酸等药物敏感,但易产生耐药性变异。

2. 致病性(pathogenicity)

1)致病物质 主要是侵袭力和内毒素,有些菌株还产生外毒素。

(1)侵袭力(invasiveness):志贺菌的菌毛能黏附于回肠末端和结肠黏膜的上皮细胞上,继而穿入此细胞在黏膜固有层内繁殖,形成感染灶,引起炎症反应。细菌侵入肠壁是致病的先决条件。

(2)内毒素(endotoxin):作用于肠壁,使其通透性升高,促进毒素吸收,引起一系列中毒症状如发热、神志障碍、中毒性休克等。毒素破坏肠黏膜,可形成炎症、溃疡,产生黏液脓血便。毒素还能作用于肠壁植物神经系统,使肠功能紊乱,肠平滑肌痉挛,尤以直肠括约肌最为明显,因而出现腹痛、腹泻及里急后重症状。

(3)外毒素(exotoxin):志贺菌 A 群 1 型和 2 型菌株能产生,又称志贺毒素(shiga toxin),其生物学活性有细胞毒性、肠毒性和神经毒性,可引起细胞坏死、水样腹泻和神经麻痹。

2)所致疾病 主要引起细菌性痢疾(菌痢)。传染源是患者和带菌者。主要通过粪-口途径传播,常见的志贺菌感染有 3 种类型。

(1)急性菌痢(acute bacillary dysentery):发病急,常有发热、腹痛腹泻、黏液脓血便、里急后重等症状,若及时治疗,预后良好。严重者可致脱水、酸中毒、血压下降、周围循环障碍等。

(2)中毒性菌痢(toxic bacillary dysentery):以儿童多见,在肠道症状出现前先表现为全身严重中毒症状,如高热、严重毒血症、感染性休克、中毒性脑炎和 DIC,病死率高。

(3)慢性菌痢(chronic bacillary dysentery):病程超过 2 个月,病情迁延不愈或反复发作。

感染志贺菌后,有些人可成为健康带菌者,是菌痢重要传染源,部分患者可成为恢复期带菌者,也是菌痢传染源。病后免疫力不持久,不能防止再感染,这与志贺菌群型多及各型间无交叉免疫有关。

三、沙门菌(*Salmonella*)

沙门菌属是一大群生化反应和抗原结构相似的革兰阴性杆菌,常寄生于人与动物肠道中。我国有 200 多个血清型。仅对人致病的主要有伤寒沙门菌和甲、乙、丙型副伤寒沙门菌,对人和动物致病的主要有猪霍乱沙门菌、鼠伤寒沙门菌和肠炎沙门菌。

1. 生物学性状(biological character)

1)形态与染色 大小为(0.5~1) μm×(1~3) μm 的革兰阴性杆菌。不形成芽胞,除鸡沙门菌外,绝大多数有周鞭毛。一般无荚膜,多数有菌毛。

2)培养特性与生化反应 营养要求不高,在普通琼脂平板上形成中等大小、无色半透明的光滑型菌落。在液体培养基中形成均匀混浊;在肠道鉴别培养基上生长时,因不分解乳糖,菌落呈无色,易与大肠埃希菌菌落区别。吲哚试验阴性,甲基红试验阳性,VP 试验阴性,发酵葡萄糖、麦芽糖和甘露醇均产酸产气(伤寒沙门菌除外),见表 8-2。

表 8-2　主要致病沙门菌的生化特征

菌名	动力	乳糖	葡萄糖	麦芽糖	甘露醇	吲哚	甲基红	VP	枸橼酸盐	硫化氢
伤寒沙门菌	+	−	+	+	+	−	+	−	−	−/+
甲型副伤寒沙门菌	+	−	(+)	(+)	(+)	−	+	−	−	−/+
乙型副伤寒沙门菌	+	−	(+)	(+)	(+)	−	+	−	+/−	+++
丙型副伤寒沙门菌	+	−	(+)	(+)	(+)	−	+	−	+	+
鼠伤寒沙门菌	+	−	(+)	(+)	(+)	−	+	−	+	+++
猪霍乱沙门菌	+	−	(+)	(+)	(+)	−	+	−	+	+/−
肠炎沙门菌	+	−	(+)	(+)	(+)	−	+	−	+	+++

3)抗原结构　主要由 O 抗原和 H 抗原组成,部分菌株有 Vi 抗原。

(1)O 抗原:为细菌细胞壁上的脂多糖(LPS),耐热,性质稳定。按照 O 抗原将沙门菌属分成 42 个群。引起人类疾病的沙门菌,多属于 A～F 群。O 抗原可刺激机体产生 IgM 抗体。

(2)H 抗原:为蛋白质,不耐热,经 60 ℃ 15 min 或经乙醇处理后即被破坏。同一群沙门菌根据 H 抗原不同可将群内细菌分为不同的种和型。H 抗原刺激机体主要产生 IgG 抗体。此抗体在人体内持续时间长。

(3)Vi 抗原:因与毒力有关故又称毒力抗原,为患者标本中新分离的伤寒沙门菌、丙型副伤寒沙门菌的一种表面抗原,是一种耐热的酸性多糖复合物,加热 60 ℃ 或石炭酸处理易被破坏,人工传代培养可消失,Vi 抗原存在于菌体表面,可阻止 O 抗原与相应抗体的凝集反应,并有抗吞噬作用。

4)抵抗力　不强,65 ℃15 min 死亡,70%乙醇或 5%石炭酸 5 min 可杀死。粪便中可存活 1～2 个月,污水中可存活 2～3 周,可在冻土中过冬。对氯霉素极敏感。

2. 致病性(pathogenicity)

1)致病物质　主要是侵袭力和内毒素,个别细菌可产生肠毒素。

(1)侵袭力:沙门菌有毒株借助菌毛黏附于小肠黏膜上皮细胞,并穿过上皮细胞层至黏膜下组织。细菌可被吞噬,但不被消灭,继续在细胞内生长繁殖,并可随游走的吞噬细胞到达机体的其他部位。这种抗吞噬作用与 O 抗原和 Vi 抗原有关。

(2)内毒素:沙门菌有较强的内毒素,可引起机体发热、白细胞减少和微循环功能障碍等多种毒性反应。

(3)肠毒素:个别沙门菌如鼠伤寒沙门菌可产生,引起水样腹泻。

2)所致疾病

(1)肠热症(enteric fever):指伤寒(typhoid fever)与副伤寒(paratyphoid fever),分别由伤寒沙门菌和甲、乙、丙型副伤寒沙门菌引起。伤寒和副伤寒的致病机制和临床症状基本相似,只是副伤寒的病程较短、病情较轻。病原菌经口感染,若能通过胃酸屏障抵达小肠上部,就能依靠菌毛黏附在小肠黏膜表面,然后穿入黏膜上皮细胞进行繁殖,少量细菌可经淋巴管到达肠集合淋巴结进一步增殖后,经胸导管进入血流,引起第一次菌血症(相当于病程第 1 周),此时患者出现发热、乏力、全身酸痛等前驱症状。细菌随血液入肝、脾、肾、胆、骨髓等器官,被吞噬细胞吞噬后继续生长繁殖,再次入血形成第二次菌血症(相当于病程的第 2～3 周),此时症状明显,持续高热、相对缓脉、肝脾肿大、皮肤出现玫瑰疹,外周血白细胞明显下降。胆囊中的病菌通过胆汁进入肠道,一部分随粪便排出体外,另一部分再次侵入肠壁淋巴组织,使已致敏的组织发生Ⅳ型超敏反应,导致局部坏死和溃疡,不注意饮食易引起肠出血和肠穿孔。若无并发症,第 2～3 周后机体细胞免疫功能增强,病情逐渐好转。

(2)食物中毒(food poisoning):最常见的沙门菌感染,约占 70%,常引起集体食物中毒,通常食入由大量鼠伤寒沙门菌、猪霍乱沙门菌、肠炎沙门菌等污染的食物引起。起病急,主要出现发热、恶心、呕吐、腹泻等症状,病程短,多在 2～4 d 后可自愈。

(3)败血症(septicemia):多见于儿童和免疫力低下的成人。常由猪霍乱沙门菌、鼠伤寒沙门菌、丙型副伤寒沙门菌等引起。患者出现高热、寒战、贫血等症状,严重时可导致脑膜炎、胆囊炎等发生。

(4)慢性肠炎(chronic enteritis):多见于老幼体弱者,患者表现为发热、黏液便,类似菌痢。

伤寒或副伤寒病后,机体可获得牢固免疫力,很少再感染,主要依靠细胞免疫。食物中毒病程短,细菌不侵入血流,故免疫力不显著。

3. 微生物学检查及防治原则(microbiological examination,prevention and treatment principle)

1)微生物学检查

(1)标本的采集。

①粪便:对于腹泻、脓血便、水样便及长期发热患者,一般应在服药前尽早采取标本,并及时送检。若不能及时送检,宜将标本保存于30%甘油盐水或增菌培养液中。

②尿液:对于尿路感染、发热2~3周的肠热症患者等,一般应采取中段尿。尿液先低速离心,再取沉淀物做涂片或分离培养。

③血液:长期发热疑为沙门菌感染及各种细菌引起的败血症患者,发热早期采集血液标本分离率较高。菌血症及败血症者也可取骨髓标本。

④脓汁:创伤感染及化脓性感染灶中可分离到肠杆菌科细菌,对伤口脓性物的初次鉴别是必要的。标本采集后,可直接涂片镜检。

(2)分离培养与鉴定:血液、骨髓液需先增菌,再接种于血琼脂平板。尿液离心沉淀物和脓汁可直接划线接种于琼脂平板,而粪便标本必须接种于肠道鉴别或选择培养基上。培养后挑取可疑菌落,涂片染色镜检,并进一步做生化反应和血清学试验,以确定其菌种和菌型。

(3)卫生细菌学检查:大肠杆菌随粪便排出而污染周围环境、水源和食品。样品检出大肠杆菌愈多,表示被粪便污染愈严重,间接表明可能有肠道致病菌污染。因此,卫生细菌学常检查细菌总数和大肠菌群数。我国现行的卫生标准是:每毫升饮水、汽水、果汁中细菌总数不得超过100个;每升饮水中大肠菌群数不得超过3个。

(4)肥达试验(Widal's test):用已知伤寒沙门菌O、H抗原和甲、乙、丙型副伤寒杆菌H抗原与患者血清做定量凝集试验,以测定患者血清中相应抗体的含量,协助诊断伤寒和副伤寒。判断或解释结果时,必须根据抗体含量多少及增长情况并结合临床症状、地区特点等进行综合分析。

①正常值:人因隐性感染或预防接种,血清中可含有一定量的抗体,其效价随地区而有差异。一般伤寒沙门菌O抗体效价≥1∶80;H抗体效价≥1∶160;副伤寒的沙门菌H抗体效价≥1∶80,才有诊断价值。

②动态观察:病程中可隔次复查,效价逐次递增或恢复期效价比初次大于或等于4倍者有诊断意义。

③O抗体与H抗体的区别:患伤寒后,O抗体出现较早,持续约半年,消退后不易重现。而H抗体出现较晚,持续时间长达数年,消退后易受非特异病原体刺激而短暂地重新出现。故O、H抗体效价均超过正常值,则患伤寒的可能性较大;若两者均低,则患伤寒的可能性较小;若O抗体效价不高而H抗体效价较高,有可能是预防接种或非特异性回忆反应;若O抗体效价高而H抗体效价不高,则可能是感染早期或与伤寒杆菌O抗原有交叉反应的其他沙门菌感染。

2)防治原则 应加强饮水、食品卫生监督和管理,严禁志贺菌、沙门菌的带菌者从事饮食服务工作。及时发现患者,隔离治疗,控制和消灭传染源,提高人群免疫力是控制肠道感染性疾病的根本措施。伤寒、副伤寒疫苗曾被特殊人群广泛应用。

治疗患者,可根据药敏试验结果,选择敏感的抗生素,最好两种药物同时应用以减少耐药菌株的产生。清热解毒中草药在治疗菌痢和发热病方面有较好的疗效。

四、霍乱弧菌(*Vibrio cholerae*)

霍乱弧菌(*V. cholera*)是引起霍乱的病原体。霍乱(cholera)是一种肠道烈性传染病,发病急,传染性强,死亡率高。霍乱弧菌分为两个生物型:古典生物型和EITor生物型。自1817年以来,霍乱已发生7次世界性大流行,前6次均由古典生物型引起,1961年开始的第7次大流行由EITor生物型引起。

1. 生物学性状(biological character)

(1)形态与染色:从患者标本中新分离的弧菌形态典型,菌体弯曲,呈弧状或逗点状,革兰染色阴性。

大小为$(0.3\sim0.5)$ μm×$(1\sim3)$ μm,经人工培养后,易失去弧形而呈杆状(图8-7),与肠杆菌科细菌形态相似。无荚膜,无芽胞,有菌毛和一根鞭毛,运动活泼。

(2)培养特性与生化反应:营养要求不高,耐碱不耐酸,最适pH值为$8.8\sim9.0$,在碱性琼脂平板上经37 ℃培养$12\sim18$ h可形成扁平圆形、无色透明的光滑型菌落。在碱性蛋白胨水中可形成菌膜生长;氧化酶试验阳性,能分解甘露醇、葡萄糖、蔗糖、麦芽糖,产酸不产气,缓慢发酵乳糖,吲哚试验阳性,霍乱红试验阳性。

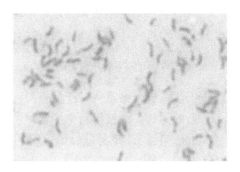

图8-7 霍乱弧菌

(3)抗原结构与分型:霍乱弧菌有耐热的O抗原和不耐热的H抗原,O抗原是群和型特异性抗原,而H抗原为弧菌共同抗原。根据O抗原不同将弧菌分为155个血清群,霍乱弧菌的两种生物型均属O1群,可与O1群诊断血清凝集。而不被O1群诊断血清凝集的其他血清群的弧菌统称为非O1群弧菌或不凝集霍乱弧菌。

(4)抵抗力:较弱,对热、干燥、日光、化学消毒剂均敏感。55 ℃湿热中仅存活15 min,对酸特别敏感,在正常胃酸中仅存活4 min。以1份漂白粉加4份水的比例处理患者排泄物、呕吐物,经1 h可达到消毒目的。EITor生物型和非O1群霍乱弧菌在自然界中的生存力比古典生物型菌株强,在河水、井水及海水中可存活$1\sim3$周,有时还可在水中越冬。对链霉素、氯霉素、复方新诺明和呋喃唑酮敏感。

2. 致病性(pathogenicity)

(1)致病物质:①鞭毛和菌毛:活泼的鞭毛运动有助于细菌穿过黏液层,到达小肠黏膜细胞表面,依靠菌毛黏附定植于肠黏膜上皮细胞的微绒毛上,迅速生长繁殖,这是致病的基础。②霍乱肠毒素(cholera enterotoxin,CT):目前已知的致泻毒素中最为强烈的毒素,是由一个A亚单位和$4\sim6$个相同的B亚单位构成的一种聚合蛋白,A亚单位是CT的毒性中心,B亚单位是结合部位。发挥作用时,B亚单位先与小肠黏膜上皮细胞上的神经节苷脂受体结合,使毒素分子构型及生物活性改变,介导A亚单位进入细胞膜,并激活膜上的腺苷酸环化酶,使cAMP浓度升高,肠黏膜上皮细胞分泌功能亢进,致使肠液大量分泌,导致严重的呕吐与腹泻。

(2)所致疾病:引起烈性肠道传染病霍乱,是我国的甲类法定传染病。在自然情况下,人类是霍乱弧菌的唯一易感者。传染源是患者与带菌者。通过污染的水源或食物经口感染。病菌若能通过胃酸屏障进入小肠,就可黏附于小肠表面迅速生长繁殖,产生并分泌霍乱肠毒素。弧菌本身不侵入肠上皮细胞和肠腺,其致病作用主要靠肠毒素。典型病例一般在吞食细菌后$2\sim3$d出现剧烈腹泻和呕吐,由此造成机体严重脱水、电解质、酸碱平衡紊乱,外周循环障碍等,严重者可因肾衰竭或休克而死亡。若及时给患者补充液体及电解质,死亡率可小于1%,但若不及时治疗处理,患者死亡率高达60%。

病愈后有些患者可短期带菌,一般不超过2周。少数EITor生物型病例带菌可长达数月或数年之久。病菌主要存在于胆囊中。

病后可获得牢固的免疫力,再感染者少见。患者发病数日后即在血液中出现特异性抗体,$1\sim2$周抗体滴度达到高峰,可持续3个月左右。此外,小肠黏膜表面还存在SIgA,以保护肠黏膜免受霍乱弧菌及其肠毒素的侵袭和致病。

3. 微生物学检查及防治原则(microbiological examination,prevention and treatment principle)

(1)微生物学检查:主要采集米泔水样吐泻物(ricewater vomiting and diarrhea)或肛门拭子(anal swab),标本应及时送检或存放在保存液中送检,而且必须严密包装,由专人快速送检。

对疑为霍乱标本的快速检验十分必要,对首例患者的确诊应快速、准确,并及时作疫情报告。可根据对标本的暗视野显微镜检查,观察有无运动活泼的生物体,亦可根据荧光抗体法或SPA协同凝集试验进行快速诊断,在此基础上再进行分离与鉴定。

(2)防治原则:要及时检出患者,严格隔离治疗。加强水源管理,并培养良好的卫生习惯,不生食贝壳类海产品等是预防霍乱弧菌感染和流行的重要措施。

接种霍乱死疫苗,可增强人群免疫力,保护率为50%~90%,但免疫力维持时间较短,仅为$3\sim6$个月。口服减毒活疫苗或注射类毒素,可刺激机体产生有效的抗毒素、抗菌性免疫。

及时和适当补充液体和电解质是治疗霍乱的关键。抗菌药物使用可缩短腹泻及排菌时间,促进早日愈合。常用抗菌药物有四环素、强力霉素、复方新诺明等。

五、副溶血性弧菌(*Vibrio parahaemolyticus*)

副溶血性弧菌是一种嗜盐性弧菌,存在于近海岸的海水、海底沉积物和鱼类、贝类等海产品中,可因食入污染的海产品或接触污染的水而引起食物中毒,多发生于夏季的沿海地区。

本菌呈弧形、杆状、丝状等多形态,无芽胞、无荚膜,有单鞭毛,运动活泼,革兰染色阴性。在含有 $3\%\sim3.5\%$ NaCl、pH7.5$\sim$8.8 的培养基中生长良好,但无盐则不能生长。能发酵葡萄糖、甘露醇产酸不产气,不发酵蔗糖,产生吲哚。致病株使人或家兔红细胞溶血,是鉴定致病菌和非致病菌的一项重要指标。

本菌抵抗力弱,56 ℃经 5 min、1‰醋酸或 50%食醋 5 min 均可杀死,淡水中存活不超过 2 d,而在海水中能生存 47 d 以上。

人因食入未煮熟的海产品或污染本菌的盐渍食物而感染。潜伏期 2$\sim$26 h,平均 6$\sim$10 h。主要症状有腹痛、腹泻、呕吐、脱水或发热,粪便为水样或糊状,少数为黏液血便。病程 1$\sim$7 d,一般恢复较快。

病后免疫力不强,可重复感染。治疗可用庆大霉素、氟哌酸、复方新诺明等药物。

六、幽门螺杆菌(*Helicobacter pylori*)

幽门螺杆菌(*Helicobacter pylori*,Hp)是 Marren 于 1983 年首次从胃黏膜标本中分离成功的,该菌可能与慢性胃炎、消化性溃疡及胃癌等有密切关系,从而引起人们的日益重视。

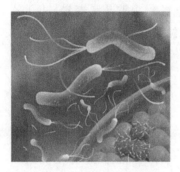

图 8-8 幽门螺杆菌

(一)生物学性状(biological character)

在胃黏膜活检标本中呈弧形、S 形、海鸥展翅形,传代培养后可变成杆状或圆球形(图 8-8)。革兰染色阴性,单端或双端有 2$\sim$6 根鞭毛。微需氧,营养要求高,需加入动物血液和血清,生长缓慢,37 ℃培养 3 d 才见针尖状无色透明菌落。

(二)致病性与免疫性(pathogenicity and immunity)

机体通过污染食物、水或消毒不严的器械而导致感染。幽门螺杆菌对胃酸敏感,但仍能在一定厚度的胃黏膜层中定居。本菌产生一种产空泡细胞毒素,使胃黏膜受损,是胃炎、胃溃疡和胃癌发生发展的重要病因。

人体感染后能产生特异性抗体,并能维持数年之久。

(三)微生物学检查及防治原则(microbiological examination,prevention and treatment principle)

可通过纤维胃镜采取胃、十二指肠处黏膜组织,涂片或印片染色镜检,见到典型的革兰阴性菌即可诊断。活检组织接种于选择培养基上培养,观察菌落。免疫荧光法检测活检组织中的尿素酶试验等,可用于本菌的快速诊断。

可用庆大霉素、红霉素等抗生素及其钠盐治疗。

七、弯曲菌(*Campylobacteria*)

空肠弯曲菌(*Campylobacter jejuni*)形态细长,菌体弯曲,呈逗点状、S 形、螺旋状或海鸥状,一端或两端有一根鞭毛,运动活泼,革兰染色阴性。微需氧,最适生长温度因菌种而异。营养要求高。抵抗力弱,56 ℃ 5 min 即可杀死,易被直射阳光、干燥、一般消毒剂所杀灭。

空肠弯曲菌是禽类肠道正常寄生菌,牛、羊、猴等动物粪便有时可分离到。人类主要通过接触禽畜、患者粪便、污染的饮食而感染。也可通过胎盘感染胎儿。空肠弯曲菌能产生霍乱样肠毒素,主要引起婴儿急性肠炎,也可通过肠黏膜侵入血流,引起败血症或其他器官感染。

第三节 呼吸道感染细菌
Bacteria of Respiratory Tract Infection

呼吸道感染细菌是指经呼吸道传播,主要引起呼吸道或呼吸道以外器官病变的一类细菌,主要包括结核分枝杆菌、白喉棒状杆菌、百日咳鲍特菌、流感嗜血杆菌等。

一、结核分枝杆菌(*Mycobacterium tuberculosis*)

结核分枝杆菌(*M. tuberculosis*)简称结核杆菌,是引起结核病(tuberculosis)的病原菌。本菌可通过多途径感染,引起全身多器官结核病,以肺结核(pulmonary tuberculosis)最多见。过去曾对人民健康带来极大的危害,新中国成立后,特别是开展了群防群治,儿童普遍接种卡介苗,结核病的发病率和死亡率大为降低,一度得到了很好的控制。但应注意,世界上有些地区因艾滋病、吸毒、免疫抑制剂的应用、酗酒和贫困等原因发病率又有上升趋势。

1. 生物学性状(biological character)

(1)形态与染色:为细长略弯的杆菌,大小为(1~4) μm×0.4 μm,呈分枝状,也常聚集成团(图8-9)。无芽胞、鞭毛和菌毛。经抗酸染色染成红色,其他非抗酸菌则染成蓝色。其抗酸性与细胞壁脂质成分有关。

(2)培养特性:本菌营养要求高,专性需氧,最适温度为37 ℃,最适 pH 值为6.5~6.8。生长缓慢,约18 h分裂1次,故常用罗氏固体培养基,其内含有蛋黄、甘油、马铃薯、无机盐、孔雀绿等,孔雀绿可抑制杂菌生长,便于分离和长期培养。在此培养基上要经过2~4周培养才出现肉眼可见的菌落,菌落乳白或淡黄色、表面粗糙、干燥皱缩,呈颗粒状或菜花状。在液体培养基中生长时表面形成皱褶的菌膜。

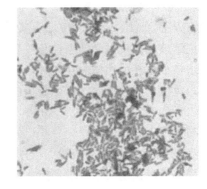

图8-9 结核分枝杆菌

(3)抵抗力:结核分枝杆菌细胞壁含有大量脂质,对干燥的抵抗力强。黏附于尘埃上可保持传染性8~10 d,在干燥的痰中可存活6~8个月;对酸、碱有较强的抵抗力,可抵抗 3% HCl、6% H_2SO_4、4% NaOH 长达半小时,故实验室用此浓度的酸、碱处理有杂菌污染的标本和消化标本中的黏稠物质;对孔雀绿和结晶紫有一定的抵抗力。但对湿热敏感,在液体中加热 62~63 ℃经 15 min 或煮沸即被杀死;对紫外线敏感,直接日光照射2~7 h可杀死;在70%~75%乙醇中 2 min 死亡。对链霉素、异烟肼、利福平等药物敏感,但长期应用易出现耐药性。

(4)变异性:结核分枝杆菌可发生形态、菌落、毒力和耐药性等变异,1908 年,卡、介二人将有毒的牛型结核分枝杆菌培养在含甘油、胆汁、马铃薯的培养基中,经过了 13 年 230 次传代,获得了减毒菌株,即现在预防结核病广泛应用的卡介苗;在体内异烟肼可诱导结核分枝杆菌成为 L 型,细菌呈多形性,其菌落为光滑型,并对异烟肼产生耐药性。青霉素、溶菌酶和其他抗结核药物作用后,也可使该菌变为 L 型。

2. 致病性(pathogenicity)

1)致病物质 结核分枝杆菌无侵袭性酶,不产生内、外毒素,其致病物质主要与以下菌体成分有关。

(1)脂质:实验研究表明,细菌毒力可能与其所含复杂的脂质成分(特别是糖脂)有关。①索状因子:能使结核分枝杆菌相互粘连,在液体培养基中呈索状排列。能破坏细胞线粒体膜,影响细胞呼吸,抑制白细胞游走和引起慢性肉芽肿。②磷脂:能促使单核细胞增生,刺激巨噬细胞转化为上皮样细胞,从而引起结核结节的形成。还能抑制蛋白酶对组织的溶解,使病灶溶解不完全,产生干酪样坏死。③蜡质 D:一种肽糖脂和分枝菌酸的复合物,可激发机体产生Ⅳ型超敏反应。④硫酸脑苷脂:能抑制吞噬细胞中吞噬体与溶酶体的结合,使结核分枝杆菌能在吞噬细胞中长期存活。

(2)蛋白质:结核分枝杆菌有多种蛋白成分,其中主要成分是结核菌素,本身无毒,能和蜡质 D 结合而使机体发生超敏反应,引起组织坏死和全身中毒症状。

(3)多糖:存在于细胞壁中,常与类脂结合,能诱发细胞浸润。

2)所致疾病　结核分枝杆菌可通过呼吸道、消化道或损伤的皮肤侵入易感机体,引起多种组织器官感染,其中以肺部感染最常见。由于病菌的毒力、数量、机体免疫状态不同,肺部感染可有以下两种表现:

(1)原发感染(primary infection):多发生于儿童,为初次感染。结核分枝杆菌借飞沫、尘埃经呼吸道进入肺泡,在肺泡中被巨噬细胞吞噬,并在其中生长繁殖,使吞噬细胞遭受破坏,释放出大量细菌,在肺泡内引起渗出性炎症,称为原发感染。初次感染的机体因缺乏免疫力,结核分枝杆菌可经淋巴管至肺门淋巴结,引起肺门淋巴结肿大,称为原发综合征。X线检查见哑铃形阴影为其主要特征。感染3～6周后,机体产生特异性细胞免疫,同时伴随有Ⅳ型超敏反应。病灶中结核分枝杆菌细胞壁磷脂刺激产生干酪样坏死和结核结节的形成,这是结核病的典型病理特征。原发感染多形成纤维化或钙化,不治而愈,但病灶内常有一定量的结核分枝杆菌,日后可继发内源性感染。

(2)继发感染(secondary infection):多发生于成年人,为再次感染。病菌可以是外来的或原来潜伏在原发病灶内的。由于机体已有特异性细胞免疫,故继发感染的特点是病灶多局限,一般不累及邻近的淋巴结。主要表现为慢性肉芽肿性炎症,形成结核结节。严重时,结核结节中干酪样坏死物液化,病灶可破入支气管、气管,并释放大量结核分枝杆菌至痰中,传染性强;好转时,被纤维素包围的干酪样坏死可钙化而痊愈。

3. 免疫性与超敏反应(immunity and hypersensitivity reactions)

1)免疫性　机体感染结核分枝杆菌后,虽能产生多种抗体,但无保护作用。结核分枝杆菌是胞内感染菌,其免疫主要依靠T淋巴细胞介导的细胞免疫,表现为致敏T淋巴细胞直接杀伤靶细胞,或通过释放多种细胞因子,如IL-2、IL-5、IFN-γ等,激活巨噬细胞而将病菌杀死。

抗结核的免疫属于传染性免疫(infection immunity),又称有菌免疫(nonsterilizing immunity),即只有当结核分枝杆菌在体内存在时才有免疫力。一旦体内的结核分枝杆菌全部消失,免疫也随之减弱。

2)免疫与超敏反应　机体受结核分枝杆菌感染后,在产生特异性免疫的同时,也产生了迟发型超敏反应。二者均为T淋巴细胞介导的结果,均不能通过抗体被动转移。可用郭霍现象加以解释:将结核分枝杆菌初次注入豚鼠皮下,10～14 d后注射部位发生溃烂,病灶深而不易愈合,附近淋巴结肿大,细菌扩散至全身,表现为原发感染的特点;若用同量结核分枝杆菌注入曾感染过结核病的豚鼠皮下,则于1～2 d内注射局部迅速出现溃烂,浅而易愈合,附近淋巴结不肿大,细菌也很少扩散,表现为继发感染的特点。郭霍现象表明再感染时机体已有一定免疫力。但再感染时溃疡发生快,说明在产生免疫的同时发生了超敏反应。近年来实验结果表明:结核分枝杆菌诱导机体产生免疫和超敏反应的物质不同,因这些成分同时存在于菌体内,故结核分枝杆菌感染后免疫和超敏反应同时出现。

3)结核菌素试验(tuberculin test)　结核菌素试验是应用结核菌素进行皮肤试验,来检测受试者对结核分枝杆菌是否有细胞免疫功能及迟发型超敏反应的一种试验。

(1)结核菌素试剂:以往使用较广的是旧结核菌素(old tuberculin,OT),目前均采用纯蛋白衍生物(purified protein derivative,PPD)。

(2)试验方法与意义:常规试验取PPD 5U,注入受试者前臂内侧皮内,48～72 h观察结果,如局部出现红肿硬结超过5 mm者为阳性。怀疑为活动性结核的患者可做分级试验。①结核菌素试验阳性者表明曾感染过结核分枝杆菌,但不一定发病(接种过卡介苗者也可呈阳性)。②结核菌素试验强阳性(红肿硬结超过15 mm)者可能有活动性结核,应进一步做其他检查。③阴性反应一般表明未感染过结核分枝杆菌。但应注意,感染初期、反应低下者、严重结核病患者、艾滋病或肿瘤等用过免疫抑制剂者,均可暂时呈阴性反应。

结核菌素试验主要用于以下几个方面:①用于选择卡介苗接种对象及免疫效果的测定,若结核菌素试验阴性则应接种卡介苗,接种后若结核菌素试验已转阳,表明机体已产生免疫力。②作为婴幼儿结核病诊断的参考。③在未接种卡介苗的人群中做结核分枝杆菌感染的流行病学调查。④用于测定肿瘤患者等的细胞免疫功能状况。

4.微生物学检查及防治原则(microbiological examination,prevention and treatment principle)

1)微生物学检查

(1)标本采集:根据感染类型不同,可采集不同的标本。如肺结核取痰、肾结核或膀胱结核取尿、肠结核取粪便、结核性脑膜炎取脑脊液等。为了提高检出率,可用浓缩集菌法。有杂菌的标本需加入 4%NaOH 或 3%HCl 处理 15 min,以杀死杂菌,然后离心沉淀,取沉淀物涂片做抗酸染色镜检。若要分离培养或做动物试验,应先将沉淀物中的酸或碱中和。脑脊液和胸腔积液、腹腔积液标本无杂菌,可直接离心沉淀集菌。

(2)直接涂片镜检:标本直接涂片或集菌后涂片,抗酸染色后镜检,若找到抗酸菌即可做初步诊断。

(3)分离培养与鉴定:将集菌并经中和后的标本接种于固体培养基,37 ℃培养,每周观察 1 次,一般需 2～6 周才长成肉眼可见的菌落。根据细菌生长繁殖的速度、菌落特点及涂片抗酸染色结果做出判定,并可进一步做生化反应和动物试验。

2)防治原则

(1)预防:主要是进行特异性预防,即接种卡介苗(bacillus Calmette-Guerin vaccine,BCG)。接种对象为儿童,6 个月以内健康婴儿可直接接种(现在多给新生儿接种),1 岁以上应先做结核菌素试验,阴性者方可接种。接种方法常采用皮内法,此法接种阳转率高且稳定。接种后获得的免疫力可持续 6～10 年,故 6 年后应复种一次。细胞免疫缺陷者应慎用或不用。

(2)治疗:国内外均推行三药联合方案,即以异烟肼、利福平和吡嗪酰胺为主要治疗药物联合应用。在耐药病例发生率较高的地区,最初两个月强化期需加第 4 种药,即链霉素或乙胺丁醇。此方案可使患者获得约 95%的治愈率。

近年来结核分枝杆菌耐药菌株较多,故对久治不愈的患者,应分离菌株进行药敏试验,选用敏感药物合理治疗,以提高疗效。

二、白喉棒状杆菌(*Corynebacterium diphtheriae*)

白喉棒状杆菌(*C. diphtheriae*)属棒状杆菌属,菌体一端或两端膨大呈棒状,简称白喉杆菌,是人类白喉(diphtheria)的病原体。白喉是一种急性呼吸道传染病,其特征是咽喉等处形成灰白色假膜。

(一)生物学性状(biological character)

典型的白喉杆菌细长、微弯,呈棒状,排列不规则,常呈 L、Y、X 形或栅栏状(图 8-10)。革兰染色阳性,用 Albert 染色菌体内可见着色较深的异染颗粒,在细菌鉴别中有重要意义。需氧或兼性厌氧,营养要求高,在含有凝固血清的培养基上生长迅速,12～18 h 能形成光滑湿润、圆形突起、灰白色的小菌落。在亚碲酸钾血琼脂平板上,形成黑色菌落。

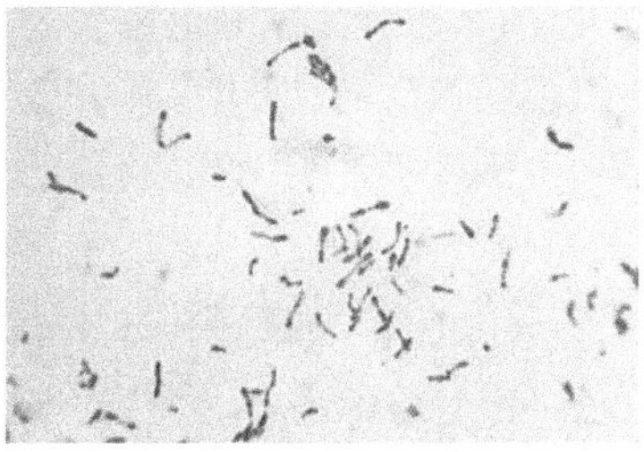

图 8-10 白喉棒状杆菌

本菌对干燥、寒冷和日光的抵抗力较其他无芽胞菌强。但对湿热和消毒剂抵抗力较弱。煮沸 1 min 或加热 60 ℃ 10 min 可致死,1%石炭酸作用 1 min、3%来苏尔 10 min 均可使之杀灭。对青霉素、红霉素及常用广谱抗生素敏感。

(二)致病性与免疫性(pathogenicity and immunity)

白喉杆菌主要的致病物质是白喉外毒素,只有携带 β棒状杆菌噬菌体的白喉杆菌才能产生。

白喉杆菌存在于患者和带菌者的鼻咽部,随飞沫或污染的物品传播。细菌感染易感者后,在鼻咽黏膜生长繁殖并产生外毒素,引起局部黏膜的渗出性炎症和全身中毒症状。血管渗出液中含有纤维蛋白,可将炎性细胞、黏膜坏死组织和白喉杆菌凝聚在一起,形成灰白色假膜,此假膜有时易脱落而引起呼吸道阻塞,导致呼吸困难甚至窒息,这是白喉早期致死的主要原因。白喉杆菌不侵入深部组织或血流,而毒素可迅速与易感组织如心肌、肝、肾、肾上腺等结合,引起各种临床症状,如心肌炎、软腭麻痹、肾上腺功能障碍等。常发生在病后 2～3 周,成为白喉晚期致死的原因。

白喉病愈后机体可获得牢固的免疫力。体内产生的抗毒素抗体可中和毒素。人对白喉杆菌普遍易感,隐性感染或预防接种等均可获得免疫力。调查人群对白喉的免疫力,目前采用微量血凝试验检测血清中的抗毒素水平。

（三）微生物学检查与防治原则（microbiological examination，prevention and treatment principle）

用无菌棉拭子从患者病变部位假膜处取材，直接涂片染色镜检，根据典型的形态、排列、异染颗粒等，可做初步诊断；将待检材料接种培养后，涂片镜检有助于快速诊断，同时可取培养物接种于亚碲酸盐培养基，观察菌落，做生化反应等进一步鉴定；毒力试验可鉴定检出菌是否产生外毒素，也可区别其他棒状杆菌，目前常用琼脂平板毒力试验、对流免疫电泳等方法。

白喉的特异性预防是控制白喉流行的关键。可用人工自动免疫法和人工被动免疫法，我国应用白喉类毒素及百白破三联疫苗进行人工自动免疫，目前对儿童多用后者，免疫力可维持 3～5 年。人工被动免疫法可肌内注射白喉抗毒素，用于紧急预防和治疗。使用时应注意超敏反应的发生。在治疗中还常用青霉素或红霉素做抗菌治疗，以抑制白喉杆菌的生长。

三、嗜肺军团菌（*Legionella pneumophila*）

嗜肺军团菌（*Legionella pneumophila*）属军团菌属，是一类新发现的革兰阴性杆菌，其代表菌为嗜肺军团杆菌。

（一）生物学特性（biological character）

为粗短杆菌，有明显多形性，无荚膜和芽胞，有菌毛和鞭毛，革兰染色阴性，但一般不容易着色。专性需氧，营养要求高，在普通培养基或血平板上均不生长，只有在含盐酸半胱氨酸和铁离子的培养基上才能生长。生长缓慢，在温度 35 ℃，pH6.9～7.0 的适宜环境中，培养 3 d 出现针尖大小的菌落，5～7 d 可形成 3～4 mm 菌落，菌落呈灰白色，黏稠，光滑，并有特殊臭味。本菌在自然界中抵抗力很强，在自来水中能存活一年，对一般消毒剂敏感，耐酸。

（二）致病性（pathogenicity）

可产生多种与致病有关的酶、外毒素和内毒素样物质。通过呼吸道侵入机体，黏附于肺泡和支气管，被巨噬细胞吞噬，但不能将其完全杀灭，而在其中生长繁殖，导致细胞裂解死亡。

军团菌病有肺炎型和流感样型两种。肺炎型为重症型，多见于夏季，以中老年人多见，临床表现较严重，先出现轻微头痛、肌肉疼痛和全身不适，继而出现寒战、高热、干咳、呕吐、腹痛腹泻、肾功能减退、意识障碍等，可因呼吸衰竭而死亡；流感样型症状较轻，表现为肌肉疼痛、发热、寒战、头痛等，症状持续 3～5 d，预后良好。

机体感染本菌后可产生保护性抗体，有一定的免疫力，但本菌为胞内寄生菌，主要依靠细胞免疫来抗感染。

（三）微生物学检查及防治原则（microbiological examination，prevention and treatment principle）

临床上主要采集痰、咽部分泌物、血液及病理组织等标本，可接种于鲍金培养基上，48 h 后有菌落生长才可能是军团菌，依据形态、生理、生化等其他检测指标进一步鉴定。

目前尚无特异性疫苗，治疗可用红霉素、庆大霉素、利福平等。

四、其他

（一）百日咳鲍特杆菌（*Bordetella pertussis*）

百日咳鲍特杆菌（*B. pertussis*）简称百日咳杆菌，是小儿百日咳的病原菌。

1. 生物学性状（biological character） 百日咳杆菌为革兰阴性小杆菌，有荚膜和菌毛，无鞭毛，不形成芽胞。营养要求较高，在鲍金培养基上培养 2～3 d，可形成细小、光滑、凸起的灰色不透明露滴状菌落，在菌落周围有溶血环。抵抗力较差，对干燥和一般消毒剂敏感，56 ℃ 30 min，日光照射 1 h 可致死亡，对多种抗生素如氨苄青霉素、氯霉素、红霉素敏感，但对青霉素不敏感。

2. 致病性（pathogenicity） 百日咳杆菌有关的致病物质除荚膜、细菌细胞壁的 LPS 外，还有两种毒素，一种是不耐热的外毒素，另一种是耐热的内毒素。

早期患者及带菌者是重要的传染源，主要通过飞沫传播，5 岁以下儿童易感。细菌黏附于气管和支气管黏膜的纤毛上皮细胞,生长繁殖并释放多种毒素,抑制纤毛上皮细胞的正常运动,影响黏稠分泌物的排除,刺激支气管黏膜,引起剧烈的连续性咳嗽。不用药的典型病程可分为卡他期、痉挛期和恢复期,病程较长,故名百日咳。

3. 微生物学检查及防治原则(microbiological examination,prevention and treatment principle) 将鼻咽拭子直接划种或采用咳喋法接种于鲍金平板,37 ℃孵育 2～3 d 后,根据菌落形态、涂片镜检做出初步诊断,进一步可用免疫荧光法快速鉴定。

百日咳病后,可获得持久免疫力,对百日咳的预防已列入计划免疫,并取得了较好的免疫效果。对患者可选择敏感的抗生素如红霉素、氨苄青霉素进行治疗,也可用鸡苦胆、百咳灵等中草药。

(二)流感嗜血杆菌(*Haemophilus influenzae*)

流感嗜血杆菌(*Haemophilus influenzae*)简称流感杆菌。本菌首先从流感患者鼻咽部分离出,当时被误认为是流感(influenzae)的病原体。现已明确流感是由病毒引起的,本菌只是流感发生时引起继发性感染的病原菌。

1. 生物学特性(biological character) 流感嗜血杆菌为革兰阴性小杆菌,可呈球杆状、长杆状和丝状等多形态。无芽胞,无鞭毛,多数菌株有菌毛。需氧或兼性厌氧,生长需要 X 和 V 因子,故常用巧克力(色)琼脂平板培养,经 37 ℃ 24～48 h 后,可出现细小、无色透明、露滴状菌落。若将流感嗜血杆菌与金黄色葡萄球菌在血平板上共同培养,由于后者能合成 V 因子,故在金黄色葡萄球菌菌落周围的流感嗜血杆菌菌落较大,此现象称为卫星现象,有助于对流感嗜血杆菌的鉴定。

该菌抵抗力较弱,对干燥和一般消毒剂敏感,50～55 ℃ 30 min 可被杀死,在干燥痰中生存时间不超过 48 h。

2. 致病性(pathogenicity) 流感嗜血杆菌主要通过呼吸道在人群中传播,其致病物质主要是内毒素。荚膜有抗吞噬作用。还可产生 IgA 蛋白酶,能水解分泌型 IgA,降低局部免疫力。所致疾病分为原发性感染与继发性感染两类。原发性感染多为急性化脓性感染,如鼻咽炎、喉炎、脑膜炎、支气管炎等,以小儿多见。继发性感染常继发于流感、麻疹、百日咳等,临床类型有鼻窦炎、中耳炎、慢性支气管炎等,多见于成年人。

3. 微生物学检查及防治原则(microbiological examination,prevention and treatment principle) 标本有痰液、脑脊液、鼻咽分泌物、脓汁等。脑脊液和脓汁可直接涂片镜检,结合临床症状做出初步诊断。分离培养可将检材接种于巧克力(色)平板或血平板上,根据菌落特征、卫星现象等进行鉴定。

目前尚无特异性预防方法,治疗可选用广谱抗生素。

第四节　厌氧性细菌
Anaerobic Bacteria

厌氧性细菌(anaerobic bacteria)是一群必须在无氧条件下才能生长繁殖的细菌,广泛分布于自然界、人及动物体表以及与外界相通的腔道内,是人体正常菌群的重要组成部分,也容易引起相关部位的内源性感染。根据菌体能否形成芽胞,分为厌氧芽胞梭菌和无芽胞厌氧菌两大类,目前发现厌氧菌已增至 40 余属近 400 个种。

一、厌氧芽胞梭菌(anaerobic clostridium)

厌氧芽胞梭菌均为革兰染色阳性菌,因芽胞直径多大于菌体宽度,使菌体膨大呈梭状,故称厌氧芽胞梭菌,主要分布于土壤和粪便中。本属的病原菌有破伤风梭菌、产气荚膜梭菌、肉毒梭菌和艰难梭菌等。

(一)破伤风梭菌(*Clostridium tetani*)

破伤风梭菌(*C. tetani*)是破伤风(tetanus)的病原体。本菌寄生于人与动物的肠道中,经粪便污染土壤后,可形成芽胞而长期存在,经创伤感染引起破伤风。

1. 生物学性状(biological character)

(1)形态与染色:菌体呈细长杆状,大小为$(0.3\sim0.6)\ \mu m\times(2\sim5)\ \mu m$,有周鞭毛,无荚膜,芽胞呈圆形,比菌体粗,位于菌体顶端,呈鼓槌状(图8-11)。革兰染色阳性。

(2)培养特性与生化反应:本菌为专性厌氧菌,常用庖肉培养基(cooked meat medium)培养,生长后肉汤部分微混,肉渣部分微变黑,有腐败臭味。在血平板上菌落周围有溶血环。一般不发酵糖类,不分解蛋白质。

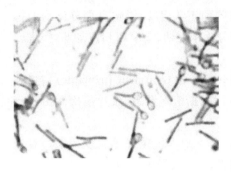

图8-11 破伤风梭菌

(3)抵抗力:芽胞对外界环境抵抗力强,在土壤中可存活数十年。高压蒸汽灭菌法 121 ℃ 15~30 min 或干烤法 160~170 ℃ 1~2 h 可将其破坏。其繁殖体抵抗力与其他细菌相似,对青霉素敏感。

2. 致病性(pathogenicity)

(1)致病条件:破伤风梭菌由伤口侵入人体引起破伤风。该菌侵袭力弱,只在入侵局部繁殖,不向周围及血流扩散。伤口的厌氧微环境是此菌感染的重要条件,一般是伤口窄而深,混有泥土或异物污染;坏死组织多,局部组织缺血;同时伴有需氧菌或兼性厌氧菌混合感染。这些因素均易造成伤口局部缺氧,有利于破伤风梭菌繁殖,产生外毒素而致病。

(2)致病物质和所致疾病:破伤风梭菌能产生两种外毒素:一种是对氧敏感的破伤风溶血素(tetanolysin),在致破伤风中的作用尚未明确;另一种就是破伤风痉挛毒素(tetanospasmin),是引起破伤风的主要致病物质。

破伤风痉挛毒素属神经毒,毒性很强,仅次于肉毒毒素(botulinum toxin),对人的致死量小于 1 μg。此毒素不耐热,可被蛋白酶破坏,故在胃肠道内无致病作用。破伤风梭菌进入缺氧的伤口后,在局部繁殖,产生痉挛毒素,毒素入血形成毒血症。毒素可被运动神经末梢吸收,沿神经纤维间隙至脊髓前角细胞,也可经淋巴或血液到达中枢神经系统,与抑制性突触前膜的神经节苷脂结合,阻止抑制性介质的释放,使运动神经元得不到抑制性信号而持续兴奋,致使伸肌与屈肌同时强烈收缩,骨骼肌强直痉挛,形成破伤风特有的牙关紧闭、角弓反张等症状。

破伤风潜伏期可从几天至几周,平均 7~14 d。潜伏期越短,病情越重,死亡率越高。典型的症状是咀嚼肌痉挛导致张口困难,牙关紧闭,面部表情肌痉挛,呈苦笑面容;继而颈部、背部、肢体肌肉发生强直性痉挛,身体呈角弓反张;肋间肌及膈肌痉挛,可出现呼吸困难,甚至窒息死亡。

3. 微生物学检查及防治原则(microbiological examination,prevention and treatment principle)

(1)微生物学检查:破伤风有典型的临床症状,可根据症状和病史做出初步诊断。一般不进行细菌检查,因为伤口分泌物直接涂片镜检和病菌分离培养阳性率很低。

(2)防治原则:破伤风一旦发病,疗效不佳,故该病以预防为主。正确处理伤口及清创、扩创,防止厌氧微环境的形成,是重要的非特异性预防措施。对儿童、军人及受伤机会较多的人群,应有计划地注射破伤风类毒素(tetanus toxoid)进行特异性预防。对于 3 个月以上的小儿可采用百白破三联疫苗(pertussis-diphtheria-tetanus triple vaccine)进行免疫,可同时获得对这 3 种常见病的免疫力。注射破伤风抗毒素(tetanus antitoxin,TAT)可用于紧急预防或治疗。用做预防时,一般需用 1500~3000 U;用做治疗时,则需早期注射 10 万~20 万 U。为了防止超敏反应发生,使用 TAT 之前,应做皮肤试验。大剂量使用青霉素时应控制破伤风梭菌及其他杂菌在病灶中繁殖。

(二)产气荚膜梭菌(Clostridium perfringens)

产气荚膜梭菌(C. perfringens)是气性坏疽(gas gangrene)的主要病原菌,广泛分布于土壤和人、动物的肠道中,其芽胞常存在于土壤中,能引起人和动物多种疾病。

1. 生物学性状(biological character)

(1)形态与染色:菌体粗大,大小为$(1\sim1.5)\ \mu m\times(3\sim5)\ \mu m$,无鞭毛,在机体内形成明显的荚膜。芽胞呈卵圆形,位于菌体中央或次极端,直径小于菌体横径(图8-12)。革兰染色阳性。

(2)培养特性与生化反应:厌氧,但不很严格。在血琼脂平板上形成圆形、表面光滑、半透明菌落。多数菌株有双层溶血环,为两种溶血素作用的结果。在庖肉培养基中生长迅速,肉渣不被消化,呈现粉红色,肉汤呈现混浊,并产生大量气体。在牛乳培养基中因分解乳糖而使酪蛋白凝固,并产生大量气体将凝固的酪蛋白冲成蜂窝状,气势凶猛,此现象称为"汹涌发酵(stormy fermentation)"。本菌能分解多种常见的糖类,如葡萄糖、乳糖、麦芽糖等,产酸产气。

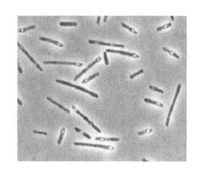

图 8-12　产气荚膜梭菌

2. 致病性(pathogenicity)

1)致病物质　产气荚膜梭菌能产生多种外毒素和侵袭性酶。①卵磷脂酶(α 毒素),能破坏细胞膜,引起溶血、组织坏死与血管内皮损伤,使血管通透性增加,导致组织水肿。②胶原酶(κ 毒素),能分解肌肉及皮下组织的胶原蛋白,使局部组织崩解。③透明质酸酶(μ 毒素),能分解细胞间质中的透明质酸,使局部组织疏松,有利于细菌的扩散。④β 毒素,能引起组织坏死损伤和血管通透性增加。⑤DNA 酶(ν 毒素),能使细胞核 DNA 分解,降低坏死组织黏稠度。⑥肠毒素,某些菌株可产生,为不耐热的蛋白质,主要引起腹泻。

2)所致疾病

(1)气性坏疽:严重的创伤感染性疾病,以局部组织坏死、气肿、水肿、恶臭、剧痛及全身中毒为特征。致病条件与破伤风梭菌相同,细菌在局部的缺氧伤口中生长繁殖,产生各种侵袭性酶、毒素,导致组织崩解、细胞坏死、出血、炎症、水肿并伴随气肿,挤压软组织和血管,造成局部组织内压力增高,从而影响肢体血液循环,加速远端肢体坏死。毒素入血,引起毒血症、休克,死亡率高达 40% 以上。神经末梢被刺激而导致剧烈疼痛。

(2)食物中毒:因食入被 A 型产气荚膜梭菌大量污染的食物而引起。潜伏期约 10 d,常出现腹痛、腹泻,无恶心、呕吐,无发热,一般 1～2 d 后自愈。

(3)坏死性肠炎(necrotic enteritis):由 C 型产气荚膜梭菌产生的 β 肠毒素引起。发病急,有腹痛、腹泻、血便。可并发周围循环障碍、腹膜炎等,要注意与菌痢、出血性肠炎相区别。

3. 微生物学检查及防治原则(microbiological examination,prevention and treatment principle)

(1)微生物学检查:气性坏疽发病急剧,后果严重,应尽早做出诊断。取创口分泌物或坏死组织直接涂片,革兰染色后镜检,根据本菌形态结构特征可做出初步诊断。必要时取坏死组织接种于血琼脂平板或庖肉培养基做厌氧培养,取可疑菌落作生化反应进一步鉴定。还可根据"汹涌发酵"现象、动物试验等判断。

(2)防治原则:预防主要是对伤口及时进行清创与扩创,若有感染应尽早施行手术,切除感染和坏死组织,必要时截肢以防病变扩散。大剂量使用青霉素以杀灭本菌和其他细菌。有条件可使用 α 抗毒素和高压氧舱法治疗气性坏疽,以提高疗效。

(三)肉毒梭菌(Clostridium botulinum)

肉毒梭菌(C. botulinum)是厌氧腐物寄生菌,广泛分布于土壤和动物粪便中。污染本菌的食物在厌氧条件下可产生肉毒毒素(botulinum toxin),被食入后即可引起肉毒中毒,出现独特的神经中毒症状。

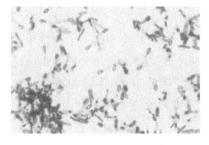

图 8-13　肉毒梭菌

1. 生物学性状(biological character)

(1)形态与染色:菌体粗大、两端钝圆,为(1～1.2)μm×(4～6)μm,常单个或成双排列。无荚膜,有周鞭毛,芽胞呈椭圆形,宽于菌体,位于次极端,使菌体呈网球拍状(图 8-13)。革兰染色阳性。

(2)培养特性与生化反应:严格厌氧生长,在血琼脂平板上 24 h 培养形成白色、较大、粗糙的菌落,有 β 溶血。在庖肉培养基中可消化肉渣,使肉渣变黑,有腐败恶臭。分解葡萄糖、麦芽糖,产酸产气。

(3)抵抗力:本菌芽胞抵抗力强,在湿热 100 ℃可生存 5 h,干热 180 ℃ 2 h 及高压蒸汽灭菌 30 min,才能将本菌芽胞破坏。肉毒毒素不耐热,56 ℃30 min 或 100 ℃1 min 即可被破坏,毒素对酸的抵抗力较破伤风毒素强,胃酸作用 24 h 不被破坏,可被胃肠吸收。

2. 致病性(pathogenicity)

(1)致病物质:本菌侵袭力弱,致病因素是靠它产生的剧烈外毒素即肉毒毒素,此毒素是已知毒素中毒性最强者,毒性比氰化钾强 1 万倍,人的致死量约为 0.1 μg。肉毒毒素是嗜神经毒素,肠道吸收后经淋巴和血液循环扩散,作用于颅脑神经核、外周神经末梢和神经肌肉接头处的胆碱能神经,抑制神经介质乙酰胆碱的释放,影响神经冲动传递,导致肌肉松弛性麻痹。

(2)所致疾病:

①成人肉毒中毒:肉毒毒素一般存在于发酵制品、腌制或封闭保存的食品中,如罐头、腊肠、火腿、发酵豆制品中,人食入带肉毒毒素的食品数小时或数十小时后,可出现以神经末梢麻痹为主的症状。先发生斜视、复视、眼睑下垂,再是吞咽、咀嚼困难、口齿不清等,严重者可因膈肌麻痹、心肌麻痹而死亡。很少见肢体麻痹,不发热,神志清楚。

②婴儿肉毒中毒:多见于 2 周～8 个月的婴儿。食入被肉毒梭菌污染的食品(如蜂蜜等)后,该菌在肠道内生长繁殖并产生毒素,毒素被吸收而致病。最先引起注意的症状是便秘、吮乳、啼哭无力,其他症状与成人肉毒中毒类似,严重者可造成婴儿猝死。

3. 微生物学检查及防治原则(microbiological examination, prevention and treatment principle) 可取部分标本煮沸 1 h,杀死无芽胞杂菌后接种于庖肉培养基,厌氧培养后涂片检查细菌形态,同时用另一部分标本或培养液进行动物试验检测毒素。预防本病的主要方法是:加强食品卫生管理和监督,不吃没有加热消毒的可疑食品。对患者应尽早注射足量的多价肉毒抗毒素,同时加强护理和对症治疗,特别是维持呼吸功能,降低死亡率。

二、无芽胞厌氧菌(non sporing anaerobes)

无芽胞厌氧菌种类繁多,包括革兰阳性及革兰阴性的杆菌和球菌,主要寄生在人和动物体内,尤以口腔、肠道和阴道内最多,与兼性厌氧菌共同构成体内的正常菌群。无芽胞厌氧菌在人体正常菌群中占有绝对优势,是其他厌氧性细菌的 10～1000 倍,如在肠道菌群中,厌氧菌占 99.9%,而大肠埃希菌等只占 0.1%,机体内其他部位的正常菌群中 80%～90% 也是厌氧菌。在正常情况下,它们对人体无害,但在某些特定状态下可作为条件致病菌,引起内源性感染。近年来,由于抗生素的不合理应用等,无芽胞厌氧菌的感染日益常见,应加以重视。

(一)革兰阴性厌氧杆菌(Gram-negative anaerobic bacilli)

革兰阴性厌氧杆菌的主要菌属有类杆菌属和梭杆菌属。

1. 类杆菌属(Wolinella) 类杆菌属是临床上最重要的革兰阴性无芽胞厌氧杆菌,本菌属菌种较多,和致病有关的主要有脆弱类杆菌和产黑色素类杆菌。

(1)脆弱类杆菌:为小杆菌,可呈多形性,长短不一,两端钝圆且浓染,有荚膜和菌毛,与致病性有关,但无鞭毛和芽胞。本菌在腹部和会阴部感染、败血症等相应标本中常被分离到。在临床厌氧菌分离中,占分离株的 25%。

(2)产黑色素类杆菌:一般为小杆菌,有时呈长杆状,有荚膜与菌毛。因大肠埃希菌产生的维生素可供其生长,故易与大肠埃希菌混合感染。本菌常在口腔、牙龈感染及泌尿生殖道感染等相关标本中分离出。

2. 梭杆菌属(Fusobacterium) 本菌属均为两端尖细、呈梭形的革兰阴性菌,无荚膜和鞭毛。寄生于正常人的口腔和上呼吸道,可引起牙周炎、齿槽脓漏等口腔感染。当机体免疫力下降,可与奋森螺旋体混合感染引起奋森咽峡炎等。

(二)革兰阳性厌氧杆菌(Gram-positive anaerobic bacilli)

革兰阳性厌氧杆菌的主要菌属有丙酸杆菌属、双歧杆菌属、真杆菌属和乳酸杆菌属等。丙酸杆菌属中的痤疮丙酸杆菌与痤疮形成有关,其他菌属一般为正常菌群,在维护肠道正常功能、抗感染、抗肿瘤、降血脂等方面均有促进作用。特殊情况下,可成为内源性感染的条件致病菌。

（三）革兰阴性厌氧球菌(Gram-negative anaerobic cocci)

革兰阴性厌氧球菌有 3 个属,其中以韦荣菌属最重要。直径 0.3～0.5 μm,成对、成簇或呈短链状排列,是咽喉部主要厌氧菌,但在临床厌氧菌分离标本中,分离率小于 1%,且为混合感染菌之一。

（四）革兰阳性厌氧球菌(Gram-positive anaerobic cocci)

革兰阳性厌氧球菌有 5 个属,其中有临床意义的是消化链球菌属,主要寄居在阴道。在临床厌氧菌分离株中,占 20%～35%,为第 2 位,仅次于脆弱类杆菌,但亦大多为混合感染。

（五）微生物学检查及防治原则(microbiological examination,prevention and treatment principle)

1. 微生物学检查　标本采集应避免正常菌群的污染,严格执行无菌操作。最可靠的标本是切取或活检得到的组织标本,从感染深部吸取的脓汁也可。因厌氧对氧敏感,标本应尽量少接触空气并迅速送检,立即接种。要接种两个血琼脂平板,分别置于有氧和无氧中培养,只有无氧中生长才是专性厌氧菌。脓汁标本可直接涂片染色镜检,以供培养、判断结果时参考。

2. 防治原则　现尚无特异的预防方法,手术时应注意防止体内无芽胞厌氧菌污染创口。外科清创引流是预防厌氧菌感染的重要措施。治疗时可用氯霉素、氨苄青霉素、氧哌嗪青霉素、甲硝唑等,但脆弱类杆菌能产生 β-内酰胺酶,可破坏青霉素和头孢菌素,故治疗时对分离株进行抗生素敏感性测定很有必要。

第五节　动物源性细菌
Bacteria of Zoonosis

一、炭疽芽胞杆菌(*Bacillus anthracis*)

炭疽芽胞杆菌属于需氧芽胞菌属,简称炭疽杆菌,为人畜共患病原菌。

（一）生物学性状(biological character)

1. 形态与染色　本菌为革兰阳性粗大杆菌,两端平齐,无鞭毛。在感染组织中呈单个或短链,经培养后则形成长链,呈竹节状排列(图 8-14)。在机体内或含有血清的培养基上易形成荚膜。芽胞椭圆形,位于菌体中央,其宽度小于菌体横径。

2. 培养特性　专性需氧,营养要求不高,在琼脂平板上置于 37℃培养 24 h,可形成白色、边缘不整、扁平粗糙型菌落,低倍镜观察边缘呈卷发状。有毒菌株在含 NaHCO₃ 的血平板上,置于 5% CO₂ 环境中 37℃培养 24 h 可产生荚膜而形成黏液型菌落。液体培养基中呈沉淀生长。

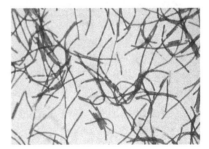

图 8-14　炭疽芽胞杆菌

3. 抵抗力　本菌繁殖体的抵抗力不强,但芽胞在干燥土壤或皮毛中能存活数年至 20 余年,牧场一旦被污染,传染性可持续数十年。煮沸 10 min 或干热 140℃ 3 h 才能被破坏,但对碘及氧化剂敏感,1∶2500 碘液 10 min、3% H₂O₂ 1 h 即可杀死芽胞。对青霉素、红霉素、氯霉素等均敏感。

（二）致病性与免疫性(pathogenicity and immunity)

荚膜和炭疽毒素(anthrax toxin)是本菌的主要致病物质。荚膜有抗吞噬作用,有利于细菌在组织内生存、繁殖和扩散。炭疽毒素主要是损害微血管内皮细胞,增加血管通透性,引起微循环障碍,易发生 DIC 和感染性休克而导致死亡。

炭疽芽胞杆菌主要是牛、马、羊等草食动物炭疽病的病原体。人因接触患病动物或受染皮毛而引起皮肤炭疽;食入未煮熟的病畜肉或污染食物引起肠炭疽;吸入含有病菌芽胞的尘埃可发生肺炭疽。

皮肤炭疽最多见,先在入侵处出现小疖、水疱,继而变成脓疱,最后坏死、溃疡并形成特有的黑色焦痂,同时患者常有高热、寒战等全身症状。如不及时治疗,可发展为败血症而死亡;肺炭疽初期出现呼吸道症状,继而出现全身中毒症状,病情危重;肠炭疽以全身中毒症状为主,伴有呕吐、肠麻痹及血便,2～3d 可死于毒血症。动物中肠炭疽较多见。

病后可获得持久免疫力,再次感染者甚少,由炭疽毒素中的保护性抗原产生抗体,具有抗感染作用。

(三)微生物学检查(microbiological examination)

根据炭疽病型分别采集渗出液、脓汁、痰液、粪便及血液等送检。病畜尸体严禁室外剖检,必要时可割取耳尖或舌尖送检。

取标本涂片进行革兰染色、镜检,若发现有荚膜的呈竹节状排列的革兰阳性大杆菌,结合临床症状即可初步诊断;将标本接种于普通琼脂平板、血琼脂平板孵育后,根据菌落特征,挑取可疑菌落,进一步做青霉素串珠试验或动物试验等进行鉴定。

(四)防治原则(prevention and treatment principle)

预防炭疽病的根本措施是加强病畜的管制,病畜应严格隔离,杜绝在无防护条件下现场剖检取材。死畜必须焚毁或深埋于 2 m 以下。对易感家畜应进行预防接种。有关人员可用炭疽减毒疫苗皮上划痕接种,免疫力可持续 1 年。治疗以青霉素为首选,也可选用四环素、红霉素、强力霉素等其他广谱抗生素。

二、鼠疫耶氏菌(*Yersinia pestis*)

鼠疫耶氏菌俗称鼠疫杆菌,是引起鼠疫(plague)的病原菌,鼠疫是一种自然疫源性烈性传染病。历史上曾有过三次世界性大流行,曾经夺去了很多人的生命。我国于 19 世纪末、20 世纪初也曾多次流行,死亡率极高。但新中国成立后,人间鼠疫已基本消灭。

(一)生物学性状(biological character)

1. 形态与染色 鼠疫杆菌为椭圆形,两端钝圆并浓染的粗短杆菌(图 8-15)。一般单个散在分布,有荚膜、无芽胞和鞭毛。革兰染色阴性。在陈旧培养物内或高盐培养基上呈明显多形态性。

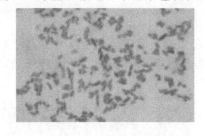

图 8-15 鼠疫杆菌

2. 培养特性 营养要求不高,兼性厌氧,最适生长温度为 28～30 ℃。在普通培养基上能生长,经 24～48 h 培养,可形成圆形细小、中央隆起的无色半透明菌落。在肉汤培养基的生长情况:从混浊生长到絮状沉淀,48 h 可形成菌膜,这种特征有鉴别意义。

(二)致病性与免疫性(pathogenicity and immunity)

鼠疫杆菌具有鼠毒素(murine toxin),可在细菌溶解后释放出来,作用于全身外周血管及淋巴管内皮细胞,引起炎症坏死出血,使血液浓缩致血压下降或休克,对肝、肾、心肌纤维有实质性损害。此外,本菌具有的荚膜和内毒素等也与致病性有关。

在自然疫源地中,本菌在鼠间传播,其传播媒介为鼠蚤。人类可通过三种途径感染而发生三种类型鼠疫。①腺鼠疫:由鼠蚤叮咬人体引起,以腹股沟或淋巴结肿胀化脓、全身中毒为主要特征。②肺鼠疫:可由吸入空气中鼠疫杆菌(原发性)或由腺型及败血型鼠疫转变而成(继发性)。③败血型鼠疫:腺鼠疫和肺鼠疫均可引起。如不及时治疗,可因休克、心力衰竭等在 2～3 d 内死亡。

鼠疫感染后,人体可获得持久免疫力,再次感染罕见。病后体内产生多种抗体,能中和毒素,病菌的消灭主要依靠吞噬细胞。细胞免疫比体液免疫更重要。

(三)微生物学检查及防治原则(microbiological examination,prevention and treatment principle)

对鼠疫杆菌的检测必须严格执行烈性传染病管理规则,由专门人员在特殊实验室内进行。预防鼠疫的基本原则:严格控制传染源,隔离可疑患者,严格执行检疫制度,切断传播途径,灭鼠灭蚤,应用鼠疫活疫苗皮上划痕方法,来提高人群免疫力。治疗常用氨基糖苷类及链霉素等,但必须早期足量。

三、布氏菌属(*Brucella*)

布氏菌属有多种,我国流行于牧区的是羊、牛、猪三种布氏菌,以羊布氏菌病最常见。人也可感染此菌。

(一)生物学性状(biological character)

1. 形态与染色 初次分离时多为小球杆状,无芽胞,无鞭毛,单个存在多见,毒力菌株有微荚膜,经传代培养后变为杆状。革兰染色阴性。

2. 培养特性 营养要求高,专性需氧,初次分离培养需 $5\%\sim10\%CO_2$。在血平板或肝浸液培养基上经 48 h 才出现透明微小光滑菌落。

3. 抵抗力 在自然界中本菌有较强的抵抗力,尤其在病畜的脏器和分泌物中,可存活 4 个月,在食品中可存活两个月,对阳光、热、消毒剂均敏感。日光照射 $10\sim20$ min、湿热 60 ℃ $10\sim20$ min,3%漂白粉等数分钟即可将其杀死。

(二)致病性(pathogenicity)

致病物质有荚膜和内毒素。羊、牛等多种动物可感染布氏菌,引起母畜流产等,病畜排出的细菌,可通过皮肤、消化道、呼吸道等途径传染给人,依靠荚膜保护在吞噬细胞内繁殖,并随吞噬细胞进入淋巴结及肝、脾、肾等实质器官,本菌可反复增殖并不断释放于血液引起严重菌血症,患者出现反复发热,故布氏菌病常称波浪热。

(三)微生物学检查及防治原则(microbiological examination, prevention and treatment principle)

急性期采血,慢性期采取骨髓进行分离培养后,根据菌落形态、生理学鉴定方法来确定。预防布鲁菌病除控制传染源、切断传播途径外,提高人群免疫力是必要的,应对接触病畜较多的人进行疫苗接种。急性期患者以抗生素治疗为主,首选药物为四环素及链霉素。

Summary

1. Many species including cocci and bacilli can cause pyogenic infection. The most common is *Staphylococcus aureus*. For infected patients, the effective antibiotics can be used as soon as possible on the basis of the drug sensitive test.

2. The intestinal infection bacteria were Gram-negative bacteria. The biological character of enteric bacilli is similar, so attention should be paid to the identification of biochemical reaction. *Vibrio cholerae* is the causative agent of cholera, pathogenic substance is mainly cholera enterotoxin. Cholera patients should pay attention to the timely replacement. There is a close relationship between the *Helicobacter pylori* infection and gastritis, gastric ulcer and gastric carcinoma.

3. *Mycobacterium tuberculosis* spread through various channels, its pathogenicity is related to bacterial component. It can cause multiple organ tuberculosis. The control principle is vaccinated, combined use of drugs.

4. Anaerobic bacteria often invade the body by wound infection. Wound anaerobic micro environment is an important condition for the growth and reproduction of bacteria. Anaerobic bacteria infection can cause tetanus or gas gangrene.

(李国利)

第九章 常见病毒
Common Virus

Learning guide

After studying this chapter the student should be able to answer the following questions：

1. What are the main types of respiratory viruses? Please list the disease that caused by them.

2. What is the foundation of typing and subtyping influenza virus? Briefly describe the relationship between influenza virus and its variation.

3. Briefly describe the principles of management of flu.

4. Describe the source of infection，route of transmission and specific prevention of poliovirus.

5. Compare the mode of transmission and the principles of management of HAV，HBV，HCV，HDV and HEV.

6. List the antigens and antibodies of HBV. What is the practical significance to check out them?

7. List the mode of transmission of epidemic type B encephalitis virus. What is its vehicle and what is its pathogenesis?

8. What is the natural reservior of hantavirus? List the routes of transmission of hantavirus.

9. List the routes of transmission of HIV. How to prevent HIV infection?

10. Briefly describe the pathogenic processes and clinical manifestations of HIV.

11. What are the common characteristics of human herpes virus?

12. What are the main types of human herpes virus? Please list the disease that caused by them.

13. Briefly describe the principles of management of rabies.

Key terms

viruses associated with respiratory infections；influenza virus；*Orthomyxoviridae*；*Paramyxovirus*；measles virus；subacute sclerosing panencephalitis，SSPE；mumps virus；rubella virus；adenovirus；poliovirus；poliomyelitis；coxsackievirus；enteric cytopathogenic human orphan virus，ECHO；*Rotavirus*；hepatitis virus；hepatitis B virus；hepatitis B surface antigen；hepatitis B surface antibody；hepatitis B virus core antigen；hepatitis B virus core antibody；hepatitis B virus e-antigen；hepatitis B virus e-antibody；arbovirus；*Flavivirus*；epidemic type B encephalitis virus；dengue virus；forest encephalitis virus；hemorrhagicfever；hantavirus；epidemic hemorrhagic fever；Xinjianghemorrhagic fever virus；human immunodeficiency virus；acquired immunodeficiency syndrome；*Retroviridae*；herpesvirus；eosinophilic intranuclear inclusions；herpes simplex virus；varicella-zoster virus；Epstein-Barr virus；nasopharyngeal carcinoma；cytomegalovirus；rabies virus

第一节　呼吸道感染病毒
Respiratory Viruses

呼吸道感染病毒是指主要以呼吸道为传播途径，侵犯呼吸道黏膜上皮细胞，引起呼吸道局部感染或呼吸道以外组织器官病变的病毒。在急性呼吸道感染中90%～95%由病毒引起,常见的有流行性感冒病毒、麻疹病毒、流行性腮腺炎病毒、风疹病毒、冠状病毒等。这类疾病的传染源主要是患者及病毒携带者,经飞沫传播,具有感染力强、传播快、潜伏期短、发病率高、流行广泛等特点。

一、流行性感冒病毒(influenza virus)

流行性感冒病毒简称流感病毒,属于正黏病毒科(*Orthomyxoviridae*),是引起人和动物(猪、马、禽类等)流行性感冒(流感)的病原体。流感病毒分为甲、乙、丙三型,其中甲型流感病毒抗原性最易发生变异,常造成局部流行,并曾多次引起世界性大流行。

(一)生物学性状(biological character)

1. 形态结构(morphology and structure)　流感病毒为有包膜的RNA病毒,多呈球形,直径80～120 nm,新分离株丝状多于球形。其结构主要包括内部的核心(即核衣壳)和外面的包膜(图9-1)。

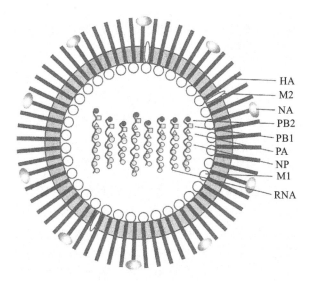

图9-1　流感病毒结构模式图

(1)核心(core):由蛋白质盘绕着单股的RNA组成,呈螺旋对称。含病毒核酸(nucleic acid)、核蛋白(nucleoprotein,NP)和RNA多聚酶(polymerase)。流感病毒的核酸分为8个节段(丙型为7个节段),这使病毒在复制中易发生基因重组,导致新病毒株的出现。核蛋白为可溶性抗原,免疫原性稳定,很少发生变异,具有型特异性,是流感病毒分型的依据,其相应抗体无中和病毒能力。

(2)包膜(envelope):由内、外两层组成,内层为病毒基因编码的基质蛋白(MP),主要作用为保护病毒核心并维持病毒外形与结构的完整性。M蛋白免疫原性稳定,具有型特异性。外层为来自宿主细胞的脂质双层膜,其上镶嵌有血凝素(hemagglutinin,HA)和神经氨酸酶(neuraminidase,NA)两种刺突,它们是划分流感病毒亚型的依据,抗原性极易发生变异。①HA能与人、鸡、豚鼠等多种红细胞表面N-乙酰神经氨酸(唾液酸)受体结合,引起红细胞凝集(简称血凝),与病毒的吸附、穿入宿主细胞有关。HA具有免疫原性,可刺激机体产生的相应抗体,能抑制血凝现象,并具有中和病毒的感染性,为保护性抗体。②NA具有酶活性,能水解宿主细胞表面糖蛋白末端N-乙酰神经氨酸,参与子代病毒的释放,并可破坏细胞膜上病毒特异性受体,促进病毒解离与扩散,但不能中和病毒的感染性。

2. 分型与变异(types and variation)　根据流感病毒NP和MP抗原的不同将其分为甲、乙、丙三型,三型之间无交叉反应;甲型流感病毒又根据其HA和NA的抗原性不同区分为若干亚型。乙型和丙型的抗原性较稳定,至今尚未发现亚型。流感病毒的包膜抗原(HA和NA)易发生变异,尤以甲型流感病毒变异频繁。流感病毒的变异有两种形式:

(1)抗原漂移(antigenic drift):变异幅度小,由基因组自发的点突变所造成,属量变,引起甲型流感周期性的局部中、小型流行。

(2)抗原转变(antigenic shift):变异幅度大,由基因组发生重新排列所造成,产生新亚型,属质变,由于人群对新亚型的流感病毒普遍缺乏免疫力,因此,往往引起较大规模的流行,甚至世界性大流行。近一个世纪,甲型流感病毒迄今已经历过数次大变异。

3.培养特性与抵抗力(cultural characteristics and resistance) 流感病毒可用鸡胚和细胞培养。其抵抗力较弱,不耐热,56 ℃ 30 min 即被灭活;室温下感染性很快消失,在 0~4 ℃ 能存活数周,−70 ℃ 以下可长期保存。对干燥、紫外线、甲醛、乙醚、乳酸等敏感。

(二)致病性与免疫性(pathogenicity and immunity)

1.致病性(pathogenicity) 流感病毒所致疾病为流感。传染源主要是患者,病毒随飞沫传播而侵入易感者呼吸道黏膜上皮细胞,在细胞内增殖,引起上皮细胞的破坏、变性和脱落,黏膜充血、水肿。潜伏期 1~4 d,患者出现鼻塞、流涕、咳嗽、咽痛等上呼吸道感染的症状。发病初期 2~3 d 内,鼻腔分泌物中含大量病毒,传染性最强。流感病毒多在局部增殖,很少入血形成病毒血症。但病毒可产生毒素样物质入血,引起发热、头疼、全身肌肉疼痛等中毒症状。无并发症的患者,病程一般为 5~7 d。但婴幼儿、年老体弱、免疫力低下、心肺功能不全者在感染后 5~10 d,易继发细菌感染,特别是肺炎,常危及生命。

2.免疫性(immunity) 病后机体产生的呼吸道局部 SIgA 为抗 HA 的中和抗体,可抵抗同型病毒的再感染,一般维持 1~2 年,但不同亚型之间无交叉免疫。NA 抗体可抑制新合成病毒的释放,阻止病毒扩散。

(三)微生物学检查(microbiological examination)

在流感暴发流行期间根据临床表现,一般不难做出诊断。为监测病毒的抗原变异和流行情况,则需进行病毒分离鉴定等。

(四)防治原则(control principle)

迄今尚无特效治疗方法,故流感以预防为主。早发现,及时隔离患者,防止传播。在流行期间应尽量避免人群聚集,公共场所空气要流通,并用乳酸蒸气进行空气消毒,因乳酸蒸气能灭活空气中的流感病毒。预防接种流感病毒疫苗是最有效的预防方法,但必须与当前流行株的型别基本相同,流感疫苗有灭活疫苗和减毒活疫苗两种。治疗主要是对症治疗和预防继发细菌感染。盐酸金刚烷胺可抑制甲型流感病毒脱衣壳,对流感的治疗有一定作用;利巴韦林对甲、乙型流感病毒有抑制作用;干扰素或干扰素诱生剂及板蓝根、大青叶、螃蜞菊等中草药有一定疗效。

二、副黏病毒(*Paramyxovirus*)

副黏病毒主要包括麻疹病毒、腮腺炎病毒、呼吸道合胞病毒、副流感病毒及间质性肺炎病毒等,均可经呼吸道感染,引起相关疾病。副黏病毒的核酸不分节段,抗原性较稳定。

(一)麻疹病毒(measles virus)

麻疹病毒是引起麻疹的病原体。麻疹是冬春季儿童最常见的一种急性呼吸道传染病,以发热、呼吸道卡他症状、结膜炎、口腔黏膜斑及全身斑丘疹为特征,因以全身皮肤斑丘疹为其临床特征,故称麻疹。易感者接触后发病率几乎达 100%,常因并发症导致死亡,自普遍使用麻疹减毒活疫苗以来,发病率大大降低。

麻疹病毒为球形有包膜的单链 RNA 病毒,核酸不分节段。包膜上有血凝素和融合因子(F 蛋白)两种刺突,前者与病毒吸附有关,后者可促进宿主细胞膜与病毒、细胞与细胞间的融合,形成多核巨细胞。病毒在感染细胞核和胞质内形成嗜酸性包涵体。抗原性稳定,只有一个血清型。麻疹病毒对各种理化因素抵抗力较弱,加热 56 ℃ 30 min 及一般消毒剂均易将病毒灭活。

人是麻疹病毒的唯一宿主,急性期麻疹患者为传染源,主要通过飞沫传播,也可通过用具、玩具间接传播。潜伏期为 10~14 d,病毒由呼吸道或眼结膜侵入人体,先在呼吸道上皮细胞内增殖,随后进入血流形成第一次病毒血症。患者可表现发热、咳嗽、流涕、流泪、眼结膜充血、口颊黏膜出现灰白色外绕红晕的黏膜柯氏(Koplik)斑,有助于临床早期诊断。血流中的病毒随后侵入全身淋巴组织和单核-巨噬细胞系统中进一步增殖,病毒再次入血形成第二次病毒血症,继而侵犯全身皮肤、黏膜及中枢神经系统,表现为细胞病变。此时患儿全身皮肤由颈、躯干、四肢相继出现红色斑丘疹,出疹期病情最严重。数日后体温下降,皮疹渐消退,若无并发症可自愈。但患儿抵抗力低下、护理不当易并发细菌感染,最常见的并发症是肺炎,死亡率高。尚有百万分之一麻疹患者在其恢复后多年(平均 7 年),出现亚急性硬化性全脑炎(subacute sclerosing panencephalitis,SSPE),该病是一种中枢神经系统慢发病毒感染,患者大脑功能发生渐进性衰退,表现为反应迟钝、精神异常、运动障碍,最后因昏迷而死亡。

麻疹愈后可获牢固免疫力,很少发生再感染。6 个月以内的婴儿,因从母体获得自然被动免疫(IgG),故不易感。6 个月~5 岁的婴幼儿易感性高,因此时从母体获得的抗体逐渐消失,而自身免疫系统尚未健全。5 岁后易感性下降。但近年来,由于广泛接种麻疹减毒活疫苗,麻疹发病年龄有后移现象,致使成人麻疹较以往多见,其症状不很典型。

(二)腮腺炎病毒(mumps virus)

腮腺炎病毒是流行性腮腺炎的病原体,是一种儿童和青少年多发的呼吸道传染病。只有一个血清型,人是其唯一的宿主,病毒通过飞沫或唾液污染食具或玩具,在人群中传播。该病好发于冬春季节,潜伏期为 2~3 周,主要症状为一侧或双侧腮腺肿大、疼痛、发热等,若无合并感染持续 1~2 周可自愈。青春期感染者,男性易合并睾丸炎,女性易合并卵巢炎,病毒性脑炎亦常见。病后或隐性感染后,可获得牢固免疫力。

(三)风疹病毒(rubella virus)

风疹病毒是风疹的病原体。人是风疹的唯一传染源,儿童是主要易感者。只有一个血清型,病毒经呼吸道传播,潜伏期为 2~3 周,病毒先在上呼吸道黏膜上皮细胞增殖后进入血流而扩散到全身。表现为发热、麻疹样出疹,但较轻,伴耳后和枕下淋巴结肿大。成人的症状比较重,可出现关节炎、血小板减少性紫癜、出疹后脑炎等。病后大多预后良好。风疹病毒感染最严重的危害是经垂直传播导致胎儿先天性感染。未感染过风疹病毒的孕妇,以孕期 5 个月内感染风疹病毒对胎儿危害最大,引起胎儿死亡或出生后表现为先天性心脏病、耳聋、白内障、智力发育下降等畸形,这些先天损害统称为先天性风疹综合征。风疹病毒感染后可获得牢固免疫力。有计划的接种风疹疫苗对优生优育有重要意义。

三、腺病毒(adenovirus)

腺病毒是一群分布十分广泛的 DNA 病毒。能引起人类呼吸道、胃肠道、泌尿系及眼的疾病。少数对动物有致癌作用。

(一)生物学性状(biological character)

腺病毒颗粒直径 70~90 nm,无包膜,呈 20 面体立体对称,衣壳由 252 个壳微粒组成,其中 20 面体 12 个顶角的壳粒称为五邻体(penton),由基底和一根纤维突起组成,对细胞有毒性。纤维突起含有病毒吸附蛋白和型特异性抗原,还具有血凝性。人类腺病毒有 49 个型。

人类腺病毒不能在鸡胚中增殖,上皮样人细胞系 HeLa 细胞和人胚原代细胞培养最敏感,能引起细胞肿胀、变圆、聚集成葡萄串状的典型细胞病变。腺病毒对酸碱度及温度的耐受范围较宽,36 ℃ 7 d 病毒感染力无明显下降。对脂溶剂和酶类均有抵抗作用,但 56 ℃ 30 min 可将其灭活。

(二)致病性与免疫性(pathogenicity and immunity)

人腺病毒中部分型别有致病性,最常见的是 1~7 型。腺病毒主要感染儿童,幼儿急性上呼吸道感染约 5% 由腺病毒引起,成人感染很少发生于呼吸道。主要通过呼吸道、胃肠道和密切接触从人传播到人,可通过手将病毒传播到眼,消毒不充分的游泳池还能引起腺病毒感染的暴发流行。40、41、42 三型腺病毒主要引起婴儿腹泻,称为肠道腺病毒。疾病一般为自限性,感染后可获得长期持续的型特异性免疫力。A、B 组病毒在某些新生动物可诱发肿瘤,对人未发现致癌作用。

(三)微生物学检查(microbiological examination)

1.病毒分离(viral isolation) 自急性期患者咽、直肠、结膜等处采取标本,迅速接种敏感细胞,根据特征性细胞突变及抗原性鉴定病毒。

2.血清学检查(serological examination) 取急性期和恢复期血清进行补体结合试验,抗体升高 4 倍或 4 倍以上,可判断为近期感染。中和试验和血凝抑制试验可判定型别。

（四）防治原则（control principle）

因存在许多健康带毒者，隔离患者对防止腺病毒传播几乎无效。加强游泳池和浴池水的消毒，可使水传播性结膜炎暴发的危险性降至最低，在做眼部检查时应严格执行无菌操作，对所用设备充分灭菌，也可控制流行性结膜炎的发生。对腺病毒感染的治疗仍无有效药物。

第二节　肠道感染病毒
Enterovirus

肠道感染病毒是指经消化道侵入并引起消化道及其他组织器官病变的一类病毒。其种类繁多，主要包括肠道病毒和轮状病毒等。

一、肠道病毒（*Enterovirus*）

（一）肠道病毒的共同特性（common characteristics of enterovirus）

1. 生物学性状（biological character）　病毒体呈球形，无包膜。直径 17～28 nm，呈 20 面体立体对称。核酸为单股正链 RNA，具有 mRNA 的功能和感染性，其蛋白质成分主要由 4 个多肽（VP1～VP4）构成。肠道病毒在灵长类上皮样细胞中生长最好。常用的有猴肾、人胚肾、人胚肺、人羊膜和 HeLa 细胞等。病毒在胞质内复制，迅速引起细胞病变，致使细胞变圆、坏死、脱落。柯萨奇病毒对乳鼠有致病性，可通过接种乳鼠来分离该类病毒。肠道病毒耐酸，对胃酸、普通消毒剂（如 70% 乙醇、5% 来苏尔）等有抵抗作用；对氧化剂如 1% 双氧水和含氯消毒剂较敏感。此外，肠道病毒对高温、干燥、紫外线等敏感，56 ℃ 30 min 可灭活病毒。有机物可保护病毒，病毒在粪便和污水中可存活数月。

2. 致病性与免疫性（pathogenicity and immunity）

（1）传染源与传播途径（sources of infection and transmission）：人类是肠道病毒的天然宿主，儿童是最敏感的人群。传染源为患者及隐性感染者。主要经粪-口途径传播。病毒通过粪便排出，因此粪便污染的食物、水源和用具等是主要的传染源，而媒介昆虫、苍蝇、蟑螂等偶可成为传染源。流行季节主要在夏秋季，一般呈散发流行或地区性暴发流行。

（2）致病性（pathogenicity）：病毒从感染胃肠道开始，在咽部及肠道淋巴组织中增殖，侵入血流、神经组织和其他组织，引起以炎症为主要病理变化的多种多样的临床表现。一种病毒可引起多种病变；同一种病变可由多种病毒引起，如脊髓灰质炎、无菌性脑膜炎、疱疹性咽峡炎、结膜炎、流行性肌痛、甲型肺炎等。近年来的研究结果表明，由肠道病毒引起的心肌炎或心包炎、肾炎和肌炎等除病毒原发感染作用外，还有免疫病理反应的参与。

（3）免疫性（immunity）：机体受病毒感染后，肠道局部可出现特异性 SIgA，SIgA 能清除肠道内的病毒，在阻止病毒进入血流中起重要作用。血液中的 IgM、IgG 抗体（主要是中和抗体）可阻断病毒向中枢神经系统和其他部位扩散并将病毒清除。中和抗体在体内存留的时间较长，对同型病毒感染有牢固的免疫力，但对不同型别病毒感染无保护作用。

3. 微生物学检查（microbiological examination）

（1）病毒分离与鉴定（separation and identification of virus）：从患者体液（胸腔积液、心包液、脑脊液、血液、疱疹液等）或活检及尸检组织分离出病毒有诊断价值，但单从咽拭子或粪便中分离到病毒不能确诊。如从有上述临床症状群患者的咽拭子或粪便中重复分离到同一型病毒，且从周围患同样疾病者中也检出相同的病毒，且病毒分离率远高于正常人群，则有诊断的参考价值。

（2）血清学检查（serological examination）：早期和恢复期血清中和抗体效价增高 4 倍以上，有诊断价值。

（二）脊髓灰质炎病毒（poliovirus）

脊髓灰质炎病毒为脊髓灰质炎（poliomyelitis）的病原体。该病是一种侵犯中枢神经系统的急性传病,临床表现以发热、咽痛、肢体疼痛多见,部分患者由于脊髓前角运动神经细胞受损害而出现肢体肌肉弛缓性麻痹。因多见于儿童,故又称小儿麻痹症。

脊髓灰质炎分布广泛,世界各地均有流行。自20世纪50年代末期开展活疫苗预防接种以来,发病率逐年下降,目前在大多数发达国家已基本被消灭。

1. 结构(structure) 球形,直径27 nm,核心为单股正链RNA,无包膜。核衣壳呈二十面体立体对称,由VP1、VP2、VP3和VP4四种结构蛋白组成。其中VP1、VP2、VP3暴露在病毒颗粒表面,是病毒与宿主细胞表面受体结合的部位,也是与中和抗体Fab段结合发生免疫反应的部位;VP4存在于病毒内部,紧靠RNA,可能在维持病毒构型中起重要作用,如除去VP4则病毒抗原性下降甚至消失。

2. 抗原性与型别(antigenicity and type) 脊髓灰质炎病毒有两种不同的抗原,一种为具有感染性的完整病毒颗粒,称为致密(dense,D)抗原,系成熟的、有感染性的病毒颗粒,是该病毒的中和抗原,具有型特异性,用中和试验可将脊髓灰质炎病毒分为Ⅰ型、Ⅱ型、Ⅲ型,三型间无交叉反应。另一种为空壳颗粒,称为无核心(coreless,C)抗原,系完整病毒颗粒经过56 ℃灭活后,RNA释放出来,或为未装配核心的空心衣壳,是一种耐热的抗原成分,与三型病毒的抗血清均呈补体结合阳性反应。

3. 临床表现(clinical features) 人是脊髓灰质炎病毒的唯一天然宿主,这是因为在人细胞膜表面有一种受体,与病毒衣壳上的结构蛋白VP1具有特异的亲和力,使病毒得以吸附到细胞上。受病毒感染后,绝大多数人(90%～95%)呈隐性感染,而显性感染者也多为轻症感染(4%～8%),只有少数患者(1%～2%)发生神经系统感染,引起严重的症状和后果。根据显性感染患者的临床表现可分为三种类型。①轻型:病症似流感,有发热、乏力、头痛、肌痛,有时伴有咽炎、扁桃腺炎及胃肠炎症状。症状持续4～5 d后即退去。②非麻痹型(又称无菌性脑膜炎型):患者具有典型的无菌性脑膜炎症状,下肢疼痛,颈或背痛,可查出有轻度颈项强直及脑膜刺激症状,脑脊液中淋巴细胞增多。③麻痹型:病毒从血液侵入中枢神经系统,当累及脊髓腰膨大部前角运动神经细胞时,造成肌群松弛、萎缩,最终发展为松弛性麻痹。极个别患者,病毒可累及颅下神经及脊髓颈区前角神经细胞,造成咽、软腭、声带麻痹,患者常因呼吸、循环衰竭而死亡。上述临床表现的严重程度取决于多种因素,如毒株的毒力、感染病毒的相对数量、机体免疫功能状态等。过度疲劳、创伤、妊娠、扁桃腺切除、近期有以明矾为佐剂的疫苗接种史等易促使麻痹发生。

4. 流行病学特点(epidemiological features) 世界各国都有发病,但在普种疫苗地区发病率大大减少,几乎无发病,但仍有四个国家呈流行状态:尼日利亚、印度、巴基斯坦和阿富汗。本病一年四季均可发生,以夏秋为多。一般以散发为多,带毒粪便污染水源可引起暴发流行。引起流行的病毒型别以Ⅰ型居多,潜伏期通常为7～14 d,最短2 d,最长35 d。在临床症状出现前后病人均具有传染性。

5. 防治原则(control principle) 目前尚无特异的治疗脊髓灰质炎病毒感染的药物。对该病的控制主要依赖于疫苗的使用,被动免疫仅用于个别情况。

(1)主动免疫(active immunity):预防脊髓灰质炎最有效的方法。脊髓灰质炎疫苗有salk灭活疫苗(inactivated polio vaccine,IPV)及sabin减毒活疫苗(oral polio vaccine,OPV)。IPV由三型病毒经甲醛灭活后混合制成,采用肌内注射,可诱导机体产生中和抗体。其优点是便于保存及运输,无减毒株返祖现象,且副作用较少。OPV是用减毒变异株制成的,采用口服,方法简便,不但可使机体产生抗体,还能刺激肠壁浆细胞产生SIgA,对野毒株有消灭作用,从而切断其在人群中的传播,因而OPV的免疫效果更好。另外活疫苗病毒排出体外,使接触者受到感染而获得免疫。但减毒活疫苗不耐热,保存及运输均需冷藏,而且有恢复毒力的危险,在免疫缺陷人体内易致麻痹。

目前世界上大多数国家(包括我国)已将单价脊髓灰质炎活疫苗免疫改为三价活疫苗免疫法,我国自1986年实行卫生部颁布的2月龄开始连服三次,每次间隔一个月,4岁时加强一次的免疫程序,可保持持久免疫力。其优点是服用次数少,免疫效果好。

(2)被动免疫(passive immunity):用人免疫球蛋白来保护脊髓灰质炎病毒的接触者。此球蛋白往往含有三型病毒的抗体,及时给予可中和血液中的病毒。被动免疫仅用于做过扁桃腺切除的儿童、未服过疫苗的年幼儿、未经过免疫接种而又必须接触脊髓灰质炎患者的医务人员等。免疫效果可保持3～5周。

(三)柯萨奇病毒、埃可病毒、新型肠道病毒(coxsackie virus,ECHO virus,new enterovirus)

柯萨奇病毒、埃可病毒及新型肠道病毒分布广泛。依病毒亚群和血清型不同或对不同组织的亲嗜性不同,可引起各种不同的疾病。

1. 病毒型别与抗原性(type of virus and antigenicity)

(1)柯萨奇病毒(coxsackie virus):柯萨奇病毒对乳鼠的敏感性很高,根据它们感染乳鼠产生的病灶,柯萨奇病毒可以分为A、B两组。A组包括1～22,24型(23型已归入埃可9型),B组有6型病毒。通过型特异性抗原,经中和试验、ELISA方法等可以对各型进行鉴定。所有的B组及A组的第9型有共同的组特异性抗原,在B组内病毒之间有交叉反应,但是A组病毒没有共同的组特异性抗原。A组某些型别的型特异性抗原可在37 ℃引起人类O型红细胞凝集反应。

(2)埃可病毒(ECHO virus):埃可病毒最早在脊髓灰质炎流行期间从人的粪便中分离出,当时不知与人类何种病毒相关,故称为人类肠道致细胞病变孤儿病毒(enteric cytopathogenic human orphan virus,ECHO),简称埃可病毒。包括1～9,11～27,29～33型(10型归入呼肠孤病毒(reovirus),28型归入鼻病毒,34型是CoxA24型的变种),共31个血清型。各型的差异在于其衣壳上的特异性抗原,这可以用中和试验加以区别。埃可病毒没有属特异性抗原,但有异型交叉反应。在埃可病毒31个型中,有12个型具有凝集人类O型红细胞的能力。

(3)新型肠道病毒(new enterovirus):新分离的肠道病毒不再归属于柯萨奇病毒或埃可病毒,从68号开始编号命名,目前已编号到72型,第72型是甲型肝炎病毒,将于肝炎病毒一章讨论。

2. 临床表现(clinical features)　柯萨奇病毒、埃可病毒、新型肠道病毒的流行病学特点和致病机理与脊髓灰质炎病毒相似,但各自攻击的靶器官不同。脊髓灰质炎病毒往往侵犯脊髓前角运动细胞,而柯萨奇病毒、埃可病毒和新型肠道病毒更容易感染脑膜、肌肉和黏膜等部位。人体受感染后,约60%呈隐性感染。出现临床症状时,由于侵犯的器官组织不同而表现各异。

(1)无菌性脑膜炎:肠道病毒感染中极为常见的一种综合病症。在夏季流行时,不易与轻型的流行性乙型脑炎相区别。发病特点为短暂的发热,类似感冒,相继出现头痛、咽痛、恶心、呕吐和腹泻。进一步发展可出现颈项强直,嗜睡,脑脊液细胞数和蛋白质含量增加,病程1～2周。

(2)麻痹:在上述无菌性脑膜炎的基础上,部分病例可进入麻痹期,临床表现出特有的脊神经支配的肌群或部分肌群麻痹。

(3)疱疹性咽峡炎:多见于儿童,主要由柯萨奇A组及B组病毒引起,以夏秋季多见。患者突然发热、咽痛厌食、吞咽困难。在咽腭弓、咽部、扁桃腺及软腭边缘出现散在性小疱疹、破溃形成表浅溃疡。

(4)心肌炎和心包炎:常发生在新生儿,起病急,发热、上呼吸道感染症状、食欲减退、稀便,继而出现呼吸困难、唇发绀、面苍白、心动过速等,重者很快出现心衰;在儿童和成人表现为呼吸道感染症状,心动过速、心电图表现异常等,预后不良。

(5)肌痛或肌无力:大多数由柯萨奇B组病毒引起。常有发热和阵发性肌痛,可累及全身肌肉,以胸腹部多见,尤以膈肌最易受累。肌痛轻重不一,活动时疼痛加剧。有的病例表现为肌无力。病程一周左右,预后良好。

(6)急性出血性结膜炎:主要由肠道病毒70型引起,俗称"红眼病"。本病传染性强,常发生暴发流行,人群普遍易感。潜伏期24 h左右,主要表现为眼睑红肿,结膜充血,流泪,可有脓性分泌物及结膜下出血,但极少累及巩膜和虹膜,大多在1～2周内自愈。

应当指出的是,肠道病毒血清型别繁多,不同型别病毒可以引起相同的病症,而同样型别的病毒在不同条件下也可引起不同的临床病症,因此确定任何一个型别作为某种病症的病原是困难的。另外目前肠道病毒各型别对人体的侵害范围仍在研究之中,将来可能会发现更多的临床病症与肠道病毒感染有关。

3. 防治原则(control principle)　无特效的预防和治疗方法。注意休息,针对临床表现进行对症治疗。预防继发感染。对有感染性的病人应当隔离。

二、轮状病毒(*Rotavirus*)

人类轮状病毒归类于呼肠孤病毒科(*Reoviridae*)轮状病毒属,是婴幼儿急性腹泻的主要病原体。全世界因急性胃肠炎而住院的儿童中,有40%～50%为轮状病毒所引起。

（一）生物学性状（biological character）

1. 形态结构（morphology and structure） 球形，核心为双股RNA，有双层衣壳，每层衣壳呈20面体对称。内衣壳的壳微粒沿着病毒体边缘呈放射状排列，形同车轮辐条。完整病毒大小为70～75 nm，无外衣壳的粗糙型颗粒为50～60 nm。具双层衣壳的病毒体有传染性。

2. 抗原与分型（antigenicity and type） 病毒核心RNA由11个基因片段组成。每个片段含一个开放读码框架，分别编码6个结构蛋白（VP1、VP2、VP3、VP4、VP6、VP7）和5个非结构蛋白（NSP1～NSP5）。VP6位于内衣壳，为组和亚组特异性抗原，根据内衣壳VP6的抗原性，轮状病毒可分为7个组（A～G）。引起人类腹泻的主要是A组和B组。

3. 抵抗力（resistance） 轮状病毒对理化因子及外界环境有较强的抵抗力，在粪便中可存活数天至数周，病毒经乙醚、氯仿、反复冻融、超声、37 ℃ 1 h或室温（25 ℃）24 h等处理，仍具有感染性，耐酸、碱，在pH3.5～10.0之间都具有感染性。95%乙醇是最有效的病毒灭活剂，56 ℃加热30 min也可灭活病毒。

（二）致病性与免疫性（pathogenicity and immunity）

人类轮状病毒感染常见于6个月～2岁的婴幼儿，主要在冬季流行，主要经粪-口途径传播。病毒侵犯小肠细胞的绒毛，潜伏期（incubation period）为1～2 d。病毒在胞质内增殖，受损细胞可脱落至肠腔而释放大量病毒，并随粪便排出。患者最主要的症状是腹泻，其原因可能是病毒增殖影响了细胞的搬运功能，妨碍钠和葡萄糖的吸收，使细胞渗透压发生改变，导致水、电解质平衡失调，大量水分进入肠腔，引起严重水样腹泻。临床表现为突然发病，发热，水样腹泻，每日5～10次以上，常伴有呕吐、腹痛等症状，一般为自限性，可完全恢复。重者可出现脱水和酸中毒，如不及时治疗，可因发生脱水、酸中毒而导致死亡。

病毒感染后可刺激机体产生型特异性抗体IgM和IgG，对同型病毒有保护作用，特别是肠道SIgA。由于婴幼儿免疫系统发育尚不完善，SIgA产生量低，加之抗体对异型病毒只有部分保护作用，故病愈后还可重复感染。

（三）微生物学检查（microbiological examination）

传统的方法是对腹泻粪便液直接做电镜或免疫电镜检查，检出率达90%～95%。由于耗时长，且受设备上的限制，很难普遍应用。世界卫生组织已将ELISA双抗体夹心法列为诊断轮状病毒感染的标准方法，目前国内外均有相应试剂盒出售。此外，核酸电泳和核酸杂交已逐渐成为常规技术，在诊断、鉴别及分子流行病学研究中均发挥重要作用。

（四）防治原则（control principle）

重视饮用水卫生，并注意防止医源性传播，医院内应严格做好婴儿病区及产房的婴儿室消毒工作。目前尚无特异有效治疗药物，主要采用及时输液，纠正电解质失衡等支持疗法，以减少婴儿的死亡率。国外曾有报道轮状病毒活疫苗可使儿童获得保护，国内活疫苗正在研制之中。

第三节　肝炎病毒
Hepatitis Virus

肝炎病毒是以侵犯肝细胞为主并引起病毒性肝炎的一组不同种属的病毒。目前公认的主要有甲型、乙型、丙型、丁型和戊型肝炎病毒，此类病毒分属不同的病毒科，其传播途径和发病特点各异，但均引起病毒性肝炎。近年来还发现一些与人类肝炎相关的病毒如己型肝炎病毒（HFV）、庚型肝炎病毒（HGV）、输血传播肝炎病毒（transfusion transmitte virus，TTV）。流行病学研究发现，HFV是一类经消化道传播的病原体，由于病毒分离与基因克隆均未成功，本章将不作介绍。HGV与TTV的基因组序列均已明确，但其作为人类肝炎病原体的致病性仍有争议。此外，还有一些病毒如巨细胞病毒、EB病毒、黄热病病毒等也可引起肝炎，但不列入肝炎病毒范畴。

一、甲型与戊型肝炎病毒(hepatitis A virus and hepatitis E virus)

甲型肝炎病毒和戊型肝炎病毒均为从感染者粪便排出,污染食物或水源,经粪-口途径传播的急性传染病,多为隐性感染及亚临床感染,仅少数人表现为急性肝炎。一般可完全恢复,不转为慢性肝炎,亦无慢性携带者。

(一)甲型肝炎病毒(hepatitis A virus,HAV)

1. 生物学性状(biological character) HAV 呈球形,直径约为 27 nm,无包膜,衣壳由 60 个壳微粒组成,呈 20 面体立体对称结构,每一壳微粒由 4 种不同的多肽即 VP1、VP2、VP3 和 VP4 所组成,HAV 的衣壳蛋白有抗原性(HAVAg),可诱生抗体,仅发现一个血清型。病毒核酸为单股正链 RNA,具信使 RNA 的功能,并有传染性。

HAV 对热、酸、乙醚等有较强的抵抗力,能耐受 56 ℃30 min。在自然界存活能力强,在粪便和污水中可存活数月,因此可通过粪便污染水源引起暴发流行。100 ℃ 5 min 可灭活病毒。对紫外线、乙醇、甲醛、石炭酸、漂白粉等较敏感,可消除其传染性。

2. 致病性与免疫性(pathogenicity and immunity) 甲型肝炎病毒多侵犯儿童及青年。HAV 主要通过粪-口途径传播,传染源为患者和隐性感染者。潜伏期为 15～50 d,患者于发病前后各两周内均可自粪便排毒。HAV 随患者粪便排出体外,通过污染水源、食物、海产品(毛蚶等)、食具等传播而造成散发性流行或大流行。发病后 2 周开始,随着肠道中抗-HAV IgA 及血清中抗-HAV IgM/IgG 的产生,粪便中不再排出病毒。1988 年上海曾发生因生食 HAV 污染的毛蚶而暴发甲型肝炎流行,患者多达 30 余万,危害极大。

HAV 经口侵入人体,在口咽部或唾液腺中早期增殖,然后在肠黏膜与局部淋巴结中大量增殖,并侵入血流,引起短暂的病毒血症,最终侵犯靶器官(肝脏),在肝细胞内增殖而致病。除病毒的直接作用外,机体的免疫应答在引起肝组织损害中起一定作用。甲型肝炎的临床表现有发热、乏力、食欲不振、腹胀、恶心、厌油,继而出现肝脏肿大、压痛、肝功能损害,部分患者出现黄疸。2～4 周可恢复,预后良好,不会转变为慢性肝炎。HAV 无论显性或隐性感染后,机体均可产生抗-HAV 的 IgM 和 IgG 抗体,前者在急性期和恢复早期出现;后者在恢复后期出现,并可在体内维持多年,可阻止再感染,获得牢固免疫力。另外有活力的 NK 细胞,特异性细胞毒 T 细胞(CD8$^+$)在消灭病毒、控制 HAV 感染中亦很重要。

(二)戊型肝炎病毒(hepatitis E virus,HEV)

戊型肝炎病毒是戊型肝炎的病原体,主要经粪-口途径传播,常因患者的粪便污染水源和食物引起散发或暴发流行。HEV 的主要传染源是潜伏期末和急性期初的患者,因此期粪便排毒量最大,传染性最强。HEV 潜伏期为 10～60 d,平均为 40 d。经胃肠道进入血液,在细胞肝内复制,释放到血液和胆汁中,随粪便排出体外。临床上表现为急性戊型肝炎(包括急性黄疸型和无黄疸型)、重症肝炎(死亡率高)及胆汁淤滞性肝炎。多数患者于发病后 6 周即恢复,不发展为慢性肝炎。孕妇感染 HEV 后病情常较重,常发生流产或死胎,病死率达 10%～20%。

二、乙型与丙型和丁型肝炎病毒(hepatitis B virus,hepatitis C virus and hepatitis D virus)

(一)乙型肝炎病毒(hepatitis B virus,HBV)

乙型肝炎病毒是乙型肝炎(简称乙肝)的病原体。HBV 在世界范围内传播,全世界共有 20 亿人感染 HBV,2.4 亿多人患有慢性(长期)肝脏感染性疾病,每年约有 60 万人死于急性或慢性乙型肝炎。乙型肝炎的危害性比甲型肝炎大,约 10% 乙型肝炎可转变为慢性肝炎,部分慢性活动性肝炎转变为肝硬化、肝癌,HBV 携带者发生原发性肝癌的危险性大。

1. 生物学性状(biological character)

1)形态与结构(morphology and structure) 用电子显微镜观察乙型肝炎患者的血清标本,可看到三种不同形态的颗粒。①大球形颗粒,为完整有传染性的 HBV,直径为 42 nm。具有双层衣壳结构,其外衣壳相当于一般病毒的包膜,由脂质双层与蛋白质构成。内衣壳呈 20 面体立体对称,相当于一般病毒的衣壳,含有环状双股 DNA 和 DNA 多聚酶。这种大球形颗粒是 Dane 于 1970 年首先在乙肝患者的血清中发现的,故又称 Dane 颗粒。②小球形颗粒,大量存在于 HBV 感染者血液中。直径为 22 nm,不含 DNA 和 DNA 多聚酶,是 HBV 在肝细胞内组装过程中过剩的衣壳,不具有传染性。③管形颗粒,直径 22 nm,长 100～700 nm,成分与小球形颗粒相同,是聚合起来的小球形颗粒。

2)抗原组成(antigen)

(1)表面抗原(hepatitis B surface antigen,HBsAg):HBV 的外衣壳抗原,由 S 基因编码(图 9-2),化学成分是糖脂蛋白,分子质量为 25 kD,存在于 Dane 颗粒、小球形和管形颗粒的表面。因 HBsAg 大量存在于感染者血液中,故是 HBV 感染的主要标志。HBsAg 具有抗原性,可刺激机体产生具有特异保护性的乙型肝炎表面抗体抗-HBs(hepatitis B surface antibody,HBs-Ab)中和抗体,也是制备疫苗的主要成分。抗-HBs 具有防御 HBV 感染的作用,患者血清中出现抗-HBs,是乙型肝炎恢复的标志。PreS1 及 PreS2 抗原具有吸附于肝细胞受体的表位,其抗原性比 HBsAg 更强,抗-PreS2 及抗-PreS1 能通过阻断 HBV 与肝细胞结合而起抗病毒作用。

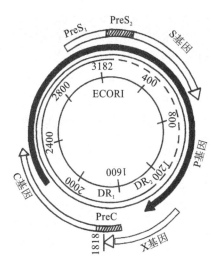

图 9-2 乙肝病毒基因结构模式图

已知 HBsAg 有不同的亚型(subtype),各亚型均有共同抗原表位 a(称为 a 抗原),此外还有两组互相排斥的亚型抗原表位(d/y 和 w/r)。按不同的组合形式,构成 HBsAg 四个基本亚型,即 adr、adw、ayr、ayw。HBsAg 亚型的分布有明显的地区种族差异,我国汉族以 adr 多见;少数民族和非洲及地中海沿岸以 ayw 多见;欧美各国多为 adw;远东以 ayr 多见。因有共同的 a 抗原,故制备疫苗时各亚型间有交叉保护作用。

(2)核心抗原(hepatitis B virus core antigen,HBcAg):由 C 基因编码,存在于 Dane 颗粒核心结构的表面,为 HBV 的内衣壳成分,其外被外衣壳(即 HBsAg)所覆盖,不易在血循环中检出,相对分子质量为 22 000。HBcAg 主要成分是蛋白质,抗原性强,可刺激机体产生抗-HBc(hepatitis B virus core antibody,HBc-Ab)。血清中查到抗-HBc IgM,表示 HBV 正处于复制状态,抗-HBc IgG 抗体可在血清中较长时间存在,但此抗体无保护作用。HBcAg 可在感染的肝细胞表面存在,是 CTL 识别和攻击的主要靶细胞。

(3)e 抗原(hepatitis B virus e-antigen,HBeAg):由 PreC 及 C 基因编码,整体转录及转译后成为可溶性蛋白质(HBeAg),相对分子质量为 19 000,HBeAg 存在于 Dane 颗粒核心结构的表面,隐蔽或镶嵌于 HBcAg 中,当 HBV 内衣壳裂解时释放出来,可游离存在于血清中,其消长与病毒体及 DNA 多聚酶的消长基本一致,是体内 HBV 复制及血清有强感染性的指标之一。HBeAg 可刺激机体产生抗-HBe(hepatitis B virus e-antibody,HBeAb),抗-HBe 能与受染肝细胞表面的 HBeAg 特异性结合,激活补体而破坏受染的肝细胞,故对 HBV 感染具有一定保护作用。抗-HBe 的出现是患者预后的良好征象。但近年来研究发现存在有 HBV 的 PreC 区突变株,在 PreC 区出现终止密码子,不产生 HBeAg,故受染细胞常不能被抗-HBe 及相应细胞免疫所识别而清除,从而使变异株在抗-HBe 阳性的情况下仍大量增殖,其血清仍具有传染性。因此,对抗-HBe 阳性的患者也应注意检测其血中的病毒 DNA,以判断其预后。

3)抵抗力(resistance) HBV 对外界环境抵抗力很强。对低温、干燥、紫外线及一般消毒剂均有耐受性。高压蒸汽灭菌法、加热 100 ℃ 10 min、0.5% 过氧乙酸、3% 漂白粉溶液、5% 次氯酸钠和环氧乙烷等可灭活 HBV,消除其传染性,但仍可保留其免疫原性。但须注意 HBV 不被 70% 乙醇灭活。

2. 致病性(pathogenicity)

1)传染源(sources of infection) 主要是患者或无症状 HBsAg 携带者。乙型肝炎的潜伏期较长(30～160 d),乙型肝炎患者不论在潜伏期、急性期或慢性活动初期,血清都有传染性。HBsAg 携带者因无临床症状,不易被察觉,故其作为传染源的危害性比患者更强。

2)传播途径(route of transmission) HBV 的传播途径有多种,但归结起来主要有以下三种:

(1)血源传播:HBV 的传染性很强,极微量(4×10^{-4} mL)含病毒的血液即可致人感染。输血及血制品、输液、注射、针刺、外科和口腔手术,使用公用剃刀、牙刷、纤维内镜等均可传播。手术、医院内污染的器械(如牙科、妇产科器械)、共用剃刀、牙刷、皮肤粘膜的微小损伤等均可传播。医务人员可通过接触患者的血液等标本或被污染物品经微小伤口侵入而致感染。

(2)母-婴传播:母亲若为 HBV 携带者,孕期可经血流感染胎儿;分娩时新生儿经过产道可被感染;哺乳也是传播 HBV 的途径。人群中 HBV 携带者 50% 来自母婴传播,为乙型肝炎的稳定传染源,有些婴儿在母体子宫内已被感染,表现为出生时已呈 HBsAg 阳性。

(3)密切接触传播:HBV 还可通过唾液、月经、阴道分泌物、精液等排出体外,通过密切接触(性行为和日常生活)而传播。

3)致病机制(pathogenic mechanism) HBV 的致病机制迄今尚未完全清楚。乙型肝炎临床表现呈多样性,可由无症状带病毒者至急性肝炎、慢性肝炎、重症肝炎等。大量的研究结果表明:HBV 在肝细胞内增殖,除对肝细胞有轻度直接损害外,其抗原成分诱发机体产生的免疫病理损害是导致肝细胞破坏的主要原因。肝细胞受损程度与机体免疫应答的强弱有关,HBV 感染肝细胞后,可能通过以下几种机制引起肝细胞免疫病理损害:

(1)病毒致机体免疫应答低下:HBV 感染后可抑制机体的免疫功能,使受染细胞(靶细胞)产生干扰素和 IL-2 能力下降,并使靶细胞表面 HLA-Ⅰ类抗原的表达减少。因 CTL 对靶细胞的杀伤需双重识别,既要识别病毒特异性抗原,又要识别 HLA-Ⅰ类抗原,因此,靶细胞 HLA-Ⅰ类抗原表达低下,CTL 作用减弱。幼龄感染 HBV 后,因免疫系统尚未发育成熟,故对 HBV 产生免疫耐受,从而不出现或仅出现低度的抗病毒体液与细胞免疫,病毒可长期存在于体内,成为 HBV 无症状携带者。

(2)病毒发生变异:HBV 的 PreC 基因可发生变异,不能正确转译出 HBeAg,使病毒逃避机体对 HBeAg 特异性免疫的识别和攻击,使感染转为慢性。近年来还发现 HBV PreC 区及 C 区的变异株可引起重症肝炎。

(3)抗体介导的免疫病理损害:①Ⅱ型超敏反应,HBV 感染肝细胞后,肝细胞膜上出现 HBV 特异性抗原(HBsAg、HBcAg、HBeAg),并可导致肝细胞膜表面自身结构的改变,暴露出肝特异性脂蛋白抗原(liver specific protein,LSP)。两种抗原均可诱发机体产生相应抗体(HBV-Ab、LSP-Ab),这些抗体与肝细胞膜上相应的抗原发生特异性结合激活补体、巨噬细胞、NK 细胞,从而溶解破坏被 HBV 感染的肝细胞。②Ⅲ型超敏反应,血清中小分子 HBsAg、HBeAg 可分别与相应抗体结合形成免疫复合物(IC),中等大小的 IC 可沉积于肝内或肝外小血管壁基底膜,激活补体,释放多种活性介质,引起血管炎症。慢性肝炎患者常同时伴有肾小球肾炎、关节炎、皮疹及结节性多发性血管炎等症状。大量 IC 沉积于肝内,可使肝毛细血管栓塞,并诱导产生肿瘤坏死因子(TNF),导致急性肝坏死,表现为重症肝炎。

(4)细胞介导的免疫病理损害(Ⅳ型超敏反应):HBV 感染后,可使肝细胞膜表面存在病毒特异性抗原和 LSP 抗原,可诱发机体产生细胞免疫,通过 CTL 直接杀伤作用或释放淋巴因子的直接或间接作用,损害肝细胞。

(5)HBV 与原发性肝癌:目前已有大量的证据表明 HBV 感染与原发性肝癌有密切关系。已从肝癌细胞 DNA 中检出 HBV 的 DNA。人群流行病学研究显示,我国 90% 以上的原发性肝癌患者感染过 HBV,HBsAg 携带者发生原发性肝癌的危险性比正常人高 217 倍;新生儿感染 HBV 后成为慢性携带者,其原发性肝癌的发病率较高;初生时即感染土拨鼠肝炎病毒(woodchuck hepatitis virus,WHV)的土拨鼠,经 3 年饲养后 100% 发生肝癌,而未感染 WHV 的土拨鼠无一发生肝癌。S 基因的整合可使细胞不断产生 HBsAg,成为持续性 HBsAg 携带者。研究发现 HBV 基因组的全部或部分(50% 含有 X 基因片段)可插入肝细胞 DNA 中,因 X 基因编码的 X 蛋白(HBxAg)可激活肝细胞内的原癌基因或生长因子基因等,HBV 可能是致癌的启动因子,进而影响细胞周期,促进细胞转化,最后导致原发性肝细胞癌的发生。

3. 免疫性(immunity)

(1)体液免疫(humoral immunity):机体受 HBV 感染后,能产生一系列抗体,其中有保护作用的主要是抗-PreS2、抗-PreS1 及抗-Hbs,相应抗体可阻止 HBV 进入正常肝细胞,是清除细胞外游离 HBV 的重要因素。

(2)细胞免疫(cellular immunity):HBV 抗原激活的特异性 CTL 细胞对感染 HBV 肝细胞的杀伤是机体清除细胞内 HBV 的最主要因素。另外,NK 细胞、单核-巨噬细胞及效应 Th1 细胞释放的细胞因子等也参与对靶细胞的杀伤。

HBV 所诱发的免疫应答,一方面为免疫保护作用,另一方面可引起免疫病理损伤。免疫保护和免疫损伤是一个过程的两个方面,两者相互依赖又相互制约,引起多样化的临床类型和转归。当 HBV 感染波及的肝细胞数量不多,机体免疫功能正常时,特异的 CTL 可摧毁靶细胞,释放至细胞外的 HBV 则可被抗体中和而清除,临床表现为急性肝炎,最终 HBV 被清除而痊愈;若 HBV 感染波及的肝细胞数量众多,机体免疫功能过强,短时间内导致大量受染肝细胞破坏、肝功能衰竭时,可表现为重症肝炎;当机体免疫功能低下,CTL 无有效地杀伤受染细胞并中和病毒时,病毒则持续存在并感染其他肝细胞,则引起慢性肝炎;慢性肝炎造成的肝脏病变又可促进成纤维细胞增生,引起肝硬化;机体对 HBV 形成免疫耐受(尤其在婴幼儿),不能诱导免疫应答,HBV 持续存在,表现为无症状携带者大多数终生无肝损害,但成为重要的传染源。

(二)丙型肝炎病毒(hepatitis C virus,HEV)

丙型肝炎病毒是丙型肝炎的病原体。患者和隐性感染者是主要传染源,传播途径与 HBV 相似,主要通过血源传播。HCV 引起肝细胞病变的机理与临床表现与 HBV 类似,不同之处是:隐性感染者更多见;更易发展为慢性肝炎,许多 HCV 感染者发现时即已呈慢性,50%～60%转为慢性肝炎,其中 20%～30%会导致肝硬化及肝细胞癌,这可能与 HCV 基因易发生变异,逃脱了机体免疫系统的识别有关;HCV 免疫原性弱,难以刺激机体产生高效价的抗体,易引起免疫耐受或持续感染,对再感染亦无保护力。感染后可出现 IgM 和 IgG 抗体,但几乎无保护力,提示免疫力不强。细胞免疫也无足够的保护作用。

(三)丁型肝炎病毒(hepatitis D virus,HDV)

丁型肝炎病毒的传染源、传播途径与 HBV 相同,主要通过输血或使用血制品传播,也可通过密切接触或母婴垂直传播。由于 HDV 为缺陷病毒(defective virus),其感染常发生于乙型肝炎患者或 HBsAg 携带者中。临床上 HDV 感染有两种方式:一是联合感染(coinfection),即同时感染 HBV 和 HCV,发生急性乙型肝炎和急性丁型肝炎;另一方式是重叠感染(superinfection),即先有 HBV 或其他嗜肝 DNA 病毒感染。重叠感染常可导致原有的乙型肝炎病情加重与恶化,故在发现重症肝炎时,应注意有无 HBV 和 HDV 的重叠感染。

三、肝炎病毒的微生物学检查及防治原则(principles of microbiology examination and prevention of hepatitis B virus)

(一)微生物学检查(microbiological examination)

1. 病毒学检查(virological examination) 在粪便标本中发现 HAV、HEV 或在血液标本中发现 HBV、HCV、HDV、HGV 病毒颗粒或病毒核酸的存在,是病毒感染复制的重要指标,是肝炎诊断与鉴别的依据。通常用电镜或免疫电镜观察标本中的病毒颗粒;用核酸杂交或 PCR 技术等检测标本中病毒核酸的存在。

2. 免疫学检查(immunological examination) 利用血清学反应检测肝炎病毒的抗原或抗体,即用已知的抗原(或抗体)检测患者体内未知的相应抗体(或抗原)。血清学反应不仅可以进行疾病的诊断和鉴别,还可用于判断病程、疗效、预后及进行流行病学调查。

(1)HAV 抗原抗体的检测及意义:抗 HAV IgM 特点是出现早,消失快,是 HAV 早期诊断和近期感染的指标,这是目前甲型肝炎免疫学诊断最常用的检测法(RIA、ELISA 法)。检测抗-HAV IgG 可了解既往感染史或进行流行病学调查,检测群体中抗 HAV 阳性率,适用于分析人群的免疫力。

(2)HBV 抗原抗体的检测及意义:HBV 抗原抗体的检测项目主要包括 HBsAg、抗-HBs、HBeAg、抗-HBe 及抗-HBc(俗称"两对半"、"乙肝五项"),抗-PreS1 或抗-PreS2 的检测不常用。HBcAg 存在于病毒内衣壳上,一般不易检出。HBsAg 的检测最为重要,可发现无症状携带者,是献血员筛选的必检指标。血清学方法以 RIA(放射免疫测定法)和 ELISA(酶联免疫吸附试验)最为敏感、最常用。

HBV 抗原、抗体的血清学标志与临床关系较为复杂,必须对几项指标同时分析,方有助于临床判断(表 9-1)。

表 9-1　HBV 抗原、抗体检测结果及临床意义

HBsAg	HBeAg	抗-HBs	抗-HBe	抗-HBc	结果分析
+	−	−	−	−	HBV 感染或无症状携带者(有传染性)
+	+	−	−	−	急性或慢性乙型肝炎,或无症状携带者(传染性强)
+	+	−	−	+	急性或慢性乙型肝炎(传染性强,俗称"大三阳")
+	−	−	+	+	急性感染趋向恢复(有传染性,俗称"小三阳")
−	−	+	+	+	既往感染恢复期(传染性弱)
−	−	+	+	−	既往感染恢复期(传染性弱)
−	−	−	−	−	既往感染或"窗口期"
−	−	+	−	−	既往感染或接种过疫苗

HBsAg 阳性见于急性、慢性乙型肝炎或无症状携带者。急性肝炎恢复后,在 1～4 个月内 HBsAg 消失,若 HBsAg 持续 6 个月以上,则考虑已转为慢性肝炎。无症状携带者是 HBsAg 长期阳性,肝穿刺活检常发现已有病变而无症状者。部分携带者可发病,少部分可发展成肝硬化或肝癌。HBsAg 阳性者具有传染性,应禁止献血,若同时伴有 HBeAg、抗-HBc 或 HBV DNA 阳性者,则传染性更强。少部分可发展为肝硬化或肝癌。

HBeAg 阳性提示 HBV 在体内复制,若 HBeAg 转为阴性,抗-HBe 阳性,表示病毒停止复制,机体已获相应的免疫力,患者将恢复痊愈,但出现 PreC 区变异株者例外。

抗-HBs 阳性常显示患者已恢复或痊愈,效价高者预后更好。抗-HBc IgM 阳性是病毒在体内复制的指标。抗-HBcIgG 阳性是既往感染的指标,但出现较晚,且维持多年。

检测 HBV 抗原-抗体系统的实际用途:①诊断乙型肝炎及判断预后;②筛选供血员,凡 HBsAg、HBeAg、抗-HBc 任何一项阳性者,均不得作为献血员;③用于乙型肝炎的流行病学调查,了解各地人群对乙型肝炎的感染情况;④判断人群对 HBV 的免疫水平,了解注射疫苗后抗体阳转与效价升高情况等;⑤对饮食、保育及饮水管理等行业人员定期进行健康检查。

血清 HBV DNA 检测:应用核酸杂交法或 PCR 技术等检测血清中有无 HBV DNA,可作为疾病诊断与鉴别诊断的依据。采用 PCR 检测 HBV DNA,因方法过于敏感,应根据需要选用。

(3)HCV 抗原抗体检测及意义:用 ELISA 方法检测患者血清中抗-HCV,可快速诊断丙型肝炎、筛查献血员和流行病学调查。抗-HCV 阳性可作为 HCV 感染的指标,不可献血。若同时用 PCR 方法查 HCV RNA 阳性,为丙型肝炎患者,体内有 HCV 复制。

(4)HDV 抗原抗体的检测及意义:可用免疫荧光法、RIA 或 ELISA 法检测肝组织或血清中的 HDAg,HDAg 阳性表示体内已感染 HDV。也可用 ELISA 方法检测抗-HD IgM、IgG。若抗-HD IgM 阳性,则为急性丁型肝炎,也可见于慢性期;若抗-HD IgG 阳性,则为急性恢复期,或作为慢性丁型肝炎诊断的指标。

(5)HEV 抗原抗体的检测及意义:目前临床诊断常用的方法是 ELISA 检测,抗-HEV IgM 阳性可作为戊型肝炎早期诊断的依据,抗-HEV IgG 阳性常是既往感染的指标。

(二)防治原则(control principle)

肝炎病毒与其他病毒感染一样尚无特效药物治疗,故预防尤为重要。由于传染源难以控制,因此,主要靠切断传播途径和保护易感人群两种措施。

1. 一般预防措施(general preventive measures)

(1)甲型与戊型肝炎:HAV、HEV 主要通过粪便污染饮食和水源经口传播。因此,加强卫生宣教和饮食卫生管理,管理好粪便,保护水源是预防甲型肝炎和戊型肝炎的主要环节。患者排泄物、食具、物品和床单衣物等,要认真消毒处理,以防止 HAV、HEV 的传播。

(2)乙型、丙型、丁型肝炎:其传播途径均为非胃肠道和垂直传播,故预防应针对其传播途径采取综合性预防措施。加强血液及血制品的管理,严格筛选献血员,禁止静脉吸毒,避免意外受伤。加强婚前、孕前

检查及性知识宣传教育。为防止医院内感染,应严格执行医院器械消毒管理制度,提倡使用一次性注射器具。住院患者应普查 HBsAg,患者的血液、分泌物和排泄物,用过的食具、药杯、衣物以及注射器和针头等,均须煮沸消毒 15～30 min。在牙科、内镜、妇产科等医疗操作及手术时避免意外受伤以防止医务人员感染。

2. 特异性预防(specific prevention)

(1)人工自动免疫(artificial active immunity):我国研制的甲肝病毒减毒活疫苗(H2 减毒株)在安全性、免疫性上居世界先进水平;用于 1 岁以上儿童或与甲型肝炎密切接触的易感者。该疫苗免疫性良好,只需一次肌内或皮下注射即可。注射乙型肝炎疫苗是最有效预防乙肝的方法。其接种对象主要包括:新生儿,可有效地阻断母婴传播;易感婴幼儿及儿童;高危人群,包括接触乙型肝炎患者的医务人员及家庭成员。使用方法是新生儿采用出生时、出生后 1 个月、6 个月(0、1、6)各注射一次,共 3 次,预防效果好。其他接种对象参考此方法。

(2)人工被动免疫(artificial passive immunization):多用于甲型肝炎、乙型肝炎的紧急预防。食入可疑 HAV 污染的水和食物或密切接触急性甲型肝炎患者的易感者,于 1～2 d 内注射人血浆丙种球蛋白或胎盘球蛋白,可预防或减轻临床症状。含高效价的抗-HBs 人血清免疫球蛋白(HBIg),可用于 HBsAg 阳性的母亲所生的新生儿,阻断母婴传播。于出生后 24 h 内注射 HBIg 0.08 mg/kg,一个月后需重复注射一次。

第四节 虫媒病毒和出血热病毒
Arbovirus and Hemorrhagic Fever Virus

一、虫媒病毒(arbovirus)

虫媒病毒是一群以节肢动物为传播媒介的病毒,我国主要有流行性乙型脑炎病毒、登革病毒、森林脑炎病毒等,均属于黄病毒属(*Flavivirus*)。

(一)流行性乙型脑炎病毒(epidemic type B encephalitis virus)

流行性乙型脑炎病毒简称乙脑病毒,可引起流行性乙型脑炎(epidemic encephalitis B),简称乙脑的病原体,国际上称为日本脑炎病毒(Japanese encephalitis virus,JEV)。

1. 生物学性状(biological character) 乙脑病毒呈球形,核心为单股正链 RNA。结构蛋白有三种:C、M 和 E。衣壳蛋白(C)与核酸构成核心,内膜蛋白(M)位于包膜内,参与病毒的装配。M 位于包膜内面,病毒的包膜糖蛋白(E)为血凝素刺突,能凝集雏鸡、鸽、鹅的红细胞。乙脑病毒可在动物、鸡胚及组织培养细胞中增殖,最易感的动物是乳鼠,引起明显的细胞病变。乙脑病毒抗原性稳定,只有一个血清型。人和动物感染本病毒后,均产生补体结合抗体,中和抗体和血凝抑制抗体。此病毒抵抗力弱,对理化因素均敏感,加热 56 ℃ 30 min 灭活。碘酊、石炭酸、来苏尔等常用消毒剂均能将其灭活。

2. 致病性与免疫性(pathogenicity and immunity) 乙脑病毒主要的传播媒介为库蚊,库蚊可携带病毒越冬且能经卵传代,故蚊子不仅是传播媒介,也是病毒的长期储存宿主。乙脑病毒的传染源是家畜、家禽、野生动物,幼猪是最重要的传染源。传播途径是经蚊子叮咬而感染。在我国乙脑流行的高峰期是 6—9 月,主要与带病毒蚊子出现的早晚和密度有关。

当带病毒雌蚊叮咬人时引起人体感染,病毒先在局部血管内皮细胞及局部淋巴结中增殖,随后少量病毒入血形成短暂的第一次病毒血症。病毒随血流播散到肝、脾等处的细胞内继续大量增殖,病毒再次入血流形成第二次病毒血症,引起发热等全身不适。多数呈隐性感染。少数患者体内的病毒可穿过血-脑屏障而进入中枢神经系统,引起脑实质及脑膜病变,临床表现为高热、剧烈头痛、意识障碍、抽搐、颅内压升高以及脑膜刺激征。死亡率高,幸存者可遗留智力减退、痴呆、偏瘫、失语等后遗症。病后及隐性感染均可获得持久免疫力,主要依赖体液免疫的中和抗体。

(二)登革病毒(dengue virus)

登革病毒是引起登革热(dengue fever,DF)的病原体。登革热是一种由伊蚊传播的急性传染病,于热带、亚热带地区,特别是东南亚、西太平洋等有流行。我国广东、海南以及广西等地区均有发生。

登革病毒形态结构与乙脑病毒相似。根据包膜蛋白抗原性不同分为 1~4 个血清型,各型病毒间有交叉抗原。病毒可在多种组织细胞中增殖培养(如地鼠肾细胞等哺乳动物细胞、伊蚊传代细胞),可产生明显的细胞病变。

登革病毒的自然宿主是人和猴,患者及隐性感染者为主要传染源,伊蚊(埃及伊蚊、白蚊伊蚊)是传播媒介,病毒经蚊子叮咬进入人体,先在毛细血管内皮细胞和单核细胞中增殖,随后经血流播散,引起发热、肌肉和关节剧痛(故俗称断骨热)、淋巴结肿大、皮肤出血(表现为淤点和淤斑)及休克等症状。初次感染为普通型登革热,症状较轻,约一周内恢复;再次感染者为登革出血热/登革休克综合征,症状重,病死率高,其发生机制尚未完全清楚,多数学者认为免疫病理反应起重要作用。

(三)森林脑炎病毒(forest encephalitis virus)

森林脑炎病毒在春夏季节流行于俄罗斯及我国东北森林地带,故称苏联春夏型脑炎病毒(russian spring-summer encephalitis virus),是引起森林脑炎(forest encephalitis)的病原体。该病毒是一种毒力极强的嗜神经病毒,主要侵犯中枢神经系统,病死率和致残率相当高。临床上以突发高热、脑膜刺激征、头痛、呕吐、感觉过敏、意识障碍及颈和肢体瘫痪为特征,后遗症多见。

森林脑炎病毒生物学性状与乙脑病毒近似。动物感染范围广,以小鼠的敏感性最高,但嗜神经性较强,接种成年小白鼠腹腔、地鼠或豚鼠脑内,易发生脑炎致死。接种猴脑内,可致四肢麻痹。也能凝集鹅和雏鸡的红细胞。

森林脑炎是一种中枢神经系统的急性传染病,蜱是传播媒介,病毒在蜱体内增殖,并能经卵传代,也可由蜱携带病毒越冬,因此,蜱也是储存宿主。在自然情况下,由蜱传染至森林中的兽类和野鸟,在动物之间循环。蜱每年春、夏、秋季在林区(也可在草原、荒漠地区)大量增殖,此时,易感人群进入这些地区被蜱叮咬而感染。近年来发现森林脑炎病毒亦可通过消化道(摄入带病毒的动物乳品)传播。人感染森林脑炎病毒经 7~14 d 的潜伏期后发生脑炎,突然发病,出现高热、头痛、昏睡、肌肉麻痹萎缩,死亡率高,少数痊愈者也常遗留肌肉麻痹。病后可获持久免疫力。

(四)防治原则(control principle)

虫媒病毒是由媒介节肢动物传播。因此,消灭媒介节肢动物,搞好个人防护,是切断传播途径、保护易感人群的首要措施。如防蚊灭蚊、防蜱灭蜱是预防乙型脑炎、登革热及森林脑炎的重要环节。

人工自动免疫预防乙型脑炎,目前普遍使用的疫苗有乙脑灭活疫苗和乙脑减毒活疫苗,对 10 岁以下儿童和非疫区的易感者接种疫苗进行特异性免疫,同时给疫区的幼猪接种乙脑疫苗,有可能控制乙脑病毒在猪群及人群中的传播与流行。登革病毒疫苗正在研制阶段。森林脑炎灭活疫苗已证明安全有效。

二、出血热病毒(Hemorrhagic fever virus)

出血热(hemorrhagic fever)不是一种疾病的名称,而是一组疾病或一组综合征的统称。这些疾病或综合征是以发热、皮肤和黏膜出现淤点或淤斑、不同脏器的损害和出血,以及低血压和休克等为特征的,属于自然疫源性疾病。我国已发现的有汉坦病毒、新疆出血热病毒、登革病毒。

(一)汉坦病毒(hantavirus)

汉坦病毒是引起肾病综合征出血热病毒(hemorrhagic fever with renal syndrome,HFRS)和汉坦病毒肺综合征(hantavirus pulmonary symdrome,HPS),的病原体。现已将它归类为布尼亚病毒科(bunyaviridae)的一个新属即汉坦病毒属(*Hantavirus*)。HFRS 在我国流行范围广,危害严重,习惯称流行性出血热(epidemic hemorrhagic fever,EHF)。HPS 是以肺组织的急性出血、坏死为主,我国未发现。

1. 生物学性状(biological character) 病毒呈球形、椭圆形或多形态性,平均直径约 122 nm。核酸为单股负链 RNA,由长(L)、中(M)、短(S)三个片段组成。有包膜,其表面有血凝素刺突,在 pH 5.6~6.4 下可凝集鹅红细胞。病毒可在人胚肺二倍体细胞(2BS)、非洲绿猴肾细胞(Vero-E6)及地鼠肾细胞中增殖,但一般不出现明显的细胞病变。常用免疫荧光法检测感染细胞质内的病毒抗原。易感动物有黑线姬鼠、长爪沙鼠、乳鼠等多种。实验感染后可在鼠肺、肾等组织中检出大量病毒。从不同地区及不同动物宿主分离的汉坦病毒的基因核苷酸序列和抗原性有差异。据此可将病毒分为 14 个不同的型别。与人类疾病关系密切有 6 种型别,在我国流行的是Ⅰ型(姬鼠型,汉坦病毒)和Ⅱ型(家鼠型,汉城病毒)。病毒对乙醚、氯仿等脂溶剂和紫外线敏感;对酸、热抵抗力弱,60 ℃ 1 h 灭活,在室温、水和食物中 48 h 仍有传染性。

2. 致病性与免疫性(pathogenicity and immunity) 汉坦病毒由啮齿类动物传播,我国发现黑线姬鼠、田鼠、家鼠等动物都能自然携带病毒,通过唾液、尿、粪污染环境,人经呼吸道、消化道或直接接触等方式被传染。发病有明显的地区性和季节性,与鼠类的分布与活动有关。我国流行的Ⅰ型多在 10—12 月为发病高峰;Ⅱ型以春季为流行高峰。我国已证实几种厉螨和小盾恙螨不仅是传播媒介,而且是储存宿主。

病毒感染后,对毛细血管内皮细胞及免疫细胞有较强的亲嗜性和侵袭力。潜伏期约 2 周,起病急,发展快。典型的临床表现为高热、出血和肾脏损害。常伴有"三红"(面红、颈红、前胸潮红)和"三痛"(头痛、眼眶痛、腰痛)。临床过程可分为发热期、低血压(休克)期、少尿期、多尿期和恢复期。病毒侵入人体后,在毛细血管内皮细胞增殖后,引起全身广泛性小血管损害,使血管通透性增加、血管舒缩功能和微循环障碍、组织充血水肿以及多数器官的出血、变性、坏死。另外病毒抗原与相应抗体结合形成的免疫复合物,沉积于小血管壁和肾小球基底膜等组织,激活补体导致血管、肾脏的免疫病理损伤。汉坦病毒感染后诱发宿主产生的特异性抗体可持续多年,故病后可获持久免疫力,一般不发生再次感染。

3. 微生物学检查及特异性预防(microbiological examination and specific prevention)

(1)病毒分离与鉴定(separation and identification of virus):采集急性期患者的血清和尸检组织,经适当处理后进行细胞培养,通过免疫荧光抗体染色,检查细胞质内的病毒抗原。

(2)免疫学诊断(immunological examination):用感染汉坦病毒的动物组织或培养细胞制成已知抗原片,用免疫荧光法或免疫酶染色法检测患者血清中病毒特异性抗体。

(3)特异性预防(specific prevention):我国研制的汉坦病毒灭活疫苗,血清中和抗体的阳转率达 92%,保护率为 93%~97%。

(二)新疆出血热病毒(Xinjiang hemorrhagic fever virus,XHFV)

新疆出血热病毒是新疆出血热的病原体,归类于布尼亚病毒科的内罗病毒属(Nairovirus)。是从我国新疆塔里木盆地出血热患者的血液,尸体的肝、脾、肾以及在疫区捕获的硬蜱中分离到。其生物学特性与汉坦病毒相似,但抗原性、传播方式、致病性却不相同。

新疆出血热是一种自然疫源性疾病,有严格的地区性和明显的季节性,主要分布于有硬蜱活动的荒漠和牧场。亚洲璃眼蜱(Hyalomma asi-aticum)为传播媒介,病毒在蜱体内增殖并经卵传给后代,故蜱亦是储存宿主。每年 4—5 月蜱大量增殖,也是新疆出血热的发病高峰期。野生啮齿动物及家畜是重要的传染源。人被带病毒硬蜱叮咬而感染,经 5~7 d 的潜伏期,患者表现出发热、全身疼痛、中毒症状和出血。病后机体产生多种特异性抗体,可获持久免疫力。

微生物学检查方法与汉坦病毒基本相同。我国已研制成功精制的灭活乳鼠脑疫苗,该疫苗安全,但其预防效果尚待确定。

第五节 人类免疫缺陷病毒
Human Immunodeficiency Virus

人类免疫缺陷病毒(human immunodeficiency virus,HIV)是获得性免疫缺陷综合征(acquired immunodeficiency syndrome,AIDS,音译为艾滋)的病原体。HIV 在分类学上属逆转录病毒科(Retroviridae)慢病毒亚科(Lentivirinae)。HIV 主要有 HIV-Ⅰ与 HIV-Ⅱ两型,艾滋大多由 HIV-Ⅰ型引起。AIDS 是一种性传播疾病,具有潜伏期长、传播迅速、病情凶险、死亡率高的特点,多伴发机会性、致死性感染和肿瘤。

一、生物学性状(Biological character)

1. 形态与结构(morphology and structure) HIV 呈球形,直径 100～120 nm,核心为两条单股正链 RNA,并含有逆转录酶(reversetranscriptase)、蛋白酶(protease)和整合酶(integrase)。核酸外包绕着双层衣壳。HIV 的最外层为脂蛋白包膜,膜上有表面蛋白(gp120)和镶嵌蛋白(gp41)两种糖蛋白,gp120 为刺突,gp41 为跨膜蛋白。包膜内面为 P17 构成的基质蛋白(matrix),其内为衣壳蛋白(P24)包裹的 RNA(图 9-3)。gp120 与 HIV 的特异吸附、穿入有关,极易变异,使其逃避免疫系统的识别与清除,同时给疫苗研制带来困难。

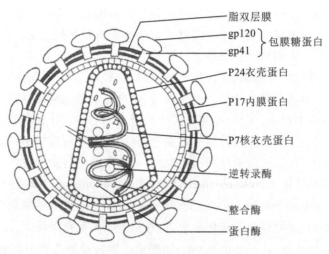

图 9-3 HIV 结构模式图

2. 培养特性(cultural characteristics) HIV 仅感染表面分化抗原为 CD4 的细胞(包括 Th 细胞、单核-巨噬细胞、树突状细胞等)。体外培养常用新鲜分离的正常人 T 淋巴细胞,或用患者自身分离的 T 淋巴细胞培养,由于感染 HIV 的细胞其表面表达大量的 gp120,可与周围没有被感染的 CD4$^+$细胞发生融合而形成多核巨细胞,使细胞出现不同程度的病变,培养细胞中可查到病毒的抗原。由于 Th 细胞表面 CD4$^+$分子丰富,故感染病毒量多,细胞受损较重。

3. 抵抗力(resistance) HIV 抵抗力较弱,加热 56 ℃ 30 min 可被灭活。对多种消毒剂和去污剂亦敏感,0.2％次氯酸钠、0.1％漂白粉、70％乙醇、0.3％H_2O_2、50％乙醚处理均可灭活病毒。但在 20～22 ℃室温中可保存活力达 7 d,对紫外线、γ射线有较强抵抗力。

二、致病性与免疫性(Pathogenicity and immunity)

1. 传染源和传播途径(sources of infection and transmission) 传染源为艾滋病患者和 HIV 无症状携带者。从艾滋病感染者的血液、精液、阴道分泌物、宫颈黏液、乳汁、脑脊液、羊水、唾液、眼泪和尿液中均可分离出 HIV。故 HIV 主要的传播方式有三种:通过异性或同性间的性行为;输入含有 HIV 的血液或血制品、器官或骨髓移植、静脉药瘾共用污染的注射器及针头、人工授精等;母婴传播,HIV 可经胎盘、产道或经哺乳等方式传播。

2. 感染过程与致病机制(process and mechanism) HIV 初次感染人体后,病毒通过 gp120 刺突选择性地与易感细胞表面的 CD4 结合而穿入细胞内,于胞质内脱壳释放出 RNA。在病毒逆转录酶、病毒体相关的 DNA 多聚酶的作用下,病毒 RNA 先反转录成 cDNA(负链 DNA),构成 RNA-DNA 中间体。中间体中的 RNA 再经 RNA 酶 H 水解,剩下的负链 DNA 拷贝成双股 DNA(前病毒 DNA),整合到宿主细胞染色体上。前病毒(provirus)活化可转录成病毒子代 RNA 与 mRNA,病毒的 mRNA 在胞质核蛋白体上翻译出子代病毒蛋白,然后装配成子代病毒,以出芽的方式释放到细胞外。此时感染者血循环中 CD4$^+$T 淋巴细胞数减少和 HIV 量增多,感染者可不出现症状或出现发热、咽炎、淋巴结肿大、皮肤斑丘疹和黏膜溃疡等自限性症状,此即为 HIV 的原发感染期(primary infection)。经数周后转入较长时间的慢性感染期,此期感染者可不表现临床症状而处于临床潜伏期(clinical latency)(3～5 年或更长),病毒以较低水平的慢性增殖、持续感染状态存在,并不断少量释放入血循环中。随着感染时间的延长,当机体受到各种刺激(如有丝分裂原、细菌、真菌、其他病毒感染等),激发 HIV 大量增殖。病毒的增殖可影响 $CD4^+$ 细胞的正常生物合成;病毒的出芽释放导致细胞膜损伤;病毒感染细胞可与周围未受感染的 $CD4^+$ 细胞融合,形成多核巨细胞而导致细胞死亡;受染细胞表达病毒抗原可被特异性 CTL 识别并杀伤;同时病毒可诱导自身免疫使 T 淋巴细胞损伤或功能障碍等,从而引起以 $CD4^+$ 细胞(Th 细胞为主)缺损和功能障碍为中心的严重免疫缺陷。Th 细胞大量减少,而 $CD8^+$ T 淋巴细胞相对增多,出现 $CD4^+/CD8^+$ 倒置,巨噬细胞和 NK 细胞功能下降,引起严重细胞免疫缺陷,并影响到 $CD4^+$ 细胞有关的体液免疫功能。患者抗感染能力明显下降,可迅速发展为艾滋病相关综合征(AIDS-related complex,ARC)和全身持续性淋巴结病综合征(persistent generalized lymphadenectasis syndrom,PGLS)。患者表现为全身持续性淋巴结肿大、不规则发热、乏力、盗汗、体重减轻、长期腹泻、厌食及各种神经症状等。艾滋病的晚期,感染者免疫功能被严重破坏,以致发生各种机会性感染,如细菌(分枝杆菌)、原虫(弓形体)、真菌(卡氏肺孢子菌、白色念珠菌、新型隐球菌)、病毒(巨细胞病毒、单纯疱疹病毒、乙型肝炎病毒等),也可并发卡波西(Kaposis)肉瘤或恶性淋巴瘤,最后导致无法控制而死亡。

3. 免疫性(immunity) 机体感染 HIV 后,诱发机体产生的特异性免疫,包括有抗 gp120 中和抗体的保护作用,具有一定的保护作用,在急性感染期可降低血清中的病毒抗原量,但不能清除病毒;特别是 CTL 对 HIV 感染细胞的杀伤和阻止病毒间的扩散有重要作用,但亦不能彻底清除潜伏感染的 HIV。因此,HIV 一旦感染,便终生携带病毒。

三、微生物学检查(Microbiological examination)

检测 HIV 感染者体液中病毒抗原和抗体的方法,操作方便,易于普及应用,其中抗体检测尤普通。但 HIV P24 抗原和病毒基因的测定,在 HIV 感染检测中的地位和重要性也日益受到重视。采集患者血液分离 HIV 是确诊的最直接证据。

1. 抗体检测(antibody detection) ①HIV 抗体的初筛,常用 ELISA、RIA 和 IFA 等试验,诊断抗原来自裂解的 HIV 或 HIV 感染细胞的抽提物,HIV 的全病毒抗原与其他逆转录病毒有交叉反应;HIV 感染的淋巴细胞抗原与某些人血清中的抗 HLA 抗体亦有交叉反应,易出现假阳性结果。因此 ELISA、RIA 等方法适用于 HIV 抗体的初筛,阳性者必须再做确诊试验。②HIV 抗体的确诊,多用免疫印迹法(Western blotting,WB),检测针对 HIV 不同结构蛋白的抗体,如抗 gp120、gp41、P24 抗体,特异性强、敏感性高。

2. 抗原检测(antigen detection) 用 ELISA 检测 P24 抗原,在 HIV 感染早期尚未出现抗体时,血中就有该抗原存在。通常检测 P24,其灵敏性及特异性均较高。既有助于早期诊断,也可用于献血员筛选、药物疗效考核等。

3. 核酸检测(nucleic acid detection) 用 PCR 法检测 HIV 基因,具有快速、高效、敏感和特异等优点,目前该法已被应用于 HIV 感染早期诊断及艾滋病的研究中。

4. HIV 分离(HIV separation) 从患者的淋巴细胞、血液、精液及其他体液中均可分离出病毒,阳性率较高,反复多次分离阳性率可达 100%。分离的病毒可用 $CD4^+$ T 淋巴细胞培养。但方法复杂,成本较高,一般只用于实验室研究。分离或培养到 HIV 是确诊的最直接证据。

四、防治原则(Control principle)

1. 预防措施(prevention measures) 开展广泛的卫生宣传教育,普及艾滋病预防知识,认识其传播方式及其严重危害性,杜绝吸毒和性滥交;加强管理艾滋病患者及 HIV 无症状携带者,对高危人群实行监测;对供血者进行 HIV 抗体检查,确保输血和血制品的安全性;加强国境检疫,严防传入。

2. 疫苗研制(vaccine development) 由于 HIV 包膜糖蛋白的高度易变性,故迄今尚缺乏预防艾滋病理想的特异性疫苗。因为难以保障疫苗的安全性,所以 HIV 减毒活疫苗、灭活疫苗均不宜给人体使用。目前正在研制的是基因工程亚单位疫苗(包膜蛋白疫苗、核心多肽疫苗)、合成寡肽疫苗、重组病毒载体疫苗等。

3. 药物治疗(medication) 抗 HIV 的药物目前临床应用的有多种,分别作用于 HIV 感染的不同阶段,帮助免疫功能恢复或部分恢复,但还没有研制出一种能完全治愈 AIDS 的药物。现用于治疗艾滋病的药物有:核苷类逆转录酶抑制剂,如叠氮脱氧胸苷(AZT)、双脱氧次黄嘌呤(dideoxyinosine,ddI)、双脱氧胸苷(dideoxycytidine,ddC)、齐多夫定等;非核苷类逆转录酶抑制剂,如地拉韦啶(delavirdine)和奈韦拉平(nevirapine)等;蛋白酶抑制剂,如利托那韦(ritonavir)等。目前多使用核苷类和非核苷类逆转录酶抑制剂以及蛋白酶抑制剂中两种以上药物联合治疗,取得了一定的效果。

第六节　其他病毒
Other Viruses

一、疱疹病毒(Herpesvirus)

疱疹病毒系指一大类感染人体后能够引起蔓延性皮疹的病毒。生物分类归属于疱疹病毒科(*Herpesviridae*),现已发现有 110 种以上,根据其理化性质分 α、β、γ 三个亚科。其共同特点包括:①病毒呈球形,直径为 120~200 nm,有包膜的 DNA 病毒。②除 EB 病毒外,人疱疹病毒均能在人二倍体细胞核内复制,产生明显的致细胞病变效应(cytopathic effect,CPE),并形成核内嗜酸性包涵体(eosinophilic intranuclear inclusions)、多核巨细胞(multinucleated giant cells)等病变。③病毒可通过呼吸道、消化道、泌尿生殖道等侵入宿主细胞,表现为增殖性感染和潜伏状态。前者病毒增殖并引起细胞破坏,后者病毒不增殖,其 DNA 稳定地潜伏于细胞核内,基因表达受抑制,当病毒受刺激因素激活或抵抗力下降时,又可转为增殖性感染而引起疾病。潜伏和复发感染是疱疹病毒的突出特点,病毒的潜伏感染导致某些疱疹病毒的基因组整合于宿主的染色体而构成潜在的癌基因。④病毒可通过垂直感染胎儿和新生儿,造成胎儿畸形、流产或死产,出生者可有发育迟缓、智力低下。⑤除水痘外,原发感染多为隐性感染。引起人类疾病的疱疹病毒主要有:单纯疱疹病毒、水痘-带状疱疹病毒、EB 病毒、巨细胞病毒等。疱疹病毒主要侵犯外胚层来源的组织,包括皮肤、黏膜和神经组织。感染部位和引起的疾病多种多样,并有潜伏感染的趋向,严重威胁人类健康。

(一)单纯疱疹病毒(herpes simplex virus,HSV)

单纯疱疹病毒主要引起皮肤黏膜疱疹疾病,也可引起三叉神经炎、小儿脑膜脑炎等。

单纯疱疹病毒有 HSV-1 和 HSV-2 两个血清型,二者 DNA 有 50% 同源性,即两型病毒有共同的抗原成分,也有不同型的特异性抗原成分。HSV 宿主范围广,常用的实验动物有家兔、豚鼠、小鼠等;体外培养可感染多种细胞,病毒复制周期短,感染细胞很快发生肿胀、变圆、折光性增强,可出现嗜酸性核内包涵体等典型细胞病变。

人群中 HSV 感染率为 80%~90%,传染源是患者和健康带毒者,直接密切接触与性接触为主要传播途径。

原发感染　6 个月以后的婴儿易发生 HSV-1 的原发感染,常引起龈口炎(gingivostomatitis)、唇疱疹、疱疹性角膜结膜炎或疱疹性脑炎等;HSV-2 主要引起生殖器疱疹,也可导致宫颈癌。

潜伏与再发感染　HSV 原发感染后,机体迅速产生特异性免疫力而康复,但不能彻底消除病毒,病毒从侵入部位沿感觉神经髓鞘上行至感觉神经节,以潜伏感染的形式持续存在,不引起临床症状。HSV-1 潜伏于三叉神经节(trigeminal ganglia)和颈上神经节;HSV-2 潜伏于骶神经节(sacral ganglia)。当机体受到各种非特异性刺激(如发热、寒冷、日晒、月经、某些细菌和病毒感染等)或免疫功能降低时,潜伏病毒被激活,沿感觉神经纤维轴索下行到末梢部位的上皮细胞内继续增殖,导致局部疱疹复发。胚胎期感染易发生流产、胎儿畸形、智力低下等先天性疾病。

可采集水疱液、唾液、脑脊液、阴道拭子等标本,接种于人胚肾、人羊膜或兔肾细胞进行病毒分离培养,以观察细胞病变,然后用 HSV-1 和 HSV-2 的单克隆抗体作免疫荧光染色或酶免疫鉴定;也可用 PCR 检测疱疹病毒 DNA,此法快速、敏感而特异,对及时治疗有帮助。

（二）水痘-带状疱疹病毒（varicella-zoster virus，VZV）

水痘-带状疱疹病毒在儿童初次感染时引起水痘,潜伏多年后在成年人中复发则表现为带状疱疹,故称为水痘-带状疱疹病毒。

VZV只有一个血清型,其基本特性与HSV相似。病毒只能在人胚成纤维细胞中增殖并缓慢地产生局灶性细胞病变,受染细胞出现嗜酸性核内包涵体和多核巨细胞。

人是VZV的唯一自然宿主,主要的靶细胞是皮肤,患者是主要传染源。病毒经呼吸道、口咽黏膜、结膜、皮肤等处侵入人体,在局部黏膜组织短暂复制,经血液和淋巴液播散至肝、脾等组织,增殖后再次入血并向全身扩散。儿童初次感染(因无特异性免疫力)后约经2周潜伏期,全身皮肤出现斑丘疹、水疱疹,可发展为脓疱疹。皮疹分布呈向心性,病情较轻,偶有并发病毒性脑炎或肺炎。但在细胞免疫缺陷、白血病或正在接受皮质激素治疗的患儿,则常易患重症水痘。成人首次感染VZV者,常引起病毒性肺炎,病情较重,死亡率较高。孕妇患水痘的表现亦较重,可引起胎儿畸形、流产或死产。

儿童患水痘后,病毒可潜伏在脊髓后根神经节或颅神经节内,成年后机体受到有害因素刺激或细胞免疫功能降低等因素,潜伏病毒可被激活,沿感觉神经轴索到达所支配的胸腹或面部皮肤细胞内增殖而引起复发。由于疱疹沿感觉神经支配的皮肤分布,串联成带状,故称带状疱疹。一般在躯干和面部多见,呈单侧性,成串的水疱集中在单一感觉神经支配皮区,疱液含大量病毒颗粒。由于感觉神经受到刺激,痛觉明显。机体患水痘后可获得细胞与体液免疫均具有一定的抗感染作用。特异性的循环抗体能防止病毒的再感染,而细胞免疫则可控制病毒的复活。老年人、肿瘤患者、接受骨髓移植者等免疫功能低下者,潜伏的病毒易被激活,带状疱疹多见。

水痘和带状疱疹的临床表现都较典型,一般可不依赖实验诊断。必要时可从疱疹基底部取材进行涂片染色,检查嗜酸性核内包涵体,或用单克隆抗体免疫荧光染色法检查VZV抗原,有助于快速诊断。

（三）EB病毒（Epstein-Barr virus，EBV）

EB病毒是1964年Epstein和Barr从非洲儿童恶性淋巴瘤的培养细胞中发现的一种新病毒,是传染性单核细胞增多症的病原体。现已证实EBV与鼻咽癌（nasopharyngeal carcinoma）关系密切。

1. 生物学性状（biological character） EBV在电镜下其形态与其他疱疹病毒相似,但抗原性不同。由EBV基因组不同片段编码的病毒特异性抗原可分为两类:①病毒潜伏感染时表达的抗原,包括核抗原（EB nuclear antigen，EBNA）和膜抗原（latent membrane protein，LMP）,可在EBV感染和转化的B淋巴细胞核内及膜上出现。②EBV增殖感染相关的抗原,包括EBV早期抗原（early antigen，EA）,是病毒增殖早期诱导的非结构蛋白,为病毒增殖的标志；EBV衣壳抗原（viral capsid antigen，VCA）,是病毒增殖后期合成的结构蛋白,存在于胞质及核内；EBV膜抗原（membrane antigen，MA）,是EBV的中和抗原,其中的糖蛋白gp320/220能诱导生成中和抗体。

2. 致病性（pathogenicity） EBV是一种主要侵犯B淋巴细胞的病毒,在人群中感染非常普遍,我国3~5岁儿童的EBV IgG/VCA抗体阳性率达90%以上,感染后多数无明显症状或引起轻度咽炎和上呼吸道感染。青春期发生原发感染,约有50%出现单核细胞增多症。EBV主要通过唾液传播,偶见经输血传播。感染后病毒可能先侵犯口咽部上皮细胞,并在其中形成增殖性感染,释放出的病毒再感染局部黏膜的B淋巴细胞,后者进入血循环而引起全身性EBV感染。与EBV感染有关的疾病主要有:①传染性单核细胞增多症,是一种急性全身淋巴细胞增生性疾病,在青春期初次感染较大量EBV时可发病,典型症状为发热、咽炎和颈淋巴结炎、脾肿大、肝功能异常,外周血单核细胞和异型淋巴细胞显著增多。②非洲儿童恶性淋巴瘤,多见于6~7岁儿童,发生于非洲中部和新几内亚某些热带林区。所有患者血清EBV抗体滴度均高于正常人,在肿瘤组织中发现EBV基因组,故认为EBV与此病关系密切。③鼻咽癌:EB病毒对鼻咽黏膜细胞有特殊亲嗜性,流行病学研究表明EBV与鼻咽癌的发病有密切关系。该病多发于40岁以上的中老年人,是广东、广西和湖南等地的一种常见的恶性肿瘤。

3. 微生物学检查（microbiological examination） EBV分离培养较困难,一般多用血清学方法作辅助诊断。①特异性抗体检测,用免疫荧光法或免疫酶染色法检查,若待测血清中VCA-IgA或EA-IgA抗体滴度持续升高,对鼻咽癌有辅助诊断意义。②异嗜性抗体检测,患者在发病早期,血清中出现一种IgM类抗体,能非特异地凝集绵羊红细胞。此方法主要用于传染性单核细胞增多症的辅助诊断。

(四)巨细胞病毒(cytomegalovirus,CMV)

巨细胞病毒是引起新生儿巨细胞包涵体的病原体,由于感染细胞肿胀明显,并具有巨大的核内包涵体,故称为巨细胞病毒。

CMV 种属特异性高,即人 CMV 只能感染人。在体内人 CMV 可感染各种不同的上皮细胞、白细胞和精子细胞等;但在体外培养只能在人成纤维细胞中增殖。其特征如下:病毒复制周期长、增殖缓慢,细胞肿胀、核变大并形成巨大的核内嗜酸性包涵体。包涵体外有一"晕"轮围绕,形如"猫头鹰眼"状。

CMV 在人群中感染非常广泛,初次感染多在 2 岁以下,多为隐性感染,虽可产生抗体,但多数可长期带毒成为潜伏感染。潜伏部位常在唾液腺、乳腺、肾、白细胞或其他腺体中,并可长期或间歇地从唾液、乳汁、尿液、精液或宫颈分泌物中排出,通过口腔、生殖道、胎盘、哺乳、输血、器官和骨髓移植等多种途径传播。临床表现:①先天性感染是造成胎儿畸形的常见病毒之一,患儿可表现为巨细胞包涵体病(肝脾肿大、黄疸、血小板减少性紫癜、溶血性贫血等)、先天畸形(小头、耳聋、智力低下等),重者可致流产或死胎;②后天感染可引起单核细胞增多症、肝炎、间质性肺炎等。③诱发癌变,CMV 与宫颈癌、结肠癌、前列腺癌、Kaposis 肉瘤等的发病有关。

CMV 的检测可采用:细胞学检查,取尿液离心沉淀,用沉渣涂片姬姆萨染色镜检,观察巨大细胞及核内的典型包涵体;病毒分离培养,取患者血、尿、唾液等标本,接种于人胚成纤维细胞,培养 4~6 周以观察细胞病变;血清学诊断,近年应用 ELISA 检测 CMV 的 IgM 抗体,可辅助诊断 CMV 的近期感染,若从新生儿血清中检出 CMV 的 IgM 抗体,提示胎儿有宫内感染。

(五)疱疹病毒防治原则(herpes simplex virus prevention principle)

疱疹病毒的感染与生活习惯、气候、环境、经济、文化状况等因素有关,熟知疱疹病毒的传播方式,加强性知识宣传教育,学会科学卫生的生活方式,以减少唾液、飞沫、性接触、血制品及医源性感染的传播机会。

人工自动免疫:①EBV 膜抗原糖蛋白 gp340 已制成亚单位疫苗;痘苗病毒为载体的能表达 EBV 膜抗原的基因工程重组疫苗,给婴幼儿和儿童接种后能诱生中和抗体,但该疫苗尚未普遍应用。②CMV、HSV 包膜糖蛋白亚单位疫苗正在研制中。③VZV 减毒活疫苗有防止或限制水痘感染的作用。

人工被动免疫:孕妇产道有 HSV-Ⅱ感染者,分娩后给新生儿立即注射丙种球蛋白有紧急预防作用;用含有特异性 VZV 抗体的人免疫球蛋白预防 VZV 感染有一定效果。

抗疱疹病毒的化学药物治疗效果较好。无环鸟苷(acyclovir)、万乃洛韦(valaciclovir)、泛昔洛韦(famciclovir)、更昔洛韦(ganciclovir)可抑制 HSV、VZV DNA 的合成,常规抗病毒药物的作用是直接针对病毒 DNA 多聚酶,使病毒在细胞内不能复制,故难以清除潜伏状态的病毒。治疗 CMV 感染首选更昔洛韦。无环鸟苷可降低 EBV 在体内的增殖量。

二、狂犬病病毒 Rabies virus

狂犬病病毒(rabies virus,RV)是一种嗜神经性病毒。属于弹状病毒科(*Rhabdoviridae*)狂犬病毒属(*Lyssavirus*),为狂犬病的病原体。

1. 生物学性状(biological character) 病毒外形呈子弹状,平均大小为(130~300) nm×(60~85) nm。核心为单股负链 RNA,外绕螺旋对称的核衣壳(nucleoprotein,N 蛋白),有包膜,包膜上有糖蛋白(glycoprotein,G 蛋白)刺突,刺突与病毒的感染性和毒力相关。狂犬病病毒感染动物范围较广。在易感动物(如狼、狐狸、犬、猫等)或人的中枢神经细胞(主要是大脑海马回的锥体细胞)中增殖时,可在胞质内形成嗜酸性包涵体,称内基小体(Negri body),在诊断上很有价值。狂犬病病毒可以发生毒力变异。从自然感染的动物体内分离到的病毒,称野毒株(wild strain)。将野毒株在家兔脑内连续传代后,病毒对家兔致病的潜伏期可由原来的 2~4 周左右缩短为 4~6 d,此病毒称为固定毒株(fixed strain)。固定毒株对人或犬的致病性明显减弱,可用于制备疫苗。狂犬病病毒对热、紫外线、日光、干燥均敏感,100 ℃ 2 min 可灭活。易被强酸、强碱、乙醇、乙醚等灭活。肥皂水、去垢剂等亦有灭活病毒的作用。

2. 致病性与免疫性(pathogenicity and immunity) 狂犬病传染源主要是病犬,其次是猫和狼。患病动物唾液中含有大量的病毒,于发病前5d即具有传染性。人被患病或带病毒动物咬伤、抓伤或密切接触而感染,病毒通过伤口进入体内。潜伏期一般为1~3个月,但也有短至1周或长达数年才出现症状者,潜伏期长短取决于被咬伤部位与头部的远近、伤口的大小和深浅、伤口内感染的病毒数量。狂犬病病毒对神经组织有很强的亲和力。病毒在咬伤周围的横纹肌细胞内缓慢增殖4~6d后侵入周围神经,由神经末梢沿神经轴索上行至中枢神经系统,在神经细胞内增殖并引起中枢神经系统损伤,然后又沿传出神经扩散至唾液腺及其他组织(包括泪腺、鼻黏膜、舌味蕾、肝、肺等)。发病早期症状有头痛、发热、流涎、侵入部位有刺痛或出现蚁走感;典型的临床表现是神经兴奋性增高,患者吞咽或饮水时喉头肌肉发生痉挛,甚至闻水声或其他轻微刺激均可引起痉挛发作,故称恐水症(hydrophobia)。这种兴奋经3~5d后,病人由兴奋期转入麻痹期,最后因昏迷、呼吸、循环衰竭而死亡。病死率几乎达100%。动物研究表明,机体感染狂犬病病毒后能产生细胞免疫和中和抗体。这种特异性免疫在狂犬病疫苗接种后诱生的抗狂犬病病毒感染性免疫机制中起重要作用。但病毒若已侵入中枢神经系统则无保护作用。

3. 微生物学检查(microbiological examination) 一般情况下,根据动物咬伤史和典型的临床症状可以对狂犬病做出诊断。但是,对于发病早期或咬伤不明确的可疑患者,及时进行微生物学检查进行确诊尤为重要。同时,也需要对可疑动物进行观察。捕获动物隔离观察,若经7~10d不发病,一般可认为该动物未患狂犬病或咬人时唾液中尚无狂犬病病毒。若观察期间发病,即将其杀死,取脑海马回部位组织涂片,用免疫荧光抗体法检查抗原,同时作组织切片检查内基小体。

对狂犬病患者的诊断可取唾液沉渣涂片、睑及颊皮肤活检,用免疫荧光抗体法检测病毒抗原,但阳性率不高。最近应用逆转录PCR法检测标本中的狂犬病病毒RNA,此法敏感、快速、特异性高,值得在有条件的实验室推广应用。

4. 防治原则(control principle) 加强家犬管理,捕杀野犬,给家犬注射犬用疫苗,是预防狂犬病的重要措施。人被动物咬伤后应立即采取下列措施。

(1)伤口处理:立即用20%肥皂水、0.1%新洁尔灭或清水反复冲洗伤口,再用70%乙醇或碘酒涂擦。

(2)人工被动免疫:用高效价抗狂犬病病毒血清多点浸润注射于伤口周围及底部并同时肌内注射。

(3)人工自动免疫:狂犬病的潜伏期一般较长,人被咬伤后如及早接种高效狂犬疫苗,可以预防发病。我国现使用地鼠肾原代细胞或人二倍体细胞培养制备的灭活病毒疫苗,于第1、3、7、14、28d各肌内注射1mL,免疫效果好,副作用小。

Summary

1. Respiratory viruses which spread through droplet are the main pathogen causing acute respiratory infection. Influenza virus easily generates antigenic variation, resulting in wide epidemic.

2. Enterovirus is transmitted via fecal-oral route, resulting in lesions of digestive tract and other tissues and organs. The clinical presentations are complicated. At present, only poliovirus can be prevented through specific measures.

3. HAV and HBV are the key contents of hepatitis virus. HAV is transmitted via fecal-oral route, resulting in acute HAV infection, whose prognosis is well, without chronic hepatitis or transformation of liver cells. Noticing dietetic hygiene, strengthening waste management and vaccination are the key to control HAV epidemic. HBV is the pathogen of hepatitis B, which is harm and could develop chronic hepatitis, cirrhosis of liver even liver cancer. Infected blood or blood products, mother-to-child transmission and sexual contact are the main route of transmission. Vaccinations against hepatitis B is the key to prevention and control.

4. Arthropod is the transmitting vector of arbovirus. Livestock, poultry, especially piglet are the source of JEV infection. Anti-mosquito is the main prevention principles. Hantavirus is the pathogen of hemorrhagic fever. Rodents, the main source of infection, are the natural carriers. Eliminating mosquito and rodents, keeping the environment clean can reduce risks of infection.

5. HIV is the pathogen of AIDS. HIV infection most commonly occurs through sexual contact, infected blood and mother-to-child transmission. At present, there is no specific prevention. Comprehensive therapy with multiple drugs is clinically employed to treat AIDS.

6. The herpes virus is marked by latent infection and relapse. Gene integration of some herpes virus can lead to cell transformation, which is associated with tumorigenesis.

7. Rabies virus is mainly infected by a bite or scratch of an infected animal, resulting in aquaphobia, which can cause 100% mortality. Incidence can be effectively reduced by washing the wound thoroughly. People get prevention by inoculating rabies vaccines and get treated by injecting antiserum.

(田新利)

第十章　真菌及其他微生物

Fungi and Other Microorganisms

Learning guide

After studying this chapter the student should be able to answer the following questions：

1. Which are the main pathogenic fungus and what diseases do they cause?

2. What are the *Spirochete*，*Chlamydia*，*Mycoplasma* and *Rickettsia* causing human diseases? Which routes do they transmit through and what diseases do they cause?

3. Briefly describe the similarities and differences between *Chlamydia* and Type L bacteria.

4. What's the principle of diagnosing rickettsiosis by Weil-Felix reaction?

Key terms

superficial fungal infections；dermatophytes；deep fungal infection；*Candida albicans*；*Cryptococcus neoformans*；Aspergillus；Mucor；Pneumocystis carinii；Actinomyces；*A. israelii*；sulfur granule；*Spirochete*；*Leptospira*；*Treponema pallidum*；*Chlamydia*；*Chlamydia trachomatis*；*Chlamydia pneumoniae*；*Chlamydia psittaci*；*Chlamydia pecorum*；trachoma；inclusion conjunctivitis；urogenital tract infection；lymphogranuloma venereum；upper respiratory infections；*Mycoplasma*；*M. pneumonia*；*U. urealyticum*；*Rickettsia*；Weil-Felix reaction；epidemic typhus；endemic typhus；scrub typhus；question fever

第一节　真　　菌
Fungus

真菌按其侵犯的部位和临床表现，可分为浅部感染真菌、深部感染真菌。

一、浅部感染真菌(superficial fungal infections)

（一）皮肤丝状菌(dermatophytes)

皮肤丝状菌又称皮肤癣菌，具嗜角质蛋白的特性，侵犯部位仅限于角化的表皮、毛发和指（趾）甲，引起各种癣症，如手足癣、甲癣、体癣、股癣等。常因间接接触或直接接触而引起。皮肤癣菌分毛癣菌(*Trichophyton*)、表皮癣菌(*Epidermophyton*)和小孢子癣菌(*Microsporum*)三个属。一种癣菌可引起不同部位的病变，而同一病变也可由不同的癣菌引起(表 10-1)。各种癣症临床症状不一。

表 10-1　三种皮肤癣菌属的侵犯部位及所致疾病

癣菌属名	侵犯部位			所致疾病
	皮肤	指（趾）甲	毛发	
毛癣菌属	＋	＋	＋	体癣、甲癣、头癣、须癣
表皮癣菌属	＋	＋	－	体癣、甲癣
小孢子癣菌属	＋	－	＋	体癣、头癣、须癣

预防主要是注意清洁卫生,避免直接或间接与患者接触。治疗以外用药为主,可选用复方达克宁霜、复方硫酸铜溶液等。

(二)角层癣菌(horny cell layer mentagrophytes)

角层癣菌具有嗜角质性,可侵犯皮肤的角质层和毛干,致表皮角质层感染。常见的角层癣菌有糠秕孢子马拉癣菌(*Malassezia furfur*)、黑色毛结节菌和白色毛结节菌等。糠秕孢子马拉癣菌引起局部皮肤表面出现黄褐色花斑癣,俗称"汗斑",诱发原因为高温、多汗、营养不良等。此菌有粗短、分枝的有隔菌丝和成丛的酵母样细胞。患者皮肤用 Wood 灯紫外线(波长 365 nm)照射或刮取鳞屑照射,能发出金黄色荧光,有助于诊断。黑色毛结节菌和白色毛结节菌主要侵犯头发,被感染的发干上形成黑色或白色坚硬的沙砾状结节,称为黑色毛结节病和白色毛结节病。

二、深部感染真菌(deep fungal infection)

(一)白假丝酵母菌(*Candida albicans*)

白假丝酵母菌又称白色念珠菌,为人体口腔、上呼吸道、肠道及阴道黏膜的正常菌群。当抵抗力降低或正常菌群失调时,本菌大量繁殖侵入细胞引起疾病。

白假丝酵母菌可侵犯人体许多部位,引起全身如皮肤、黏膜、肺、肠、肾和脑感染。机体免疫力降低是白假丝酵母菌入侵的主要原因。近年来由于抗生素、激素和免疫抑制剂的大量使用,白假丝酵母菌感染日益增多。常见的白假丝酵母菌感染有以下几种类型:①皮肤、黏膜感染,皮肤感染好发于潮湿、褶皱处,如腋窝、腹股沟、肛门周围、会阴及指(趾)间,形成有分泌物的糜烂病灶,也可引起甲沟炎及甲床炎。最常见的黏膜感染是新生儿鹅口疮,口角炎及阴道炎也较多见;②内脏感染,主要有肺炎、支气管炎、食管炎、肠炎、膀胱炎和肾盂肾炎等,偶可引发败血症;③中枢神经系统感染,主要有脑膜炎、脑膜脑炎、脑脓肿等,预后不良。

治疗局部感染的最好方法是消除病因,合理使用抗生素,增强机体免疫功能。有些化学药品有一定疗效,例如用 1% 龙胆紫治疗鹅口疮,用制霉菌素治疗阴道炎。播散性念珠菌感染采用两性霉素 B 与 5-氟胞嘧啶合用,对有些患者有效。

(二)新生隐球菌(*Cryptococcus neoformans*)

新生隐球菌又称溶组织酵母菌(torula histolytica),广泛分布于自然界,主要传染源是鸽子,以鸽粪中最常见,鸽自身有抵抗此菌的能力。人因吸入鸽粪污染的空气而感染,特别是免疫低下者。该菌可侵犯皮肤、黏膜、淋巴结、骨、内脏等,引起慢性炎症和脓肿。尤其易侵袭中枢神经系统,导致亚急性或慢性脑膜炎。

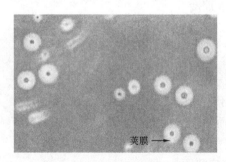

图 10-1　新生隐球菌(墨汁负染)

新生隐球菌为圆形酵母型真菌,外周有肥厚荚膜,折光性强。一般染色法不易着色,难以发现,故名隐球菌,用优质墨汁做负染后镜检,可见在黑色的背景中有圆形或卵圆形的透亮菌体,外包一层透明的荚膜(图 10-1)。荚膜比菌体大 1~3 倍。非致病的隐球菌则无荚膜,多以芽生方式繁殖,无假菌丝。在沙保弱培养基上,经 37 ℃ 3~5 d 形成酵母型菌落,菌落黏稠呈浅褐色,日久可液化,似有流动。

新生隐球菌主要经呼吸道吸入,首先感染的部位可能是肺部,在肺部引起轻度炎症,从肺可播散至全身其他部位,包括皮肤、骨、心脏等,而最易侵犯的是中枢神经系统,可引起慢性脑膜炎,临床表现类似结核性脑膜炎,预后不良。

预防本菌感染,除应增强机体免疫力外,还应避免创口接触土壤及鸟粪等。5-氟胞嘧啶对许多隐球菌菌株有效,但能出现耐药性变种。两性霉素 B 与 5-氟胞嘧啶联合应用治疗脑膜炎,疗效明显。

(三)曲霉菌(*Aspergillus*)

曲霉菌在自然界分布广泛,为条件致病性真菌。常见的有烟曲霉菌(*A. fumigatus*)、黑曲霉菌

（A. niger）、黄曲霉菌（A. flavus）等。该菌主要侵犯呼吸道,引起以慢性气喘为主要表现的肺曲霉菌病和支气管哮喘。肺部感染可形成脓肿、空洞及肉芽肿。黄曲霉毒素与恶性肿瘤,尤其是肝癌的发生密切相关。

（四）毛霉菌（Mucor）

在自然界分布广泛,常引起食物霉变,对人而言是条件致病菌。依据临床表现不同分为:①脑型毛霉菌,该菌可从鼻腔、副鼻窦沿小血管到达脑部,引起血栓及坏死;②肺毛霉菌,引起支气管肺炎,亦有肺梗塞及血栓形成;③胃肠道毛霉菌,多见于回肠末端、盲肠、结肠和胃。

（五）卡氏肺孢菌（Pneumocystis carinii）

卡氏肺孢菌或称肺囊菌,过去认为属于原虫,现根据形态学和分子遗传学分析证实属于真菌。该菌广布于自然界,可引起健康人的亚临床感染。但对一些先天免疫缺陷或因各种原因受到免疫抑制的患者,可引起肺炎。艾滋病患者当 CD4$^+$ T 淋巴细胞降至 $200/mm^3$ 时,80% 以上可受感染。发病为渐进性,开始引起间质性肺炎,最终患者因窒息而死。此菌对多种抗真菌药物均不敏感,治疗可用甲氧苄氨嘧啶-磺胺甲基异噁唑（trimethoprim-sulfamethoxazole）或羟乙磺酸戊双脒（pentamidine isethionate）。

第二节 放 线 菌

Actinomyces

放线菌（Actinomyces）是介于细菌与真菌之间的一类原核细胞型微生物,与分枝杆菌有亲缘关系,同属放线菌目。以裂殖方式繁殖,呈分枝状或丝状,革兰染色阳性。该菌广泛存在于土壤中,大多数为腐物寄生菌,是制造抗生素如链霉素、氯霉素等的重要菌株来源。对人致病的主要是衣氏放线菌（A. israelii）。

衣氏放线菌多存在于正常人口腔、齿垢、齿龈、扁桃体和咽部等部位,属正常菌群,一般不在人间及人与动物间传播。当机体抵抗力下降或拔牙、口腔黏膜损伤时引起内源性感染,导致慢性或亚急性肉芽肿性炎症和坏死性脓疡,以及多发性瘘管。在患者病灶组织和瘘管流出的脓样物质中可找到肉眼可见的黄色小颗粒,称为硫黄颗粒（sulfur granule）。它是放线菌在组织中形成的菌落。将硫黄颗粒制成压片或做组织切片,在显微镜下可见核心由分枝菌丝交织组成,菌丝向四周放射,呈菊花状（图 10-2）,由此而得名为放线菌。

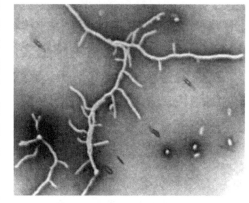

图 10-2 衣氏放线菌（光镜下）

大约 60% 的放线菌病初发病灶在颈面部,累及面部、颈部、舌或下颌。大多有近期口腔炎、拔牙史或下颌骨骨折后颈面肿胀,不断有新结节、多发性脓肿和瘘管形成。病原体可沿导管进入唾液腺和泪腺,或直接蔓延至眼眶和其他部位,若累及颅骨可引起脑膜炎和脑脓肿。肺部感染常有吸入史,也可由颈面部感染通过血行传播,开始在肺部形成病灶,症状和体征似肺结核。损害大多广泛连续蔓延,可扩展到心包、心肌,并能穿破胸膜和胸壁,在体表形成多数瘘管,排出脓液。腹部感染常由吞咽含病原性唾液或由腹壁外伤或阑尾穿孔引起。

放线菌与龋齿和牙周炎有关。将从人口腔分离出的内氏和黏液放线菌接种于无菌大鼠口腔内,可导致龋齿的发生。因这两种放线菌能产生一种黏性很强的多糖物质 6-去氧太洛糖,使口腔中其他细菌也黏附在牙釉质上,形成菌斑。由于细菌对食物中糖类的分解产酸腐蚀釉质,形成龋齿。细菌还能进一步引起齿龈炎和牙周炎。

预防应重视口腔卫生,及时治好牙病及口腔破损。治疗可用大剂量青霉素、四环素及磺胺类药物。对于脓肿、瘘管应及时手术切除。

第三节　螺旋体、衣原体、支原体及立克次体
Spirochete, *Chlamydia*, *Mycoplasma* and *Rickettsia*

一、螺旋体(*Spirochete*)

螺旋体(*Spirochete*)是一类细长、柔软、弯曲呈螺旋状、运动活泼的原核细胞型微生物。它介于细菌与原虫之间,具有细菌基本结构,以二分裂方式繁殖,对抗生素敏感。借助外膜与细胞壁间的弹性轴丝伸缩而能活泼运动。螺旋体广泛存在于自然界和动物体内,种类很多,能使人和动物产生疾病的有以下三个属。

1. 钩端螺旋体属(*Leptospira*)　螺旋细密而规则、数目较多。菌体一端或两端弯曲成钩状,对人致病的主要有钩端螺旋体。

2. 密螺旋体属(*Treponema*)　螺旋细密而规则,两端尖细,菌体硬直。对人致病的主要有梅毒螺旋体、雅司螺旋体等。

3. 疏螺旋体属(*Borrelia*)　螺旋稀疏、不规则呈波纹状。对人致病的主要有回归热螺旋体和伯氏螺旋体等。

(一)钩端螺旋体(*Leptospira*)

钩端螺旋体(简称钩体)能引起人和动物发生钩体病。该病是人畜共患病,呈世界性分布,我国以南方各省流行较为严重,危害较大,是我国重点防治的传染病之一。

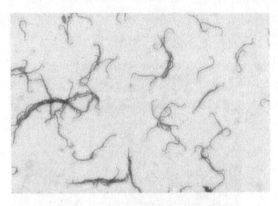

图 10-3　钩端螺旋体(镀银法染色)

1. 生物学性状(biological character)

(1)形态与染色(morphology and staining):钩体为圆柱形,大小为$(6\sim20)\mu m\times(0.1\sim0.2)\mu m$。在暗视野显微镜下观察,可见螺旋盘绕细密、规则,形似一串发亮的微细串珠,一端或两端弯曲成钩状,使菌体呈 C、S 等形状(图10-3)。无鞭毛,但运动活跃,可做移行、屈伸、滚动等运动。常用镀银法染色,菌体染成棕褐色。

(2)培养特性(cultural characteristics):营养要求不高。常用柯氏(Korthof)液体培养基(含蛋白胨、磷酸盐缓冲液、10%兔血清,pH 7.4)培养,生长良好。在需氧、28℃左右培养1~2周,可见其液体培养基呈特有的半透明云雾状生长。钩体生化反应不活泼,不分解糖类和蛋白质。能产生过氧化氢酶,有些菌株能产生溶血素。

(3)抗原构造与分类(antigenic structure and classification):致病性钩体有表面抗原和内部抗原。前者为多糖蛋白质复合物,具有型特异性,是钩体分型的依据。后者为类脂多糖复合物,具有属特异性,为钩体分群的依据。目前全世界已发现 25 个血清群、270 多个血清型,新的型别仍在不断被发现。我国的钩端螺旋体约有 19 个血清群、74 个血清型。

(4)抵抗力(resistance):钩体对理化因素的抵抗力较其他致病螺旋体为强。夏季在中性的湿土或水中能活 20 d 以上,甚至数月之久,这对钩体的传播有重要意义。对干燥、热、直射日光、酸的抵抗力均弱。56℃ 10 min 死亡。在 2~4℃冰箱中可保存 2 周以上,常用消毒剂如 0.5%来苏尔、1%漂白粉于 10~30 min 可杀死,对青霉素、金霉素敏感。

2. 致病性与免疫性(pathogenicity and immunity)

(1)致病物质(pathogenic substances):①溶血毒素(hematotoxin),破坏红细胞膜而溶血。②细胞毒性因子(cytotoxic factor,CTF):将其注射于小鼠脑内,1~2 h 后,出现肌肉痉挛、呼吸困难,最后死亡。③内毒素样物质(endotoxin-like substance,ELS),是脂多糖样物质(lipopolysaccharide-like substance,LLS),能使动物发热,引起炎症和坏死。④致细胞病变作用(cytopathic effect,CPE)物质,能引起细胞退行性变,56℃ 30 min 被破坏,对胰蛋白酶敏感。

(2)所致疾病(diseases caused):钩体所致的钩体病为人畜共患的传染病,多流行于夏秋季,在野生动物和家畜中广泛流行,鼠类和猪为主要传染源和储存宿主。动物感染后大多呈带菌状态。钩体能长期在肾脏的肾曲小管中生长繁殖,不断从尿中排出,污染水源、土壤等。人由于田间劳动、捕鱼、饲养家畜等接触疫水或疫土,钩体穿过正常的或破损的皮肤或黏膜侵入机体而感染。孕妇感染钩体后,也可经胎盘感染胎儿,引起流产。钩体也可经吸血昆虫传播。

钩体自皮肤黏膜侵入人体后,即在局部繁殖,经血流或淋巴播散至肝、肾、脾、肺及肌肉等处,经1~2周的潜伏期后,大量钩体持续侵入血流引起钩体血症。由于钩体及其释放的毒性产物作用,引起发热、畏寒、全身酸痛、头痛、结膜充血、腓肠肌痛、局部淋巴结肿大等症状,患者有全身毛细血管内皮细胞损伤并伴有微循环障碍,以及肝、肾功能损害,严重病例可出现休克、DIC、黄疸、出血、心肾功能不全、脑膜炎等。临床上常见的类型有:流感伤寒型、黄疸出血型、肺出血型、脑膜脑炎型、肾功能衰竭型、胃肠炎型等。钩体致病机制可能与其内毒素样物质有关。部分患者恢复期退热后可出现眼葡萄膜炎、脑动脉炎、失明、瘫痪等,可能为超敏反应所致。

(3)免疫性(immunity):隐性感染后,可获得对同型菌株的持久性免疫力,以体液免疫为主。发病1~2周血中出现特异性抗体,使吞噬细胞的吞噬和杀伤效率大为加强,血循环中的钩体迅速被清除,但对肾脏中的钩体作用较弱,钩体能在肾脏内繁殖和经尿排菌,一般排菌在半年左右。

3. 微生物学检查(microbiological examination)

(1)检查钩端螺旋体(Leptospira examination):发病1周内取血,第2周取尿液,有脑膜炎症状者取脑脊液。将标本用差速离心集菌后做暗视野检查或用镀银法染色镜检,必要时进行分离培养或动物试验和核酸检测。

(2)血清学诊断(serological examination):一般在病初及发病2~4周各采血一次,进行显微镜凝集试验(microscopic agglutination test,MAT),血清凝集效价在1∶400以上或晚期比早期血清效价增长4倍以上有诊断意义。

此外,还可用间接血凝试验、酶联免疫吸附试验、免疫荧光试验等血清学诊断方法。

4. 防治原则(control principle) 消灭鼠类,切断传播途径,加强带菌家畜管理,防止动物粪、尿污染水源。对易感人群进行多价死疫苗接种,所用疫苗必须是当地流行的血清型。近年国内试用的钩体外膜亚单位疫苗,有一定效果。治疗首选青霉素,对过敏者可改用庆大霉素或强力霉素。钩体所致动脉炎可用甲硝唑,因该药可通过血-脑屏障,破坏钩体的DNA结构,疗效较好。

(二)梅毒螺旋体(*Treponema pallidum*)

梅毒螺旋体(*Treponema pallidum*)因其不易着色,又称苍白密螺旋体,是人类梅毒(syphilis)的病原体。梅毒是性传播疾病中危害较严重的一种。

1. 生物学性状(biological character)

(1)形态与染色(morphology and staining):梅毒螺旋体纤细,有8~14个致密、规则的螺旋,两端尖直,运动活泼。普通染色不易着色,一般采用镀银法染色,螺旋体染成棕褐色。新鲜标本可直接在暗视野显微镜下观察其形态和运动方式(图10-4)。

(2)培养特性(cultural characteristics):人工培养至今尚未真正成功。保存培养基(含兔血清、还原剂、维生素、辅助因子)能使刚离体的螺旋体存活1~6 d。

(3)抗原构造(antigenic structure):梅素螺旋体抗原主要有两种:一种是螺旋体表面特异性抗原,能刺激机体产生特异的凝集抗体、制动抗体或溶解抗体,后者加补体可溶解螺旋体。与雅司、地方性梅毒、品他病等有共同抗原,可引起交叉反应。另一种是非螺旋体抗原即磷脂类抗原,当螺旋体侵入组织后,组织中的磷脂可黏附在螺旋体上,形成复合抗原,可刺激机体产生抗磷脂的自身抗体,称为反应素(reagin)。

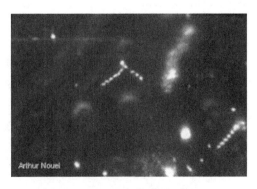

图10-4 梅毒螺旋体(暗视野显微镜下)

(4)抵抗力(resistance):极弱,对温度和干燥特别敏感。离体后干燥1~2 h即死亡。在血液中4 ℃放置3 d可死亡,故血库冷藏3 d以上的血液就无传染梅毒的危险。加热50 ℃ 5 min死亡。对化学消毒剂亦敏感,在1%~2%石炭酸内数分钟死亡。对青霉素、四环素、红霉素等敏感。

2. 致病性与免疫性(pathogenicity and immunity)

(1)致病物质(pathogenic substances):梅毒螺旋体有很强的侵袭力,有毒菌株能产生可与宿主细胞表面发生黏附作用的外膜蛋白,和利于梅毒螺旋体扩散到血管周围组织的透明质酸酶。

(2)所致疾病(diseases caused):人是梅毒的唯一传染源。由于感染方式不同可分为后天性梅毒和先天性梅毒。前者是出生后感染的,其中95%由性交直接感染,少数通过输血等间接途径感染,后者是母体经胎盘传染给胎儿的。

后天性梅毒:具有反复、潜伏和再发的特点,分为三期。①Ⅰ期梅毒,感染后3周左右局部可出现无痛性硬下疳(即在侵入的皮肤、黏膜处形成硬结及溃疡),多见于外生殖器,其溃疡渗出液中有大量梅毒螺旋体,感染性极强。一个月左右硬下疳常可自愈。②Ⅱ期梅毒,发生于硬下疳出现后2~8周,全身皮肤、黏膜出现梅毒疹,周身淋巴结肿大,有时累及骨、关节、眼等脏器。初次出现的梅毒疹经过一定时期后会自行消退,但常复发。Ⅰ、Ⅱ期梅毒也称早期梅毒,一般传染性强而破坏性小。③Ⅲ期梅毒,又称晚期梅毒,发生于感染2年或长达10~15年后,病变波及全身组织器官,致肉芽肿样病变,严重者可引起心血管及中枢神经系统病变,导致动脉瘤、脊髓痨及全身麻痹等。此期梅毒病程长、传染性小而破坏性大,可危及生命。

先天性梅毒:又称胎传梅毒,系孕妇感染梅毒螺旋体后通过胎盘传给胎儿,引起胎儿全身性感染,导致受染胎儿死亡或发生晚期流产;或出生后呈现先天性梅毒特征,如间质性角膜炎、先天性耳聋、锯齿形牙、塌鼻、骨膜炎以及各种中枢神经系统异常。

(3)免疫性(immunity):梅毒的免疫是传染性免疫,即有梅毒螺旋体感染时才有免疫力,以细胞免疫为主。免疫力不持久,病愈后可再次感染。

3. 微生物学检查(microbiological examination)

(1)检查梅毒螺旋体(*Treponema pallidunm* examination):采取Ⅰ期及Ⅱ期梅毒硬下疳、梅毒疹的渗出液或局部淋巴结抽出液,直接在暗视野显微镜下检查或镀银染色后镜检。

(2)血清学试验(serological examination):

①非螺旋体抗原试验:用正常牛心肌的心类脂(cardiolipin)作为抗原,检测患者血清中的反应素(抗脂质抗体)。最常用的有性病研究实验室试验(venereal disease research laboratory test,VDRL)和快速血浆反应素试验(rapid plasma reagin test,RPR)。这些试验可出现假阳性反应,常用于初筛。

②螺旋体抗原试验:抗原为梅毒螺旋体,以检测血清中的特异性抗体,特异性高,可用作梅毒证实试验。常用的有荧光密螺旋体抗体吸收试验(fluorescent treponemal antibody absorption test,FTA-ABS)和梅毒螺旋体抗体微量血凝试验(micro-hemagglutination assay for antibodies to *Treponema pallidum*,MHA-TP)。

4. 防治原则(control principle)　梅毒是一种性病,预防的主要措施是加强卫生宣传教育和社会管理,杜绝不洁性行为。对患者应早诊、早治,现多采用青霉素治疗3个月~1年,以血清中抗体阴转为治愈指标。目前尚无疫苗预防。

二、衣原体(*Chlamydia*)

衣原体(*Chlamydia*)是一类能通过细菌滤器,严格细胞内寄生,有独特发育周期的原核细胞型微生物。衣原体广泛寄生于人类、禽类及哺乳动物,仅少数致病。能引起人类疾病的有沙眼衣原体、肺炎衣原体、鹦鹉热衣原体。

衣原体的特征:①体积介于细菌与病毒之间,能通过滤菌器,光镜下可见。②严格细胞内寄生,有独特的发育周期,以二分裂方式繁殖。③具有细胞壁(无肽聚糖),其组成与革兰阴性菌相似。④含有DNA和RNA两类核酸。⑤对多种抗生素敏感。

(一)生物学性状(biological character)

1. 形态染色与发育周期(morphology staining and cyclogeny)　衣原体在宿主细胞内繁殖,有特殊生活周期,可观察到两种不同的颗粒结构。①原体(elementary body,EB),为直径为 0.2～0.4 μm 的小而致密的颗粒,是发育成熟的衣原体,存在于细胞外,具有高度的传染性,Giemsa 染色呈紫色。②始体(initial body),为直径为 0.5～1.0 μm 大而疏松的颗粒。始体内有纤细的网状结构,故又称网状体(reticulate body,RB),存在于细胞内,无传染性,以二分裂方式繁殖,是衣原体的繁殖型,Giemsa 染色呈深蓝色或暗紫色。

衣原体有独特的发育周期,当原体吸附在易感细胞后,通过吞饮作用进入细胞内,宿主细胞膜形成空泡将原体包围。此时原体增大并分化成始体,始体在空泡以二分裂形式繁殖,在空泡内形成大量的子代原体,构成各种形态的包涵体(inclusion body)。包涵体的形态、在细胞内存在的位置、染色性等特征,有鉴别衣原体的意义。受感染细胞破裂,大量原体释放到细胞外,再感染新的细胞。衣原体完成一次发育周期需 48～72 h。

2.培养特性(cultural characteristics) 衣原体为专性细胞内寄生,可用鸡胚卵黄囊或传代细胞(如 HeLa 细胞)培养。

3.抵抗力(resistance) 衣原体耐冷不耐热,56 ℃仅存活 5～10 min,在－70 ℃可保存数年。0.1%甲醛液、0.5%石炭酸 30 min 可杀死;75%乙醇 0.5 min 可杀死。对四环素、氯霉素、红霉素、螺旋霉素、强力霉素及利福平均很敏感。

4.类型(type) 根据抗原构造、包涵体性质和对磺胺的敏感性,衣原体属可分为沙眼衣原体(*Chlamydia trachomatis*)、肺炎衣原体(*Chlamydia pneumoniae*)、鹦鹉热衣原体(*Chlamydia psittaci*)和兽类衣原体(*Chlamydia pecorum*)四个种。沙眼衣原体有三个生物变种即沙眼生物变种、性病淋巴肉芽肿生物变种和鼠生物变种。每个生物变种又分为不同血清型,对人类致病的主要是沙眼衣原体和肺炎衣原体。

(二)致病性与免疫性(pathogenicity and immunity)

1.致病性(pathogenicity)

(1)致病机制(pathogenic mechanism):衣原体侵入机体后在黏膜上皮细胞内生长繁殖,抑制细胞代谢,使其变性、坏死。能产生类似革兰阴性菌的内毒素样毒性物质,也可使细胞变性坏死,并能引起小血管炎症性浸润。

(2)所致疾病(diseases caused)如下。

①沙眼(trachoma):由衣原体沙眼生物变种 A、B、Ba、C 血清型引起。主要通过眼-眼或眼-手-眼途径直接接触,以及玩具,公用的脸盆、毛巾等间接接触传播。沙眼衣原体感染结膜上皮细胞并在其中繁殖,在胞质中可形成包涵体。沙眼的早期症状是流泪、分泌黏液脓性分泌物、结膜充血以及滤泡性增生等症状与体征。随后出现角膜血管翳和瘢痕形成、眼睑畸形(内翻、倒睫),由于反复发作,瘢痕加剧,角膜变浑浊,最终可失明。目前世界上沙眼是致盲的主要原因。

②包涵体结膜炎(inclusion conjunctivitis):由沙眼生物变种 B～K 血清型引起。可经性接触、手-眼或间接接触而感染,病变类似沙眼,但不出现角膜血管翳,亦无结膜瘢痕形成,一般经数周或数月痊愈,无后遗症。新生儿可经产道感染引起化脓性结膜炎(也称包涵体性脓漏眼),不侵犯角膜,可自愈。

③泌尿生殖道感染(urogenital tract infection):由沙眼生物变种 D～K 血清型引起。经性接触传播引起的非淋病性尿道炎,表现为尿道炎、宫颈炎、输卵管炎和盆腔炎、附睾炎和前列腺炎,与不孕不育有关。

④性病淋巴肉芽肿(lymphogranuloma venereum):由性病淋巴肉芽肿生物变种 L1、L2、L2a 和 L3 四个血清型引起。主要通过性接触传播。外阴部可形成溃疡,还可侵犯腹股沟淋巴结,也可累及会阴、肛门、直肠及盆腔淋巴结,发生化脓性炎症和慢性肉芽肿。

⑤上呼吸道感染(upper respiratory infections):由肺炎衣原体及鹦鹉热衣原体引起。肺炎衣原体引起急性呼吸道感染,以肺炎多见,也可致气管炎、咽炎等。鹦鹉热衣原体主要在野生鸟类及家禽中传播,人通过接触鸟粪或其呼吸道分泌物而被传染,发生呼吸道感染和肺炎,一般不在人与人之间传播。

2.免疫性(immunity) 衣原体感染后能诱导产生特异性细胞免疫和体液免疫,但免疫力不强。故常造成持续感染、反复感染和隐性感染。

(三)微生物学检查(microbiological examination)

1.直接涂片镜检(direct smear microscope examination) 沙眼急性期可在结膜病灶做刮片,用

Giemsa 染色法直接镜检或免疫荧光检查,观察上皮细胞胞质内有无特殊包涵体。包涵体结膜炎及性病淋巴肉芽肿也可从病变部位取材涂片,染色镜检,观察有无衣原体。用核酸探针或 PCR 技术做核酸检测,其敏感性高,特异性强。

2. 分离培养(isolated culture)　用感染组织匀浆或渗出液做细胞培养或接种鸡胚卵黄囊分离衣原体。鹦鹉热衣原体和性病淋巴肉芽肿生物变种常接种小鼠分离。

3. 血清学诊断(serological examination)　常用补体结合试验和微量免疫荧光检测抗衣原体的抗体,明显增高者有诊断意义。

（四）防治原则(control principle)

预防沙眼尚无特异性免疫方法。预防的关键是注意个人卫生,不使用公用毛巾和脸盆,避免直接或间接感染;泌尿生殖道衣原体感染的预防应广泛开展性病知识宣传,提倡健康的性行为,积极治愈患者和带菌者。鹦鹉热的预防主要是避免与病鸟接触。

衣原体感染的治疗可用红霉素、四环素、强力霉素、利福平、磺胺类药物等。

三、支原体(*Mycoplasma*)

支原体(*Mycoplasma*)是一类缺乏细胞壁、呈高度多形性,能通过滤菌器,并能在无生命培养基中独立生长繁殖的最小原核细胞型微生物。由于它们能形成有分支的长丝,故称之为支原体。支原体在自然界分布广泛,种类多,分为两个属:一为支原体属(*Mycoplasma*),有几十个种;另一为脲原体属(*Ureaplasma*),仅有两种。对人致病的主要为肺炎支原体(*M. pneumoniae*)和溶脲脲原体(*U. urealyticum*),它们是引起人类原发性非典型性肺炎、泌尿生殖道感染的病原体。其他如人型支原体(*M. hominis*)、生殖器支原体(*M. genitalium*)、穿透支原体(*M. penetrans*)等也有一定的致病作用。

（一）生物学性状(biological character)

支原体个体微小,直径为 0.2～0.3 μm,长 1～10 μm,可通过滤菌器,常给细胞培养工作带来污染的麻烦。革兰染色阴性,但着色较难。一般以 Giemsa 染色较佳,呈淡紫色。电镜下可见细胞膜分内、中、外三层。内、外层主要为蛋白质,中间为脂质,脂质中固醇约占 36%,凡能作用于固醇的物质,如两性霉素 B、皂素、毛地黄苷等能引起支原体细胞膜的破坏而死亡。肺炎支原体的一端有一种特殊的末端结构(terminal structure),能使支原体黏附于呼吸道黏膜上皮细胞表面,与致病性有关。

支原体营养要求比一般细菌高。在含有 20% 血清、酵母浸膏及胆固醇的培养基中生长缓慢,2～3 d 后才形成典型的“油煎蛋”或“荷包蛋”样菌落。支原体在鸡胚或细胞培养中极易生长。支原体的繁殖方式多样,以二分裂繁殖为主,也有的以出芽、分枝或球体延伸等方式繁殖。

支原体因无细胞壁,对理化因素抵抗力较弱,对干热、湿热、渗透压和干燥敏感,55 ℃ 5～15 min 即死亡。耐冷,低温或液氮可长期存活。对一般消毒剂敏感,但对醋酸铊、结晶紫的抵抗力大于细菌。在分离培养时,培养基中加入一定量醋酸铊可除去杂菌生长。对青霉素、头孢菌素等作用于细胞壁的抗生素不敏感。对阻碍蛋白质合成的强力霉素、氯霉素、红霉素及螺旋霉素等敏感。

L 型细菌是在抗生素、溶菌酶等作用下变成的一种细胞壁缺陷型细菌,其许多特性与支原体相似,在鉴定时很有必要将二者区别开来(表 10-2)。两者的主要区别在于 L 型在脱离诱导因素后常可回复为原来的细菌型,而支原体则是一种独立的微生物,在遗传上与细菌无关。

表 10-2　支原体与 L 型细菌的区别

生物性状	支 原 体	L 型细菌
来源	自然界中广泛存在	自然界很少存在
培养	绝大多数生长需胆固醇	生长不一定需要胆固醇
细胞膜	含高浓度固醇	不含固醇
返祖现象	在任何条件下也不能变成细菌	去除诱导因素后回复为细菌原有形态
菌落	油煎蛋状,0.1～0.3 mm	油煎蛋状,0.5～1.0 mm

（二）致病性与免疫性（pathogenicity and immunity）

1. 肺炎支原体（*M. Pneumonia*） 肺炎支原体是人类支原体肺炎的病原体。支原体肺炎的病理改变以间质性肺炎（interstitial pneumonia）为主，有时并发支气管肺炎，称为原发性非典型性肺炎（primary atypical pneumonia）。一般认为是外源性感染，传染源是患者或带菌者。常发生于夏末秋初，以儿童、青少年多见。主要通过咳嗽、飞沫经呼吸道感染。临床症状较轻，甚至根本无症状，有时有不规则发热、头痛、咳嗽、胸痛、淋巴结肿大等。

2. 溶脲脲原体（*U. urealyticum*） 通过性接触传播，主要引起非淋菌性泌尿生殖道感染，如尿道炎、阴道炎、盆腔炎、输卵管炎、睾丸附睾炎、慢性前列腺炎、尿路结石等，并可通过胎盘感染胎儿，使孕妇流产、早产。溶脲脲原体还可吸附于精子表面，阻碍精子与卵子的结合，它与精子有共同抗原成分，可造成精子的免疫损伤而导致不育症的发生。

引起泌尿生殖道感染的还有人型支原体和生殖器支原体，现均已被列为性传播疾病的病原体。

感染肺炎支原体后，血清中可检出冷凝集素，在 0～4 ℃时可凝集人 O 型红细胞，检测冷凝集素对该病有辅助诊断意义。

注意个人卫生，切断传播途径，积极治疗患者。治疗可用红霉素、四环素、氯霉素等抗生素。目前尚无确定有效的疫苗。

四、立克次体（*Rickettsia*）

立克次体（*Rickettsia*）是一类严格细胞内寄生的原核细胞型微生物。为纪念因研究斑疹伤寒时不幸感染而献身的美国病理学家立克次（Howard Taylor Ricketts）而命名。

立克次体的共同特征如下：①大小介于病毒和细菌之间，光镜下可见，为多形态，革兰染色阴性。②专性活细胞内寄生，以二分裂方式繁殖。③与节肢动物关系密切，寄生在吸血节肢动物体内，使其成为寄生宿主、储存宿主或同时为传播媒介。④含有 DNA 和 RNA 两种核酸。⑤对多种抗生素敏感。

立克次体是引起斑疹伤寒、恙虫病、Q 热等传染病的病原体。立克次体种类很多，我国常见的致病性立克次体主要有引起斑疹伤寒的普氏与莫氏立克次体；引起恙虫病和 Q 热的为恙虫热立克次体和 Q 热柯克斯体。

（一）生物学性状（biological character）

1. 形态及染色（morphology and staining） 立克次体大小为（0.3～0.6）μm×（0.8～2.0）μm，多为球杆形，结构与革兰阴性菌相似。革兰染色阴性，但不易着色。常用 Giemenz 法染色，呈鲜红色最好；Giemsa 法可染成紫色或蓝色。在感染细胞内，立克次体常聚集成致密团块状，也可单、双排列。不同立克次体在细胞内的分布不同，可供初步识别，如：普氏立克次体在胞质中分散存在；恙虫病立克次体在胞质近核旁成堆排列；斑点热群立克次体则在胞质和核内均可发现。

2. 培养特性（cultural characteristics） 培养要求近似病毒。大多数立克次体只能在活的宿主细胞内寄生，以二分裂方式繁殖。常用的培养方法有鸡胚卵黄囊内接种、组织培养和动物接种。一般认为宿主细胞新陈代谢不太旺盛时，更有利于立克次体的生长。

3. 免疫原性（immunogenicity） 立克次体有两类抗原，一类为群特异性的可溶性抗原，可能为细胞壁的脂多糖成分，耐热。另一类为种特异性抗原，为细胞壁外膜蛋白，不耐热。斑疹伤寒等立克次体的脂多糖与变形杆菌某些菌株（如 OX_{19}、OX_k、OX_2 等）的菌体抗原有共同抗原，可引起交叉反应。因此常用这类变形杆菌代替相应的立克次体抗原进行非特异性交叉凝集反应，称为外-斐反应（Weil-Felix reaction），用于检测人类或动物血清中有无相应抗体，以辅助诊断立克次体病。

4. 抵抗力（resistance） 对理化因素的抵抗力较弱，56 ℃ 30 min 可灭活。对低温、干燥抵抗力较强，如在冷藏肉类中可存活 1 个月以上，在干燥虱粪中立克次体能保持传染性半年以上。0.5％石炭酸、0.5％来苏尔及 75％乙醇中数分钟即可杀死。对氯霉素和四环素等敏感。磺胺类药物不仅无抑制作用，反而能刺激其生长，故立克次体病禁用磺胺类药物。

（二）致病性与免疫性（pathogenicity and immunity）

1. 致病物质（pathogenic substances） 致病物质主要为内毒素和磷脂酶 A。内毒素具有与肠道杆菌相似的多种生物学活性。磷脂酶 A 能溶解宿主细胞膜或细胞内吞噬体膜,有利于立克次体穿入宿主细胞并在其内生长繁殖。另外,微荚膜样黏液层有利于黏附于宿主细胞,并具有抗吞噬作用。

立克次体通过节肢动物叮咬皮肤,也可经消化道、呼吸道侵入机体,先在局部小血管内皮细胞内增殖,引起初次立克次体血症。再随血流扩散到全身器官的小血管内皮细胞中繁殖,大量立克次体释放入血,导致第二次立克次体血症。其内毒素样物质也随血流波及全身,引起毒血症。临床表现为发热、皮疹、实质器官损害及毒血症,严重时可导致微循环障碍、DIC 和休克。

2. 所致疾病(diseases caused) 我国发生的立克次体病主要有斑疹伤寒与恙虫病等,虽然目前已基本控制,但是由于立克次体在自然界动物间的循环仍然存在,在一定条件下仍有可能暴发流行性斑疹伤寒与恙虫病(表 10-3)。

表 10-3 常见立克次体及所致疾病

立克次体	储存宿主	传播媒介	所致疾病	外斐反应		
				OX_{19}	OX_2	OX_k
普氏立克次体	人	人虱	流行性斑疹伤寒	+++	+	-
莫氏立克次体	家鼠	鼠蚤	地方性斑疹伤寒	+++	+	-
恙虫病立克次体	野鼠	恙螨幼虫	恙虫病	-	-	+++

(1)流行性斑疹伤寒(epidemic typhus):又称虱型斑疹伤寒。由普氏立克次体引起。患者是唯一的传染源,也是储存宿主。以人虱为媒介,传播方式为虱—人—虱。立克次体在受染虱肠管上皮细胞内繁殖并随粪便排出。当虱叮咬人时,边吸血边排粪便于皮肤表面,抓痒时粪便中的立克次体从抓破的伤口进入人体而感染。此外,含立克次体的干虱粪可经呼吸道或眼结膜使人受感染。该病常在冬春季节流行,多与生活条件的拥挤、不卫生有关,因此多发生于战争、饥荒及自然灾害时期。人受感染后,经两周左右的潜伏期骤然发病。主要症状有高热、头痛、肌肉痛等,4~5 d 后出现皮疹,先表现于躯干后扩散至四肢。有的伴有神经系统、心血管系统及其他器官损害。病后有持久免疫力,与莫氏立克次体感染有交叉免疫。

(2)地方性斑疹伤寒(endemic typhus):又称蚤型或鼠型斑疹伤寒。由莫氏立克次体引起。鼠是天然储存宿主。由鼠蚤和鼠虱在鼠间传播,鼠蚤将立克次体传给人使人感染,鼠类常为隐性感染,鼠蚤吸鼠血时莫氏立克次体进入鼠蚤消化道,在其肠壁上皮细胞内繁殖,随粪便排出。人因蚤粪中立克次体进入破损皮肤而受感染,干燥的蚤粪尘埃中的立克次体也可经口、鼻、眼结膜进入人体而致病,又可通过人虱在人群中传播,造成流行。该病的症状与体征较流行性斑疹伤寒轻,有头痛、发热、皮疹等,很少累及中枢神经系统和心血管系统等。

(3)恙虫病(scrub typhus):由恙虫病立克次体引起的自然疫源性疾病,主要流行于啮齿类动物之间,野鼠和家鼠为主要传染源,恙螨既是传播媒介,又是储存宿主。人类通过恙螨幼虫叮咬而感染。叮咬处先出现红色丘疹,形成水疱后破裂,中央溃疡形成黑色焦痂,为恙虫病特征之一。焦痂附近淋巴结肿大,出现全身皮疹,病原体在局部繁殖后经淋巴系统入血循环而产生立克次体血症。病原体释出的毒素,可引起各内脏器官的炎症和变性病变,如全身淋巴结肿大,并发肺、肝、脾、脑等损害症状。

(4)Q 热(question fever):病原体为 Q 热柯克斯体,牛、羊等家畜是主要传染源和储存宿主。蜱为传播媒介,在动物间传播并可经卵传代。动物感染后多无症状,但其乳汁、尿、粪中可长期带有病原体。人类经接触、呼吸道、消化道等途径感染。Q 热的潜伏期为 2~4 周,突然发热、头痛、腰痛、腓肠肌痛,部分病例可发生心内膜炎,由呼吸道感染者常有肺部病变,很少出疹,外-斐反应阴性。

3. 免疫性(immunity) 立克次体的抗感染免疫以细胞免疫为主。病愈后可获得较强的免疫力。

(三)微生物学检查(microbiological examination)

1. 标本采集(sample collection) 主要采集患者血液,以供病原体分离或做免疫学试验。

2. 直接检出(direct detection) 脏器标本切片用荧光抗体染色或常规染色镜检;也可用 PCR 和核酸探针技术快速诊断。

3. 分离培养与鉴定(isolation and identification) 取血液、血块、组织悬液接种于易感动物腹腔(常用豚鼠、小鼠)进行分离。若有发病如腹胀、腹水、活动少、厌食、豚鼠体温高于 40 ℃ 或阴囊红肿,即可能有立克次体感染。可取接种部位腹壁刮片或睾丸鞘膜、肝、脾等处标本做涂片染色及免疫荧光染色检查鉴定。

4. 血清学诊断(serological examination) 外-斐反应抗体效价不低于 1:160 或晚期血清效价增高不低于 4 倍具有诊断价值。

(四)防治原则(control principle)

重要措施是灭虱、灭蚤、灭鼠、灭螨,防止恙螨叮咬及注意个人卫生,严格控制鲜奶和乳制品的卫生指标。特异性预防接种可用斑疹伤寒鼠肺灭活疫苗、鸡胚疫苗、Q 热减毒活疫苗等。常用氯霉素、四环素类抗生素治疗,禁用磺胺类药物。

Summary

1. Dermatophytes cause various skin tinea diseases through contact transmission. *Candida albicans* is conditioned pathogen, resulting in infection of *Candida albicans* in skin and mucosa, internal organs and CNS when our bodies immunity declines. *Cryptococcus neoformans* and *Pneumocystis carinii* can both be infected via respiratory tract, resulting in respiratory inflammation or inflammation in other parts. *Pneumocystis carinii* is more prone to concurrent infect when immunity is impaired.

2. *Actinomyces israelii* causes endogenous infection when our bodies immunity declines or tooth extraction or oral mucosa injury, resulting in chronic or sub-acute suppurative inflammation of soft tissues.

3. *Leptospira* causes leptospirosis through contact with contaminated soil and water. *Treponema pallidum* causes syphilis via sexual contact or placenta.

4. *Chlamydia trachomatis* causes trachoma and inclusion conjunctivitis via direct or indirect contact and causes urogenital tract infection and lymphogranuloma venereum via sexual contact. *Chlamydia pneumoniae* causes acute respiratory infection through respiratory tract. *Chlamydia psittaci* causes psittacosis through respiratory tract, too.

5. *Mycoplasma pneumoniae* causes interstitial pneumonia via respiratory tract. *Ureaplasma urealyticum* causes urogenital tract infection via sexual contact.

6. Through the bite of louse, tick or mite, *Rickettsia prowazekii* causes epidemic typhus; *Rickettsia mooseri* causes endemic typhus; *Rickettsia tsutsugamushi* causes scrub typhus. Weil-Felix reaction is a kind of immunological examination which detects rickettsiosis with antigen of *Proteus*.

(田新利)

第十一章 人体寄生虫概论

Introduction to Medical Parasitology

Learning guide

After studying this chapter the student should be able to answer the following questions:

1. What are the principles of parasitology?

2. What are the important medical parasite in the world?

3. Explain the concept of parasitism.

4. Describe the type and conception of parasite, host and life cycle.

5. What are the effects the parasite made on the host, and the host made on the parasite?

6. Describe the key morphological features of medical protozoan cytoplasm and nucleus.

7. Describe the three basic conditions in parasitic epidemiology.

8. What methods are used to control disease transmission?

Key terms

medical parasitology; vector; schistosomiasis; trypanosomiasis; malaria; filariasis; leishmaniasis; parasitic disease; parasitism; symbiosis; host; life cycle; asexual reproduction; sexual reproduction; ectoparasite; endoparasite; obligatory parasite; facultative parasite; final host; intermediate host; reservoir host; paratenic host; medical protozoa; organelles; medical helminthes; nematode; trematode; cestode; medical arthropod; source of infection; route of transmission; susceptible population

人体寄生虫学(human parasitology)也称医学寄生虫学(medical parasitology),是一门研究与医学有关的寄生虫及其与宿主关系的科学,是病原生物学的重要组成部分。它主要研究寄生虫的形态结构、生态规律、致病或传病机制、实验诊断、流行规律,以达到预防、控制与消灭寄生虫病的目的。人体寄生虫学由医学原虫学、医学蠕虫学和医学节肢动物学三部分内容组成。

寄生虫对人类的危害主要是作为病原体(Medical parasites are pathogens that cause diseases in humans)引起疾病、作为媒介(vector)引起疾病传播以及造成经济损失。据估计全球约有45亿寄生虫感染者,主要分布在占世界总人口77%的广大发展中国家,特别是热带、亚热带及温带地区。联合国开发计划署/世界银行/世界卫生组织联合倡议的热带病特别规划(UNDP/World Bank/WHO Special Programme for Research and Training in Tropical Diseases,TDR)要求防治的6类主要热带病中,除麻风病外,疟疾(malaria)、血吸虫病(schistosomiasis)、丝虫病(filariasis)、利什曼病(leishmaniasis)和锥虫病(trypanosomiasis)均为寄生虫病(parasitic disease)。很多寄生虫病是人畜共患病,不但使人致病,也常使畜牧业蒙受重大损失。

我国疆域辽阔,大部分地区处于温带和亚热带,自然条件极其复杂,曾是寄生虫病流行严重的国家之一,特别在广大农村,寄生虫病一直是危害人民健康的主要疾病。有些寄生虫病流行猖獗,如疟疾、血吸虫病、丝虫病、黑热病和钩虫病,曾经夺去成千上万人的生命,严重阻碍了农业生产和经济发展,曾被称为"五大寄生虫病"。此外,在我国流行相当广泛的还有蛔虫病、鞭虫病、蛲虫病、贾第虫病、阴道毛滴虫病、阿米巴病、旋毛虫病、华支睾吸虫病、并殖吸虫病、包虫病、带绦虫病和囊虫病等。新中国成立后,经过50多年的不懈努力,我国的寄生虫病防治工作取得了举世瞩目的成就,其中丝虫病和黑热病达到基本消灭,血吸虫病、疟疾和钩虫病的流行得到有效控制,其他许多常见的人体寄生虫病在人群的感染率也大幅下降。但是,随着气候变暖、国际交往频繁、人口流动性增大、生活方式多样化、AIDS发病率上升、免疫抑制剂滥用及人们盲目乐观导致的防治力度下降等原因,使得许多已取得显著防治成效的寄生虫病的疫情在近年来表现不稳定,在部分地区出现了疫情反复,如由于传疟的蚊媒难于消灭、恶性疟抗药性的增加和人口的大量流动等原因,近年来恶性疟在一些地区时有暴发流行和局部疫情回升现象;在洞庭湖、鄱阳湖等广大湖沼地区与地形复杂的川、滇等许多地区,钉螺分布面积大,血吸虫病近年在某些原已控制的地区死灰复燃,急性感染人数增加。此外,一些以往未被关注的寄生虫病,如弓形虫病、隐孢子病、肺孢子虫病、粪类圆线虫病、广州管圆线虫病等,其危害性也日渐显现。虽然世界各国都重视寄生虫病的防治,科学技术也以前所未有的速度突飞猛进,各种新技术、新方法的使用带动了寄生虫学研究的长足发展,但人体寄生虫病的危害仍是普遍存在的公共卫生问题,其防治工作依然任重道远。

第一节 基 本 概 念
Basic Conceptions

一、寄生现象(parasitism)

生物界中,各种生物在长期演化过程中形成错综复杂的关系。任何生物,只要在它们生命中的一段时间或终生,与另一种生物之间存在着密切关系,就被称为共生(symbiosis)(Any two organisms living in close association,commonly one living in or on the body of the other,are symbiotic,as contrasted with free living.)。根据生物间利害关系的不同,共生可分为共栖(commensalism)、互利共生(mutualism)和寄生(parasitism)三种关系。所谓寄生关系,就是指两种在一起生活的生物,其中一方受益,另一方受害。(Parasitism is a relationship in which one of the participants,the parasite,either harms its host or in some sense lives at the expense of the host.);通常将受益一方称为寄生物,受害一方称为宿主。非动物性寄生物有细菌、病毒等微生物。凡长期或暂时地寄居于另一生物的体内或体表,获得营养并给对方造成损害的多细胞无脊椎动物和单细胞原生生物则称为寄生虫(parasite),如蛔虫、血吸虫、疟原虫等。为寄生虫提供寄居场所和养料并被寄生虫损害的人体或其他生物体则称为宿主(host),如蛔虫寄居于人体小肠,人为其宿主。

二、寄生虫生活史(life cycle)

在一定的环境条件下寄生虫完成一代生长、发育、繁殖的整个过程称为寄生虫的生活史(life cycle)。种类繁多的寄生虫尽管生活史各异,但在侵入宿主前,都必须达到一定的发育阶段,才具有能够侵入宿主并在其体内继续发育繁殖的能力,此发育阶段称为寄生虫的感染阶段(infective stage)。如钩虫的丝状蚴、血吸虫的尾蚴等。根据寄生虫生活史中是否要转换中间宿主,可分为直接型寄生虫和间接型寄生虫:完成生活史不需要中间宿主,虫卵或幼虫在外界发育到感染期后直接感染人,称为直接型,如蛔虫、钩虫等;完成生活史需要中间宿主,幼虫在其体内发育到感染期后再感染人,称为间接型,如丝虫、血吸虫等。在流行病学上,常将直接型生活史的蠕虫称为土源性蠕虫,将间接型生活史的蠕虫称为生物源性蠕虫。

寄生虫的生殖方式有无性生殖(asexual reproduction)(二分裂增殖、裂体增殖、孢子增殖、出芽生殖)和有性生殖(sexual reproduction)(配子生殖、接合生殖)。有些寄生虫生活史中仅有无性生殖,如阴道毛滴虫、蓝氏贾第鞭毛虫等;有些寄生虫仅有有性生殖,如蛔虫、丝虫等。有些种类的寄生虫在完成一代生活史中兼有2种生殖方式,即无性生殖世代与有性生殖世代交替进行,称为世代交替(alternation of generations),如疟原虫。

三、寄生虫和宿主的类别(types of parasites and hosts)

寄生虫除按动物界的分类外,还可根据它们的某一共同特点来划分。如根据寄生部位可将生活于宿主体表和体内的寄生虫分为体外寄生虫(ectoparasite)和体内寄生虫(endoparasite)。根据寄生的性质,生活史中至少有一个阶段必须过寄生生活的称为专性寄生虫(obligatory parasite),如钩虫;既可过自生生活,也可营寄生生活者称为兼性寄生虫(facultative parasite),如粪类圆线虫;因偶然机会侵入非正常宿主的称为偶然寄生虫(accidental parasite),如斯氏狸殖吸虫;有的寄生虫在宿主体内一般不致病,当宿主免疫功能受损(如 HIV 感染、免疫抑制剂的使用)时,可使处于隐性感染的虫体(如弓形虫、隐孢子虫等)的繁殖力和致病力增强,引起宿主患病,甚至致死,此类寄生虫称为机会致病寄生虫。

在寄生虫生活史中,成虫或有性生殖阶段所寄生的宿主称终宿主(definitive or final host)。(A definitive host is one in which a parasite reaches sexual maturity and reproduction occurs in the life of the parasite.)幼虫或无性生殖阶段所寄生的宿主称为中间宿主(intermediate host)。(Intermediate host is the one(s) in which asexual development or multiplication occurs.)如需两个以上中间宿主,则根据寄生顺序称为第一中间宿主(first intermediate host)、第二中间宿主(second intermediate host)。有些寄生虫既可寄生于人体,还可寄生于某些脊椎动物,在一定条件下这些脊椎动物体内的寄生虫又可传染给人类,从流行病学意义上,这些动物称为保虫宿主或储存宿主(reservoir host)。如华支睾吸虫的成虫除寄生于人体外,还可寄生于猫、犬等动物体内,幼虫各期先寄生于豆螺等体内,后又寄生于淡水鱼、虾体内,故人为其终宿主,豆螺等为第一中间宿主,淡水鱼、虾为第二中间宿主,猫、犬等动物为保虫宿主。有些寄生虫幼虫侵入非正常宿主后,不能发育成熟,但可长期处于幼虫状态,当有机会进入正常宿主体内,便可继续发育为成虫,这种非适宜宿主称为转续宿主(paratenic host)。如卫氏并殖吸虫的感染期幼虫进入非正常宿主野猪体内,不能发育为成虫,可长期保持童虫状态,若犬生吃含有此童虫的野猪肉,则童虫可在犬体内发育为成虫,故野猪为其转续宿主。

第二节　寄生虫与宿主的相互关系
Host-Parasite Relationships

一、宿主对寄生虫的影响(effects of the parasite on the host)

从自生生活演化为寄生生活,寄生虫经历了漫长的适应宿主环境的过程。寄生生活使寄生虫适应了寄生环境的同时,也使寄生虫的形态结构和生理功能发生了相应的变化。

(一)形态结构的改变(changes in morphology)

1.形成了适应寄生部位的体形　如蚤身体左右侧扁平,以便在宿主体毛间隙中活动自如;寄生于肠道的蠕虫多为长形,以适应窄长的肠腔。

2.某些器官退化或消失　由于寄生于恒定的环境中并且有固定性质的营养来源,体内寄生虫的运动器官、部分感觉器官及消化器官都相应退化。如寄生历史悠久、能从体壁吸收营养的绦虫,消化器官已退化无遗。

3.某些器官的发展或新器官的产生　在寄生虫的某些器官因寄生生活不需要而逐渐消失的同时,有的器官因营寄生生活需要而更加发达,甚至产生了有利于寄生的新器官。如体内寄生虫的生殖器官极为发达,雌蛔虫的卵巢和子宫的长度为体长的 15~20 倍,以增强产卵能力;如吸虫和带绦虫,由于定居和附着的需要,演化产生了新器官吸盘作为固着器官。

(二)生理功能的改变(changes in physiological functions)

肠道寄生虫之所以处于消化液中而能不被消化,是因为能分泌抗宿主消化酶的物质以保存自己。许多寄生于肠道内的寄生虫以酵解方式获取能量,来适应低氧的外环境。如雌蛔虫日产卵 24 万个,是由于其寄生环境不利于繁殖后代,为了种族延续的需要,使生殖器官高度发达,表现为繁殖功能旺盛。

二、寄生虫对宿主的损害(parasitic damages to the host)

寄生虫侵入宿主、移行、定居、发育、繁殖等过程,对宿主细胞、组织、器官乃至系统造成损害,主要有以下三个方面。

1.掠夺营养(robbing nutrient) 寄生虫在宿主体内生长、发育和繁殖所需的物质主要来源于宿主,寄生虫的数量越多,被夺取的营养也就越多。如蛔虫和姜片虫在肠道内寄生,夺取大量的营养物质,并影响肠道吸收功能,引起宿主营养不良;又如钩虫附于肠壁上吸取大量血液,可引起宿主贫血。

2.机械性损伤(mechanical damage) 寄生虫侵入、移行、定居、占位等可损伤或破坏宿主被累及的组织。如:钩虫丝状蚴侵入皮肤时引起钩蚴性皮炎;大量蛔虫堵塞肠道引起肠梗阻;猪囊尾蚴压迫脑组织引起癫痫、瘫痪等。

3.毒性与免疫损伤(toxicant and immunologic injury) 寄生虫的排泄物和分泌物、死亡虫体崩解物等对宿主有毒性及致敏作用。如:痢疾阿米巴分泌的溶组织酶破坏肠壁组织,引起肠壁溃疡;血吸虫卵分泌的可溶性抗原与宿主抗体结合形成抗原抗体复合物,引起肾小球基底膜损伤等。

三、宿主对寄生虫的免疫作用(effects of the host on the parasite)

寄生虫对人体来说是感染性外源性物质,具有抗原性,感染后可诱导宿主产生免疫应答,发生一系列细胞及分子改变。机体可通过生理屏障结构(如皮肤、黏膜、胎盘等)或通过血液及组织中的吞噬细胞、嗜酸性粒细胞等,抵御某些寄生虫的侵入,这种防御机制称为天然免疫(natural immunity)或非特异性免疫(non-specific immunity)。而另一类防御机制针对某些寄生虫特定抗原表位,再次接触或不断接触某种特定的表位,宿主的应答强度则有所增强,这种机制被称为获得性免疫(acquired immunity)或特异性免疫(specific immunity)。

宿主对寄生虫感染产生的特异性免疫应答可分为消除性免疫(sterilizing immunity)和非消除性免疫(non-sterilizing immunity)。前者仅见于极少数寄生虫感染(如热带利什曼原虫引起的东方疖),表现为宿主受感染后,产生特异性免疫,体内寄生虫完全被消除,并对再次感染具有长期的、特异的免疫力。后者是寄生虫感染中常见的一种不完全免疫,这可能与寄生虫的体积较大、结构和免疫原性较复杂及寄生虫具有一定的免疫逃避能力有关。表现为宿主感染寄生虫后所产生的免疫力,不能清除或不能完全清除已经感染的寄生虫,但对同种寄生虫的再感染具有一定的免疫力。某些原虫(如疟原虫)感染人体后,可引起获得性免疫,使原虫在宿主体内保持低密度,并对同种原虫的再感染具有一定的抵抗力,一旦用药物完全清除原虫,宿主所获得的免疫力便逐渐消失,这种免疫状态称为带虫免疫(premunition)。在某些蠕虫(如血吸虫)感染中所产生的获得性免疫,对已寄生的成虫无影响,但对再感染有一定抵抗力,并随体内活虫消失而逐渐失去,这种免疫称为伴随免疫(concomitant immunity)。上述非消除性免疫使寄生虫与宿主之间维持相当长时间的寄生关系,常导致寄生虫病呈慢性过程。

超敏反应是宿主对寄生虫的感染产生的异常免疫反应。多数寄生虫病出现的过敏症状,属Ⅰ型超敏反应;疟疾和黑热病患者发生的溶血性贫血与Ⅱ型超敏反应有关;疟疾伴发的肾小球肾炎,属Ⅲ型超敏反应;血吸虫卵在肝脏形成的肉芽肿,则是Ⅳ型超敏反应引起的结果。在寄生虫感染中,有的寄生虫病可同时引起几型超敏反应,例如血吸虫病可同时引起Ⅰ型、Ⅲ型及Ⅳ型超敏反应。

四、寄生虫感染与带虫者(parasitic infections and the carriers)

寄生虫在一定的环境条件下,突破宿主的防御机能,在一定部位寄生并引起病理反应,这一过程称为寄生虫感染。有明显临床表现的寄生虫感染称为寄生虫病(parasitic disease)。在相当多的情况下,人体感染寄生虫后并没有明显的临床表现,但病原体还存在于体内,这些感染者能传播病原体,称为带虫者(carrier),它在流行病学上具有重要意义。

第三节 寄生虫的主要种类及生物学特性
The Main Types and Biological Characteristics of Parasites

人体寄生虫包括医学原虫、医学蠕虫和医学节肢动物。

一、医学原虫（medical protozoa）

原虫为具有完整生理功能的单细胞真核生物，种类多、分布广，寄生性原虫近万种，其中寄生于人体的致病性及非致病性原虫称为医学原虫（medical protozoa），包含 40 余种。

原虫外形为圆形、卵圆形或不规则，大小为 2～200 μm 不等，因虫种不同及生活史的不同阶段而异。原虫主要结构由胞膜、胞质和胞核三部分构成。胞质由基质、细胞器（organelles）和内含物组成。有些原虫的胞质有内、外质之分：外质（ectoplasm）均匀透明，呈凝胶状（gel-like）；内质（endoplasm）为溶胶状（sol-like），细胞器、内含物（如食物泡、糖原泡、拟染色体等营养储存小体）和细胞核位于其中。细胞核由核膜、核质、核仁和染色质构成，多数原虫为小而呈圆形或椭圆形的泡状核，少数则为大而不规则的实质核。

医学原虫的生理过程包括运动、摄食、代谢和生殖等方面。原虫的运动方式有伪足运动、鞭毛运动和纤毛运动等，以渗透、胞饮、吞噬等方式摄食；生殖包括无性生殖和有性生殖两种主要方式，有些原虫的正常生活史中具有无性生殖和有性生殖两种方式交替进行的世代交替生殖方式。原虫生活史中具有运动、摄食和生殖能力的发育阶段称为滋养体，其中某些原虫的滋养体在不良环境中可分泌囊壁，形成不活动的包囊或卵囊，此期为转换宿主的感染阶段。

根据医学原虫传播方式的不同，将其生活史分为三种类型：①通过直接或间接方式由感染者传播至易感者的原虫：此类原虫完成生活史只需一个宿主，但包括整个生活史只有滋养体一个发育阶段（如阴道毛滴虫）和生活史中有滋养体及包囊两个发育阶段（如溶组织内阿米巴、蓝氏贾第鞭毛虫）两种情况。②通过循环方式传播的原虫：此类原虫在完成生活史和传播过程中，需要一种以上的脊椎动物宿主作为终末宿主和中间宿主，如刚地弓形虫可在终末宿主（猫或猫科动物）和中间宿主（人和多种动物）之间传播。③通过媒介节肢动物传播的原虫：此类原虫只有在媒介节肢动物体内才能发育至感染阶段，如疟原虫随感染者血液被吸入相应媒介蚊种的体内，最终发育成感染阶段的子孢子才能感染人体。

根据运动细胞器的有无和类型不同，可将原虫分为阿米巴（根足虫）、鞭毛虫、孢子虫和纤毛虫四大类。人体寄生的主要原虫有溶组织内阿米巴、阴道毛滴虫、蓝氏贾第鞭毛虫、利什曼原虫、疟原虫、弓形虫、隐孢子虫和结肠小袋纤毛虫等。

二、医学蠕虫（medical helminthes）

医学蠕虫是寄生于人体的一类内无骨骼、外无甲壳和附肢，并能借肌肉伸缩而使身体做蠕形运动的多细胞无脊椎动物。主要包括扁形动物门的吸虫纲和绦虫纲、线形动物门的线虫纲以及棘头动物门的后棘头虫纲的一些虫种。

（一）线虫（nematode）

成虫呈线状或圆柱状，大小差异悬殊；具有完整消化道，雌雄异体，雄虫通常较雌虫小，雌虫尾尖细，雄虫尾弯曲或膨大，生殖器官长而弯曲，呈管状。

线虫的基本发育阶段包括卵、幼虫及成虫，生活史分为不需要中间宿主的直接型和需要中间宿主的间接型。寄生于人体的蛔虫、钩虫、蛲虫、鞭虫等属前者，而丝虫、旋毛虫等属后者。由于成虫对寄生的宿主要求严格，故多数线虫无保虫宿主。

（二）吸虫（trematode）

成虫多数呈舌状或叶状，背腹扁平；具口吸盘和腹吸盘，消化道不完全（有口、咽、食管和肠管而无肛门）。除血吸虫外，均为雌雄同体。

吸虫的生活史较复杂，具有世代交替及宿主更换。成虫寄生在人体（终宿主）或其他脊椎动物（保虫宿主），幼虫期寄生在多种水生动物中，第一或唯一的中间宿主为淡水螺蛳，发育过程包括卵、毛蚴、胞蚴、雷蚴、尾蚴、囊蚴、后尾蚴和成虫。寄生于人体的吸虫主要有肝吸虫、姜片虫、肺吸虫和日本血吸虫等。

（三）绦虫（cestode）

成虫背腹扁平如带状，体长自数毫米至数米不等。由头节、颈部和链体组成，链体又依次由幼节、成节和孕节三类节片构成。无消化道,雌雄同体。

多数绦虫在生活史中需 1～2 个中间宿主,在中间宿主体内发育的阶段称为中绦期。绦虫的基本发育阶段包括虫卵、幼虫和成虫。寄生于人体的主要有猪带绦虫、牛带绦虫、包生绦虫和短膜壳绦虫等。

三、医学节肢动物(medical arthropod)

医学节肢动物是指能通过寄生、吸血、骚扰、螫刺、毒害和传播病原体等方式危害人类健康的节肢动物(详见第十五章)。

第四节 寄生虫病的流行与防治原则
The Epidemic,Treatment and Control of Parasitic Diseases

一、寄生虫病流行的基本条件(basic conditions in parasitic epidemiology)

寄生虫病的流行与传播,也与其他传染病一样,必须具备以下三个基本环节。

(一)传染源(source of infection)

人体寄生虫病的传染源包括被寄生虫感染,并能将病原体传到外界或另一新宿主的患者、带虫者和保虫宿主,如蛔虫病的传染源是蛔虫感染的人,血吸虫病的传染源是血吸虫感染的人和动物。寄生虫病可以在人与人、人与动物或动物与动物之间相互传播。通常把脊椎动物与人之间自然传播的寄生虫病称为人畜共患寄生虫病(parasitic zoonoses),如肺吸虫病、旋毛虫病、弓形虫病等。实际上这些病原体可能早就在人迹罕至的原始森林或荒漠地区的动物之间自然传播着,人是在进入该地区后才被传播的,所以寄生虫病的流行具有自然疫源性的特点。

(二)传播途径(route of transmission)

寄生虫从传染源传播到新宿主的过程称为传播途径。寄生虫的感染期侵入人体的途径如下。

1.经口感染 多种寄生虫的感染期可通过污染的食物、饮水等被人误食而感染。如蛔虫、蛲虫、肝吸虫等。

2.经皮肤感染 某些寄生虫的感染期是主动经皮肤侵入人体的。如泥土中钩虫的丝状蚴和水中血吸虫的尾蚴,当它们与人接触时,这些感染性幼虫便能侵入皮肤而使人感染。

3.经媒介节肢动物感染 某些寄生虫在媒介节肢动物体内发育为感染期,经节肢动物叮刺吸血传入人体。如蚊传播疟原虫、丝虫等。

4.经接触感染 寄生于腔道或体表的寄生虫可因直接接触或间接接触(浴具、衣物)而感染。如阴道毛滴虫、疥螨等。

5.经胎盘感染 母体感染某些寄生虫(如弓形虫、疟原虫)后,可经胎盘将病原体传给胎儿,致使胎儿发生先天性寄生虫病。

6.其他途径 如输血感染、吸入感染。前者如疟疾患者作为供血源可致受血者感染,后者如蛲虫卵可随飞扬的灰尘被吸入人体引起感染。另外,自体感染是指寄生虫通过体内或体外途径使宿主发生重复感染,如蛲虫、微小膜壳绦虫等。

(三)易感人群(susceptible population)

易感人群是指对某种寄生虫缺乏免疫力或免疫力低下的人群。一般认为人对各种人体寄生虫缺乏有效的天然防御机能,均为易感者。人体感染寄生虫后,建立的获得性免疫也是以非消除性免疫多见,故随着寄生虫从人体消失,免疫力也逐渐下降或消退。一些特定人群,如儿童、从非流行区进入流行区且以前未曾接触该病原体的人群则尤其易感。

二、影响寄生虫病流行的主要因素(major factors influencing the epidemic of parasitic disease)

1. 自然因素(natural factor) 自然因素包括地理环境、气候因素和生物种群。地理环境与中间宿主的生长发育及媒介节肢动物的孳生和栖息均有密切关系,可间接影响寄生虫病流行。如:肺吸虫的中间宿主溪蟹和蝲蛄只适于生长在山区小溪,因此肺吸虫病大多只在丘陵、山区流行;血吸虫病流行与其中间宿主钉螺分布相一致,形成了特定的疫区。气候因素会影响到寄生虫在外界及其在中间宿主或媒介节肢动物体内的生长发育,同时也会影响中间宿主或媒介节肢动物的孳生活动与繁殖。如钩虫卵和幼虫在外界发育,需要有温暖、潮湿的环境,因此,我国干燥、寒冷的地区就没有钩虫病流行。

2. 社会因素(social factor) 社会因素包括社会制度、经济状况、文化教育、医疗卫生、防疫保健以及人的行为等。经济文化的落后必然伴随有落后的生产方式和生活方式,以及不良的卫生习惯和卫生环境,因而不可避免造成许多寄生虫病的广泛流行。如:新中国成立前后寄生虫病流行的巨大差异证明了社会因素在控制寄生虫病的流行中起主导作用;有些食源性寄生虫病(food-borne parasitosis),如肝吸虫病、旋毛虫病的流行,与当地居民的饮食习惯密切相关。

上述两大影响因素尤其是自然因素,使寄生虫病的流行呈现出地方性(endemic)和季节性(seasonal)的特点。

三、寄生虫病的防治(treatment and control of parasitic diseases)

根据寄生虫病流行的基本环节和影响因素,应采取综合性的防治措施,有效地控制和消灭寄生虫病。

1. 控制与消灭传染源(controlling infective sources) 在流行区,普查、普治患者和带虫者以及保虫宿主是控制传染源的重要措施。在非流行区,监测和控制来自流行区的流动人口,是防止传染源输入和扩散的必要手段。

2. 切断传播途径(stopping transmission paths) 根据不同寄生虫的传播特点,针对薄弱环节,采取相应措施。如:防治肠道寄生虫病应加强粪便管理,应注意环境和个人卫生;防治生活史为间接型的寄生虫,则力求控制或杀灭媒介节肢动物和中间宿主。

3. 保护易感人群(protecting susceptible population) 加强宣传教育工作,普及卫生知识,提高群体和个人的防护意识。如改变不良的饮食习惯和行为习惯,进行预防性服药和涂敷防护剂、驱避剂等。此外,研发有效的寄生虫疫苗也是保护易感人群的重要措施。

Summary

1. Medical parasitology deals with the parasites which infect human beings, the diseases they induced, the responses generated against them, and various methods of their diagnosis and prevention.

2. Parasites are pathogens or vectors of many diseases which may cause deaths of human beings and animals, and are responsible for extensive economic losses and hindrance to the development of society.

3. Parasitism is a symbiotic relationship in which one animal, the host, is to some degree injured through the activities of the other animal, the parasite.

4. Life cycle of parasites is divided into two types, i. e. direct and indirect life cycle. Various types of hosts(final host, intermediate host, reservoir host, and paratenic host) can be differentiated according to the role the host plays in the life cycle of the parasite.

5. The parasite can cause diseases in human beings in various ways (robbing nutrient, mechanical damage, toxicant and immunologic injury.

6. Human parasites include medical protozoa, medical helminthes, medical arthropod.

7. The epidemic of parasitic diseases must have three basic conditions: source of infection, route of transmission and susceptible population.

The epidemic and transmission of parasitic diseases are affected by natural factor and social factor and etc.. The epidemiological feature of them is endemic, seasonal and natural focal epidemic.

8. Prevention of parasitic disease depends on its interception. Control includes checking the possibilities of dissemination of infection and epidemics, reducing and maintaining a low level of parasitic infections in the human population, and protecting susceptible population.

（杨少龙）

第十二章 肠道寄生虫

Intestinal Parasites

Learning guide

After studying this chapter the student should be able to answer the following questions:

1. Describe the life cycle of medical worms and medical protozoa.

2. Describe the common morphological characters of medical adult worm and parasitic ovum.

3. Get the basic concept of common medical worms and parasite control principle.

Key terms

morphology;life cycle;pathogenesis;diagnosis;control principle;adult worm;morphology of eggs; infection period of eggs;larva;epidemic;ectopic parasitic;intermediate host;final host;epidemic factor; infection phase

第一节 似蚓蛔线虫
Ascaris lumbricoides

似蚓蛔线虫(*Ascaris lumbricoides*)简称蛔虫(roundworm),成虫寄生于人体小肠,引起蛔虫病 (ascariasis)。

一、形态(morphology)

(一)成虫(adult worm)

虫体呈长圆柱状,形似蚯蚓。体表有细横纹和2条白色的侧线。头端较钝,尾端较尖。活体呈粉红色,死后为灰白色。口孔位于虫体顶端,周围有3个唇瓣,排列呈"品"字形。雌虫长20~35 cm,尾端尖直,生殖系统为双管型。雄虫长15~31 cm,尾部向腹面卷曲,有交合刺1对,呈镰刀状,生殖系统为单管型。

(二)虫卵(morphology of eggs)

人体排出的蛔虫卵(ova of roundworm)有受精卵(fertilized egg)与未受精卵(unfertilized egg)两种 (图12-1)。两种虫卵的大小、形态、卵壳、内含物等均不同(表12-1)。

表12-1 两种蛔虫卵的鉴别

鉴别要点	蛔虫受精卵	蛔虫未受精卵
大小	(45~75) μm×(35~50) μm	(88~94) μm×(39~44) μm
形态	宽椭圆形	长椭圆形
卵壳	厚、透明	薄、透明
内含物	一个卵细胞,可见新月形空隙	充满屈光颗粒
蛋白质膜	凹凸不平、厚	凹凸不平、薄
颜色	深棕黄	棕黄

两种虫卵的蛋白质膜有时可脱落,脱蛋白质膜虫卵无色,应注意与其他线虫卵区别。

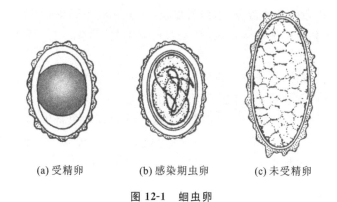

(a) 受精卵　　　　(b) 感染期虫卵　　　　(c) 未受精卵

图 12-1　蛔虫卵

二、生活史(life cycle)

成虫寄生于人体小肠,以肠内半消化食物为营养。雌、雄成虫交配后雌虫产卵。每条雌虫每天产卵可达 24 万个。虫卵随粪便排出体外,污染环境,受精卵在外界潮湿、荫蔽、氧气充足的环境中,在适宜温度(21~30 ℃)的土壤中,约经 2 周发育为幼虫,再经过 1 周,卵内幼虫(the parasite larvae)蜕皮 1 次后,发育为感染期虫卵(infection period of eggs)。

感染期虫卵被人误食后,在胃液、胰液及幼虫释放的孵化液作用下,卵内幼虫在小肠内孵出,幼虫侵入肠壁,进入小静脉或淋巴管,经肝、下腔静脉、右心,到达肺,幼虫穿破肺泡毛细血管进入肺泡,在肺泡内约经 2 周的发育,进行 2 次蜕皮。然后,幼虫经支气管、气管到达咽部,被宿主吞咽入食管,经胃到小肠,在小肠内进行第 4 次蜕皮,经数周发育为成虫。自感染期虫卵进入人体到成虫产卵需 60~75 天,成虫寿命一般为 1 年左右(图 12-2)。

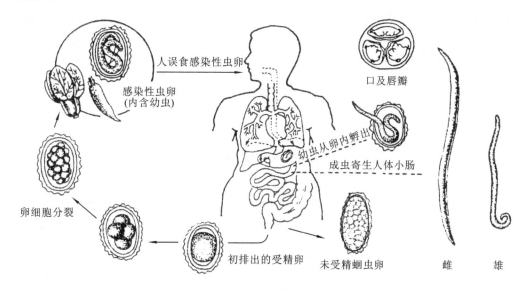

人误食感染性虫卵

感染性虫卵
(内含幼虫)

口及唇瓣

幼虫从卵内孵出

成虫寄生人体小肠

卵细胞分裂

初排出的受精卵

未受精蛔虫卵

雌　　雄

图 12-2　蛔虫的生活史

三、致病(pathogenesis)

(一)幼虫致病

幼虫在体内移行过程中,钻入肠壁,经肝、肺移行,在移行过程中可造成机械性损伤。同时幼虫发育、蜕皮、释放变应原,引起宿主超敏反应,受损伤最明显的是肺,可出现出血、水肿、细胞浸润等。临床表现为发热、咳嗽、哮喘、血痰、体温升高及嗜酸性粒细胞增高等,即肺蛔虫病(lung ascariasis)。严重感染者,幼虫还可侵入脑、肝、脾、肾和甲状腺等器官,引起异位寄生。

(二)成虫致病

成虫寄生于小肠直接掠夺宿主的营养,损伤肠黏膜,不但影响小肠的消化和吸收功能,还可导致肠黏膜炎性病变,从而引起一系列消化道症状,患者表现为食欲不振、消化不良、腹痛、腹泻或便秘等。儿童严重感染时可出现发育障碍。

此外,成虫有窜扰、钻孔习性,若宿主在机体发热、胃肠病变、饮食不当、驱虫药物剂量不当等因素刺激下,蛔虫可钻入开口于肠壁的各种管道,引起胆道蛔虫症(biliary ascariasis)、胰腺炎(pancreatitis)和阑尾炎(appendicitis)等常见并发症。若大量成虫扭结成团堵塞肠管或蛔虫寄生部位的肠段蠕动障碍,可引起肠梗阻(intestinal obstruction)。严重者可引起肠穿孔(bowel perforation),导致腹膜炎(peritonitis)。虫体代谢产物、分泌物常使患者出现荨麻疹、皮肤瘙痒等Ⅰ型超敏反应,以及磨牙、惊厥等神经系统症状。

四、实验诊断(diagnosis)

常用的病原学诊断方法是生理盐水直接涂片法检查虫卵,可取得较好的效果。采用饱和盐水漂浮法或自然沉淀法,检出率更高。对粪便中查不到虫卵的疑似患者,可参考临床症状,试用药物性驱虫进行诊断。

五、流行(epidemic)

蛔虫分布广泛,蛔虫病呈世界性流行。非洲和亚洲感染率高于北美洲,农村高于城市,儿童高于成人。造成人群感染普遍的主要原因在于:蛔虫生活史简单,不需要中间宿主;蛔虫产卵量大及虫卵对外界因素抵抗力强;不良的生产方式如使用未经无害化处理的人粪施肥,不良的生活习惯如随地大便使蛔虫卵污染环境;饭前便后不洗手,生吃不洁的瓜果、蔬菜等。

六、防治原则(control principle)

蛔虫病的防治采用综合性措施:①对患者、带虫者进行驱虫治疗,是控制传染源的重要措施,常用驱虫药有阿苯达唑、甲苯达唑。②加强粪便管理和粪便无害化处理,消灭苍蝇等,是切断传播途径不可忽视的措施。③加强健康教育,注意饮食卫生,纠正不良的生活习惯,防止食入感染期虫卵,减少感染机会,是保护易感人群的重要环节。

第二节 钩 虫
Hookworm

十二指肠钩口线虫(*Ancylostoma duodenale*)简称十二指肠钩虫,美洲板口线虫(*Necator americanus*)简称美洲钩虫。成虫寄生在人体小肠,引起钩虫病(ancylostomiasis),钩虫病是我国五大寄生虫病之一。

一、形态(morphology)

(一)成虫(adult worm)

虫体细长略弯曲,长约 1 cm。活时呈肉红色,死后呈灰白色。雌虫大于雄虫,雌虫尾部尖直,雄虫尾部膨大呈伞状。十二指肠钩虫外形呈"C"形,口囊腹侧前缘有 2 对钩齿,交合伞略呈圆形。美洲钩虫外形呈"S"形,口囊腹侧前缘有 1 对板齿,交合伞呈扁圆形(图 12-3)。

(二)虫卵(morphology of eggs)

两种钩虫卵的形态相似,不易区别,均为椭圆形,大小为(56～76)μm×(36～40)μm,卵壳薄,无色透明,卵内细胞多为 4～8 个,卵壳与卵细胞之间有明显的环形空隙。注意钩虫卵与脱蛋白质膜蛔虫受精卵的鉴别(表 12-2)。

表 12-2　钩虫卵与脱蛋白质膜蛔虫受精卵的鉴别

鉴别要点	钩虫卵	脱蛋白质膜蛔虫受精卵
大小	(56~76) μm×(36~40) μm	(45~75) μm×(35~50) μm
卵壳	薄、透明	厚、透明
内含物	4~8 个卵细胞	1 个卵细胞

二、生活史(life cycle)

十二指肠钩虫与美洲钩虫生活史基本相同。成虫寄生于人体小肠,借助口囊(buccal capsule)的钩齿或板齿咬附在肠黏膜上,以血液、组织液、肠黏膜为食,虫体成熟交配产卵,虫卵随粪便排出体外,在荫蔽、温暖、潮湿、氧气充足的土壤中,约经 1 天孵出幼虫,称为第一期杆状蚴(rhabditiform larva)。此期幼虫以细菌和有机物为营养,约经 2 天,进行第 1 次蜕皮,发育为第二期杆状蚴。再经 5~6 天,进行第 2 次蜕皮,成为丝状蚴(filariform larva),即钩虫的感染阶段。

丝状蚴有明显的向温、向湿及向上移行的特性,当与人体皮肤接触时,受到皮肤温度的刺激,活动力增强,依靠机械性穿刺和酶的作用,经毛囊、汗腺、皮肤破损处或较薄的指、趾间皮肤侵入人体。幼虫进入皮肤小血管或淋巴管,随血流经右心至肺,穿过肺毛细血管进入肺泡,借助于小支气管、支气管上皮纤毛的运动,向上移行至咽,再随吞咽运动至食管,经胃到达小肠定居。幼虫在小肠再经 2 次蜕皮后,逐渐发育为成虫。自丝状蚴侵入皮肤到成虫交配产卵,一般需要 5~7 周,每条十二指肠钩虫日平均产卵 10000~30000 个,美洲钩虫为 5000~10000 个。前者寿命可达 7 年,后者寿命可长达 13~15 年(图 12-3)。

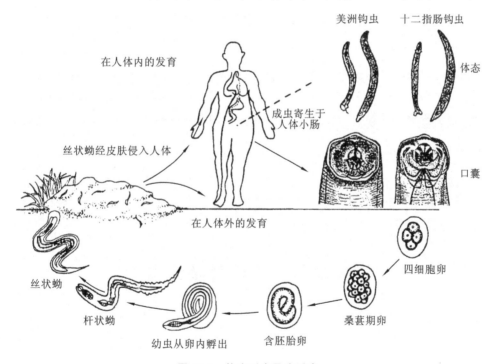

图 12-3　钩虫形态及生活史

此外,十二指肠钩虫感染期幼虫如被人吞食,少数未被胃酸杀死的幼虫可直接在肠腔内发育成熟。而自口腔和食管黏膜侵入血管的幼虫,仍循上述途径,再到达肠腔发育为成虫。还发现母体的幼虫通过胎盘侵入胎儿的现象。

猪、兔、小牛等动物可作为十二指肠钩虫的转续宿主,人若生食这些肉类,也有被感染的可能。

三、致病(pathogenesis)

钩虫病的临床表现可分为 3 期,即幼虫引起皮肤(黏膜)侵袭期、肺部移行期和成虫在肠道的寄生期。危害最严重的是成虫寄生于肠道引起患者的慢性失血。

(一)幼虫致病

丝状蚴侵入皮肤可引起钩蚴性皮炎(hook larva dermatitis)。钻入处的局部皮肤有灼热、针刺、奇痒的感觉,继而可见充血斑点或丘疹,1~2日内出现红肿、水疱,俗称"粪毒""着土痒",若继发细菌感染则形成脓疱。多见于与土壤接触的足趾、足背、手背、指(趾)间的皮肤。幼虫经皮肤感染,移行至肺,穿破微血管,可引起出血及炎症细胞浸润,引起钩蚴性肺炎(hook larva pneumonia)。患者出现咳嗽、血痰、发热等全身症状。重者可咯血、哮喘。

(二)成虫致病

成虫以口囊咬附于肠黏膜,造成肠黏膜损伤(intestinal mucosa damage),肠壁出现散在性出血点及小溃疡,引起上腹部不适及隐痛、恶心、呕吐、腹泻等消化道症状,食欲增加而体重减轻。

钩虫成虫以血液为食,吸血时分泌抗凝素,使咬伤部位黏膜伤口不易凝血而不断渗血,其渗血量与虫体的吸血量相当,即虫体吸血量越大,渗血量也越大,两者之间成正相关。钩虫成虫的吸血活动和咬附伤口渗血导致人体长期慢性失血,铁和蛋白质不断丢失,出现缺铁性贫血。患者出现皮肤蜡黄、黏膜苍白、眩晕、乏力,严重时会引起心慌、气促,部分患者可出现全身水肿、心包积液等贫血性心脏病的表现。

少数患者出现喜食生米、生豆、泥土、破布等异嗜症状,称为"异嗜症"。妇女可引起停经、流产等。婴儿钩虫病病死率高。儿童重度感染可引起严重贫血及发育障碍。

四、实验诊断(diagnosis)

粪便直接涂片法检出率低,轻度感染者易漏检。钩蚴培养法、饱和盐水漂浮法检出率均高于直接涂片法。前者虽可鉴定虫种,但需培养5~6天才能得出结果。因此,后者是诊断钩虫病感染的首选方法。

五、流行(epidemic)

带虫者和钩虫病患者是本病的传染源。钩虫病的流行与自然环境、种植作物、生产方式及生活条件等因素有密切关系。在雨后初晴或久晴初雨之后种植红薯、玉米、桑、棉、甘蔗和咖啡等旱地作物,手、足就有较多的机会直接接触土壤中的钩蚴而受感染。此外,矿井阴湿、温暖,也有利于钩虫病的传播。

六、防治原则(control principle)

对钩虫病的防治采用综合性措施:①在流行区进行普查普治,是预防、控制钩虫病流行的重要措施,常用药物有阿苯达唑和甲苯达唑等;②加强粪便管理,使用无害化粪便施肥;③开展健康教育,加强个人防护,改良耕作方法,减少皮肤接触疫土的机会。

第三节　蠕形住肠线虫
Enterobius vermicularis

蠕形住肠线虫(*Enterobius vermicularis*)又称蛲虫(pinworm)。成虫寄生于人体的回盲部,引起蛲虫病(enterobiasis)。

成虫虫体细小,呈乳白色,线头状。体前端角皮膨大形成头翼,咽管末端膨大呈球形,称为咽管球。雌虫长8~13 mm,虫体中部膨大,尾部长而尖细,呈纺锤形。雄虫长2~5 mm,虫体尾部向腹面卷曲。虫卵两侧不对称,一侧较平,一侧略凸,形似柿核。大小为(50~60) μm×(20~30) μm。卵壳厚,无色透明。虫卵自虫体排出时,卵内胚胎已发育至蝌蚪期,与外界空气接触数小时后,卵内胚胎已发育为卷曲的幼虫。

成虫寄生于人体的盲肠、结肠等处,以肠内容物、组织或血液为食。雌、雄虫交配后,雄虫很快死亡并被排出,子宫内充满虫卵(5000~17000个)的雌虫脱离肠壁,移行至直肠,当宿主睡眠时,可自肛门爬出体外。受体外温度及湿度变化和氧气刺激,在肛门周围大量产卵。雌虫产卵后多干枯死亡,少数可经肛门返回肠腔,或进入阴道、尿道等处,引起异位寄生(ectopic parasitism)。

虫卵在肛门附近,卵胚很快发育,约经 6 h,卵壳内幼虫发育成熟,并蜕皮 1 次,即为感染期卵。此期虫卵经口或随空气吸入等方式被人吞食后,在十二指肠内孵出幼虫,幼虫沿小肠下行,途中蜕皮 2 次,至结肠再蜕皮 1 次发育为成虫。自吞食感染期卵至虫体发育为成熟产卵,约需 1 个月,雌虫寿命一般为 2~4 周。

由于蛲虫在肛门周围爬行、产卵,刺激肛门及会阴部皮肤,引起皮肤瘙痒,抓破后可引起继发感染。患者常有烦躁不安、失眠、夜间磨牙、食欲减退等症状。如钻入尿道、阴道、子宫、输卵管等处异位寄生,可形成以虫体或虫卵为中心的肉芽肿病变,引起相应部位的炎症。

使用透明胶纸法、棉签拭子法在肛周取材查虫卵,操作简便,检出率高,是目前最常用的检查方法,一般在清晨排便之前进行(由于蛲虫肠内寄生,肠外产卵,粪便查卵阳性率极低)。如在粪便中或夜间在患者肛门周围检获成虫,也可确诊。

蛲虫感染传播方式有:肛门-手-口直接感染;感染期卵在外界抵抗力强,易造成接触感染和吸入感染。以上因素是造成人体自体外感染和相互感染的主要原因。

蛲虫病防治原则:①对托儿所、幼儿园儿童应定期普查普治,常用驱虫药物有阿苯达唑或甲苯达唑等;②加强健康教育,注意公共卫生与个人卫生,养成饭前便后洗手、不吸吮手指、勤剪指甲的良好卫生习惯。此外,定期清洗玩具,不穿开裆裤,亦是防止蛲虫感染的重要措施。

第四节 布氏姜片虫
Fasciolopsis buski

布氏姜片虫(*Fasciolopsis buski*)是寄生于人体小肠中的一种大型吸虫。

一、形态(morphology)

（一）成虫（adult worm）

成虫(图 12-4)外形呈长椭圆形、肥厚,新鲜虫体呈肉红色,背腹扁平,前窄后宽,为人体中最大的吸虫。口吸盘靠近体前端,腹吸盘靠近口吸盘后方,呈漏斗状,肌肉发达,较口吸盘大 4~5 倍,肉眼可见。咽和食管短,肠支呈波浪状弯曲,向后延至虫体末端;睾丸两个,高度分支,前后排列于虫体的后半部。阴茎袋呈长袋状。卵巢具分支。子宫盘曲在卵巢和腹吸盘之间。缺受精囊,有劳氏管。卵黄腺颇发达,分布于虫体的两侧。生殖孔位于腹吸盘的前缘。

（二）虫卵（morphology of eggs）

虫卵呈椭圆形,大小为(130~140) μm×(80~85) μm,淡黄色,卵壳薄,一端有不明显的卵盖。卵内含卵细胞 1 个,卵黄细胞 20~40 个(图 12-4)。

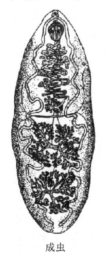
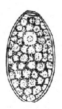

成虫　　　　　　虫卵

图 12-4　布氏姜片虫(成虫、虫卵)

二、生活史(life cycle)

布氏姜片虫的中间宿主(intermediate host)为扁卷螺。终宿主(final host)是人、家猪、野猪等。成虫(adult worm)寄生在小肠,寿命一般为数年。受精卵随终宿主粪便排出,在水中适宜温度(26～32 ℃)条件下经3～7周发育成熟,孵出毛蚴。毛蚴侵入扁卷螺,在螺体内经胞蚴、母雷蚴、子雷蚴发育为尾蚴。成熟的尾蚴从螺体逸出,在水中的水生植物表面脱去尾部形成囊蚴。终宿主食入囊蚴后,在消化液和胆汁的作用下后尾蚴脱囊,经1～3个月的发育变成成虫(图12-5)。

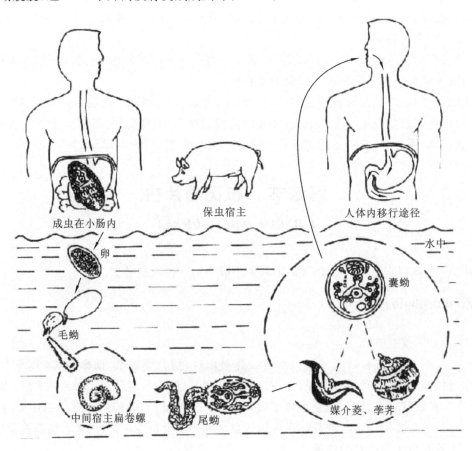

成虫在小肠内
卵
毛蚴
中间宿主扁卷螺
尾蚴
保虫宿主
人体内移行途径
水中
囊蚴
媒介菱、荸荠

图 12-5 布氏姜片虫生活史

三、致病(pathogenesis)

成虫虫体吸附肠黏膜可发生炎症、出血、水肿、坏死、脱落以至溃疡。病变部位中性粒细胞、淋巴细胞和嗜酸性粒细胞浸润,肠黏膜分泌增加。虫数多时常出现腹痛和腹泻、营养不良、消化功能紊乱,甚至肠梗阻。严重感染的儿童可有消瘦、贫血、浮肿、腹腔积液、智力减退、发育障碍等。

四、实验诊断(diagnosis)

粪便检查(feces examination)检出虫卵是确诊姜片虫感染的依据。各种虫卵浓缩法可提高检出率。

五、流行(epidemic)

本病主要分布在亚洲的温带和亚热带的一些国家。国内除东北地区以及内蒙古、新疆、西藏、青海、宁夏等省(自治区)外,18个省(自治区)已有报道。该病流行取决于流行区存在传染源、中间宿主与媒介,尤其是居民有生食水生植物的习惯者。

六、防治原则(parasite control principle)

防治原则包括加强粪便管理,防止人、猪粪便通过各种途径污染水体;大力开展卫生宣教,勿生食未经刷洗及沸水烫过的水生植物,如菱角、茭白等。勿饮生水,勿用被囊蚴污染的青饲料喂猪;在流行区开展人和猪的姜片虫病普查普治工作,吡喹酮是首选药物;选择适宜的杀灭扁卷螺的措施。

第五节　链状带绦虫与肥胖带绦虫
Taenia solium and *Taenia saginata*

一、链状带绦虫(*Taenia solium*)

链状带绦虫(*Taenia solium*),又称猪带绦虫、猪肉绦虫或有钩绦虫。成虫寄生于人体小肠内,引起猪带绦虫病。幼虫寄生于人或猪的肌肉及组织内,引起猪囊尾蚴病(cysticercosis cellulosae)。

（一）形态(morphology)

1. 成虫(adult worm)　虫体扁平,呈带状,乳白色,长2~4 m。虫体由700~1000个节片组成,包括头节、颈部和链体。头节近似球形,直径0.6~1 mm,除有4个吸盘外,顶端上还具有顶突,其上排列两圈小钩。颈部纤细,位于头节之后,与头节无明显界线,颈部具有生发功能。链体依次分为幼节、成节和孕节。幼节内部生殖器官未发育成熟。成节内均有发育成熟的雌、雄生殖器官各一套。孕节内仅有充满虫卵的子宫,子宫由主干向两侧分支,每侧7~13支(图12-6)。

2. 虫卵(morphology of eggs)　卵壳薄而透明,卵壳内有放射状条纹胚膜,内含1个球形的六钩蚴。

3. 囊尾蚴(measle)　亦称囊虫,大小似黄豆,为乳白色半透明的囊状物,囊内充满透明液体,头节凹入囊内呈白色点状,其构造与成虫头节相似。

（二）生活史(life cycle)

人是本虫的唯一终宿主(final host),成虫寄生于人体的小肠中,头节固着于小肠壁上,通过体表吸收肠腔中的营养物质。末端孕节单片或多片从链体上脱落至肠腔,孕节及其释放的虫卵随粪便排出体外。

孕节或散出的虫卵被中间宿主猪吞食,在小肠消化液的作用下,孵出六钩蚴并钻入肠壁血管或淋巴管,随血流到达宿主全身各部,尤以运动较多的肌肉,如肩、股、心、舌、颈等处为多。经60~70天发育为猪囊尾蚴。含有猪囊尾蚴的猪肉俗称"米猪肉"或"豆猪肉"。囊尾蚴是链状带绦虫的感染阶段。

人因误食生的或半生的含有活囊尾蚴的猪肉而感染。囊尾蚴在小肠内经胆汁的刺激,头节翻出,用吸盘和小钩附着在肠壁上,经2~3个月发育为成虫并排出孕节和虫卵。成虫寿命可长达25年之久。

人也可作为中间宿主被囊尾蚴寄生,引起囊尾蚴病。感染阶段是虫卵。人体感染(囊尾蚴病)方式有3种:①误食他人粪便排出的虫卵污染的食物、水等而感染,即异体感染;②患者(终宿主)误食自己排出的虫卵而引起的再感染,即自体外感染;③患者消化道内成虫脱落的孕节或虫卵,因恶心、呕吐等肠逆蠕动反流至胃、十二指肠处,卵内六钩蚴孵出而造成感染,即自体内感染。虫卵在肠内孵出六钩蚴,穿过肠壁随血流到达全身各处,约经10周,发育成囊尾蚴,囊尾蚴一般寄生在人体的皮下组织、肌肉、脑、眼、心、肝等处。囊尾蚴在人体寿命一般为3~5年,少数可达15~17年(图12-6)。

（三）致病(pathogenesis)

成虫寄生于人体的小肠,引起猪带绦虫病。临床症状一般较轻微,少数有上腹痛、腹泻、恶心、乏力、体重减轻等症状。少数穿破肠壁或引起肠梗阻。

囊尾蚴的致病性较成虫强,囊尾蚴可寄生于人体的多种器官、组织,引起皮下及肌肉囊尾蚴病、脑囊尾蚴病和眼囊尾蚴病等。

（四）实验诊断(diagnosis)

1. 猪带绦虫病的诊断　询问患者有无食"米猪肉"及大便排节片病史,对检获的孕节,计数子宫分支数目可鉴定虫种,也可用直接涂片法、饱和盐水漂浮法查患者粪便中的虫卵,但不能确诊(猪带绦虫、牛带绦虫卵在形态上难以区别)。

2. 囊尾蚴病的诊断　对囊尾蚴病的诊断,询问病史有一定意义。诊断方法应根据寄生部位选择。对

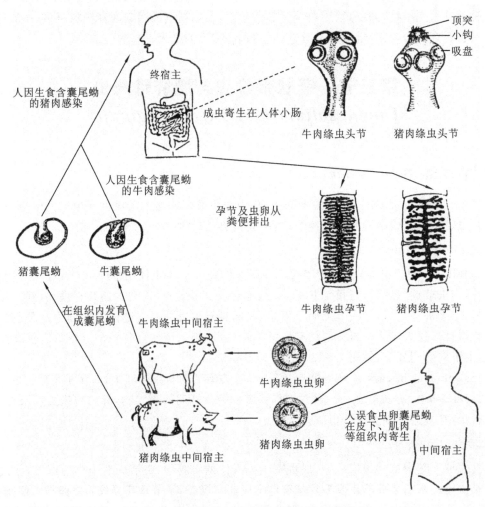

图 12-6　链状带绦虫、肥胖带绦虫形态及生活史

皮肤和肌肉囊尾蚴病,可手术摘取皮下结节或浅部肌肉包块查囊尾蚴。眼囊尾蚴病用眼底镜检查多可见活动虫体。脑和深部组织的囊尾蚴病可用 CT、核磁共振等影像学检查。免疫学检查方法有 IHA、ELISA 等,对辅助诊断深部组织囊尾蚴病亦有重要价值。

（五）流行与防治（prevalence and control）

该病流行因素（epidemic factor）主要包括:①由于猪的饲养不当,如散养、连茅圈造成猪的感染;②人生食或半生食猪肉的不良饮食习惯;③不良的生产方式及卫生习惯,误食链状带绦虫卵感染猪囊尾蚴。

猪带绦虫病的综合防治措施包括:① 积极治疗患者,猪带绦虫病多采用槟榔和南瓜子合剂驱虫,也可用吡喹酮、阿苯达唑。治疗猪囊尾蚴病可用吡喹酮、阿苯达唑等药物或手术摘除囊尾蚴;②科学养猪,管理好厕所、猪圈,防止人畜互相感染;③加强健康教育,注意个人卫生,不食生的或未熟透的猪肉。加强肉类检疫,不出售"米猪肉"。

二、肥胖带绦虫（*Taenia saginata*）

肥胖带绦虫（*Taenia saginata*）又称牛带绦虫、牛肉绦虫或无钩绦虫。成虫寄生于人体小肠,引起牛带绦虫病。

牛带绦虫与猪带绦虫两者的形态、生活史、致病性、实验室检查、防治都相近似（表 12-3）。

表 12-3　猪带绦虫与牛带绦虫的主要区别

项　目	猪带绦虫	牛带绦虫
体长	2～4 m	4～8 m
节片数	700～1000 节,略透明	1000～2000 节,肥厚,不透明

续表

项 目	猪 带 绦 虫	牛 带 绦 虫
头节	球形,直径约1 mm,具有顶突及小钩	方形,直径1.5~2.0 mm,无顶突及小钩
孕节	子宫分支不整齐,每侧分为7~13支	子宫分支较整齐,每侧分为15~30支
感染阶段	猪囊尾蚴,猪带绦虫卵	牛囊尾蚴(牛带绦虫卵不感染人)
终宿主	人(成虫寄生于小肠)	人(成虫寄生于小肠)
中间宿主	猪、人(囊尾蚴寄生于组织、器官)	牛(囊尾蚴寄生于肌肉)
孕节脱落	数节连在一起脱落,被动排出	单节脱落,常主动爬出肛门
幼虫	头节有小钩,可寄生于人体致猪囊尾蚴病	头节无小钩,不寄生人体
成虫	引起猪带绦虫病	引起牛带绦虫病
孕节、虫卵检查	粪检孕节、虫卵	粪检孕节、虫卵,肛门拭擦法易检获虫卵
囊尾蚴检查	手术摘除皮下结节检查囊尾蚴,免疫学检查,影像学检查	人体几乎没有牛囊尾蚴寄生,显示人体对牛带绦虫的六钩蚴具有自然免疫力

第六节 溶组织内阿米巴
Entamoeba histolytica

溶组织内阿米巴(*Entamoeba histolytica*)又称痢疾阿米巴,属于叶足虫。主要寄生于人体的结肠内,引起阿米巴痢疾,也可侵入其他器官组织,引起肠外阿米巴病。

一、形态(morphology)

(一)滋养体(amoeba trophozoite)

滋养体分大滋养体和小滋养体。

大滋养体寄生于组织中,虫体的直径20~60 μm,活动时形态多变,胞质有内、外质之分,两者分界清楚,外质透明,约占虫体的1/3,伸出舌状伪足做定向运动;内质中有细胞核和食物泡,常有被吞噬的红细胞,是与小滋养体鉴别的依据。虫体经铁苏木素染色后,胞核清晰,核膜内缘有一圈排列整齐、大小均匀的染色质粒。小滋养体寄生于肠腔内,虫体小于大滋养体,直径10~20 μm,内、外质分界不清,不含红细胞。

(二)包囊(entamoeba histolytica cyst)

包囊呈圆形,直径10~16 μm,外有一层透明光滑的囊壁,碘液染色后为黄色;内有核1~4个。在1~2个核的未成熟包囊内可见棕色的糖原泡及透明的棒状拟染色体。成熟包囊有4个核,糖原泡和拟染色体消失,具有感染性。

二、生活史(life cycle)

成熟的四核包囊为感染阶段(infection phase),经口进入人体消化道后,在小肠下段虫体从囊中脱出,分裂为4个小滋养体,以肠内黏液、细菌及已消化的食物为食并进行二分裂繁殖。小滋养体随着肠内容物的下移,虫体分泌囊壁形成包囊,核分裂后为四核包囊,随粪便排出体外。此过程为溶组织内阿米巴的基本生活方式。

在一定条件下,小滋养体可借伪足运动及其分泌的化学物质,侵入肠壁组织内,并吞噬红细胞,转变为大滋养体并大量繁殖,不断破坏肠壁导致肠壁溃疡。大滋养体若随坏死的组织脱落进入肠腔,可随腹泻的粪便排出体外,或在肠腔转为小滋养体再形成包囊。肠壁中的大滋养体也可随血流到其他组织或器官(如肝、脑)内繁殖,引起肠外阿米巴病,肠外组织内的大滋养体不能变成包囊,离开组织也迅速死亡(图12-7)。

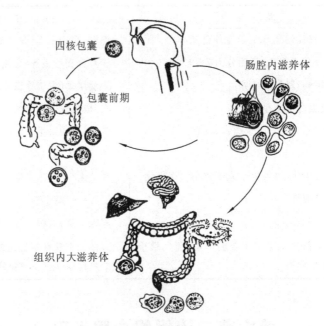

四核包囊　　　　　　　　　　　肠腔内滋养体

包囊前期

组织内大滋养体

图 12-7　溶组织内阿米巴生活史

三、致病（pathogenesis）

人体感染溶组织内阿米巴后是否发病，与宿主机体免疫力、虫株的毒力数量及寄生环境等有密切关系，其中多数感染者为无症状带虫者。引起的疾病有以下几种。

1. 肠阿米巴病　大滋养体在盲肠和升结肠等肠壁组织内繁殖，使组织溶解破坏，形成口小底大烧瓶状的溃疡。患者表现有腹痛、腹泻、里急后重、粪便呈果酱色带黏液，有腥臭味等，称阿米巴痢疾。

2. 肠外阿米巴病　肠壁内的大滋养体随血流播散至肝、肺、脑等脏器引起脓肿，以肝脓肿最常见。

四、实验诊断（diagnosis）

1. 病原学检查　取带脓血的黏便或肠外脓肿穿刺液直接涂片查大滋养体；带虫者及慢性阿米巴痢疾患者取成形的粪便用碘液涂片查包囊；还可取肠病变处的活组织检查。粪便标本要新鲜，冬天注意保暖，及时送检。

2. 免疫学检查　肠外阿米巴病的患者常用 IHA、ELISA 等方法查相应抗体，有辅助诊断意义。

五、流行（epidemic）

溶组织内阿米巴分布于全世界，以热带和亚热带地区常见。传染源为粪便排出包囊者，包囊在适宜的温度、湿度下可存活数周，在通过苍蝇或蟑螂的消化道后仍有感染性。包囊通过污染的食品、水使人体感染。

六、防治原则（parasite control principle）

1. 查治患者和带虫者，控制传染源　对从事饮食行业的人员应定期进行健康体检。常用的治疗药物有甲硝唑、氯喹、大蒜素等。

2. 管理粪便　保护水源，防止粪便污染水源。

3. 加强卫生宣传教育　注意环境卫生和饮食饮水卫生，消灭苍蝇、蟑螂等传播媒介。

第七节　其他肠道寄生虫
Other Intestinal Parasites

一、毛首鞭形线虫(*Trichuris trichiura*)

毛首鞭形线虫(*Trichuris trichiura*)简称鞭虫。成虫主要寄生于盲肠,引起鞭虫病。

成虫形似马鞭,前细后粗。雌虫长 35～50 mm,尾端钝圆。雄虫长 30～45 mm,尾部向腹面呈环状卷曲。两性成虫生殖系统均为单管型。虫卵呈纺锤形,大小为(50～54) μm×(22～23) μm,黄褐色。卵壳较厚,两端各有一透明盖塞,内含一个未分裂的卵细胞。

成虫主要寄生于盲肠,亦可寄生于结肠、直肠,甚至回肠下段。虫体前端钻入肠壁,以血液和组织液为营养。雌虫每日产卵 1000～7000 个,虫卵随粪便排出体外,在适宜条件下,经 3～5 周,发育为感染期虫卵(infective egg)。人食入被感染期虫卵污染的食物或饮水而感染。幼虫在小肠内孵出并侵入肠黏膜,8～10天后幼虫返回肠腔,移行至盲肠发育为成虫。自误食感染期虫卵至发育为成虫并产卵,需 1～3 个月,成虫寿命一般为 3～5 年。

成虫细长的前端能侵入黏膜下层或肌层,以组织液和血液为食。当虫数较多时,可致肠壁黏膜组织出现充血、水肿或出血等慢性炎症反应。由于鞭虫吸血和损伤肠黏膜渗血,重度感染可致慢性失血。轻度感染多无明显症状。严重感染者可引起腹痛、腹泻、消瘦、贫血等。儿童重度感染可导致直肠脱垂。

二、蓝氏贾第鞭毛虫(*Giardia lamblia*)

蓝氏贾第鞭毛虫(*Giardia lamblia*),简称贾第虫,主要寄生于人和哺乳动物的小肠,引起以腹泻和消化不良为主的贾第虫病。本虫也可偶尔侵犯胆道系统,引起炎性病变。本虫呈全球性分布,儿童及旅游者易感,近年,贾第虫也常与艾滋病合并感染,更加引起人们的重视。

贾第虫的发育阶段包括滋养体(trophozoite)和包囊(cyst)。滋养体呈半倒置梨形,前端吸盘部位,形似"脸谱"状。有四对鞭毛,一对轴柱从中线由前向后连接尾鞭毛(图 12-7),滋养体借助其能翻滚活动。包囊呈椭圆形,囊壁较厚。包囊经碘液染色呈黄绿色,内含 2 个或 4 个细胞核,胞质内可见鞭毛、轴柱等的早期结构(图 12-8)。

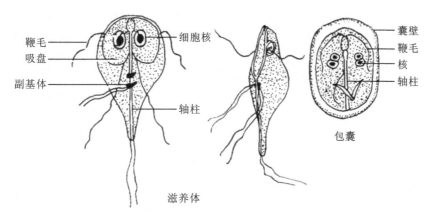

图 12-8　蓝氏贾第鞭毛虫

成熟的四核包囊为本虫的感染阶段(infection phase),随污染食物或饮水进入人体,在十二指肠内脱囊形成 2 个滋养体,主要寄生在人的十二指肠和小肠上段,偶尔寄生于胆道或胰管。在小肠内以其吸盘吸附于小肠绒毛表面,渗透吸收营养,以二分裂方式繁殖。滋养体落入肠腔,则随着肠内容物的下移,形成包囊,从粪便排出。

人体感染贾第虫后有的成为无症状带虫者,临床表现主要有腹泻、腹痛、厌食等,典型患者表现为以腹泻为主的吸收不良综合征。当虫体寄生于胆道系统时，可引起胆囊炎、胆管炎而出现相应症状。

用生理盐水涂片法可从腹泻者的新鲜粪便中发现活动的滋养体；用碘液涂片法在成形的粪便中可查到包囊。采集十二指肠引流液检查滋养体，可提高检出率。

对患者和无症状携带者进行积极治疗以消除传染源。常用的治疗药物有甲硝唑（灭滴灵）、呋喃唑酮等。加强粪便管理，防止污染水源，搞好环境卫生、饮食卫生和个人卫生是预防本病的关键。

Summary

1. Roundworm, hookworm, threadworm and whipworm are intestinal parasites. Apart from threadworms that spawn and develop in crissum, the others all spawn in intestinal tract, along with the eduction of excrement and urine, then develop into the infection period eggs in the soil. These worms (except threadworms), which infect human body through mouth (hookworm filamentous larva penetrate through the skin), are all geohelminthes.

2. *Fasciolopsis buski* has a complicated life cycle. It needs intermediate host and it is biohelminth, which infect human body with measle. *Planorbis* is its intermediate host. *Fasciolopsis buski* develop into measle on the surface of aquatic plants and human is its final host while pig is its reservoir host. It infects human through mouth and adult worm parasitic in the small intestine of human body, which induces fasciolopsidosis.

3. Tapeworm's body is divided into sections which involves cephalomere, neck and strobila. The neck section has a strong ability of germinal and it's made of several to thousands of proglottid. Meanwhile, it's hermaphrodite, which means each section has one set of male female reproductive organs. The egg of tapeworm is spherical. It has thin egg shell and thicker radial embryonic membrane in it. Oncosphere is also included. Tapeworm has a complicated life cycle, too. It needs one to two intermediate hosts. The developing stages of tapeworm involve egg, oncosphere, measle and adult worm.

4. The life cycle of *Entamoeba histolytica* includes cyst and trophozoite (the large trophozoite and the small trophozoite). The mature quad-core cyst is the infection stage and orally transmitted. Large trophozoite parasitic in such as cecum and ascending colon and other intestinal wall tissue, which causes amebic dysentery. It can spread to the liver, lung and brain along with the blood stream, and caused hepatapostema, pulmonary abscess and other extraintestinal amoebiasis.

5. The life cycle of *Giardia lamblia* includes cyst and trophozoite. Quad-core cyst is its infection stage and transmitted orally. It mostly parasitic in small intestine, which cause *Giardia lamblia* disease with abdominal pain as its major symptom.

（陈少华）

第十三章 其他腔道寄生虫

Parasites in other Cavities

Learning guide

After studying this chapter the student should be able to answer the following questions：

1. Elaborate features of *Clonorchis sinensis*'s eggs and adults.

2. Elaborate the cycle life of *Clonorchis sinensis*.

3. Elaborate the pathogenicity of *Clonorchis sinensis*.

4. What kinds of diagnostic methods are there for *Clonorchis sinensis*?

5. Describe the morphological features of *Trichomonas vaginalis* and elaborate the features of its life cycle.

6. Elaborate the infective stage and the transmission route of *Trichomonas vaginalis*.

7. What are the pathogenic characteristics of *Trichomonas vaginalis*? What are the methods for the diagnosis of clinical etiology of *Trichomonas vaginalis*?

8. How to prevent and treat the diseases caused by *Trichomonas vaginalis*?

Key terms

Clonorchis sinensis；clonorchiasis；shape；adults；eggs；life cycle；pathogenic mechanism；clinical manifestation；laboratory diagnosis；prevalence and control；*Trichomonas vaginalis*；trichomonas vaginitis；urethral trichomoniasis；trophozoite；basal body；undulating membrane；axostyle；hydrogenosome

第一节 华支睾吸虫
Clonorchis Sinensis

华支睾吸虫(*Clonorchis sinensis* Cobbold,1875)简称肝吸虫。成虫寄生于人体肝胆管内,可引起华支睾吸虫病(clonorchiasis),又称肝吸虫病。主要分布于远东和中南亚国家,本病在我国流行已有 2300 多年的历史。

一、形态(shape)

(一)成虫(adults)

虫体背腹扁平,体形狭长,前端稍窄,后端钝圆,形似葵花子,体表无棘,大小一般为(10～25)mm×(3～5)mm。有口、腹吸盘各一个,口吸盘略大于腹吸盘,前者位于虫体前端,后者位于虫体前 1/5 处。雌雄同体,生殖器官发达。雄性生殖器官有一对睾丸,前后排列于虫体后 1/3 处,呈分支状,故名华支睾吸虫。雌性生殖器官有卵巢一个,位于睾丸之前,边缘分叶。管状子宫盘绕于卵巢和腹吸盘之间,内含大量虫卵。雌雄生殖器官共同开口于腹吸盘前缘的生殖孔。

(二)虫卵(eggs)

虫卵呈黄褐色,前窄后钝,形似芝麻,大小为(27～35) μm×(12～20) μm,为蠕虫卵中最小者。较窄的一端有明显卵盖,卵盖周缘隆起呈肩峰状,较钝圆的一端有一疣状突起。卵从子宫排出时已发育成熟,内含一个毛蚴(图 13-1)。

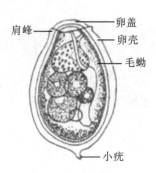

图 13-1　华支睾吸虫卵

二、生活史(life cycle)

成虫寄生于人或猫、犬、猪等哺乳动物的肝胆管内,以肝胆管黏膜、分泌物和血细胞为食。虫卵随胆汁进入消化道,随粪便排出体外。

(一)在外界环境中的发育(developing in environment)

虫卵入水,被第一中间宿主淡水螺(豆螺、沼螺、涵螺等)吞食,在螺的消化道内孵出毛蚴,经胞蚴、雷蚴等无性生殖阶段,形成许多尾蚴。尾蚴成熟后,从螺体逸出,进入水中。遇到适宜的第二中间宿主淡水鱼、虾类时,以吸盘吸附其体表,并借助尾部的摆动侵入其皮下和肌肉等组织,发育成为囊蚴(encysted metacercaria)。囊蚴是肝吸虫的感染阶段(infective stage)。

(二)在人或其他哺乳动物体内的发育(developing in body)

当人或猫、犬等哺乳动物食入含活囊蚴鱼或虾时,囊蚴进入消化道,经消化液的作用,在十二指肠脱囊发育为童虫。童虫具向胆汁性,循胆总管逆行进入肝胆管,也可经血管或穿过肠壁进入肝胆管,发育为成虫。从食入囊蚴到发育成熟、产卵约需 1 个月。成虫在人体的寿命一般可达 20～30 年(图 13-2)。

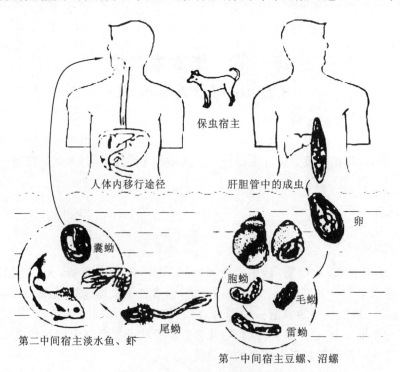

图 13-2　华支睾吸虫生活史

三、致病(pathogenicity)

（一）致病机制(pathogenic mechanism)

华支睾吸虫病的危害主要是导致患者的肝受损。成虫寄生于肝胆管内,虫体的分泌物、代谢产物的化学性刺激及虫体活动时的机械性刺激,可引起胆管内膜及胆管周围的炎症,导致胆管上皮细胞脱落、增生,继而管壁增厚、管腔变窄,加之虫体的阻塞作用,胆汁流出受阻、淤滞,可引起阻塞性黄疸;若胆汁排出不畅,易合并细菌感染,可引起胆管炎、胆管性肝炎;虫卵、死亡的虫体及其碎片、脱落的胆管上皮细胞可构成结实的核心,引起胆石症;严重时可出现胆管及肝门周围纤维组织增生及肝细胞萎缩变性,甚至肝硬化。

（二）临床表现(clinical manifestation)

本病一般为慢性过程,临床表现因患者感染的虫数、病程长短及机体抵抗力而异。潜伏期为 10～20 d。轻者无明显自觉症状或症状较轻,仅在粪便中检出虫卵而确诊,为带虫者;中度感染者主要表现为消化道症状,如食欲减退、厌油、乏力、上腹部胀满、肝区隐痛、肝脏轻度肿大;严重感染者则出现肝硬化、腹腔积液,甚至肝昏迷和上消化道大出血而死亡。

儿童和青少年感染华支睾吸虫后,临床表现较重,可引起发育障碍甚至侏儒症。

四、实验诊断(laboratory diagnosis)

（一）病原学检查(examine of pathogeny)

检获华支睾吸虫虫卵是确诊的主要依据。一般感染后 1 个月即可在粪便中检出虫卵。主要方法有直接涂片法和沉淀法等。

1.直接涂片法 操作简便,但因华支睾吸虫产卵量少且虫卵小,检出率低,易漏诊。故至少应检查 3 张。

2.沉淀法 阳性检出率较直接涂片法高。可用水洗离心沉淀法、盐酸乙醚沉淀法等。

3.改良加藤法 华支睾吸虫虫卵检出率可达 95% 以上。在大规模肠道寄生虫调查中,被认为是最有效的粪检方法之一。

4.十二指肠引流液检查 虫卵检出率可达 100%,但操作复杂,患者较痛苦,常不易被接受。

（二）免疫诊断(immunodiagnosis)

常用的方法有皮内试验、间接血凝试验(IHA)、间接荧光抗体试验(IFAT)、酶联免疫吸附试验(ELISA)。其中 ELISA 的进展较快,既能检测血清中抗体,又能检测血中循环抗原,与粪便的阳性符合率达 90%～95%。

（三）辅助诊断(auxiliary diagnosis)

B 型超声、CT 检查等影像学检查对该病的诊断有一定参考价值。血清脂质过氧化物(LPO)对诊断、治疗及预后的判断具有一定的临床意义。

五、流行与防治(prevalence and control)

华支睾吸虫主要分布在亚洲,在我国的分布十分广泛,感染率较高的省份或自治区有广东、广西、安徽、海南等。成人感染较多,且有一定的家庭聚集性。

流行的主要因素有:①华支睾吸虫病为人畜共患寄生虫病,传染源除人外,还有较多的保虫宿主如猫、犬、猪等;②粪便管理不善,粪便以多种渠道污染水源、鱼塘等,使虫卵得到继续发育的环境,并导致淡水鱼、虾的感染;③流行区居民有生食或半生食淡水鱼、虾的习惯,是本病流行的最关键因素。

防治肝吸虫病要加强卫生宣传教育,提高群众对华支睾吸虫病传播途径的认识。改变饮食习惯和烹调方法,不食生的或不熟的鱼虾,不混用生、熟食砧板及器皿;加强粪便管理和水源管理,防止未经无害化的人畜粪便入水,切断传播途径;积极查治患者、病畜,以控制或消灭传染源。常用治疗药物有吡喹酮、阿苯达唑等。

第二节　阴道毛滴虫
Trichomonas Vaginalis

阴道毛滴虫（*Trichomonas vaginalis* Donne,1837）又称阴道滴虫，主要寄生于阴道及尿道内，引起滴虫性阴道炎（trichomonas vaginitis）及滴虫性尿道炎（urethral trichomoniasis），是以性传播为主的一种传染病，呈世界性分布，人群感染较普遍。

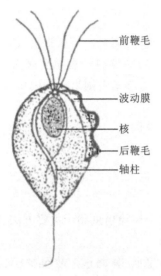

图 13-3　阴道毛滴虫

前鞭毛
波动膜
核
后鞭毛
轴柱

一、形态（shape）

阴道毛滴虫仅有滋养体期。滋养体（trophozoite）呈梨形，活体无色透明，似水滴状，有折光性，体态多变，活动力强。体长（10～30）μm×（5～15）μm。固定染色后，虫体前 1/3 处可见一个长椭圆形细胞核。核前端有 5 颗排列呈环状的基体（basal body），由此向前发出 4 根前鞭毛，游离体外；向后伸出后鞭毛 1 根，与虫体外侧前 1/2 处的波动膜（undulating membrane）外缘相连。虫体借助鞭毛的摆动前进，以波动膜的波动作旋转式运动。轴柱（axostyle）1 根，贯穿虫体并从后端伸出。阴道毛滴虫属厌氧性寄生虫，胞质内有许多深染的颗粒，为其所特有的氢化酶体（hydrogenosome）（图 13-3）。

二、生活史（life cycle）

阴道毛滴虫生活史简单，整个发育过程只有滋养体期，以纵二分裂法增殖。

滋养体主要寄生于女性的阴道，尤以后穹窿多见，偶可侵入尿道、尿道旁腺等处。男性感染部位多见于尿道及前列腺，也可侵及睾丸、附睾及包皮下组织。滋养体既是感染阶段又是致病阶段。虫体在外界生命力较强，有一定抵御不良环境的能力。可通过直接或间接接触方式在人群中传播。

三、致病（pathogenicity）

阴道毛滴虫的致病力和临床表现与虫体本身毒力及宿主的生理状况有关。

大多数虫株致病力较低，许多妇女虽有阴道毛滴虫寄生却无临床症状或症状不明显，称为带虫者；一些虫株则可引起明显的滴虫性阴道炎。

正常情况下，健康妇女阴道中由于乳酸杆菌的存在，可酵解阴道上皮细胞中的糖原产生大量乳酸，使阴道酸碱度维持在 pH 3.9～4.4 之间，从而抑制其他细菌的生长繁殖，即阴道的自净作用。如果泌尿生殖系统功能失调，如妊娠、月经后，阴道酸碱度接近中性，则有利于阴道毛滴虫和细菌生长。阴道毛滴虫寄生于阴道后，消耗糖原，影响了乳酸杆菌的酵解作用，使阴道变成中性或碱性，则有利于滴虫和细菌大量繁殖，引起滴虫性阴道炎。滴虫性阴道炎的主要症状为白带增多、外阴瘙痒或烧灼感，以泡沫状白带最为典型。若继发细菌感染，可使炎症加重。多数病例，感染可累及尿道，患者出现尿频、尿急、尿痛等症状。少数病例可见膀胱炎。男性感染者一般无症状，常使配偶重复感染，有时可出现前列腺炎和尿道炎。感染阴道毛滴虫的产妇，在阴道式分娩过程中，可将滴虫传染给婴儿，婴儿的感染部位主要见于呼吸道和眼结膜，表现为呼吸道和结膜的炎症病变。

四、实验诊断（laboratory diagnosis）

（一）病原学检查（examine of pathogeny）

以取阴道后穹窿分泌物、尿液沉淀物或前列腺液检查出滋养体为确诊依据。常用的方法如下。

1. 生理盐水涂片法　用消毒棉拭子在阴道后穹窿或阴道壁上取分泌物，尿道取尿液的离心沉淀物，男性可取前列腺液,以生理盐水涂片镜检,可见呈螺旋状活动的滋养体。检查过程应注意及时检查、保温及避免感染。

2. 涂片染色法 将分泌物在载玻片上涂成薄膜,瑞氏或姬氏染色镜检,若查得本虫滋养体即可确诊。若涂片法查不到阴道毛滴虫,可用培养法。

3. 培养法 取阴道分泌物于培养基中,在 37 ℃ 温箱中培养 48 h,镜检,检出率较高,可用于轻度感染者及作为疑难病例的确诊及疗效评价的依据。

(二)免疫诊断(immunodiagnosis)

应用酶免疫法、直接荧光抗体试验或乳胶凝集试验检测本虫的抗原进行诊断。

此外,DNA 探针杂交技术也可用于滴虫感染的诊断。

五、流行与防治(prevalence and control)

(一)分布(distribution)

阴道毛滴虫呈世界性分布,各地感染率因年龄、风俗习惯及卫生条件不同而异。女性以 16～35 岁年龄组感染率最高,男性感染率较低,有自限性。

(二)流行因素(epidemic factor)

1. 传染源 传染源为滴虫性阴道炎患者、无症状带虫者或男性感染者。尤以男性感染者不容忽视,可使配偶反复感染。

2. 传播途径 包括直接接触传播和间接接触传播两种方式。前者主要通过性生活传播,男女均可感染,为主要的传播方式,故该病被列为性传播疾病之一;后者主要通过公共浴池、浴缸、坐便器及共用游泳衣裤等传播。阴道毛滴虫对外界环境的抵抗力较强,在潮湿的坐便器上可存活 30 min,在潮湿的毛巾、衣裤中可存活 23 h,在 40 ℃水中(相当于浴池水温)能存活 102 h,甚至在普通肥皂水中仍能存活 45～150 min,因此,间接接触传播是不容忽视的传播途径,在集体生活中,若卫生习惯不良,极易相互传染。

(三)防治措施(control measures)

预防本病主要是加强卫生宣传教育,注意个人卫生,特别是经期卫生和孕期卫生。改进公共卫生设施,提倡淋浴和使用蹲式厕所。不使用公共浴具、浴衣,不共用泳衣裤。

定期普查,及时治疗滴虫性阴道炎患者及无症状的带虫者,控制传染源。在诊治时须注意配偶的检查和治疗,常用有效药物为甲硝唑,可口服,也可将其塞入阴道后穹窿;局部可用滴维净、洁尔阴及蛇床子药膏等。此外,可用 1％乳酸或 1∶5000 高锰酸钾冲洗阴道,以增强自净作用。

Summary

1. Freshwater snail, fish and shrimp are the intermediate host of *Clonorchis sinensis*. Human is the definitive host. Cats, dogs and pigs are the reservoir host. The infective stage of *C. sinensis* is encysted metacercaria. People get infected via the oral route. Adults are parasitic on human's hepatic duct, causing clonorchiasis, which may followed by gallstones. The advanced patients often present with cirrhosis.

2. Trophozoite is the only phase of *Trichomonas vaginalis* and is also the infective stage. People get infected by sexual contact or indirect contact. *Trichomonas vaginalis* is parasitic on vagina and urinary tract of human, causing trichomonal vaginitis, urethritis and prostatitis.

(代 玲)

第十四章　组织内寄生虫

Parasites in Tissues

Learning guide

After studying this chapter the student should be able to answer the following questions:

1. What part of our country is the *Schistosoma japonicum* prevalent in? What are the epidemic characteristics?

2. What parts are the adult worms of *Schistosoma japonicum* parasitic on? Why can we detect its eggs in the feces?

3. Briefly describe the mechanism of schistosomiasis granuloma. Which organs and tissues do its eggs cause damage to?

4. Briefly describe the clinical manifestations of schistosomiasis. How to prevent and treat?

5. How does *Paragonimus westermani* infect human? What are the clinical manifestations of paragonimiasis?

6. How to prevent the infection of *Paragonimus westermani*?

7. Describe the chief morphologic characters of *Toxoplasma gondii* and the main points of its life cycle.

8. Devote the mechanism of *Toxoplasma gondii* and the clinical manifestations of toxoplasmosis.

9. What are the causes of the widespread of toxoplasmosis?

10. Briefly describe the life cycle of *Angiostrongylus cantonensis*.

11. Briefly describe the damages *Angiostrongylus cantonensis* does to human.

12. Describe the chief morphologic characters of plasmodium at erythrocytic stage.

13. Describe the main points of plasmodium's life cycle.

14. What is the typical process of paroxysm and what's the mechanism?

15. Devote the definition of recrudescence and relapse and discuss the reasons that cause it.

16. How to prevent and treat malaria?

17. Describe the morphology of hydatid cyst and devote its pathogenicity.

18. Describe the main points of *Spirometra mansoni's* life cycle and devote the transmission pattern and ways of sparganosis mansoni.

19. Briefly describe the life cycle of *Leishmania donovani*.

Key terms

Schistosoma japonicum; schistosomiasis; adults; eggs; SEA; miracidia; cercariae; development; pathogenic mechanism; clinical manifestation; examine of pathogeny; immunodiagnosis; distribution; epidemic factor; control measures; *Paragonimus westermani*; paragonimiasis; acute stage; chronic stage; *Toxoplasma gondii*; opportunistic protozoa; toxoplasmosis; trophozoite; tachyzoite; pseudocyst; cyst; bradyzoite; oocyst; definitive host; alternate host; serological examination; IHA; DT; ELISA; *Angiostrongylus cantonensis*; larva; IFAT; *Plasmodium*; malaria; malarial pigment; Schuffner's dots; schizont; gametophyte; exo-erythrocytic stage; erythrocytic stage; tachysporozoite; bradysporozoite; gametophyte stage; Anopheles; gamete; zygote; ookinete; gametoblast; paroxysm; recrudescence; relapse;

Echinococcus granulosus；hydatid cyst；laminated layer；germinal layer；protoscolex；brood capsule；hydatid sand；CIEP；*Spirometra mansoni*；sparganum；sparganosis mansoni；*Leishmania donovani*；amastigote；promastigote

第一节　日本血吸虫
Schistosoma japonicum

日本血吸虫(*Schistosoma japonicum* Katsurada,1904)又称日本裂体吸虫,简称血吸虫。成虫寄生在人体肠系膜静脉内,引起血吸虫病(schistosomiasis)。除日本血吸虫外,寄生于人体的血吸虫还有埃及血吸虫、曼氏血吸虫、间插血吸虫、马来血吸虫和湄公血吸虫等,我国仅有日本血吸虫病流行。本病在我国流行历史悠久,已存在 2100 多年。

一、形态(shape)

(一)成虫(adults)

成虫为雌雄异体,虫体呈圆柱形,外观似线虫。口、腹吸盘位于虫体前端,突出如杯状,腹吸盘略大。雄虫粗短,乳白色,大小为(10~22) mm×(0.5~0.55) mm。自腹吸盘后,虫体两侧向腹面卷曲形成抱雌沟,雌虫常留居于沟内,呈雌雄合抱状。睾丸多为 7 个,串珠状排列于腹吸盘后方的背侧,各发出一输出管,向前汇成一输精管,通入储精囊,最终开口于腹吸盘后方的生殖孔。雌虫细长,大小为(12~26) mm×(0.1~0.3) mm,前细后粗。肠管内充满红细胞消化后的残留物质,故虫体呈深褐色或黑色。卵巢 1 个,长椭圆形,位于虫体中部,输卵管自卵巢后端发出,向前绕过卵巢,与卵黄管汇合通入卵模,卵模与子宫相接,子宫开口于腹吸盘后方的生殖孔,内含虫卵 50~300 个(图 14-1)。

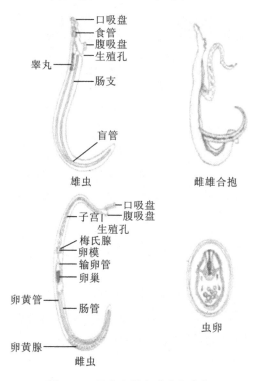

图 14-1　日本血吸虫成虫和虫卵

(二)虫卵(eggs)

椭圆形,淡黄色,大小为(74~106) μm×(55~80) μm。卵壳薄而均匀,无卵盖,卵壳一侧有一小棘,表面常附有许多宿主组织残留物,镜下常不易观察到。成熟的虫卵内含一梨形毛蚴,毛蚴与卵壳间常可见到大小不等的圆形或椭圆形的油滴状毛蚴头腺分泌物,为可溶性虫卵抗原(soluble eggs antigen,SEA),可通过卵壳微孔渗出到组织中(图 14-1)。

（三）毛蚴(miracidia)

毛蚴呈梨形或椭圆形,灰白色,半透明,大小为(78～120)μm×(30～40)μm,周身披有纤毛,体前端有一锥形的顶突,内有一个顶腺和一对头腺,两种腺体开口于虫体前端,能分泌溶组织物质(图 14-2)。

（四）尾蚴(cercariae)

尾蚴属叉尾型,分体部和尾部,大小为(280～360)μm×(60～95)μm。体部前端为头器,头器中央有一单细胞头腺;体部有口、腹吸盘各 1 个,腹吸盘两侧有 5 对穿刺腺,以 2 束导管开口于头器顶端。尾部又分尾干和尾叉,尾叉长度小于尾干长度的 1/2 是日本血吸虫尾蚴的重要特征(图 14-2)。

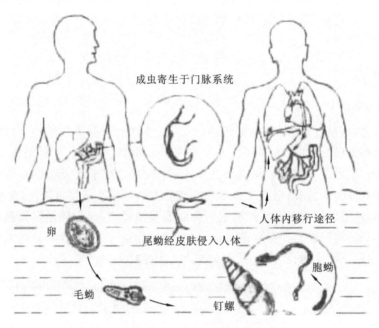

图 14-2　日本血吸虫生活史

二、生活史(life cycle)

血吸虫的生活史包括卵、毛蚴、母胞蚴、子胞蚴、尾蚴、童虫和成虫等阶段。成虫寄生于人及多种哺乳动物的门脉-肠系膜静脉系统的血管内,以血液为食。雌、雄成虫交配后产卵,卵随粪便排出体外。

（一）在钉螺内的发育(developing in oncomelania)

随粪便落入水中的虫卵,在合适的渗透压、温度、pH 值和光照下,经 2～32 h 孵出毛蚴。毛蚴在水中一般可存活 2～3 d,若遇到中间宿主钉螺,即侵入钉螺体内,经母胞蚴、子胞蚴等无性繁殖阶段的发育,形成大量的尾蚴。尾蚴自钉螺体内逸出,悬浮或游动于近岸的水面下,夏季在水中可存活 3 d,秋、冬季稍长。尾蚴是日本血吸虫的感染阶段。

（二）在人体或其他哺乳动物体内的发育(developing in body)

当人或哺乳动物接触到含有尾蚴的疫水时,尾蚴即以其口、腹吸盘附着于宿主皮肤,借助其尾部的摆动及体部的伸缩推进、利用穿刺腺的分泌物溶解皮肤组织,仅需数十秒即可钻入宿主皮肤,脱去体部的皮层和尾部,转化为童虫。

童虫在皮下组织停留数小时后,侵入末梢血管或淋巴管内,随血流至右心,经肺动脉、肺静脉、左心,进入体循环,到达肠系膜下静脉定居,雌、雄虫在此合抱,逐渐发育为成虫。合抱的虫体可逆血流移行至肠黏膜下层的静脉末梢交配,雌虫产卵。一部分虫卵随血流到肝;大部分虫卵经肠壁进入肠腔,随宿主粪便排出体外。不能排出的卵,沉积在肝、肠等局部组织中逐渐死亡。

自尾蚴经皮肤侵入人体内至雌、雄成虫产卵,约需 24 d。每条雌虫每日产卵 1000～3500 个。感染后 7～9 周可在宿主粪便中见到虫卵。成虫以血液为食,每条雌虫和雄虫每小时可分别摄取 33 万个和 3.9 万个红细胞。成虫寿命一般为 3～5 年,最长可达 40 年(图 14-2)。

三、致病(pathogenicity)

日本血吸虫的各个发育阶段均能对人体造成机械性损伤,并引起超敏反应,其中以虫卵致病最为严重。

(一)致病机制(pathogenic mechanism)

1. 尾蚴所致损害 尾蚴钻入宿主皮肤后可引起尾蚴性皮炎,表现为入侵部位出现丘疹、红斑和瘙痒。丘疹可至黄豆大小,多在接触疫水后数小时出现,其本质是 I 型和 IV 型超敏反应。

2. 童虫所致损害 童虫在宿主体内移行可造成所经过器官和组织的损害,最常受累的器官为肺,患者表现为咳嗽、咯血、发热、嗜酸性粒细胞增多等症状和体征。可能与童虫代谢产物或死后崩解产物引起的超敏反应有关。

3. 成虫所致损害 成虫一般无明显的致病作用。但其以吸盘吸附于血管壁,可引起静脉内膜炎和静脉周围炎。成虫的代谢产物、分泌物、排泄物及更新脱落的表膜等抗原物质,可与机体内相应抗体结合形成免疫复合物,引起 III 型超敏反应,对肾造成损害,临床表现为蛋白尿、水肿、肾功能减退等症状。

4. 虫卵所致损害 虫卵引起的肉芽肿和纤维化病变是血吸虫病的主要病变。在肝、肠等组织中沉积的虫卵发育成熟后,卵内毛蚴释放可溶性虫卵抗原(SEA),透过卵壳微孔不断释放,进入血流,使 T 细胞致敏。致敏的 T 细胞再次受相同抗原刺激,产生多种细胞因子,吸引嗜酸性粒细胞、浆细胞、巨噬细胞等至虫卵周围,形成虫卵肉芽肿(IV 型超敏反应)。急性期肉芽肿中心易液化,形成嗜酸性脓肿。随着卵内毛蚴死亡和组织修复,坏死组织逐步被吸收,代之以纤维化。重度感染时门脉周围出现广泛的纤维化,导致门脉高压、肝脾肿大和侧支循环形成,引起腹壁、食道及胃底静脉曲张、上消化道出血及腹腔积液等症状。肠壁肉芽肿纤维化还可导致肠狭窄、肠息肉等。

(二)临床表现(clinical manifestation)

日本血吸虫病临床表现可分为急性、慢性和晚期三种。

1. 急性血吸虫病 常见于初次重度感染者或慢性病患者再次大量感染,多见于夏秋季。可出现发热(38～40 ℃)、淋巴结及肝脾肿大、腹痛、腹泻、黏液血便等临床症状。急性病患者未经彻底治疗或反复轻度感染可成为慢性病患者。

2. 慢性血吸虫病 流行区 90% 的血吸虫病患者为慢性病患者。多数无明显临床症状,或表现为慢性腹泻、肝脾肿大、贫血、消瘦等症状和体征。部分重度感染者可转为晚期血吸虫病。

3. 晚期血吸虫病 晚期血吸虫病是指肝纤维化门脉高压综合征。临床表现为肝硬化、巨脾、腹腔积液、门静脉高压等。门静脉高压又可引起食道及胃底静脉曲张,甚至破裂,引起消化道大出血、肝昏迷而死亡。儿童和青少年反复大量感染,可影响脑垂体前叶功能,致生长发育障碍,表现为侏儒症。

此外,重度感染时,成虫在门脉系统以外的静脉内寄生,称为异位寄生,可造成异位损害。临床上多见于肺,其次是脑及胃等组织器官。

四、实验诊断(laboratory diagnosis)

(一)病原学检查(examine of pathogeny)

从粪便中检获虫卵或孵出毛蚴是确诊的依据,方法如下。

1. 直接涂片法 操作简便,但虫卵检出率低,适用于急性血吸虫病患者的黏液血便检查。

2. 自然沉淀法与毛蚴孵化法 血吸虫虫卵比重较大,易于沉淀,检出率高于直接涂片法。若用该法未检出虫卵,取沉渣作毛蚴孵化法可提高检出率。提供虫卵孵化的适宜条件,使毛蚴在 24 h 内孵化出来,根据毛蚴的形态及运动特点确诊,检出率较高。

3. 直肠镜活组织检查 适用于慢性、晚期或粪检虫卵困难的血吸虫病患者。用直肠镜钳取组织,作压片法镜检。对检获的虫卵,应鉴别其死、活。对未经治疗的患者,检出的虫卵不论死活,均有诊断价值;对经过治疗的患者,如查见活卵和近期变性卵方有诊断意义。可根据形态或吖啶橙荧光染色法鉴别死、活虫卵。

(二)免疫诊断(immunodiagnosis)

体内试验有皮内试验,用于疫区普查筛选。血清学试验有环卵沉淀试验(COPT)、间接血凝试验(IHA)和酶联免疫吸附试验(ELISA)等,具有操作简便、敏感性高等优点,可用于辅助诊断和流行病学调查。

五、流行与防治(prevalence and control)

(一)分布(distribution)

日本血吸虫病主要流行于亚洲的中国、日本、菲律宾和印度尼西亚。在我国则分布于长江流域及其以南的湖南、湖北、江西、安徽、江苏、云南、四川、浙江、广东、广西、上海、福建等12个省、市、自治区。曾是我国危害严重的人体寄生虫病之一,至今,我国部分地区的血吸虫病疫情仍十分严重。

(二)流行因素(epidemic factor)

1.传染源 传染源为终宿主和保虫宿主。日本血吸虫病属人畜共患病,终宿主是患者,保虫宿主是家畜和野生动物(多达40多种),其中患者和病牛是最重要的传染源。

2.传播途径 含有血吸虫卵的粪便污染水源、水体中存在钉螺以及人群接触疫水是造成血吸虫病流行的3个重要环节。

钉螺是日本血吸虫的唯一中间宿主,其发育的环境要求及地理分布等特点,是导致血吸虫病地域性流行的原因。

3.易感者 不同种族和性别的人对日本血吸虫均易感。尤其是非流行区的人群,由于缺乏获得性免疫力,初次进入流行区往往会发生急性感染。

(三)防治措施(control measures)

血吸虫病的防治方针是因地制宜、综合治理、科学防治。具体措施如下。

1.消灭传染源 吡喹酮是当前治疗血吸虫病最有效的药物。在流行区,广泛开展人、畜同步化疗,以消灭传染源。

2.切断传播途径

(1)消灭钉螺:灭螺是切断血吸虫病传播的关键。应因地制宜地结合当地实际开展灭螺工作,结合农田水利建设,改变钉螺孳生地环境,辅以火烧、土埋、药杀等方法。目前,世界卫生组织推荐的化学灭螺药为氯硝柳胺。

(2)粪便管理:防止粪便污染水体是控制血吸虫病流行的重要环节。如不用鲜粪施肥、建无害化粪池、提倡安全用水等。

3.保护易感者 加强卫生宣传教育,引导人们改变自己的行为和生产生活方式,做好个人防护工作,避免人体皮肤与疫水直接接触。必须接触者,可穿防护袜靴或涂擦皮肤防护药物,如苯二甲酸二丁酯油膏等。

第二节　卫氏并殖吸虫
Paragonimus westermani

卫氏并殖吸虫(*Paragonimus westermani* Kerbert,1878)又名肺吸虫,成虫寄生于人体肺部,引起肺吸虫病(paragonimiasis)。

一、形态(shape)

(一)成虫(adults)

虫体肥厚,腹面扁平,背面稍隆起,形似半粒黄豆。大小为(7.5~12) mm×(4~6) mm×(3.5~5) mm,

长宽比为 1∶2。活时呈红褐色,半透明,体形伸缩而多变,固定后呈灰白色,椭圆形。口、腹吸盘大小相近,口吸盘位于虫体前端,腹吸盘在虫体中前部。雌雄同体。卵巢分 5～6 叶,呈指状,与盘曲的子宫并列于腹吸盘之后;睾丸 2 个,呈分叶状,左右并列于虫体后 1/3 处。雌雄生殖器官左右并列为本虫的显著形态特征,故名并殖吸虫。

（二）虫卵(eggs)

虫卵呈金黄色,不规则椭圆形,大小为(80～118) μm×(48～60) μm。卵盖大且略倾斜,亦有卵盖丢失而缺卵盖者。卵壳厚薄不一,近卵盖端壳薄,无卵盖端壳厚。卵内含 1 个卵细胞及 10 余个卵黄细胞。

二、生活史(life cycle)

成虫寄生在人或多种肉食类哺乳动物的肺部,如猫、犬、虎、豹等。以坏死的组织和血液为食,产出的虫卵随痰咳出,或经吞咽随粪便排出体外。

（一）在川卷螺内的发育(developing in *Simisalcospira calculus*)

虫卵入水,在适宜温度(25～30 ℃)下,经 2～3 周发育为成熟毛蚴。毛蚴遇第一中间宿主川卷螺即钻入其体内,经胞蚴、母雷蚴、子雷蚴等无性生殖阶段,形成大量尾蚴。

（二）在溪蟹或蝲蛄内的发育(developing in freshwater crabs or crayfish)

成熟尾蚴自螺体逸出入水,如遇第二中间宿主(溪蟹、蝲蛄)即侵入其体内,也可随川卷螺被溪蟹、蝲蛄食入,经 3 个月发育为囊蚴。囊蚴是肺吸虫的感染阶段。

（三）在人或其他哺乳动物体内的发育(developing in body)

人或猫、犬等其他食肉类动物因食入含有活囊蚴的溪蟹、蝲蛄而感染。在消化液的作用下,囊蚴在小肠脱囊而出,发育为童虫。童虫活动能力强,可穿过肠壁进入腹腔,游走于腹腔各脏器之间,经 1～3 周窜扰后,穿过膈肌进入胸腔而入肺,破坏肺组织形成虫囊,虫体在囊内逐步发育为成虫。部分童虫在移行过程中,可停留在沿途各处,或侵入脑、眼、皮下、肌肉等处,引起异位寄生。异位寄生的虫体不能继续发育,长期处于滞育状态。自囊蚴感染至虫体发育成熟并产卵,需 2～3 个月,成虫寿命一般为 5～6 年,长者可达 20 年(图14-3)。

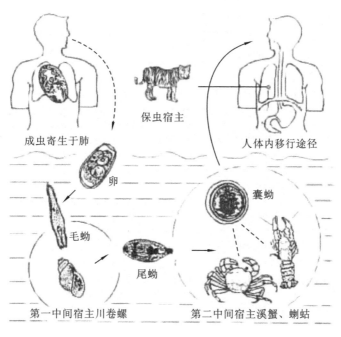

图 14-3 卫氏并殖吸虫生活史

三、致病（pathogenicity）

（一）致病机制（pathogenic mechanism）

主要是由童虫、成虫在人体组织器官中移行、窜扰、寄生所引起的机械性损伤及其排泄、分泌等代谢产物引起的免疫病理反应所致。其病变发展过程可分为急性期和慢性期。

1. 急性期（acute stage） 主要由童虫在组织器官内移行、窜扰所致的机械性损伤和出血。轻者无症状或体征，或仅表现为低热、食欲不振、乏力等非特异性症状。重者起病急，症状明显，多为高热、腹痛、腹泻、胸痛、咳嗽、血中嗜酸性粒细胞明显增多等。

2. 慢性期（chronic stage） 童虫侵入肺部引起的病变大致可分为三期。

（1）脓肿期：主要是虫体移行引起的组织破坏和出血，继而出现以中性和嗜酸性粒细胞为主的炎性渗出。病灶四周产生肉芽组织而形成薄膜状脓肿壁，逐渐形成脓肿。X线显示边缘模糊、界限不清的浸润型阴影。

（2）囊肿期：继脓肿后，炎性反应加剧，脓肿内大量细胞坏死，液化成暗红色黏稠状脓液，脓肿周围肉芽组织增生形成囊肿。囊壁边界清楚。

（3）纤维瘢痕期：囊肿内容物经支气管排出或吸收，囊腔被肉芽组织填充，最后病灶纤维化，形成瘢痕。X线显示硬结形阴影或条索状阴影。

（二）临床表现（clinical manifestation）

本病临床表现复杂多样。临床分型主要根据童虫及成虫的游走和寄居部位而定，常分为下列几型。

1. 胸肺型 最常见，为虫体在肺部、胸腔窜扰所导致。以咳嗽、胸痛、咳铁锈色血痰为主要症状，并可有特征性胸部X线表现。

2. 腹型 约占1/3的病例，虫体徘徊于腹腔各脏器间，可出现腹痛、腹泻、便血等症状。

3. 皮下包块型 约10%的病例可出现皮下包块，为虫体游走或寄生于皮下组织所致。包块可出现于体表各处，多发生于腹壁，其次为胸壁。

4. 脑脊髓型 占10%～20%的病例，由于虫体窜至纵隔，沿大血管向上游走，最终进入颅腔和大脑，在脑脊髓移行、成囊，可使患者出现阵发性剧烈头痛、视力障碍、癫痫等严重症状。

另外还有肝型或几型同时表现者。

四、实验诊断（laboratory diagnosis）

（一）病原学检查（examine of pathogeny）

于痰液或粪便中检获虫卵即可确诊。检查痰液时，应取清晨咳出的新鲜痰液，以5%～10% NaOH消化后，取离心沉淀物涂片检查。检出率高于粪检。粪检虫卵以沉淀法较好。疑为皮肤型患者，可摘除皮下包块，检获虫体可确诊。

（二）免疫诊断（immunodiagnosis）

对早期感染、肺外型患者，以及痰、粪中未查到虫卵的可疑患者，可用皮内试验（以成虫冷浸抗原做皮内试验）、间接血凝试验（IHA）或酶联免疫吸附试验（ELISA）等方法作为辅助诊断手段，并结合感染史和其他临床检查（如X线、CT检查等）方法进行综合分析，做出诊断。

五、流行与防治（prevalence and control）

卫氏并殖吸虫在世界各地分布较广。在我国，绝大部分省、市、自治区均有本虫存在。

（一）流行因素（epidemic factor）

1. 传染源 本病属人畜共患病，除终宿主人以外，犬、猫、虎、豹等多种保虫宿主也是本病的重要传染源。

2. 传播途径 中间宿主、转续宿主的存在是本病传播和流行过程中的重要环节。人们不良的饮食习惯是本病传播和流行的关键因素。人可因食腌蟹、醉蟹、蝲蛄酱或蝲蛄豆腐等而造成感染。野猪、野鼠、蛙、鸡等多种动物可作为该虫的转续宿主,生吃或半生吃转续宿主的肉,也有可能感染本虫。此外,活囊蚴污染炊具、食具、手、食物等亦可造成感染。

3.易感人群 不同性别和年龄的人对本虫均易感。

（二）防治措施（control measures）

在流行区加强卫生宣传教育工作,改变生食或半生食溪蟹、蝲蛄、野猪肉等的习俗,不饮生水,讲卫生,防止囊蚴污染食物、炊具等。加强粪便管理。治疗患者和带虫者,控制传染源。

治疗药物首选吡喹酮,具有疗效高、疗程短、毒性低等特点。对于脑型或较重型肺吸虫病,则需要多个疗程。

第三节 刚地弓形虫
Toxoplasma gondii

刚地弓形虫（*Toxoplasma gondii* Nicolle & Manceaux,1908）简称弓形虫或弓形体,广泛寄生于人和多种动物有核细胞内,是一种重要的机会致病原虫（opportunistic protozoa）,可引起弓形虫病（toxoplasmosis）。此病为人畜共患疾病。此外,孕妇感染弓形虫,可通过胎盘传给胎儿,导致流产、死胎或畸形,目前已将弓形虫列为孕前筛查项目,越来越受到人们的重视。

一、形态（shape）

弓形虫在其生活史中有 5 个发育阶段:滋养体、包囊、裂殖体、配子体和卵囊,其中,滋养体、包囊及卵囊与致病和传播有关。

（一）滋养体（trophozoite）

滋养体又称速殖子（tachyzoite）,呈香蕉形或新月形,长 4～7 μm,最宽处达 2～4 μm。姬氏染色后,细胞质呈蓝色,位于虫体中央的细胞核呈紫红色。细胞内寄生的滋养体增殖迅速,形成含数个至十多个虫体的集合体,这种由宿主细胞膜包绕的虫体集合体称为假包囊（pseudocyst）。

（二）包囊（cyst）

包囊呈圆形或椭圆形,直径 5～100 μm,具有一层由虫体分泌的富有弹性的坚韧囊壁,内含数个至数百个虫体,因虫体增殖速度缓慢,又称缓殖子（bradyzoite）。

（三）卵囊（oocyst）

卵囊呈圆形或椭圆形,具有双层光滑透明的囊壁,成熟的卵囊大小为 11 μm×12.5 μm,内含 2 个孢子囊,每个孢子囊内含 4 个新月形子孢子。

二、生活史（life cycle）

弓形虫生活史较复杂,全过程需要两个宿主,分别进行无性生殖和有性生殖。在猫科动物体内完成有性生殖,同时也进行无性生殖,故猫为弓形虫的终宿主兼中间宿主;在人和其他动物体内只能完成无性生殖,为中间宿主。弓形虫生活史中多个阶段如速殖子、包囊、卵囊对中间宿主和终宿主均有感染性（图14-4）。

（一）在终宿主体内的发育（developing in definitive host）

猫或猫科动物捕食动物内脏或肉类组织时,将带有弓形虫的包囊或假包囊吞入消化道而感染,也可因食入或饮入被成熟卵囊污染的食物或水而感染。卵囊、包囊或假包囊内的子孢子、速殖子或缓殖子在小肠逸出,侵入肠上皮细胞内发育成裂殖体,进行裂体增殖。经过数代裂体增殖后,部分裂殖子发育为雌、雄配子体,然后发育为雌、雄配子,两者受精成为合子,最后形成卵囊。卵囊破肠上皮细胞进入肠腔,随粪便排

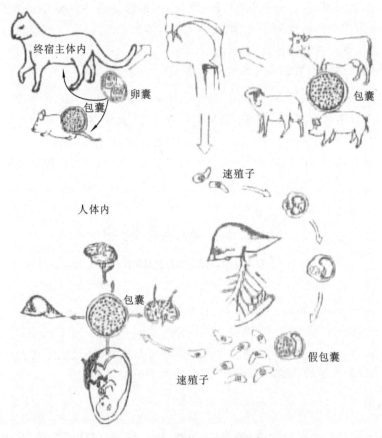

图 14-4　刚地弓形虫生活史

出体外。受染猫每天可排出卵囊 1000 万个,持续 10~20 d。卵囊在外界适宜温、湿度条件下发育为具有感染性的成熟卵囊。成熟卵囊是重要的感染阶段,通过污染食物感染中间宿主,猫摄食后也可自我重复感染。

（二）在中间宿主体内的发育（developing in alternate host）

当成熟卵囊或动物肉类中的包囊、假包囊被中间宿主（如人、猪、羊等）吞食后,在肠内逸出子孢子、速殖子或缓殖子,随即侵入肠壁经血流或淋巴扩散至全身,在有核细胞内进行无性增殖,形成假包囊。随着宿主细胞的胀破,假包囊中的速殖子释放后又侵入新的细胞,如此反复增殖。宿主免疫功能正常时,部分速殖子侵入机体细胞后,特别是脑、眼、骨骼肌的虫体增殖速度减缓,转化为缓殖子并分泌成囊物质,形成包囊。包囊在宿主体内可存活数月、数年或更长;当宿主免疫功能降低或长期应用免疫抑制剂时,组织内的包囊可破裂,缓殖子释出,进入血流,侵入新的组织细胞内继续发育增殖形成包囊或假包囊。包囊和假包囊是中间宿主之间或中间宿主与终宿主之间相互传播的主要感染阶段。

三、致病（pathogenicity）

（一）致病机制（pathogenic mechanism）

弓形虫的致病作用与虫株毒力和宿主的免疫状态有关。速殖子是弓形虫的主要致病阶段,在有核细胞内迅速增殖,破坏细胞,刺激淋巴细胞和巨噬细胞浸润,导致组织的急性炎症和坏死。包囊内缓殖子是引起慢性感染的主要阶段,包囊因缓殖子增殖而体积增大,挤压器官,可致功能障碍;包囊破裂释放出缓殖子,多数缓殖子被宿主免疫系统破坏,死亡的缓殖子可诱导机体产生迟发型超敏反应,形成肉芽肿,病变多见于眼、脑等部位。宿主感染弓形虫后,正常情况下可产生有效的保护性免疫,绝大多数无明显的症状和体征,为隐性感染,仅当宿主免疫功能低下或有免疫缺陷时才引起弓形虫病。

（二）临床表现（clinical manifestation）

弓形虫病分为先天性与获得性两类。先天性弓形虫病是指妊娠妇女怀孕早期感染弓形虫后,经胎盘传播给胎儿所致,可造成流产、早产、死产或畸胎。其中畸胎发生率高,脑和眼为主要受累器官,以脑积腔积液、脑钙腔积液、视网膜脉络膜炎和因大脑发育不良所致精神运动障碍为典型症状。

获得性弓形虫病是指出生后由外界获得的感染。淋巴结肿大是其最常见的临床表现,多见于颌下和颈后淋巴结。其次为中枢神经系统及眼的异常表现,如脑炎、脑膜脑炎、癫痫和精神异常。弓形虫眼病以视网膜脉络膜炎为多见。隐性感染者免疫功能下降时,如艾滋病患者,可使隐性感染状态转为急性或亚急性,从而出现严重的全身弓形虫病,甚至并发弓形虫脑炎而死亡。

四、实验诊断(laboratory diagnosis)

(一)病原学检查(examine of pathogeny)

1. 涂片染色法 取急性期患者的腹腔积液、胸腔积液、羊水、脑脊液或血液离心后,取沉淀物作涂片或采用骨髓或活组织穿刺物涂片,经姬氏染色后镜检滋养体。此法操作简便,但阳性率低,易漏检。

2. 动物接种分离法或细胞培养法 采取羊水、血液、其他体液或活检组织,接种于小鼠腹腔内,一周后取腹腔液镜检滋养体。也可接种于离体培养的有核细胞,查假包囊或游离虫体。为目前较常用的病原检查法。

(二)血清学检查(serological examination)

弓形虫病原学检查较为困难且阳性率不高,所以血清学实验是目前广泛应用的重要辅助诊断方法。常用的方法有间接血凝试验(IHA)、弓形虫染色试验(DT)、酶联免疫吸附试验(ELISA)等。

近年来,PCR 及 DNA 探针技术已应用于本病的诊断,具有灵敏、特异、早期诊断等优点。

五、流行与防治(prevalence and control)

弓形虫病是一种呈世界性分布的人畜共患病,广泛存在于多种哺乳动物体内,人群感染也较普遍。本病的重要传染源是中间宿主的多种动物及终宿主猫及猫科动物。卵囊排放量大、各发育期抵抗力较强、中间宿主广泛、包囊在中间宿主组织内可长期生存和生活史多个时期均具有感染性等特点是造成该病广泛流行的主要原因。由于本病对人畜危害大,尤其是先天性感染对婴儿造成的严重损害,以及艾滋病患者多合并弓形虫感染等原因,目前日益受到人们的重视。

本病应以预防为主。加强饮食卫生管理,强化肉类食品卫生检疫制度;不吃生或半生的肉、蛋、奶制品;防止猫粪污染手指、食物及水源。对育龄妇女及孕妇进行血清学检查是预防先天性弓形虫病发生的有效措施。对急性期患者应及时治疗,乙胺嘧啶与磺胺类药物联合使用为目前治疗弓形虫病的首选方法。螺旋霉素毒性小,为孕妇感染的首选药物。

第四节　广州管圆线虫
Angiostrongylus cantonensis

广州管圆线虫(*Angiostrongylus cantonensis*(Chen,1935)Dougherty,1946)成虫寄生于鼠的肺部血管。最早是由我国学者陈心陶(1933)在广东家鼠及褐家鼠体内发现的,主要为动物寄生虫,幼虫可侵害人的中枢神经系统(CNS),引起嗜酸性粒细胞增多性脑膜脑炎(eosinophilia meningoencephalitis)或脑膜炎(meningitis)。

一、形态(shape)

(一)成虫(adults)

成虫呈线状,体表透明光滑,具微细环状横纹。头端钝圆,头顶中央有一小圆口,缺口囊,口周有环状唇。雄虫大小为(11～26)mm×(0.21～0.53)mm,尾端略向腹面弯曲,交合伞对称,具交合刺两根。雌虫长(17～45)mm×(0.3～0.66)mm,尾端呈斜锥形,子宫双管形,白色,与充满血液的肠管缠绕成红、白相间的螺旋纹,颇为醒目,阴门开口于肛孔之前。

(二)虫卵(eggs)

虫卵呈椭圆形,大小约为 75.1 μm×41.65 μm,卵壳薄而透明。新产出的虫卵多为单细胞期,偶见双细胞期。鼠肺中虫卵可见其各发育阶段。

(三)幼虫(larva)

幼虫共分 5 期。第三期幼虫大小约为 0.49 mm×0.024 mm,体表有两层外鞘,头端稍圆,尾端尖细,排泄孔、肛孔及生殖原基清晰可见。第四期幼虫体长约为第三期幼虫的 2 倍,已可区别雌、雄。第五期幼虫体长进一步增加,幼雌虫已形成阴门,幼雄虫已具有和成虫相似的交合伞。

二、生活史(life cycle)

成虫寄生于鼠类(以褐家鼠和黑家鼠较多见)的肺动脉内,雌虫在血管中产卵,虫卵随血流进入肺毛细血管,卵成熟后,第一期幼虫孵出穿破肺毛细血管进入肺泡,沿呼吸道上行至咽,再被吞入消化道,随宿主粪便排出体外。排出宿主体外的第一期幼虫被吞入或主动侵入中间宿主(螺类及蛞蝓)体内后,在其组织内蜕皮两次,先后发育为第二及第三期幼虫(感染期幼虫)。鼠类因吞食含感染期幼虫的中间宿主、被幼虫污染的食物或水而感染。幼虫即钻入宿主胃肠壁血管,随血流散布至全身,但多数幼虫到达宿主脑部,经两次蜕皮发育为第五期幼虫,第五期幼虫在脑部经循环系统最终到达肺动脉,最终发育为成虫(图 14-5)。

人是本虫的非正常宿主(转续宿主),幼虫侵入后主要停留在中枢神经系统,如大脑髓质、脑桥、小脑和软脑膜等部位。除人以外,一些动物也是本虫的转续宿主,如蟾蜍、蛙、蜗牛、鱼、虾、蟹等。人的感染是由于吃入生的或半生的中间宿主螺类、蛞蝓或转续宿主蛙类、鱼、虾、蟹所致。

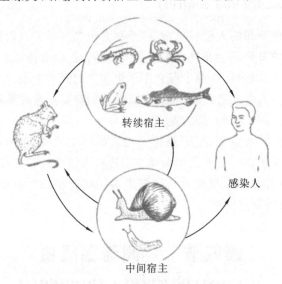

图 14-5　广州管圆线虫生活史

三、致病(pathogenicity)

(一)致病机制(pathogenic mechanism)

寄生于人体的幼虫主要侵犯中枢神经系统,引起嗜酸性粒细胞增多性脑膜脑炎或脑膜炎,以脑脊液中嗜酸性粒细胞显著升高为特征。除大脑和脑膜外,病变还可波及小脑、脑干和脊髓。主要病理改变为由于虫体移行和死亡虫体的刺激,引起脑部血管扩张和栓塞,充血、出血、水肿、脑组织损伤及肉芽肿性炎症反应。

(二)临床表现(clinical manifestation)

患者典型症状为急性剧烈头痛,甚至不能受到任何震动,走路、坐下、翻身时头痛都会加剧,伴有恶心呕吐、颈项强直、活动受限、抽搐等症状;严重病例可有瘫痪、嗜睡、昏迷甚至死亡;虫体可异位寄生于眼部,引起复视、斜视、眼痛、视力减退,有时还会引起局部视网膜剥离。若诊断治疗及时,绝大多数患者愈后良好。

四、实验诊断(laboratory diagnosis)

本病主要依靠从患者脑脊液中查出幼虫或发育期成虫作为确诊依据,但一般病原检出率不高。故诊断时需依靠流行病学资料和临床症状——有吞食或接触含本虫的中间宿主或转续宿主史;典型的症状体征,如脑脊液压力升高,白细胞总数明显增多,其中嗜酸性粒细胞数超过 10%;并辅以皮内试验、酶联免疫吸附试验(ELISA)、间接荧光抗体试验(IFAT)等免疫学检查。CT 检查也有助于本病的诊断。

五、流行与防治(prevalence and control)

(一)分布(distribution)

广州管圆线虫主要分布于热带、亚热带地区。我国主要呈散在性分布,见于台湾、香港、广东、浙江、福建、海南、湖南等地。目前,随着人们日常生活条件不断改善,人群饮食习惯逐渐发生变化,广州管圆线虫的发病率也呈现增高的趋势,"南病北移"现象明显。2004 年,卫生部正式将广州管圆线虫病列为我国新发传染病。

(二)流行因素(epidemic factor)

1. 传染源 广州管圆线虫可寄生于多种哺乳动物,如啮齿类、犬类、猫类等,其中啮齿类尤其是家鼠类为其主要宿主。

2. 中间宿主 广州管圆线虫的中间宿主是蜗牛、螺类、蛞蝓等软体动物。1997 年浙江温州、2002 年福建以及 2006 年北京都发生过在酒楼食用福寿螺或褐云玛瑙螺,集体感染广州管圆线虫病的病例。

3. 转续宿主 一些地区的居民有生食或半生食鱼、虾、蟹等水产品的习惯,从而易造成本病的感染。

(三)防治措施(control measures)

本病应以预防为主,加强卫生宣传教育,提高人们对本虫的认识;注意饮食卫生,不吃生的或半生的螺类,不吃生菜、不喝生水;因幼虫可经皮肤侵入机体,故从事螺、鱼类养殖、加工的人员应注意防护。

治疗本病尚无特效药,一般采用对症疗法以改善症状。甲苯达唑可杀死实验感染鼠体内的大部分成虫。

第五节　疟　原　虫
Plasmodium

疟原虫(*Plasmodium*)寄生于人体红细胞和肝细胞内,引起疟疾(malaria),是我国五大寄生虫病之一。寄生于人体的疟原虫共有 4 种,即间日疟原虫(*Plasmodium vivax* Grassi and Feletti,1890)、恶性疟原虫(*P. falciparum* Welch,1897)、三日疟原虫(*P. malariae* Laveren,1881)和卵形疟原虫(*P. ovale* Stephens,1922),分别引起间日疟、恶性疟、三日疟和卵形疟。本虫在世界上分布广泛,尤其是热带、亚热带和温带地区。我国大陆以间日疟原虫为主,海南及云南部分地区以恶性疟原虫为主,三日疟原虫少见,卵形疟原虫罕见。

一、形态(shape)

疟原虫的生活史复杂,在蚊体内和人体内有多个发育阶段。在人体内尤其是红细胞内寄生阶段各期的形态结构对于疟疾的诊断和虫种的鉴别有重要意义。疟原虫在人体红细胞内可分为滋养体、裂殖体和配子体三个主要发育期。现以间日疟原虫为例,用瑞氏或姬氏染液染色,将各期形态特征描述如下。

(一)滋养体(trophozoite)

滋养体为疟原虫在红细胞内摄食和生长、发育的阶段。按发育先后,滋养体有早、晚期之分。

1. 早期滋养体 亦称环状体，为疟原虫侵入红细胞发育的最早时期。胞核小，点状，呈红色；胞质少，中间为空泡，纤细，呈环状，蓝色，整个虫体像一枚镶有红宝石的戒指。虫体直径约为红细胞直径的1/3。被寄生的红细胞无变化。

2. 晚期滋养体 环状体继续发育，胞核增大，胞质增多，常含气泡，并伸出伪足，形状不规则。胞质中开始出现散在的棕褐色的疟色素（malarial pigment），为疟原虫的代谢产物。被寄生的红细胞体积胀大，颜色变浅，开始出现红色细小的斑点，即薛氏小点（Schuffner's dots）。

（二）裂殖体（schizont）

晚期滋养体发育成熟，核开始分裂后即称为裂殖体。核经多次分裂形成数个，胞质中疟色素增多但胞质尚未分裂，此时称为未成熟裂殖体；核分裂到一定数量后，胞质开始分裂，每一个核被部分胞质包裹，形成裂殖子，疟色素集中成团块状，此时称为成熟裂殖体。成熟的裂殖体内含12～24个椭圆形的裂殖子。红细胞更为胀大，薛氏小点更为明显。

（三）配子体（gametophyte）

疟原虫经过数次裂体增殖后，裂殖体胀破红细胞释放出裂殖子。部分裂殖子侵入红细胞中发育长大，核增大而不再分裂，胞质增多而无伪足，最后发育成为圆形、卵圆形或新月形个体，称为配子体。配子体有雌、雄之分。虫体较大，胞质致密，疟色素多而粗大，核致密而偏于虫体一侧或居中为雌配子体；虫体较小，胞质稀薄，疟色素少而细小，核疏松而位于虫体中央者为雄配子体。

二、生活史（life cycle）

疟原虫需要人和按蚊两个宿主完成生活史，人为其中间宿主，雌性按蚊为其终宿主，生活史中具有无性生殖和有性生殖两个世代。4种疟原虫的生活史基本相同，现以间日疟原虫为例叙述疟原虫的生活史（图14-6）。

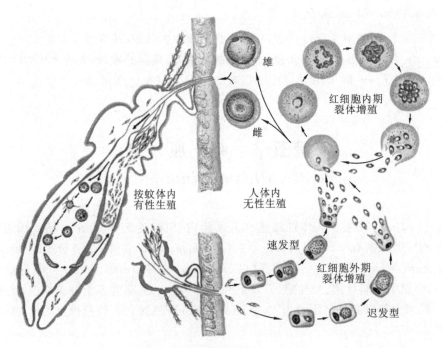

图 14-6　间日疟原虫生活史

（一）在人体内的发育（developing in body）

疟原虫在人体的肝细胞和红细胞内发育。在肝细胞内寄生的阶段称为红细胞外期，在红细胞内寄生的无性增殖阶段称为红细胞内期，在红细胞内寄生的有性生殖阶段的开始期称为配子体形成期。

1. 红细胞外期（exo-erythrocytic stage） 当感染疟原虫的雌性按蚊刺吸人血时，子孢子随其唾液进入人体血液内。约经30 min随血流侵入肝细胞，进行裂体增殖。经7～9 d即可完成红外期的裂体增殖，成熟的红外期裂殖体内含数以万计的裂殖子,裂殖子胀破肝细胞后释放出来,部分被吞噬细胞吞噬消灭,其余部分侵入红细胞,开始红细胞内期的发育。

一般认为,间日疟原虫和卵形疟原虫的子孢子具有遗传学上不同的两种类型,即速发型子孢子(tachysporozoite,TS)和迟发型子孢子(bradysporozoite,BS)。当子孢子侵入肝细胞后,速发型子孢子立即进行红外期裂体增殖;而迟发型子孢子则需要经过一段或长或短的休眠期(数月至年余)后才开始红外期的裂体增殖,引起疟疾的复发。恶性疟原虫和三日疟原虫无迟发型子孢子,不引起复发。

2. 红细胞内期(erythrocytic stage) 肝细胞释放的裂殖子侵入红细胞,经早期滋养体、晚期滋养体、未成熟裂殖体,最终发育为成熟裂殖体。裂殖体成熟后红细胞破裂,释放出的裂殖子部分被吞噬细胞消灭,其余部分再侵入新的红细胞重复裂体增殖,如此反复进行。完成一次红细胞内期裂体增殖周期,间日疟原虫和卵形疟原虫需 48 h,恶性疟原虫 36～48 h,三日疟原虫 72 h。

3. 配子体形成期(gametophyte stage) 疟原虫在红细胞内裂体增殖几个周期后,部分裂殖子侵入红细胞后不再进行裂体增殖,而是发育成雌、雄配子体。雌、雄配子体发育需在蚊胃中进行,否则在人体内需经 30～60 d 的衰老变性才被吞噬细胞清除。

(二)在蚊体内的发育(developing in anopheles)

疟原虫在蚊体内的发育包括在蚊胃腔内的有性生殖(配子生殖)和在蚊胃壁上进行的无性生殖(孢子生殖)两个阶段。

1. 配子生殖 当雌性按蚊刺吸疟原虫患者或带虫者血液时,红内期发育的各阶段疟原虫随血液进入蚊胃,仅雌、雄配子体能继续发育,其余均被消化。在蚊胃内,雌雄配子体发育成雌雄配子,雄配子(male gamete)在胃中游动,钻进雌配子(female gamete)中受精形成合子(zygote)。合子变长发育为动合子(ookinete),穿过胃壁,在胃弹性纤维膜下形成圆球形的卵囊(oocyst)。

2. 孢子生殖 卵囊长大,囊内的核和胞质反复分裂进行孢子生殖,形成成千上万个细长、梭形子孢子(gametoblast)。子孢子可随卵囊破裂释出或从囊壁微孔逸出,随血淋巴到达蚊的涎腺。子孢子是疟原虫的感染阶段,当蚊再度刺吸人血时,子孢子即可随唾液侵入人体。

三、致病(pathogenicity)

红细胞内期是疟原虫的主要致病阶段。疟原虫侵入人体到出现临床症状的间隔时间称为潜伏期,包括红外期的发育时间和红内期几代裂体增殖所需的时间。潜伏期的长短与进入人体的疟原虫虫株、子孢子数量及机体的免疫力有关。在我国,间日疟虫株有短潜伏期和长潜伏期两种类型,短潜伏期为 11～25 d,长潜伏期为 6～12 个月或更长。恶性疟潜伏期为 7～27 d。

(一)疟疾发作(paroxysm)

疟疾的一次典型发作包括寒战、高热和出汗退热 3 个连续阶段。发作是由红细胞内期的裂体增殖所致。红内期裂殖体成熟后胀破红细胞,释放出的疟原虫、疟原虫代谢产物及破碎红细胞成分刺激吞噬细胞产生内源性热原质,与疟原虫代谢产物共同作用于下丘脑的体温调节中枢,引起发热。疟疾的发作周期与疟原虫红内期裂体增殖周期相一致,即间日疟和卵形疟隔日发作 1 次,三日疟 72 h 发作 1 次,恶性疟 36～48 h 发作 1 次。

疟疾发作初期,患者自觉畏寒,甚至寒战,面色苍白,唇、指发绀,此时体温逐渐升高,可达 40 ℃。随着血液内刺激物被吞噬和降解,机体通过大量排汗调节体温,使体温逐渐恢复正常,机体进入发作间歇期。一次典型发作需 6～8 h。

(二)疟疾的再燃与复发(recrudescence and relapse)

疟疾初发停止后,患者若无再感染,仅由体内残存的少量红细胞内期疟原虫在一定条件下重新大量繁殖而又引起的疟疾发作,称为疟疾的再燃(recrudescence)。再燃与宿主免疫力下降和红细胞内期残存疟原虫的抗原变异有关。

疟疾初发患者红细胞内期疟原虫已被全部消灭,在无重新感染的情况下,经过数周至年余,又出现疟疾发作,称为疟疾的复发(relapse)。复发是由肝细胞内休眠的迟发型子孢子复苏,发育形成的裂殖子进入红细胞繁殖引起的。恶性疟原虫和三日疟原虫无迟发型子孢子,因此只有再燃而无复发,间日疟原虫和卵形疟原虫既有再燃也有复发。

(三)其他临床表现(other clinical manifestations)

疟疾发作数次后,由于疟原虫直接破坏红细胞、脾功能亢进、免疫病理损伤等原因可引起贫血;由于脾充血和脾组织内单核-巨噬细胞增生可导致脾肿大;凶险型疟疾多见于恶性疟及重症间日疟患者,常见的有脑型、超高热型等,来势凶猛,若不及时诊治,死亡率很高;疟原虫可经胎盘感染胎儿致先天性疟疾。

四、实验诊断(laboratory diagnosis)

(一)病原学检查(examine of pathogeny)

取患者外周血制成厚、薄血膜,以姬氏或瑞氏染液染色、镜检疟原虫,是疟疾确诊的依据。基于厚、薄血膜各自的优缺点,最好在一张载玻片上同时制作厚、薄血膜,在厚血膜中查到疟原虫后再查薄血膜鉴定虫种。为提高检出率,应注意选择适宜的采血时间:间日疟患者的采血时间最好在发作后 10 h 内;恶性疟宜在发作时采血,可查到环状体。

(二)免疫诊断(immunodiagnosis)

常用的方法有放射免疫试验、酶联免疫吸附试验、间接荧光抗体试验等。可以检测抗原,也可以检测抗体。检测疟原虫循环抗原,可以确定受检者是否有活动感染。检测疟原虫循环抗体,主要用于疟疾的流行病学调查、防治效果评估及输血对象的筛选,在临床上只做辅助诊断用。

(三)分子生物学技术(molecular techniques)

随着分子生物学技术的发展和推广,PCR 和 DNA 探针技术已应用于疟疾的诊断,具有极高的敏感性和特异性。

五、流行与防治(prevalence and control)

(一)分布(distribution)

疟疾是危害人类健康的疾病之一,也是全球广泛关注的重要公共卫生问题之一。在我国,除西北、西南高寒干燥地区外,疟疾遍布全国,是我国主要的寄生虫病之一。

(二)流行因素(epidemic factor)

1.流行基本环节 疟疾的传染源是外周血中有配子体的患者和带虫者。传播媒介是多种按蚊。除了因某些遗传因素对某种疟原虫表现出不易感性,以及高疟区婴儿可从母体获得一定的抵抗力外,人对疟原虫普遍易感。反复多次的疟疾感染可使机体产生一定的保护性免疫力,因此疟区成人发病率低于儿童,而外来的无免疫力的人群,常可引起疟疾暴发。

2.自然因素 适宜的温度和充沛的雨量有利于按蚊孳生、繁殖和吸血。25 ℃左右,最适合疟原虫在按蚊体内发育。温度高于 30 ℃或低于 15 ℃时,任何疟原虫都不能在按蚊体内发育。

3.社会因素 近年来,我国有些地区疫情上升,主要与经济开发后流动人口增加,输入病例增多等因素有关。

(三)防治措施(control measures)

1.防蚊灭蚊 可有效切断疟原虫的传播途径。

2.治疗患者,控制传染源 积极诊治患者和进行间日疟患者的抗复发治疗以减少传染源,对控制疟疾流行极为重要。治疗药物有氯喹、伯氨喹、乙胺嘧啶、青蒿琥酯等。

3.保护易感人群 疟疾流行季节,对无免疫力人群有选择性地预防服药和疫苗预防,加强对流动人口的管理和坚持疟疾监测等。

第六节 其他组织内寄生虫
Other Histozoic Parasites

一、细粒棘球绦虫(*Echinococcus granulosus*)

细粒棘球绦虫[*Echinococcus granulosus*(Batsch,1786)Rudolphi,1805]又称包生绦虫。幼虫(称棘球蚴或包虫)寄生于人体或其他动物体内,引起棘球蚴病或包虫病(hydatidosis)。

成虫体长2~7 mm,是绦虫中最短小的虫种之一。由头节及链体组成,链体仅具有幼节、成节及孕节各1节。虫卵形态与猪、牛带绦虫卵相似,在光镜下难以区别。幼虫即棘球蚴(hydatid cyst),为单房性圆球形的囊状物,大小不等,由囊壁和囊内容物组成。囊壁有两层,外层为乳白色、半透明的角质层(laminated layer),较松脆,易破裂。内层为生发层(germinal layer),亦称胚层,具有许多细胞核。生发层可向囊内长出原头蚴(protoscolex),也可向囊内长出生发囊(brood capsule),亦称育囊。每个育囊内含5~30个原头蚴。由生发层长出的原头蚴可发育成与母囊结构相似的子囊(daughter cyst),子囊又可以长出孙囊(granddaughter cyst)。因此,一个棘球蚴可包含几百个甚至上千个原头蚴。囊内充满囊液,称为棘球蚴液(hydatid fluid)。棘球蚴液中漂浮着许多从囊壁上脱落的原头蚴、生发囊及小的子囊,统称为棘球蚴砂(hydatid sand)。组成棘球蚴砂的各部分,均能发育成棘球蚴。

成虫寄生于犬、狼等犬科动物的小肠上段。其孕节或虫卵随粪便排出体外,若被牛、羊等中间宿主吞食后,卵内六钩蚴在小肠孵出并钻入肠壁,随血液循环至肝、肺等各组织器官,经3~5个月发育成棘球蚴。当含有棘球蚴的牛、羊脏器被犬、狼等终宿主吞食后,其中的每个原头蚴都可发育为一条成虫。在犬科动物小肠中寄生的成虫可达数百上千条。虫体成熟后产卵,虫卵是包生绦虫的感染阶段。人多因与受染犬类接触,误食包生绦虫虫卵而受到感染。虫卵进入人体后,经3~5个月,在肝、肺等器官内发育为棘球蚴,引起棘球蚴病(图14-7)。

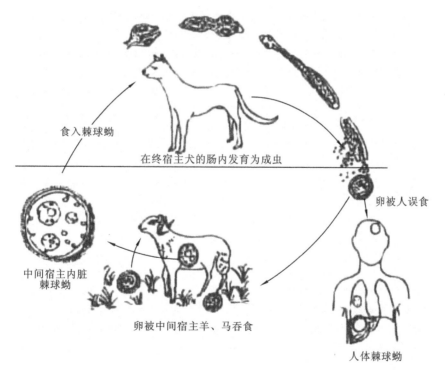

食入棘球蚴

在终宿主犬的肠内发育为成虫

卵被人误食

中间宿主内脏棘球蚴

卵被中间宿主羊、马吞食

人体棘球蚴

图14-7 细粒棘球绦虫生活史

棘球蚴对人体的危害以机械损害为主,其严重程度取决于寄生部位、大小、数量和机体的反应性。由于棘球蚴在体内不断生长,压迫周围组织、器官,引起组织细胞萎缩、坏死。同时,因棘球蚴液渗出或溢出可引起毒性或过敏性反应。临床表现极其复杂。

棘球蚴寄生在组织内，病原学检查较困难。对流免疫电泳（CIEP）、间接血凝试验（IHA）、酶联免疫吸附试验（ELISA）等免疫学试验是诊断本病的主要辅助手段，X线、B超、CT、MRI等物理检查有助于本病的诊断与定位。

本病呈世界性分布，在我国主要流行于西北的畜牧业发达地区，其他地区也有散在病例。预防感染包括加强个人卫生和饮食卫生，杜绝虫卵感染；不用病畜脏器饲犬或随意丢弃，提倡深埋或焚烧；加强屠宰场的检疫工作，定期为家犬、牧犬驱虫，保护草场、饲料和水源不受污染。棘球蚴病的治疗首选外科手术，早期较小棘球蚴可采用阿苯达唑、吡喹酮或甲苯达唑等药物治疗。

二、曼氏迭宫绦虫（*Spirometra mansoni*）

曼氏迭宫绦虫（*Spirometra mansoni* Cobbole,1883）又称孟氏裂头绦虫。成虫主要寄生于猫、犬等动物的小肠，偶可寄生于人体小肠。其幼虫裂头蚴（sparganum or plerocercoid）可在人体寄生，导致曼氏裂头蚴病（sparganosis mansoni）。

成虫长60～100 cm。头节细小呈指状，背、腹面各有一条纵行吸槽。链体有节片约1000个，成节和孕节均具有发育成熟的雌雄生殖器官各一套。子宫位于节片中部，作螺旋状盘曲重叠。虫卵椭圆形，两端稍尖，有卵盖，内含1个卵细胞和多个卵黄细胞。

虫卵自子宫孔排出，随终宿主（猫、犬）粪便入水，孵出的钩球蚴若被第一中间宿主剑水蚤吞食后，发育为原尾蚴。含有的原尾蚴的剑水蚤被第二中间宿主蝌蚪吞食，随蝌蚪发育为蛙，原尾蚴发育为裂头蚴。裂头蚴体长可达36 cm，呈带状，具横皱纹，但不分节。受感染的蛙被蛇、鸟等非正常宿主吞食后，裂头蚴移行至腹腔、肌肉及皮下组织等处寄生，不能发育为成虫，故蛇、鸟等为其转续宿主。猫、犬等终宿主吃了第二中间宿主或转续宿主后，裂头蚴可在其肠内发育为成虫后产卵。人可成为该虫的第二中间宿主、转续宿主甚至终宿主。

由于人不是曼氏迭宫绦虫适宜的终宿主，成虫在人体消化道寄生较少见，致病性也不大。本虫的主要危害是裂头蚴寄生人体组织内引起的裂头蚴病，以眼裂头蚴病最常见，眼裂头蚴病多发生于眼睑或眼球，出现眼睑红肿，畏光流泪，奇痒或有虫爬感，重者可致失明；其次为皮下裂头蚴病，表现为游走性皮下结节；脑裂头蚴病酷似脑瘤，常出现阵发性头痛、呕吐、癫痫，甚至瘫痪及死亡。

曼氏迭宫绦虫成虫感染可用粪检节片或虫卵确诊。裂头蚴病则主要靠从局部检出虫体做出诊断，询问病史有一定参考价值。采用CT等放射影像技术有助于脑裂头蚴病诊断，也可用裂头蚴抗原进行各种免疫辅助诊断。

防治包括加强卫生宣教，不用生蛙肉贴敷治病，不食生的或未煮熟的蛙肉、蛇肉及其他动物肉类，不饮生水。裂头蚴病的治疗主要采用手术摘除，术中注意将虫体尤其是头部取净以根治，成虫感染可用吡喹酮等药物治疗。

三、杜氏利什曼原虫（*Leishmania donovani*）

杜氏利什曼原虫（*Leishmania donovani* Laveran & Mesnil,1993）又称黑热病原虫。由白蛉传播，寄生于人及其他哺乳动物的巨噬细胞内，引起内脏利什曼病，又称黑热病（leishmaniasis）。

本虫包括在人体内发育和在白蛉体内发育两个时期。寄生于人体和其他哺乳动物巨噬细胞内的为无鞭毛体（amastigote），呈卵圆形，大小为（2.9～5.7）μm×（1.8～4.0）μm，经瑞氏染色后细胞质呈淡蓝色，内有一红色或淡紫色的圆形核，动基体位于核旁，其前方的基体发出1条根丝体。寄生于白蛉消化道内的为前鞭毛体（promastigote），成熟的前鞭毛体呈梭形，核多位于虫体中部，前端有动基体和基体，由基体发出1根鞭毛，游离于虫体外。

当雌性白蛉叮刺患者或受感染的动物宿主时，血液或皮肤内含无鞭毛体的巨噬细胞被吸入白蛉胃内，经24 h后，无鞭毛体发育为前鞭毛体（感染阶段），并大量分裂增殖，逐渐聚集于白蛉的口腔及喙。当带有成熟前鞭毛体的白蛉叮刺健康人或易感动物时，前鞭毛体即随白蛉唾液进入人体，一部分前鞭毛体侵入巨噬细胞发育为无鞭毛体并反复增殖。大量虫体导致巨噬细胞破裂并刺激其增生，引起脾、肝、淋巴结肿大。

患者主要临床表现为长期不规则发热,伴脾、肝、淋巴结肿大、贫血、白细胞和血小板显著减少,常出现鼻衄和齿龈出血,且伴有面部两颊色素沉着。由于全血细胞减少,免疫功能受损,易并发各种感染性疾病。

骨髓或淋巴结穿刺液涂片法找到无鞭毛体是诊断黑热病的可靠依据。用单克隆抗体-抗原斑点试验等免疫诊断法检测血清循环抗原,可用于黑热病的检测和疗效考核。

黑热病是全世界流行的人畜共患病。我国在广大黑热病流行区采取了查治患者、捕杀病犬和灭蛉防蛉等综合措施,1958年宣布已基本消灭了黑热病,但黑热病发生大规模流行所需的自然因素和社会因素仍然存在,仍应积极开展黑热病的防治工作。

Summary

1. *Oncomelania* is the intermediate host of *Schistosoma japonicum*. Human is the definitive host. Cows and pigs are the reservoir host. The infective stage of *Schistosoma japonicum is* cercaria. People get infected via skin & mucosa. Adults are parasitic on human's portal vein and mesenteric vein, causing schistosomiasis. The advanced patients often present with cirrhosis.

2. Simisalcospira calculus, freshwater crab and crayfish are the intermediate host of *Paragonimus westermani*. Human is the definitive host. Dogs, cats and some wild carnivorous animals are the reservoir host. The infective stage of *Paragonimus westermani* is encysted metacercaria. People get infected via the oral route. Adults are parasitic on human's lung, causing *paragonimiasis*.

3. The life cycle of *Toxoplasma gondii* is complex. Cats are the definitive and intermediate host of *Toxoplasma gondii*. Human or other animals are the intermediate host. The infective stage of *Toxoplasma gondii* is oocyst, cyst or pseudocyst. People get infected mainly via the oral route, causing acquired toxoplasmosis. Foetus can also get infected via placenta, causing geneogenous toxoplasmosis.

4. Freshwater snails and slugs are the intermediate host of *Angiostrongylus cantontensis*. Rats are the definitive host. Human, frogs and snails are the paratenic host. The larva of *Angiostrongylus cantontensis is* parasitic on human's CNS, causing eosinophilia meningoencephalitis and meningitis.

5. Human and mosquitoes are the hosts of *Plasmodium* and mosquitoes are also carriers of malaria. The infective stage of *Plasmodium* is gametoblast. People get infected via mosquito bite. *Plasmodium* is parasitic on human's hepatic cells and red blood cells, causing malaria. Paroxysm, recrudescence and relapse are the main clinical manifestations of malaria.

6. Human is the intermediate host of *Echinococcus granulosus*. Dogs are the definitive host. The infective stage of *Echinococcus granulosus* is eggs. People get infected via the oral route. Hydatid cysts are parasitic on human's liver, lung, abdominal cavity and so on, causing hydatidosis.

7. Cyclops and frogs are the intermediate host of *Spirometra mansoni*. Cats and dogs are the definitive host. Birds and snakes are the paratenic host. Human can be the intermediate host, paratenic host or definitive host. Aparganum, the larva of *Spirometra mansoni*, is parasitic on human's tissues, causing sparganosis mansoni.

8. *Leishmania donovani* consists of two phases, amastigote and promastigote. Promastigote, the infective stage of *Leishmania donovani*, is parasitic on sandflies' alimentary canal. People get infected via sandflies bite. Amastigote are mainly parasitic on the macrophage in liver, spleen, bone marrow, lymph node and so on, causing leishmaniasis.

(代 玲)

第十五章　医学节肢动物

Medical Arthropod

Learning guide

After studying this chapter the student should be able to answer the following questions：

1. What is medical arthropod? How many classes of arthropod can do harm to human body and how many classes can cause human diseases?

2. What damages can arthropod bring to human body?

3. How many types of pathogens can develop and multiply inside the intermediary arthropod body?

4. How can you judge and verify that an arthropod is the vector which can transmit entomophilous diseases?

5. How can you prevent and eradicate arthropod that disseminates diseases?

Key terms

medical arthropod；Insect；Arachnida；Crustacea；Chilopoda；Diplopoda；complete metamorphosis；incomplete metamorphosis；direct harm；indirect harm；mechanical transmission；biological transmission；mosquito；fly；flea；louse；tick；chigger mite；sarcoptes scabiei；*Demodex*

第一节　概　　述
Introduction

节肢动物是无脊椎动物的重要门类,种类繁多,全世界已记录的节肢动物约占动物种类总数的87%。节肢动物中有些种类可以通过寄生、吸血、骚扰、螫刺和传播病原生物体等方式危害人类健康,这类具有医学重要性的节肢动物称为医学节肢动物(medical arthropod)。

一、形态特征和分类(morphology characteristic and classification)

节肢动物具有下列主要特征：

(1)虫体左右对称,躯体和附肢(appendage)(如足、触角等)既是分节,又是对称结构；

(2)体壁由几丁质(chitin)的外骨骼(exoskeleton)组成；

(3)有开放式的循环系统,体腔即为血腔,其内充满血淋巴；

(4)发育必须经蜕皮(ecdysis,molting)或变态(metamorphosis)后才能发育成熟。

医学节肢动物主要分布于节肢动物门的昆虫纲(Insect)、蛛形纲(Arachnida)、甲壳纲(Crustacea)、唇足纲(Chilopoda)和倍足纲(Diplopoda),它们的主要特征见表15-1。

表 15-1　节肢动物各纲的主要形态特征

	昆虫纲	蛛形纲	甲壳纲	唇足纲	倍足纲
体形	分头、胸、腹三部分	分头胸和腹两部分或头胸腹愈合	分头胸和腹两部分	虫体长形,腹背扁平,多节	体呈长管形、多节

续表

	昆虫纲	蛛形纲	甲壳纲	唇足纲	倍足纲
触角	1 对	无	2 对	1 对	1 对
足	3 对	4 对	5 对	每体节有足1 对	每体节有足 2 对
翅	有或无翅	无翅	无翅	无翅	无翅
与医学有关的重要种类	蚊、蝇、白蛉、蚤、虱、蟑螂、臭虫等	蜱、螨、蝎子等	淡水蟹、淡水虾、蝲蛄、剑水蚤等	蜈蚣等	马陆等

二、发育与变态(development and metamorphosis)

节肢动物由卵发育至成虫的过程中,其形态结构、生理功能、生活习性等一系列变化总和称为变态。变态可分为完全变态和不完全变态两类。

1. 完全变态(全变态)(complete metamorphosis) 生活史包括卵(egg)、幼虫(larva)、蛹(pupa)和成虫(adult)四个发育时期,各期的形态和生活习性差别显著,如蚊(mosquito)、蝇(fly)、白蛉(sandfly)及蚤(flea)等。

2. 不完全变态(半变态)(incomplete metamorphosis) 发育过程不需要经过蛹期。成虫前的发育期称为若虫(nymph),其形态特征及生活习性与成虫差别不显著,通常仅表现为虫体较小,性器官未发育或发育未成熟,如虱(lice)、臭虫(bed bugs)、蜱(tick)、螨(mite)等。

三、对人体的危害(medical importance)

(一)直接危害(direct harm)

直接危害是指节肢动物本身对人体直接造成的损害,包括以下几个方面。

1. 骚扰和吸血(perturbation and sucking blood) 蚊、虻、白蛉、蚤、臭虫、虱、蜱、螨等吸血节肢动物不仅叮刺吸血,而且造成骚扰,影响正常休息或工作。

2. 螫刺和毒害(terebra and poison lesion) 由于某些节肢动物具有毒腺(poison gland)、毒毛或者体液有毒,螫刺时分泌毒液(venom)注入人体而使人受害,局部产生红、肿、痛,甚至引起全身症状。如毒蜘蛛(poison spider)、蜈蚣(centipede)、蝎子(scorpion)、桑毛虫(mulberry-hair insect)、蜱(tick)等。

3. 超敏反应(allergy reaction) 很多节肢动物及其分泌物、排泄物、唾液和皮壳等都是异性蛋白(foreign proteins),可引起人体发生超敏反应。如尘螨(dust mite)、粉螨(flour mite)引起的哮喘(asthma)、鼻炎(rhinitis)等;革螨、尘螨及粉螨等引起的螨性皮炎;蚊、蠓、蚤、臭虫、虱等螫刺后也可以出现皮炎和过敏。

4. 寄生(parasitism) 一些节肢动物的成虫或幼虫可直接寄居在人体组织或器官内致病。如有些蝇类幼虫可寄生于皮肤、五官、胃肠及泌尿生殖道等处引起相应部位的蝇蛆病(myiasis);疥螨(itch mite)寄生于皮肤引起疥疮(scabies);蠕形螨(Demodex)寄生于毛囊或皮脂腺引起痤疮(acne)和酒糟鼻(rosacea);粉螨侵入呼吸系统,引起类似支气管炎的肺螨症(pulmonary acariasis)等。

(二)间接危害(indirect harm)

某些节肢动物可作为传播病原体的媒介,这种传播疾病的节肢动物称为媒介节肢动物(arthropod vector)。由节肢动物传播的疾病称为虫媒病(insect-borne disease)。虫媒病的种类很多,其病原体有病毒、立克次体、细菌、螺旋体、原虫、蠕虫等(表 15-2)。按其传播过程中病原体与节肢动物媒介的关系,可将节肢动物传播疾病的方式分为两类。

1. 机械性传播(mechanical transmission) 节肢动物对病原体的传播只起到携带输送作用,病原体形态、数量不发生变化,如蝇和蟑螂传播痢疾、伤寒、霍乱和某些蠕虫病等。

2. 生物性传播(biological transmission) 病原体必须在一定种类的节肢动物体内经过发育和(或)繁

殖才具有感染力而引起传播,病原体有形态和数量的变化,这类传播称为生物性传播。根据病原体在节肢动物体内发育或增殖的情况,可分为以下四种形式。

表 15-2　重要节肢动物与传播疾病的关系

类别	病名	病原体	我国重要传播媒介
病毒病	流行性乙型脑炎	乙型脑炎病毒	三带喙库蚊
	登革热	登革病毒	埃及伊蚊、白纹伊蚊
	森林脑炎	森林脑炎病毒	硬蜱
	新疆出血热	新疆出血热病毒	硬蜱
立克次体病	流行性斑疹伤寒	普氏立克次体	人虱
	地方性斑疹伤寒	斑疹伤寒立克次体	印鼠客蚤
	恙虫热	恙虫热立克次体	恙螨
	Q 热	贝氏立克次体	蜱
细菌病	鼠疫	鼠疫耶氏菌	印鼠客蚤等
	野兔热	土拉伦斯菌	蜱、革螨
螺旋体病	回归热	回归热疏螺旋体	人虱、软蜱
	莱姆病	伯氏疏螺旋体	硬蜱
原虫病	疟疾	疟原虫	按蚊
	黑热病	杜氏利什曼原虫	中华白蛉
蠕虫病	马来丝虫病	马来布鲁线虫	中华按蚊、嗜人按蚊
	班氏丝虫病	班氏吴策线虫	致倦库蚊、淡色库蚊

(1)发育式(development type):病原体必须在节肢动物体内经过一定的发育阶段,仅有形态结构及生理生化特性的变化而无数量的增加。如丝虫的幼虫在蚊体内的发育。

(2)繁殖式(proliferation type):病原体在节肢动物体内大量繁殖,仅有数量增加而无明显形态上的变化。如鼠疫杆菌(bacillus pestis)在蚤体内发育繁殖,数量增多之后,才能通过跳蚤使人感染。

(3)发育繁殖式(development and proliferation type):病原体在节肢动物体内不仅有阶段性发育,而且还通过繁殖使数量增加,以此完成其部分生活史并具感染性,如疟原虫(plasmodium)在蚊体内的发育和增殖过程。

(4)经卵传递式(transovarian type):病原体不仅在节肢动物体内繁殖,并经卵传递到下一代进行传播,这种生物性传播又称为遗传传播。如恙螨幼虫叮刺宿主感染了恙虫病立克次体后,病原体经成虫产卵传递给下一代幼虫并具感染性。

四、防治原则(prevention and control principle)

医学节肢动物的防治是预防和控制虫媒病的重要手段。医学节肢动物的防治应从实际出发,紧密结合生产和生活,因地制宜,采用系统的综合防治措施。防治方法包括环境治理(environmental disposal)、物理防治(physical prevention and control)、化学防治(chemical prevention and control)、生物防治(biological prevention and control)、遗传防治(hereditary prevention and control)及法规防治(legislation prevention and control)等六方面。环境治理是通过改造、处理病媒节肢动物的孳生、栖息环境,对粪便、垃圾进行无害化处理,对防治蚊、蝇类媒介疾病有重要作用;物理防治是利用热、光、声、电、机械等捕杀、隔离或驱赶害虫;化学防治是使用低毒、低残留、高效、广谱的化学合成杀虫剂、驱避剂及引诱剂为主要内容的防治方法,目前仍是节肢动物防治的重要手段;利用生物或生物的代谢产物防治某些害虫,具有对人畜无害、不污染环境等优点,如养鱼以捕食蚊幼虫。法规防治是国家制定法规或公布条例,采取各种方法防止害虫随交通工具入境及对害虫进行监察和强迫性的防治工作。

第二节 常见的医学节肢动物
Common Medical Arthropod

一、蚊（mosquito）

蚊（mosquito）是最重要的医学昆虫之一。蚊分布很广，种类很多，与疾病相关的蚊类主要有按蚊（*Anopheles*）、库蚊（*Culex*）和伊蚊（*Aedes*）三属。

蚊属于小型昆虫，成虫呈灰褐色、棕褐色或黑色，分头、胸、腹三部分。头呈球形，有复眼（compound eye）和触角（antenna）各一对，蚊的口器常称为喙（proboscis），为细长如针的刺吸式口器。胸分前、中、后三节，有翅一对，足三对，足上常有鳞片形成的黑白斑点和环纹，为重要分类特征。腹部分节，雌蚊腹部末端有一对尾须，雄虫则为钳状的抱器，是鉴别蚊种的重要依据（图 15-1）。

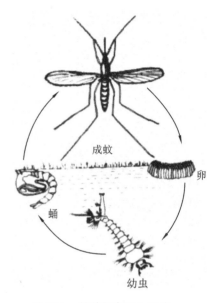

图 15-1 蚊的形态和生活史

蚊为全变态发育，生活史分卵（egg）、幼虫（larva）、蛹（pupa）和成虫（adult）四个阶段，前三个时期生活在水中，而成虫生活在陆地上。雌蚊产卵于积水中，蚊卵需要在水中孵化为幼虫，幼虫化蛹，蛹发育羽化为成蚊而离开水。新羽化的成蚊即进行交配。蚊的整个生活史需9～15 d，1 年可繁殖 7～8 代，雌蚊寿命为 1～2 个月。

雌蚊有吸血习性。雌蚊交配后即寻觅吸血对象，通过吸血以促进卵巢发育和产卵。雄蚊不吸血，只吸植物汁及花蜜。雌蚊吸血的适宜温度是 23～35 ℃，湿度在 70%～80%，除伊蚊白天吸血外，其他蚊类多在夜晚吸血。温度低于 15 ℃、湿度小于 50% 时不吸血。当气温低于 10 ℃ 时，除伊蚊以卵越冬外，大多数蚊种以成虫越冬。蚊除了吸血、骚扰等直接危害外，更重要的是通过吸人畜血液传播疟疾（malaria）、丝虫病（filariasis）、流行性乙型脑炎（Japanese B encephalitis）、登革热（dengue fever）等疾病。

防治措施主要是搞好环境卫生，改造或清除蚊的孳生场所，以化学、生物等手段杀灭成蚊和幼虫，同时做好个人防护，避免被蚊叮咬。

二、蝇（fly）

蝇（fly）的种类繁多，与人类疾病相关的主要有舍蝇（musca domestica vicina）、麻蝇（*Sarcophaga*）、金蝇（*Chrysomyia*）、绿蝇（greenbottle fly）、丽蝇（bluebottle fly）等。

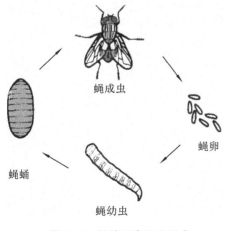

图 15-2 蝇的形态和生活史

成蝇分头、胸、腹三部分，躯体多鬃毛。除吸血蝇为刺吸式口器外，多数为舐吸式口器，末端有 1 对肥大唇瓣（labellum），胸部有足 3 对，末端有爪及发达的爪垫（pulvillus）各 1 对（图 15-2），爪垫上密布细毛，并能分泌黏液，可黏附大量病原体。

蝇为全变态昆虫，典型的蝇类生活史有卵、幼虫、蛹和成虫 4 个阶段。成虫产卵于粪便、垃圾等孳生地，卵孵出幼虫（蝇蛆）（maggot），幼虫钻入孳生地周围的土壤化蛹，最后羽化为成蝇。蝇每年繁殖 10～12 代，完成一代需 8～10 d。成蝇寿命为 1～2 个月，多以蛹越冬。

蝇除了骚扰外，还能传播多种疾病。蝇类多为杂食性，取食频繁，并有边吃、边吐、边排泄的习性，以及根据其唇瓣、鬃毛、爪垫的形体特点，很容易携带病原体污染食物传播疾病。蝇所传播的疾病有痢疾、伤寒、霍乱、脊髓灰质炎、肠道蠕虫病等。蝇幼虫可寄生于人体组织或腔道内,导致蝇蛆病(myiasis)。

　　灭蝇的基本环节是搞好环境卫生,清除粪便、垃圾等蝇的孳生地;使用杀虫剂、黏蝇纸等物理方法以及使用敌百虫等化学方法诱杀幼虫和成虫。

三、蚤(flea)

　　蚤(flea)是寄居于恒温动物体表的小型吸血昆虫。

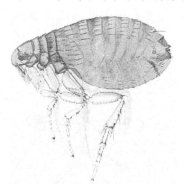

成虫两侧扁平,呈棕褐色,体表有毛(hair)、鬃(bristle)和刺(spine),分头、胸、腹三部分,刺吸式口器,无翅,足3对,长而粗,足基质发达善于跳跃而俗称"跳蚤"(图15-3)。

　　蚤为全变态发育。雌蚤产卵于宿主皮毛上和窝巢中,在适宜的温、湿度条件下,经幼虫、蛹发育为成虫。完成一代发育约需1个月,成虫寿命为1~2年。雌雄蚤均能吸血,耐饥力强。蚤寄生于恒温动物,对宿主的选择范围广,尤以啮齿目(鼠)为多。蚤对温度变化敏感,当宿主发热或死亡即离去另觅宿主,这一寄生习性与蚤传播疾病密切相关。

图15-3　成蚤　　蚤对人体的危害除骚扰、叮刺吸血引起皮炎外,还可传播鼠疫(plague)、鼠型(地方性)斑疹伤寒(murine typhus)及某些绦虫病(teniasis),穿皮潜蚤可寄生于人的皮下,引起潜蚤病(tungiasis)。

　　蚤类防治的主要措施是结合灭鼠、防鼠,用药物喷洒等方法清除蚤的孳生地,同时应注意猫、犬等家养动物的清洁卫生,并做好个人防护,以防蚤的叮咬。

四、虱(louse)

　　虱(louse)是鸟类和哺乳动物的体外永久性寄生虫,发育各期都离不开宿主。寄生于人体的虱有人虱(*Pediculus humanus*)和耻阴虱(*Pthirus pubis*)两种,人虱又分为人头虱(*Pediculus humanus capitis*)和人体虱(*Pediculus humanus corporis*)两个亚种。

　　人虱成虫呈灰白色,体小,分头、胸、腹三部分,刺吸式口器,足3对,末端的爪与其足胫节末端内侧的指状突起相对形成抓握器,用以抓住宿主的毛发及内衣纤维。耻阴虱宽短似蟹状,腹部侧缘呈锥状突起,上有刚毛(图15-4)。

　　虱为半变态发育,其生活史分卵、若虫及成虫三期。头虱多寄生于耳后发根处,体虱多寄居于贴身衣、裤的褶缝内,耻阴虱寄生于阴毛、肛周毛或睫毛上,产卵于毛的基部。若虫和成虫均吸血,并有边吸血边排泄的习性。虱对温度变化敏感,当宿主体温升高或下降,便另觅新宿主寄生,这些习性与传播疾病有关。

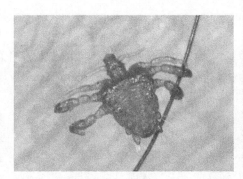

图15-4　耻阴虱

　　人虱主要通过互相共用衣帽被褥等传播,耻阴虱主要通过性接触传播。虱除了刺螫、吸血引起局部皮肤炎症瘙痒等直接危害外,还可传播流行性斑疹伤寒(epidemic typhus)、回归热(louse-borne relapsing fever)、战壕热(trench fever)等疾病。

　　防治措施主要是注意个人卫生,保持衣被、身体清洁。衣被等物可用蒸汽或煮沸法灭虱。感染人头虱和耻阴虱者可将毛发剪去,再予以药物治疗,灭虱药物有百部酊、除虫菊酯类等。

五、蜱(tick)

　　蜱(tick)虫体呈椭圆形,表皮革质,背面或腹面具壳质化盾板(scutum)的为硬蜱(hand tick)(图15-5),无盾板的为软蜱(soft tick)(图15-6)。虫体分颚体(gnathosoma)和躯体(idiosoma)两部分。

蜱的生活史分卵、幼虫、若虫、成虫四期,为半变态发育,在生活史中有更换宿主的习性。蜱的幼虫、若虫、雌雄成虫都能吸血,且吸血量大,蜱的嗅觉敏锐,对动物的汗臭和CO_2很敏感。蜱寄生于动物体表或活动于森林、草丛、畜舍等处。除了通过刺螫、吸血及分泌毒素等方式引起局部组织损伤及肌肉麻痹外,还可传播森林脑炎(forest encephalitis)、新疆出血热(Xinjiang hemorrhagic fever)、莱姆病(Lyme disease)、蜱媒回归热(tick-borne relapsing fever)等疾病。

防治措施主要是清除孳生地,药物灭蜱,草原地带采用牧场轮换和牧场隔离办法使蜱失去从动物吸血的机会;注意个人防护,进入林区等孳生地前应涂抹驱避剂。

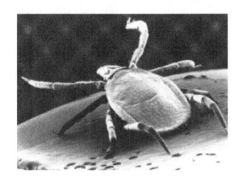

图 15-5　硬蜱

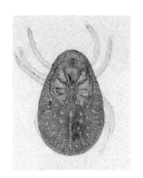

图 15-6　软蜱

六、恙螨(chigger mite)

恙螨(chigger mite)的成虫和若虫营自生生活,仅幼虫营寄生生活,寄生在家畜和其他动物体表,吸取宿主组织液,引起皮炎,也可传播恙虫病(tsutsugamushi disease)。

幼虫体小呈椭圆形,呈红、橙、淡黄或乳白色,分颚体(gnathosoma)和躯体(idiosoma)两部分,颚体由螯肢及须肢各 1 对组成。躯体背面前端有盾板(scutum),是重要的分类依据(图 15-7)。

恙螨为半变态发育,生活史分为卵、前幼虫(prelarva)、幼虫、若蛹(nymphochrysalis)、若虫、成蛹(imagochrysalis)、成虫等 7 个时期,病原体可经卵传给下一代。

恙螨幼虫宿主广泛,包括哺乳类、鸟类、爬行类以及无脊椎动物,寄生于腋窝、腹股沟、阴囊等皮薄而湿润处,以宿主分解的组织和淋巴液为食。除幼虫必须寄生外,恙螨生活史的其他时期都在地面浅表层生活。孳生地要求地势低洼、潮湿遮阴的丛林或河沟岸边草丛等鼠类出没的场所。

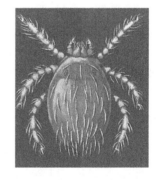

图 15-7　恙螨幼虫

恙螨幼虫叮咬人体除引起皮炎外,最主要的危害是通过吸血将恙虫病立克次体(*Rickettsia tsutsugamushi* Hyasi, Ogata, 1931)传播给人,引起恙虫病(tsutsugamushi disease)。

防治的关键是消除孳生地,药物灭螨,并注意个人防护。

七、人疥螨(sarcoptes scabiei)

人疥螨(sarcoptes scabiei)是一种在人的皮肤表皮层内永久性寄生的螨类,可引起剧烈瘙痒的顽固性皮肤病,称疥疮(scabies)。

成虫体呈圆形或椭圆形,背面隆起,呈乳白或淡黄色,腹面扁平,分颚体(gnathosoma)和躯体(idiosoma)两部分。颚体很小,螯肢钳形,前端有小齿,适于啮食宿主皮肤角质层组织,躯体背面有盾板(scutum)1 块及锥状皮棘(tegumental spine),有 4 对粗而短的足(图 15-8)。

生活史分为卵、幼虫、前若虫(protonymph)、后若虫(teleonymph)和成虫五个时期。常寄生在人体皮肤较柔软、嫩薄之处,如指间、腕屈面、肘窝、腋窝前后、腹股沟等。疥螨寄生在宿主表皮角质层的深处,以角质组织和淋巴液为食,并在皮下挖掘隧道,雌螨在隧道中产卵。疥螨寄生部位的皮损为小丘疹、小疱及隧道,多为对称分布。剧烈瘙痒是疥疮(scabies)最突出的症状,尤以夜间更甚。引起瘙痒的原因是雌螨挖

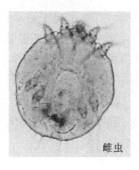
雌虫

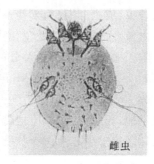
雌虫

图 15-8　人疥螨成虫

掘隧道时的机械刺激及其排泄物、分泌物、死亡虫体的崩解物所致的超敏反应。由于剧痒、搔抓引起继发性感染,如脓疮(fester)和疖痈(furuncle and carbuncle)等。

疥螨的传播多为直接接触引起,也可经衣物及用具而间接传播。其防治措施主要是注意个人卫生,避免与患者接触及使用患者的衣被;发现患者应及时用硫黄软膏等药物治疗患者,患者用品可用沸水烫洗或药物消毒处理。

八、蠕形螨(*Demodex*)

蠕形螨俗称毛囊虫(follicle mite),是一类永久性寄生螨,寄生于人和哺乳动物的毛囊和皮脂腺内,引起蠕形螨病。

螨体细长呈蠕虫状,乳白色,半透明,由颚体和躯体组成,躯体又分足体和末体两部分。颚体宽短呈梯形,有针状螯肢 1 对,须肢 1 对,足 4 对。末体细长,体表有明显的环状横纹。

生活史分为卵、幼虫、前若虫(protonymph)、若虫和成虫五个时期。主要寄生于人体的额、鼻、鼻沟、头皮等皮脂腺丰富的部位。目前认为蠕形螨感染与酒糟鼻(rosacea)、痤疮(acne)、脂溢性皮炎(seborrheic dermatitis)等疾病密切相关。

蠕形螨对外界抵抗力较强,可通过直接接触或间接接触传播。挤压涂片法和透明胶纸粘贴法是蠕形螨检查的两种常用方法。甲硝唑、硫黄软膏等药物治疗效果较好。

Summary

1. Medical arthropods are those invertebrates which do harm to human beings directly by way of harassing, pricking, blood-sucking, or indirectly by carrying and transmitting pathogens.

2. These arthropods include Arachnida, Insect, Crustacea, Diplopod and Chilopod. Among them, Arachnida and Insects are the main classes which cause severe insect born-disease.

3. The Insect is the largest and undoubtedly the most important of all the classes of the Arthropoda.

4. Insect consists of three parts: the head, the thorax and the abdomen. The head has a pair of antennae, a pair of maxillary palpus and a pair of eyes. The thorax has three pairs of legs and most species have a pair of wings.

5. The life cycle of insects involves a stepwise growth pattern determined by periodic molting. Mosquito, fly, sandfly, flea, lice, e. g. are the common insect.

6. Class Arachnida includes Scorpions, Araneae and Acari. The most harmful one to human bodies is hard ticks, soft ticks, chigger mites, *Demodex*, itch mites. The adult has four pairs of legs on the abdomen but the larva has three.

7. The control of medical arthropods should use combined environmental, physical, chemical, biological, hereditary and legislation control measures. Among them the main one is the environmental control method.

(董忠生　鲁晓娟)

第十六章　免疫与病原生物发展趋势展望

The Future Trends of Immunology and Pathogen Biology

Learning guide

After studying this chapter the student should be able to answer the following questions：

1. What are the latest progresses in immunology?

2. What are the emerging and recurring infectious diseases?

3. Explain the influencing factors of the occurrence development of causal organism.

4. What is SARS? Explain its biological characteristics and the principles of prevention.

5. What is prion? Explain the diseases caused by prion.

Key terms

Treg cells；memory T cells；intestinal flora；food allergy；zinc finger nucleases；Th17 lymphocyte；ebola；filovirus；bovine spongiform encephalopathy；Creuzfeldt-Jakob disease；infectious atypical pneumonia；severe acute respiratory syndromes；gamma globulin；highly pathogenic bird flu；avian influenza；toxic shock；meningitis；tuberculosis；plague；diphtheria；malaria；ecological deterioration；Nino phenomenon；susceptibility；parasitic diseases；dengue fever；Japanese B encephalitis；yellow fever；Rift Valley fever；West Nile fever；tick borne encephalitis；Lyme disease；schistosomiasis；insecticide；electron microscopy；diarrhea；dyspnea；hypoxaemia；prion；amyloid plaques；scrapie；paralysis；transmissible dementia；cerebellar ataxia；anandia；epilepsy；Western blotting；hospital infection

一、免疫新进展（the new progress in immunology）

1. Treg 细胞（调节性 T 细胞）的研究进展（progress on Treg cells）　中国科学院上海巴斯德研究所与美国约翰·霍普金斯大学医学院潘凡实验室在最新合作研究中，通过生化及分子免疫学研究手段与疾病动物模型等方法的结合，发现了一个有趣的受细菌胞外脂多糖及促炎症因子（proinflammatory factor）等危险信号（danger signal）所激活的负调节（negative regulation）通路，揭示了炎症情况下导致 FOXP3＋调节性 T 细胞免疫抑制功能失活的分子新机制。该研究对进一步深入理解炎症环境下 FOXP3＋调节性 T 细胞功能稳定性及其调节具有重要意义，有助于为免疫相关的疾病治疗如感染性疾病（infectious disease）、自身免疫性疾病（autoimmune disease）、过敏性疾病（hypersensitivity disease）、肿瘤、器官移植（organ transplantation）等提供新的药物靶点及临床干预手段，为筛选小分子抑制剂促进炎症条件下 T 细胞稳定性提供了创新性线索。

2. 增强免疫力的研究（research on enhancing immunity）　研究发现，在接受疫苗之前，有暂时性压力的老鼠的免疫响应明显优于没有心理压力的老鼠。研究者认为，短暂而剧烈的压力在某种程度上激发了 T 记忆细胞（memory T cells）的免疫细胞的活跃性。T 记忆细胞会在感染或接种疫苗后留在体内，并记住入侵者的化学成分。

Diefenbach 的研究小组指出，肠道微生物菌群在肠道免疫系统（intestinal immune system）的形成上扮演着重要作用：天然肠道微生物菌群可增强机体免疫力。如果改变肠道菌群（intestinal flora）的组成，将会增加食品过敏（food allergy）或者肠道炎性疾病的风险。

来自俄勒冈健康与科学大学的科学家的研究揭示，适量饮酒也可以增强个体的机体免疫力，帮助个体抵御感染性疾病的发生。

3. HIV 基因疗法取得重大进展（vital progress on genetherapy for HIV） 一项临床试验表明，一种基因编码技术对于人类而言是安全且有效的。这是研究人员第一次使用一种名为锌指核酸酶（zinc finger nucleases,ZFN）的酶瞄准并破坏了 12 名艾滋病病毒（HIV）携带者免疫细胞中的一种基因,从而增强了他们抵抗病毒的能力。美国加利福尼亚州杜瓦迪市希望之城国家医学中心贝克曼研究所分子生物学家 John Rossi 指出,这项研究表明,可以安全有效地改造 HIV 感染者自身的 T 细胞,模拟针对 HIV 的抵抗性,这些细胞注回感染者体内后会维持一段时间,即使不服药也能将 HIV 拒之门外。"这使得我们更加相信",改造 T 细胞是免于终身使用抗逆转录病毒药物,促使"功能性治愈"艾滋病的关键。"功能性治愈"是指感染者停止治疗后,也难以在其血液中检测出某病毒,疫苗研制失败与 Env 三聚体有很大关系,它是艾滋病病毒表面的唯一抗原,是潜在疫苗的可能靶标,科学家已掌握艾滋病感染的"中介"。

4. 免疫耐受研究进展（research progress of immune tolerance） 中国科技大学的研究人员发现,在妊娠过程中,母胎界面存在大量与众不同的自然杀伤细胞（NK 细胞）,天然杀伤能力很弱,但可以产生 γ 干扰素（interferon-γ,IFN-γ）,抑制由于胚胎基因不合而产生的炎症细胞 Th17（Th17 lymphocyte）,并将 Th17 的作用控制在正常生理范围内,使母体对胎儿并不产生排斥反应,而是产生保护性免疫作用。如果母体同时遭遇病毒等病原体感染,会产生大量 Th17 细胞,导致炎症反应,自然杀伤细胞失去抑制能力,甚至暴露出杀伤的真面目,加剧胚胎局部的免疫反应和炎症反应,最终导致胚胎丢失或流产。

免疫耐受治疗癌症和自身免疫性疾病已引起了人们的广泛关注。免疫系统的特点是能够区别自身与非自身的抗原,它能够对自身细胞产生耐受,而对病原菌或者恶性细胞产生免疫应答。这种耐受和免疫之间的关系是动态的,在体内能够被很好地平衡,如果动态平衡的天平倾向任何一端都有可能导致有害的病理状况,比如产生自身免疫反应、感染等。现在多能干细胞的发展能够产生更多的自体同源耐受性细胞。更好地理解免疫耐受在不同的实验设置和动物模型中存在和稳定的机制,将有助于我们去调控免疫耐受细胞在体内和体外的不同发展,为细胞耐受治疗提供动力。

5. 过敏性疾病的研究新进展（new progress on allergic disease） 最近有研究人员发现,白细胞中的嗜碱性粒细胞可引发过敏性休克（allergic shock）。这使得研究人员对过敏性休克的发病机制有了进一步了解。过敏性休克是外界某些抗原性物质进入已致敏的机体后,通过影响免疫机制引起的在短时间内发生的一种强烈的多脏器累及症候群。所以过敏性休克通常会突然发生且很剧烈,若不及时处理,可危及生命。

日本科学家发现一种名为"EZH2"的蛋白质,具有抑制人体细胞过敏的作用,能够有效地抑制花粉过敏、支气管哮喘、遗传性过敏性皮炎等过敏性疾病。这一发现有望用于开发新的过敏治疗药物。

6. 研究发现痢疾杆菌侵入免疫系统的机制（the mechanism that *Shigella flexneri* invaded the immue system have been discovered） 日本东京大学的研究小组发现了痢疾杆菌（*Shigella flexneri*）借助特殊蛋白质破坏人体免疫功能的机制:痢疾杆菌侵入肠道下部的上皮细胞时,人体会激活免疫功能,但痢疾杆菌提前分泌一种名为"OspI"的蛋白质,并吸附到激活免疫功能的人体"UBC13"蛋白质上,导致人体无法充分免疫。这一发现有望促进开发新的治疗药物。

我国科学家发现,痢疾杆菌利用 VirA 对 Rab1 的特异失活作用来抑制宿主细胞对细胞内痢疾杆菌的自噬清除,从而促进该菌在细胞内的生存。肠致病大肠杆菌则利用 EspG 对 Rab1 的催化失活来阻断内质网到顺式高尔基体的膜泡运输,从而破坏宿主细胞的胞外分泌信号通路。志贺氏痢疾杆菌和肠致病大肠杆菌利用一类具有全新结构模式的毒力效应蛋白分子,模拟宿主 TBC 样 GAP（GTPase-activating protein）的作用方式特异性失活宿主小 G 蛋白 Rab1,最终分别实现对宿主自噬通路和炎症因子分泌所介导的抗感染防御通路的抑制。

7. 抗病毒免疫和炎症研究新进展（new progress on anti-viral immunity and anti-inflammatory） 病毒侵入机体后,免疫系统如何快速识别并启动免疫应答以抵御感染和清除病毒?如何调控免疫细胞产生免疫效应分子（effector molecule）,从而有效地清除病原体且不损伤机体正常组织?科学家发现了在病原体刺激和病毒感染的情况下,免疫细胞产生了干扰素（interferon）和炎性细胞因子（inflammatory cytokines）的新型调控机制,这有助于深入认识机体如何抵抗病原感染并防止炎症性自身免疫性疾病的发生,也有助于疾病免疫治疗新方法的探索。此外,科学家们还发现,季节性流感病毒逃脱疫苗的免疫作用通常仅需发生单一氨基酸替换过程,这些单个氨基酸的改变只发生在病毒表面的七个部位,这一发现有望改善未来流感疫苗治疗功效的潜在方法。

8. 血吸虫病和疟疾研究取得新进展(new progress on schistosomiasis and malaria) 血吸虫感染引发机体产生复杂的免疫应答。机体对沉积在组织中的血吸虫虫卵(egg)的免疫应答导致肉芽肿病理。以往的研究认为肉芽肿(granuloma)病理主要是由辅助性 T 淋巴细胞介导的,B 淋巴细胞在肉芽肿的发生中不起作用。淋巴滤泡(lymphoid follicle)是外周免疫系统的重要结构,在 T 淋巴、B 淋巴细胞及其他免疫细胞的发育和多种免疫应答中发挥关键作用。

世界卫生组织指出,世界上一半的人口有罹患疟疾的危险。目前,科学家已发现疟原虫入侵血细胞所需的核心区域,研发了可以干扰该入侵过程的抗体,该研究将使科学家开发出更多的方法来干扰和破坏寄生虫的入侵行为,从而更加有效地预防和控制该疾病。

9. 肿瘤治疗新进展(new progress on tumor therapy) 精心调节关键免疫细胞功能,就有望开发出一种全新的肿瘤免疫疗法——利用自身免疫系统来攻击肿瘤。美国费城儿童医院科学家通过动物实验,利用 p300 这种关键蛋白质(key protein)来调节关键免疫细胞的功能,从而能安全控制肿瘤生长。研究人员指出,该研究证明用药物来调节特殊免疫细胞,安全增进免疫功能控制肿瘤生长是可能的,以此为基础,有望为癌症免疫疗法开发出新药物。

二、新发及再现传染病概述(the overview of emerging and recurring infectious diseases)

1. 新发传染病(emerging infectious diseases) 艾滋病,被称为"世纪瘟疫"的致死性传染病,1981 年在美国首先被发现,自第 1 例报告后从美洲迅速蔓延到非洲和亚洲,迄今已成为非洲第一位、世界第四位死亡原因的疾病。

从 1996 年以来,全球共有 1100 人染上埃博拉热(ebola),死亡 793 人,病死率高达 73%。迄今为止人类还没有完全弄清埃博拉热的真相,只知道它是由一种丝状病毒(filovirus)引起的,有 4 个不同的变种,会像流感病毒那样随着人们生活和环境变化不断发生变异。

20 世纪末,一种严重的新发传染病——疯牛病(mad cow disease)出现。疯牛病,学名牛海绵状脑病(bovine spongiform encephalopathy,BSE),20 世纪 90 年代之前在世界上非常罕见。自 1986 年英国发现此病后,这种病迅速蔓延,在流行最高峰的 1999 年,英国每月有 1000 头以上的牛患病,为了阻止传染趋势,英国无奈地将疫区(affected area)的 1100 多万头同群的牛进行屠宰处理,损失达 300 亿美元。尽管如此,疯牛病还是传播到世界上其他国家,这给国际养牛业带来了重大的打击。1996 年 3 月 20 日,英国政府宣布,英国有 20 余名克雅病(Creuzfeldt-Jakob disease)患者与疯牛病传染有关。克雅病是疯牛病在人类身上的表现形式,除了食用病牛产品和直接接触外,病原体还可通过牙科手术、输血等多种途径侵入人体。这种由动物传播给人,又可在人间相互感染并可垂直传播的疾病引起了全球的恐慌。可见,疯牛病不仅给畜牧业造成了极其重大的损失,还使世界经济蒙上了久久不散的阴影。

2003 年突如其来的传染性非典型性肺炎(infectious atypical pneumonia,IAP),又称为严重急性呼吸道综合征(severe acute respiratory syndromes,SARS),用抗生素(antibiotic)和丙种球蛋白治疗(gamma globulin)无效,而过早使用大剂量激素则引起复发等,曾经使医学界束手无策。

SARS 之后的高致病性禽流感(highly pathogenic bird flu),这种新的由动物传播给人的瘟疫又接踵而至。禽流感(avian influenza)最早于 1878 年发生在意大利,1983 年美国宾夕法尼亚州等地区禽流感暴发,造成的经济损失估计达 3.49 亿美元。以往的暴发流行期间都造成家禽死亡,1997 年亚洲等地的禽流感暴发中已有人被传染并死亡的病例报道。

2005 年 6 月下旬以来,四川省资阳发现了以急性起病、高热伴头痛等全身中毒症状,重者出现中毒性休克(toxic shock)、脑膜炎(meningitis)为主要临床表现的病例,流行病学调查和实验室检查发现,这是由猪链球菌引发的人-猪链球菌感染。目前,全球均有猪链球菌感染病例的报道,主要发生在北欧和南亚一些养殖和食用猪肉的国家与地区。

2. 再现传染病(recurring infectious diseases) 自 20 世纪 70 年代以来,一些已宣称被控制的传染病

(infectious diseases),如结核(tuberculosis)、鼠疫(plague)、白喉(diphtheria)、疟疾(malaria)等出现了再发趋势。如在20世纪70年代曾因一度得到有效控制且可以防治的结核病,在1990年,全球发现了750万例患者且发病率逐年攀升,世界卫生组织在1993年不得不向全球宣布,结核病在全世界已进入"紧急状态"(state of emergency)。1994年,全球结核病患病人数上升到880万人,到了2000年,世界上结核病患者估计达1020万人,且分布在全球118个国家和地区,成为各种传染病中单一病种导致死亡人数最多的疾病。同时,世界各地的疟疾发病数量也在迅速增加,每年感染人数高达5亿人,仅1997年就造成150万～270万人死亡;其他再发传染病也不示弱,1990年初,白喉在俄罗斯、乌克兰严重流行;鼠疫近年来在某些国家重新出现。

三、影响病原生物发生发展的因素(the influencing factors of the occurrence development of causal organism)

1. 气候变暖与生态恶化 工业化导致全球气候变暖和生态恶化(ecological deterioration),厄尔尼诺现象(Nino phenomenon)频繁发生且持续时间越来越长,导致全球某些地区气候变暖,雨量减少,干旱严重,而有些地区却在变暖的同时雨量增多。其结果,一方面会导致人体的免疫力(immunity)下降,对病原生物的易感性(susceptibility)增高,另一方面反常的气候严重影响病原的储存宿主(reservoir/host)如鼠类,传播媒介(vector)如钉螺(snail)、蟹、蝲蛄、鱼虾、贝壳类及蚊子、苍蝇和病原本身的生物学活性。有些媒介昆虫如蚊、蝇的存活率、发育与传播速度对气候变化非常敏感,近年来虫媒传染病(parasitic diseases)增多的原因正在于此。如委内瑞拉、哥伦比亚的疟疾(malaria);泰国、马来西亚的疟疾、登革热(dengue fever)和流行性乙型脑炎(Japanese B encephalitis);非洲的黄热病(yellow fever)、里夫特裂谷热(Rift Valley fever);美国西南部的流行性出血热(epidemic hemorrhagic fever)、鼠疫、南加州的西尼罗热(West Nile fever);北欧的蜱传脑炎(tick borne encephalitis)和莱姆病(Lyme disease),等等。

气候变暖还可使带毒昆虫或啮齿动物(rodent)的分布区域扩大,如我国北方最低温度若上升5～10 ℃,再加上其他因素,则钉螺及血吸虫病(schistosomiasis)向北方扩展的可能性就会明显增加。气候变暖,高温加干旱、缺水,会使肠道传染病高发。

2. 过度开发与生态失衡 地球人口的过度膨胀,城市化速度加快和人类聚集地的过分扩张,过热的经济开发运动、原始森林的大肆砍伐,山川湖泊、河流湿地的毁坏,强烈地干扰了微生物栖身的自然环境,结果人类反受其害。从这个意义上说,不是人类发现了新的病原生物,而是人类自身促使了病原生物找到新的最大的宿主。假如我们任其处于自然生态,不去触动它们,微生物会与其自然宿主保持着生物平衡。

3. 行为不良与生物关系失调 历史学家证实,人类的瘟疫起始于农耕文明饲养动物的过程。动物—病原生物—人类,或许植物,正构成一种危险的生物传染关系。人们豢养宠物和进食野味,均可能破坏和谐的生物关系,从而触动瘟疫暴发的按钮。人类应该意识到,除非快要饿死,若有通过种植和驯化而得到的食物,就不必进食无营养且被病毒、细菌寄生的野生动物。

4. 滥用抗生素与生物的基因变异 在自然界中杀虫剂(insecticide)和抗生素的过度使用和滥用,均会加速病原生物的基因变异,从而使毒力加剧,致病性增强。

5. 全球化与人口流动频繁 全球化进展的加速,旅游业的超常规发展,使得人口流动越来越方便,也为病原生物传播的迅速全球化提供了良机。

四、冠状病毒和SARS冠状病毒(coronavirus and SARS coronavirus)

1. 冠状病毒(coronavirus) 病毒呈多形性,核酸为单正链RNA,不分节段,核衣壳呈螺旋对称;有包膜,其表面有突起,电镜(electron microscopy,EM)下病毒形如日冕或冠状而得名。病毒对理化因素的耐受力较差。从人体分离到的冠状病毒可分为三个血清型。

冠状病毒感染在全球普遍存在,可感染各年龄组人群,引起普通感冒和咽喉炎。某些型别还可引起成人腹泻(diarrhea)与胃肠炎(gastroenteritis)。该病毒主要经飞沫传播,流行期为冬春季,感染后潜伏期较短,病程一般为6～7 d。病后免疫力不强,可再感染。

目前尚无疫苗预防,也无特效药物治疗。

2. SARS 冠状病毒(SARS coronavirus)

(1)生物学性状(biological characteristics):SARS 冠状病毒属于冠状病毒科,但与人冠状病毒相距甚远,故是一种新的冠状病毒种。其形态与冠状病毒类似,呈不规则形,有包膜(envelope),在包膜表面有向四周伸出的突起,形如花冠。病毒核心(viral core)为螺旋状排列(spiral arrangement)的单正链 RNA(single-stranded positive sense RNA)。N 蛋白结合于 RNA 上,是 SARS 病毒重要的结构蛋白(structural protein),在病毒转录、复制和成熟中起作用。包膜表面有两种糖蛋白,即 S 蛋白和 M 蛋白。S 蛋白是病毒主要抗原,其作用是与细胞受体结合,导致细胞融合,它是 SARS 冠状病毒侵袭细胞的关键蛋白质。

病毒对热的抵抗力比普通冠状病毒强,但对氧化剂和酸敏感,可采用 0.2%~0.5%的过氧乙酸或氯制剂(如液氯、10%次氯酸钠)消毒。一些普通消毒剂在 5 min 内可杀灭病毒,如 10%甲醛和 75%乙醇等。

(2)致病性与免疫性(pathogenicity and immunity):传染源主要是 SARS 患者,隐性感染者是否有传染性尚无依据,目前认为即使有,可能性也很小。病毒以近距离飞沫传播为主,也可通过接触患者呼吸道分泌物经口、鼻、眼传播,不排除经粪口途径等其他途径传播。病毒在密闭的环境下容易传播,故在家庭和医院有明显的集聚现象。

病毒感染后潜伏期为 2~10 d,一般为 4~5 d。临床症状常以发热首诊,体温高于 38 ℃,可伴有头痛乏力、关节痛等,继而出现干咳、胸闷气短等症状。肺部 X 线片可呈双侧(或单侧)阴影,严重者肺部病变进展很快,X 线片 48 h 内病灶达 50%以上,同时出现呼吸困难(dyspnea)和低氧血症(hypoxaemia)。

(3)微生物学检查(laboratory microbiology):病毒分离与鉴定必须在 P₃ 实验室进行,不能作为常规检查。采集咽拭子、痰液、气管分泌物等,可用 Vero-E6 细胞分离培养病毒。目前对 SARS 快速诊断最好的方法是核酸检测,采集标本提取 RNA,用 SARS-Cov 特异引物进行 RT-PCR(reverse transcription-polymerase chain reaction,RT-PCR)或巢式 PCR 检测 SARS 病毒核酸。

(4)防治原则(the principles of prevention):对 SARS 的预防措施主要是隔离患者、切断传播途径和提高机体免疫力。由于 SARS 为法定传染病,故对 SARS 患者及疑似患者要进行及时、严格的隔离和治疗,严防与外界人员接触,绝对防止 SARS 在人群中传播。

五、朊粒(prion)

朊粒(prion),又称朊毒体、朊病毒,是一种不含核酸和脂类、对蛋白酶有抗性的感染性蛋白质。它不同于病毒或类病毒,主要由朊粒蛋白(prion protein,PrP)构成。由于相对分子质量很小,只有 27000~30000,故称为 PrP27~30。PrP 由正常宿主细胞基因编码产生,其基因在小鼠位于第 2 号染色体,而在人类则位于第 20 号染色体上。朊粒目前分 2 类,即细胞朊蛋白(PrP^C)和羊瘙痒病朊蛋白(PrP^{sc}),PrP^{C}是神经元普遍能显著表达的糖蛋白。朊粒仅存于感染动物的组织中,具有致病性与传染性。对蛋白酶 K 有抗性的 PrP^{sc},对理化因素的抵抗力则很强,乙醇等一般消毒剂不能完全将它灭活。

朊粒感染又称为 Prion 病,是一种以人和动物的慢性、进行性、退化性病变为特征的致死性中枢神经系统疾病。该病的潜伏期(latency)长,可达数月至数年甚至数十年,一旦发病则呈进行性发展直至死亡。患者临床表现主要为痴呆、共济失调及震颤等,病理学特征是脑皮质神经元空泡变性、死亡、缺失,而星形(小胶质)细胞高度增生,脑皮质疏松呈海绵状,并有淀粉样斑块(amyloid plaques)形成,HE 染色(hematoxylin and eosin staining)淡红色,脑组织中无炎症反应。

目前认为,人类 Prion 病约有 15%的患者具有遗传性,为常染色体显性遗传,为编码 PrP 的基因突变所致。其发病可能是在某种现在尚不清楚的机制作用下,由 PrP^{C}或其前体转变为由 α 螺旋结构变成 β 片层结构的 PrP^{sc},同时 PrP^{sc}还可结合 PrP^C,使之发生结构的改变。由于外源性 PrP^{sc}的侵入并结合 PrP^C,以及自身 PrP^{C}基因突变,使其自发地发生结构改变,最终使 PrP^{sc}大量复制增殖、聚集并沉积于脑组织中,引起神经细胞空泡变性(vacuolar degeneration)等病变而导致海绵状脑病。

(1)动物 Prion 病:以羊瘙痒病(scrapie)、牛海绵状脑病常见。羊瘙痒病是最先被发现的动物 Prion 病,可发生于绵羊和山羊。病羊以消瘦、步态不稳、脱毛、麻痹(paralysis)为特征,因病羊瘙痒时常在围栏上摩擦身体而得名,病死率极高。

牛海绵状脑病俗称疯牛病,是 1986 年首先在英国报道的一种新型牛传染性海绵状脑病。该病潜伏期长,一般为 4～5 年,发病初期以体重减轻,产奶量下降,体质差为主要症状;随后出现明显的运动失调(ataxia)、震颤(tremor)等神经系统症状,因常出现感觉过敏、恐惧甚至狂躁,故俗称疯牛病。根据流行病学调查分析,认为病原体(PrP^{SC})来源于羊或牛内脏骨粉制作的饲料。

(2)人类 Prion 病:较典型的有库鲁病和克雅病(CJD)。库鲁(Kuru)病是发生于大洋洲巴布亚新几内亚高原 Fore 部落里土著人的一种中枢神经系统的进行性、慢性、退化性疾病。朊粒通过皮肤黏膜(鼻咽部、胃肠道及眼结膜)而传染,患者多为妇女和儿童,成年男子很少患病。本病潜伏期长,但一旦发病,病情呈进行性发展直至死亡,很少超过 1 年。临床表现早期以共济失调、颤抖等神经系统症状为主,故称 Kuru (当地土语为颤抖之意)病。随着病情进展,晚期表现为痴呆、四肢瘫痪,最后多继发感染而死亡。病损部位主要在中枢神经系统,以小脑最严重,大脑病损广泛,但较轻。

克雅病又名皮质纹状体脊髓变性病或亚急性海绵状脑病(subacute spongiform encephalopathy),也称传染性痴呆病(transmissible dementia)。常为散发,其传播途径迄今不明。克雅病潜伏期为 1.5～10 年,甚至长达 40 年以上。典型临床表现为进行性发展的痴呆(dementia)、肌痉挛(myospasm)、小脑共济失调(cerebellar ataxia)、运动性失语(anandia),并迅速发展为半瘫、癫痫(epilepsy),甚至昏迷。患者最终于 1 年内死于感染或中枢神经系统功能衰竭。其病理学改变与库鲁病相似。

目前诊断人 Prion 病的有效、简单而敏感的方法有免疫组织化学法(immunohistochemical method):取疑似患者脑组织或其他组织制成切片,经一系列处理后,使其传染性消失并破坏 PrP^{C},再用单克隆抗体或多克隆抗体检测 PrP^{SC}。其他检查方法还有蛋白印迹法(Western blotting,WB)和基因分析法(genetic analysis)。

防止 Prion 病的传播,要切实阻断医源性传染,主要措施如下。①防止经献血或捐献器官而传播,严禁 prion 病患者及任何退行性中枢神经系统疾病患者捐献组织器官。②防止外科手术特别是神经外科和眼科手术污染的手术器械和用具消毒灭菌不彻底而引起的医源性感染(hospital infection)。对患者血液等体液要用 10% 含氯石灰粉溶液或 5% 次氯酸钠处理 2 h 以上,使其失去传染性;手术器械须用 1 mol/L NaOH 处理 1 h,洗后再行高压灭菌(134 ℃)1 h;要彻底销毁含 PrP^{SC} 的动物尸体、组织块或注射器等用品。③医护人员及实验室研究人员应严格遵守安全操作规程,加强防范意识,注意自我保护。

动物 prion 病的防治是保障畜牧业生产和人类食品安全的重要工作,要禁用牛羊等反刍动物的骨肉粉作为饲料添加剂,以防止病原因子进入食物链。对从有 BSE 的国家进口的活牛(包括胚胎)及其制品,必须严格地进行特殊检疫及全面追踪调查,加强监测工作,防止输入性感染。

Summary

1. Many new progress have been made in immunology, such as vital progress on gene therapy for HIV, allergic disease, tumor therapy.

2. There are more and more emerging and recurring infectious diseases developed in recent decades years. These diseases has become a serious threat for public health.

3. With the development of modern society, there are many new factors could have severe impact on the development of causal organism.

4. SARS is a newly discovered virus which caused seriously affection to our health and our daily life. Now, it can be detected by some useful methods. Meanwhile, it also can be treated.

5. Prion is an infectious protein lead to BSE. It could cause infection between human and animals. Thus, there are two typical type of prion diseases had been found.

(旷兴林)

附录 词汇对照表

中文词汇	英文词汇
免疫学防治	immune prevention
人工主动免疫	artificial active immunization
疫苗	vaccine
灭活疫苗	inactivated vaccine
减毒活疫苗	attenuated live vaccine
类毒素	toxoid
细菌外毒素	exotoxin
破伤风类毒素	tetanus toxoid
白喉类毒素	diphtheria toxoid
新型疫苗	new vaccine
亚单位疫苗	subunit vaccine
基因工程疫苗	genetic engineering vaccine
人工被动免疫	artificial passive immunization
抗毒素	antitoxin
人丙种球蛋白制剂	gamma globulin
过继免疫治疗	adoptive immunotherapy
免疫增强剂	immunoenhancer
转移因子	transfer factor
免疫核糖核酸	immune ribonucleic acid, iRNA
多糖类物质	polysaccharide
左旋咪唑	levamisole
免疫抑制剂	immunosuppressor
糖皮质激素	glucocorticoid
环磷酰胺	cyclophosphamide
硫唑嘌呤	azathioprine
甲氨蝶呤	methotrexate
中草药	Chinese herbal medicine
雷公藤	*tripterygium*
抗原抗体反应	antigen-antibody reaction
酶联免疫吸附试验	enzyme linked immunoadsorbent assay, ELISA
免疫学诊断	immunological diagnosis
抗原抗体反应	antigen-antibody reaction
特异性	specificity
比例性	proportionality
可逆性	reversibility
凝集反应	agglutination reaction
颗粒性抗原	particle antigen

直接凝集反应	direct agglutination
玻片凝集试验	slide agglutination test
试管凝集试验	tube agglutination test
肥达试验	Widal's reaction
直接凝集反应	direct agglutination reaction
可溶性抗原	soluble antigen
正向间接凝集试验	positive indirect agglutination test
反向间接凝集试验	indirect reversed hemagglutination test
间接凝集抑制试验	indirect agglutination inhibition test
沉淀反应	precipitation reaction
单向琼脂扩散试验	single radial immune diffusion
免疫比浊法	immunoturbidimetry
免疫标记技术	immunolabeling technique
酶免疫测定	enzyme immunoassay,EIA
夹心酶联免疫分析	sandwich ELISA
酶标抗体	enzyme-labelled antibody
间接酶联免疫吸附测定	indirect ELISA
底物	substrate
荧光素	fluorescein
放射免疫分析法	radioimmunoassay,RIA
淋巴细胞转化试验	lymphocyte transformation test
皮肤试验	tuerculoderma
直接免疫荧光法	direct immunofluorescence staining
溶血空斑试验	hemolytic plaque assay
体外	in vitro

参 考 文 献

[1] 董忠生.医学免疫与病原生物[M].郑州:河南科学技术出版社,2008.
[2] 高兴政.医学寄生虫学[M].北京:北京大学医学出版社,2007.
[3] 龚非力.医学免疫学[M].2版.北京:科学出版社,2007.
[4] 汪世平,叶嗣颖.医学微生物学与寄生虫学[M].北京:科学出版社,2006.
[5] 章晓联.医学免疫学[M].武汉:武汉大学出版社,2008.
[6] 安云庆.医学免疫学[M].2版.北京:人民卫生出版社,2006.
[7] 刘晶星.医学微生物学与寄生虫学[M].2版.北京:人民卫生出版社,2006.
[8] 胡野.病原生物与免疫[M].上海:同济大学出版社,2007.
[9] 高江原,万巧凤,田小海.病原生物学与免疫学(含人体寄生虫学)[M].武汉:华中科技大学出版社,2014.
[10] 王宇明.感染病学[M].2版.北京:人民卫生出版社,2010.
[11] 章晓联.免疫学双语实验技术指导[M].北京:科学出版社,2004.
[12] 朱万孚,庄辉.医学微生物学[M].北京:北京大学医学出版社,2007.
[13] 孙汶生.医学免疫学[M].北京:高等教育出版社,2010.
[14] 余森海.英汉汉英医学寄生虫学词汇[M].北京:人民卫生出版社,2009.
[15] 王剑.病原生物与免疫学[M].北京:人民卫生出版社,2011.
[16] 胡野.病原生物与免疫学基础[M].北京:高等教育出版社,2005.
[17] 金伯泉.医学免疫学[M].5版.北京:人民卫生出版社,2011.
[18] 金伯泉.细胞和分子免疫学实验技术[M].西安:第四军医大学出版社,2008.
[19] 雷慧.英汉护理词汇(English-Chinese Nursing Words And Phrases)[M].2版.北京:人民卫生出版社,2010.
[20] 周长林.微生物学实验与指导[M].2版.北京:中国医药科技出版社,2010.
[21] 贾文祥.医学微生物学[M].2版.北京:人民卫生出版社,2010.
[22] 曹雪涛.医学免疫学[M].6版.北京:人民卫生出版社,2010.